실무자를 위한

의료의 질 관리

김회창 · 백서연 · 신숙 · 이경수 · 홍주연 공저

보문각

김회창(동원대학교 교수)
백서연(연성대학교 교수)
신숙(김포대학교 교수)
이경수(진주보건대학교 교수)
홍주연(대전과학기술대학교 교수)

*저자명은 가나다순입니다.

실무자를 위한
의료의 질 관리

초판발행 2023년 01월 12일
초판인쇄 2023년 01월 10일

지은이 김회창·백서연·신숙·이경수·홍주연
펴낸이 이호동
발행처 **보문각**
블로그 http://blog.naver.com/bomungak
e-mail bomungak@naver.com
주소 서울시 서초구 바우뫼로7길 8
등록번호 302-2003-00085
전화 02)468-0457
팩스 02)468-0458

값 28,000원

ISBN 978-89-6220-455-1 93510

머리말

의료의 질 관리는 의료기관에서 환자에게 양질의 진료서비스를 제공하고 서비스를 개선하여 고객만족도를 향상하기 위한 질 관리 활동을 의미한다. 따라서 의료의 질을 향상하기 위해서는 조직과 업무를 분석하여 개선계획을 수립, 목표하는 질 향상지표에 따라 업무개선 활동과 평가를 시행하고 모니터링을 통하여 지속적인 사후관리를 할 수 있어야 한다.

본 학습교재는 의료분야 실무자들이나 그 외 병원 관계자들이 병원의 전반적인 질 향상활동업무에 필요한 기본 자료로 활용할 수 있도록 하였으며, 또한 의료의 질 관리 활동에 대한 광범위하고 이해의 폭을 넓힘으로써 병원에서의 질 향상 업무의 리더와 병원 경영효율화의 중추적 역할 수행하는데 조금이나 도움이 되도록 집필하였다.

그리고 이 학습교재는 의료기관에서 시행되고 있는 보건복지부의 의료기관인증평가, 응급의료기관평가, 건강보험심사평가원의 요양급여 적정성평가와 의료의 질 평가, 병원의 QI업무와 서비스개선활동에 많은 도움이 되리라 본다.

오늘날 병원관리는 고객의 기대수준 향상, 의료정책의 변화, 수가산정의 복잡화, 의료환경의 급격한 변화, 병원간 환자유치 및 서비스 경쟁의 심화 등으로 최신 경영기법에 의한 병원관리가 필요하며, 지속적인 의료의 질 관리활동과 서비스개선으로 내원고객에게 양질의 진료제공으로 고객 만족도를 향상하여 나가야만 병원경영의 효율성을 기할 수 있다. 또한 특성화와 차별화된 전략수립과 홍보마케팅으로 대외경쟁력의 강화가 요구된다.

본 교재는 교육부에서 현재 국가사업으로 추진하여 시행 중인 국가직무능력표준(National Competency Standard : NCS)을 기반으로 한 산업현장에서 직무를 효율적으로 수행하기 위하여 요구되는 지식 · 기술 · 태도 · 소양 등의 내용을 업무 수준별로 체계화하여 직무를 성공적으로 수행할 수 있도록 하는데 역점을 두었다. 또한 해당 업무수행을 위한 필요지식을 습득 후 수행준거에 의거 체계적으로 학습할 수 있도록 현장 실무위주로 집필하였다.

본 저자들은 그동안 서울아산병원을 비롯하여 의료기관에서 약 30년 동안 병원관리에 대한 실무경험과 강의경험을 바탕으로 보건행정 및 병원경영을 전공한 학생들이 쉽게 이해를 하고 전문지식을 습득하여 졸업 후 의료기관에서 의료의 질 관리와 서비스개선활동에 활용할 수 있도록 교재를 집필하였다. 또한 의료기관의 QI업무에 종사하는 직원들과 보건의료분야 학원에서 수강생들이 직무교재로 활용할 수 있도록 하였다.

그리고 그동안 여러 병원의 경영진단 컨설팅 연구원 등으로 참여해오면서 QI업무의 효율적 운영방안을 제시한 사항을 참고하여 환자의 서비스향상에 도움이 되도록 주요사항을 삽입하였다.

본 교재의 순서는 학습을 11단원으로 분류하여 맨 먼저 제1장은 의료의 질 관리 이해와 모형, 제2장 의료의 질 관리 지표 및 활동, 제3장 의료기관인증평가, 제4장 요양급여 적정성평가, 제5장 응급의료기관평가, 제6장 수련환경평가, 제7장 의료의 질 평가, 제8장 환자안전관리, 제9장 고객만족도조사, 제10장 병원감염관리, 제11장 의료분쟁관리의 순서로 나열하고 핵심다지기로 구성하였다.

또한 본 교재는 의료의 질 관리의 효율성 제고를 위하여 실습교육에 적극 활용할 수 있도록 각 부문별로 실무사례를 삽입하여 교재를 집필하였다. 특히 최신법령과 기준 및 고시내용을 참고하여 교재집필에 활용하였으며, 보건의료정보관리사 및 병원행정사 등 자격시험 대비를 할 수 있도록 하였다. 아무쪼록 이 책을 이용하시는 분들께서는 의료의 질 관리에 많은 도움이 되기를 바라며, 이 책의 편집을 계기로 미진한 부분은 매년 수정 보완하여 훌륭한 교재가 될 수 있도록 노력해 나가려고 한다. 그리고 교재집필에 자문과 도움을 주신 전 서울아산병원의 정윤영 PI팀장님, 보건의료 알비즈 유튜브 조형래 대표님, 서울아산병원 임종진 행정부원장님, 서울대학병원 정영권 행정처장님, 정병원 육성수 행정부원장님, 참조은병원 전현구 경영지원본부장님, 병원행정 NCS 학습모듈개발 연구에 같이 참여한 각 대학 교수님께 감사드리며, 출판을 위해 성심성의를 다해 주신 이호동사장님과 직원들에게 감사말씀을 전한다.

대표저자 김회창 드림

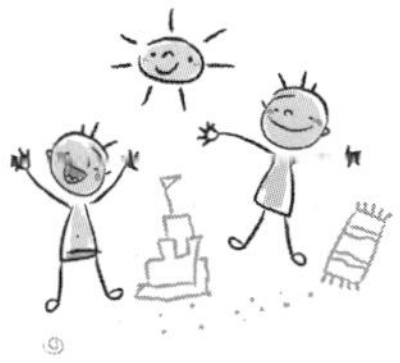

차 례

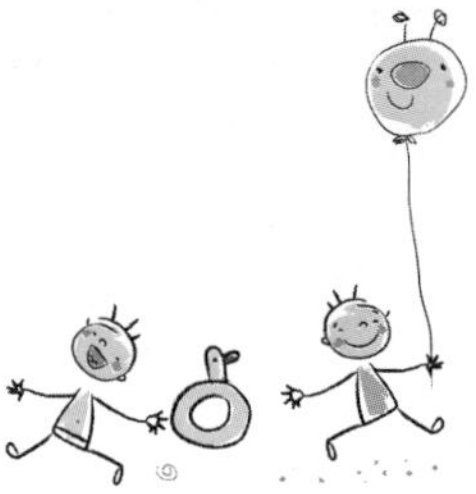

Contents

제1장
의료의 질 관리 이해와 모형

Ⅰ. 의료의 질(Quality)
Ⅱ. 질 관리 모형 및 접근방법
◈ 핵심다지기

Ⅰ. 의료의 질(Quality)

학습목표
1.의료의 질 관리에 대한 개념을 알 수 있다.
2.의료의 질 관리 활동계획을 수립할 수 있다.

1. 의료의 질 개념

1) 의료의 질(Quality)

(1) 개념

의료 환경의 급격한 변화에 따른 양질의 의료서비스 제공에 대한 국민의 요구와 기대 수준이 더욱 높아지고 병원 간 경쟁이 날로 심화되고 있어 의료의 질적 향상과 서비스개선이 병원경영에 매우 중요시되고 있다. 도나베디언(Donabedian)에 의하면 의료의 질은 의료서비스를 통한 최고의 편익을 추구하고, 환자 개개인의 기대와 가치를 평가하여 질 높은 의료서비스를 제공한다고 하였으며, 의료의 질을 평가하는 구성요소로는 효능, 효과, 효율, 적정성 및 수용성, 합법성, 형평성이 있다고 하였다. 또한 미국의 국립보건원(IOM : Institute of Medicine)은 의료의 질은 환자 또는 인구집단에 제공된 의료서비스가 바람직한 진료결과를 가져오거나 또는 현재의 과학적 지식에 얼마나 맞는지에 대한 정도로 정의하고 있다. 따라서 의료의 질은 병원의 모든 제반 진료활동과 업무활동을 통하여 고객에게 양질의 의료서비스를 제공하는데 있다.

(2) 의료의 질 관리의 역사적 발전 배경

① 함무라비 법전(Code Of Hammurabi)

함무라비(기원전 1750)는 바빌로니아의 왕으로 현존하는 법체계 가운데 가장 완성된 형태의 법전을 편찬한 것으로 유명하다. 특히 '이에는 이, 눈에는 눈'이라는 말로 널리 알려진 가장 오래된 법전이며, 프랑스 루브르 박물관에 소장되어 있다. 이 법전의 내용 중 외과의사가 수술에 실패하여 자유인을 사망케 하거나 실명케 한 경우에는 외과의사의 손을 잘랐다는 내용이 기록되어 있다고 한다.

② 나이팅게일(Florence Nightingale :1860년)

일부 역사가들은 근대 전문 간호의 창시자인 나이팅게일을 질 관리자의 시조로 보고 있다. 영국의 간호사이자 병원 개혁자였던 나이팅게일은 1854년 크리미아 전쟁에서 부상병을 간호하고 불결한 병원의 환경을 개선하여 환자 사망률을 감소시켰다. 또한 상병 및 사망에 관한 자료를 수집하여 진단별 사망률(Diagnosis specific mortality)을 산출하고 병원간 사망률의 차이를 비교하였다. 또한 의료의 질을 향상시키고자 노력했으며, 정부의 지원을 받아 의료의 질 평가와 질 향상 활동을 전개해 나갔다고 한다.

③ 플랙스너(Abraham Flexner)

미국 내 의과대학의 표준을 제안하고 의학 교육기관의 질 평가를 시행한 결과를 담은 플랙스너 보고서(1910년)는 의과대학 Curriculum의 변화를 이루었고 의대 입학 자격이 더 까다로워지는 결과를 가져와서, 부실 교육기관의 정화 및 교육기관의 질적 수준 향상의 계기를 마련하였으며, 현대의학의 시금석이라고 불리고 있다.

④ 코드만(Ernest Avery Codman: 1916)

미국 Messachusetts General Hospital의 외과 의사였던 코드만은 수술을 받고 퇴원한 환자를 1년 후에 추적하여 「최종 결과(End Result)」를 평가하였다. 즉 치료의 편익과 위험 및 부작용을 평가하여 환자에게 제공되는 진료의 질을 평가하였다. 또한 의사의 능력만으로 의료의 질이 결정되지 않는다고 피력하였으며, 그밖에 의사와 병원의 신임제도, 질병의 중증도, 의료제공의 경제적 장애 요인 등을 연구하였다.

코드만은 질 관리 활동의 주요 과제 중의 하나인 결과평가(Outcome assessment)를 개척한 선구자로 현대 QA의 기본틀을 마련한 인물로 인정받았으며, 병원표준화프로그램을 개발하기 위한 위원회가 조직되었다.

⑤ 미국외과학회(Amerlcan College Of Surgeons)

병원의 타락상을 바로잡고, 수준을 향상시키기 위하여 병원표준화 프로그램을 채택하였으며, 1952년에 미국 병원신임합동위원단(JCAH)으로 이 사업이 이관되면서

"표준화"에서 한 걸음 더 나아가 "병원신임" 여부를 심사하게 된 것이 QA활동의 직접적인 시발점이 되었다. 또한 미국에서는 1965년 Medicare, Medicaid 시행으로 의료수요가 증가하고 의료비가 상승하여 의료의 질적 수준을 검토하기 위해 1972년 의료수준검토기구(Professional Standard Review Organization, PSRO)를 설치하여 의료서비스에 대한 효율적 관리가 시작되었다. 그리고 1984년 PSRO가 PRO(Peer Review Organization)로 대체되어 의료에 대한 수준 검토가 시작되고, DRG(Diagnosis Related Groups)라는 Medicare의 진료비 상환제도의 실시로 더욱 철저한 검토를 시행하여 조직적인 Q.A활동의 심사기준이 강화되기 시작하였다. 그 이후 1984년 PSRO가 PRO(Peer Review Organization)로 대체되었다.

⑥ JCAH설립(Joint Commission on Accreditation of Hospitals) : Joint Commission

미국 내 병원 서비스의 높은 표준을 유지하기 위하여 병원 표준화 사업을 전담하는 기구로 1952년 설립된 JCAH는 현재 미국의 보건의료기관 신임기구인 JCAHO Joint Commission on Accreditation of Healthcare Organization의 전신이며 통상적으로 Joint Commission이라 한다. 특히 구조와 설비적인 표준을 강조하여 구조적으로 우수한 경우, 즉, 인력, 설비, 장비 등을 잘 갖추고 있는 병원일수록 양질의 의료서비스가 제공될 것으로 간주하였으며, 1950년대 이후 의료의 질이 조직적 관심으로 전환되는 계기가 되었다.

⑦ PSRO의 설립(Professional Standard Review Organization) 및 그 이후

신임제도와 함께 미국 의료의 질 관리의 대표적인 사업으로 거론되는 의료이용평가를 수행하기 위하여 PSRO가 설립되었다. 미국에서는 1965년 Medicare, Medicaid 시행으로 의료수요가 증가하고 의료비가 상승하여 의료의 질적 수준을 검토하기 위해 1972년 의료수준검토기구(Professional Standard Review Organization, PSRO)를 설치하여 의료서비스에 대한 효율적 관리가 시작되었다. 그리고 1984년 PSRO가 PRO(Peer Review Organization)로 대체되어 의료에 대한 수준 검토가 시작되고, DRG(Diagnosis Related Groups)라는 Medicare의 진료비 상환제도의 실시로 더욱 철저한 검토를 시행하여 조직적인 Q · A활동의 심사기준이 강화되기 시작하였다. 그 이후 1985년 문제 중심적 평가방법의 체계적 검토가 실시되고,

1990년에는 발생된 문제해결의 차원을 넘어 문제발생의 예방을 위한 총체적이고 지속적인 관리를 통하여 Q.I(Quality Improvement)의 형태로 전환 발전하게 되었다.

(3) 의료의 질 개선에 대한 개념 변화

① Quality Control(QC : 품질관리)

산업체에서 품질관리 초기에 많이 사용하던 용어로서 질의 일정 수준을 표준으로 설정한 후 특정 의료서비스가 표준에 도달하였는지를 평가하고 감시하는 것을 말한다. 또한 의료인에 대한 외부 통제를 연상시키기 때문에 의료계에서는 QC를 거의 사용하지 않고 중립적인 의미로서 질 평가라는 용어를 대신 사용하였다.

② Quality Assurance(QA)

의료서비스의 질을 평가하고 그 문제점을 개선하여 질(Quality)을 향상시키는 관리기법으로서 Quality Improvement(QI :적정진료보장)로 발전하였다. 즉 보건의료를 개선하기 위하여 행하는 모든 활동을 포함하며, 우리나라에서 질 관리 개념을 도입하던 초기에 사용된 용어로 의료서비스의 수준을 평가하고 문제점을 개선하여 질을 향상시키는 활동을 의미하며, 요즈음은 포괄적인 의미인 질 향상(QI)이란 용어로 사용하고 있다.

③ Total Quality Management(TQM)

TQM(총체적인 질 관리)은 구조, 과정, 결과, 서비스 전반에 지속적 향상을 추구하는 질 관리 기법으로 질 향상을 추구시 조직 내 각 계층의 전 직원의 참여하고 변화와 관리를 강조하며 의료이용자 중심의 서비스를 제공하는 것을 의미한다. 즉 의료이용자 중심의 의료서비스를 제공하기 위하여 전 직원이 참여하여 체계와 업무흐름에 초점을 두어 관리하는 기법이다. 지속적 질 관리와 동시에 쓰이는 용어로 질의 평가와 향상이 지속적이어야 함을 강조한다.

④ Continuous Quality Improvement(CQI)

CQI(지속적 질 향상)는 TQM과 동시에 쓰이는 용어로 질 평가와 질 향상이 일시적인 활동이 아니라 지속적으로 시행되어야 함을 강조한다. 즉 의료서비스의 질을 향상시키기 위하여 의료기관의 직원 모두가 QI를 이해하고 서로를 존경하고 인정하며, 지속적으로 노력함을 의한다.

⑤ Performance Improvement(PI)

종래의 의료의 질 개념이 의학적인 측면에 치우쳐 있다는 점에서 조직 전체의 질 향상이라는 좀 더 넓은 개념으로 접근하는 방법을 의미하며, 최근에는 지속적인 질 향상활동을 데이터에 의한 성과측정(Performance Measurement)과 분석으로 발생 가능한 사건과 사고를 예측하고, 예방활동을 강조하는 성과향상(Performance Improvement: PI) 이라는 활동용어를 사용하기도 한다.

(4) 한국의 의료의 질에 대한 발전과정

우리나라는 1981년 대한병원협회 주관 병원표준화 사업을 시발점으로 하여 의료의 질 관리에 대한 관심을 갖게 되었으며, 1990년 의료기관 단위로 질 활동이 시작되다가 1995년 정부주관 의료기관서비스평가제도가 도입되었다. 이를 계기로 의료의 질에 대한 여러 가지 평가사업과 의료기관인증평가원이 설립되고, 2010년부터 의료기관인증평가제가 실시되고 있다. 의료의 질 관리에 대한 관심과 추진내용 및 발전과정은 다음과 같다.

〈 표 1-1 〉 의료의 질 발전과정

연도별	사업내용	비고
1981년	병원표준화 심사 시작	대한병원협회
1990년	의료기관 단위로 질 향상 활동시작	
1991년	QA에서 QI로 전환	
1994년	한국의료 QA학회 창립	
1995년	의료기관서비스평가제도 도입	
2003년	수련병원실태조사 및 병원신임평가	대한병원협회
2004년	의료기관평가실시	보건복지부
2010년	의료기관인증제 실시(의료법 제58조 3 의료기관 인증기준)	보건복지부
2012년	요양급여적정성평가	건강보험심사평가원
2015년 9월	의료의 질 평가	건강보험심사평가원
2017년 5월	병원신임평가를 수련환경평가로 명칭변경	대한병원협회
2017년 6월	환자안전평가	건강보험심사평가원
2022년 4월	의료질평가지원금 산정기준	보건복지부

(5) 의료의 질(Quality)의 정의

의료의 질에 대한 정의는 명확하게 한 문장으로 표현하기란 쉽지 않으며, 의료의 질을 어떤 관점에서 보느냐에 따라 학자마다 다른 정의를 내리고 있기 때문이다. 의료 환경의 급격한 변화와 병원 간 서비스 경쟁이 날로 심화되어가는 과정에서 가장 중요한 것은 의료기관이 제공하는 의료의 질을 향상하고, 서비스를 개선하여 궁극적으로는 고객만족도를 향상시키는 것이라 할 수 있다. 따라서 진료과정으로부터 의도하지 않은 위험을 예방하고 양질의 의료서비스를 지속적으로 향상하는 노력이 필요하다. 따라서 의료의 질은 사람들에게 제공하는 의료서비스가 바람직한 건강 결과의 가능성을 높이고, 원하지 않는 부정적인 결과의 가능성을 최대한 낮추는 것을 의미한다고 볼 수 있다.

(6) 의료의 질에 대한 학자들의 견해

의료의 질에 대한 학자들의 정의를 요약하면 다음과 같다.

① Myers(1969)

의료체계의 궁극적인 목표는 모든 주민이 이용할 수 있는 좋은 의료를 만드는 것이라는 전제하에서 Myers(1969)는 양질의 의료 구성요소를 접근성, 질, 지속성, 효율성이라고 하였다. 이 개념에는 질(Quality)이라는 의학적 개념과 접근성 및 지속성이라는 의료전달체계의 개념, 그리고 경제학적인 효율의 개념이 포함되었다. 즉 질(質)이란 보건의료의 의학적 적정성과 보건의료의 사회적 적정성이 동시에 달성될 수 있도록 적절하게 제공하는 것이라고 하였으며 4가지 구성요소의 의미는 다음과 같다.

가. 접근용이성(Accessibility)이란 보건의료서비스가 필요할 때 언제 어디서라도 받을 수 있도록 재정적, 지리적, 사회, 문화적인 측면에서 주민이 필요한 보건의료서비스를 쉽게 이용할 수 있어야 함을 의미한다. 즉 의료서비스를 제공하는데 있어서 장애를 받지 않는 것을 말한다.

나. 질적 적절성(Quality) 또는 의료의 질은 보건의료의 적정성과 사회적 적정성을 동시에 달성할 수 있어야 한다는 것을 의미한다. 즉 최신의 지식과 기술을 적용하고 이러한 수행이 환자에게 가장 바람직한 효과를 성취하는데 있다.

다. 지속성(Continuity)은 개인에게 제공되는 보건의료는 시간적, 지리적으로 상관성을 갖고 적절히 연결되어야 하며, 지역사회 수준에서 제공되는 보건의료는 보건의료 기관들 간에 유기적인 관계를 맺고 협동적으로 보건의료서비스를 수행해야 하며 이는 평생 또는 오랫동안 지속되어야 한다.

라. 효율성(Efficiency)은 보건의료의 목적을 달성하는데 투입되는 자원의 양이 최소화되거나 일정한 자원의 투입으로 최대의 목적을 달성할 수 있어야 한다.

② Donabedian(1980)

도나베디언은 근대적 의미에서 의료의 질 관리에 대한 개념과 이론을 정립하였으며, 양질의 의료란 "진료의 모든 과정에서 예상되는 이익과 손해의 균형을 맞춘 상태에서 환자의 복지를 가장 높은 수준으로 높일 수 있는 것으로 예상되는 의료"로 정의하고 절대적 정의, 개인적 정의와 사회적 정의로 구분하였다.

〈 표 1-2 〉 Donabedian의 의료의 질 정의요소

구분	정의
절대적 정의	비용에 상관없이 현재의 의학기술이 제공할 수 있는 최대한의 서비스를 제공하는 것이다.
개인적 정의	소비자 개개인의 편익과 위험 및 비용이 함께 고려된 서비스를 제공하는 것이다.
사회적 정의	㉠ 자원의 사회적 배분의 정당성이 감안된 것 ㉡ 사회적인 가치와 개인을 상대로 하는 제공자 사이에 갈등을 야기할 수 있음

〈 표 1-3 〉 Donabedian의 의료의 질 구성요소

구분	정의
과학적/기술적 부문(technical domain)	의학기술을 개인의 건강문제에 적용하는 것
대인관계 부문(interpersonal domain)	환자와 치료자간의 사회적, 심리적 상호작용을 관리하는 것
쾌적함(amenity)	쾌적한 대기실, 편안한 진찰실, 청결한 입원실과 침대, 좋은 음식 등이 해당 된다.

그리고 의료의 질 속성(attributes)은 의료의 질 상태가 높은지 혹은 낮은지를 판단하는 것으로 다음과 같이 설명하였다.

㉠ 효능(efficacy)

보건의료의 과학과 기술을 가장 바람직한 환경 하에서 사용하였을 때 건강을 향상시키는 능력 (외부환경은 제외)

㉡ 효과(effectiveness)

건강수준의 향상에 기여한다고 인정된 진료행위의 수행 정도로 의료서비스가 기대되는 결과를 나타내는 것. 효능과는 대조적으로 의료서비스를 제공하는 일상적인 환경에서 성취할 수 있는 건강수준의 향상을 말한다.

㉢ 효율(efficiency)

특정 건강수준을 획득하는데 사용한 비용을 측정하는 것. 만약 특정 의료서비스가 동 일한 효능과 효과일 때 비용이 적은 서비스가 보다 효율적이라고 평가한다.

㉣ 적정성(optimality)

비용에 대한 상대적인 의료의 효과 또는 편익

㉤ 수용성(acceptability)

의료의 효과에 대한 환자와 환자 가족의 기대를 말하며, 5가지 속성을 포함한다.

㉮ 접근성(accessibility)

환자에게 의료서비스를 쉽고 편리하게 제공하는 능력

㉯ 환자-의료제공자와의 관계(patient practitioner relationship)

의료서비스를 제공하는 과정에서 환자와 의료제공자가 맺게 되는 관계를 말하는 것으로 환자 만족도에 중요한 영향을 미침

㉰ 쾌적한 환경(amenities of care)

편리하고 안락한 의료 환경

㉱ 의료의 효과에 대한 환자 선호도(patient preference as to the effects of care)

환자가 인지하는 의료서비스의 효과를 말하는 것으로 의료인이 판단하는 의료의 효과와 항상 일치하지는 않음

㉲ 의료의 비용에 대한 환자 선호도(patient preference as to the cost of care)

환자가 인지하는 의료서비스의 비용

㉥ 합법성(legitimacy)

사회적 선호도(윤리적 원칙, 가치, 법, 규제)와 개인의 수용성의 일치 정도를 말한다.

㉦ 형평성(equity)

의료자원의 분포와 의료의 편익이 인구집단 구성원에게 얼마나 공평하게 제공되는가를 말한다.

③ Vuori(1982)

핀란드의 의사인 Vuori는 질의 구성요소를 효과성(effectiveness), 효율성(efficiency), 적합성(adequacy), 과학적 및 기술적 질(scientific-technical quality)로 구분하여 질 향상 프로그램을 주관하는 기관의 당사자에 따라 우선순위가 바뀔 수 있다고 하였다.

④ Lee & Jones(1933)

양질의 보건의료란 그 시대의 사회, 문화 및 전문지식의 발전정도에 따라 내용이 결정된다고 하였으며, 의학에 근거한 합리적인 의료행위, 예방, 의료제공자와 소비자 간의 긴밀한 협조, 전인적인 치료, 사회복지사업과의 연계, 다양한 보건의료 서비스의 통합과 조정, 소비자의 필요 충족에 요구되는 모든 보건의료 서비스의 제공을 강조하였다.

⑤ Lohr(1990)

의료의 질이란 개인과 국민을 위해 최신의 전문지식을 유지하여, 바람직한 결과의 가능성을 증가시키는 보건의료 서비스 수준이다.

⑥ IOM(1990)

미국 국립 의학원(Institute of Medicine: IOM)은 의료의 질을 개인과 집단에게 제공된 보건의료가 기대하는 건강상의 결과를 나타낼 가능성을 높이며, 현재의 전문적 지식에 부합하는 정도라고 하였다.

⑦ Joint Commission(1990)

의료의 질이란 위험을 피하고, 해를 최소화하여 치료적 이득을 최상으로 성취하는 것이다.

(7) 의료의 질 관리에 대한 필요성 대두

오늘날 우리나라를 비롯한 대부분의 선진국에서 의료서비스에 대한 질 개선은 의료를 둘러싼 이해당사자인 의료제공자(의사, 의료기관), 소비자(환자), 지불자(보험자), 정부 모두가 지대한 관심과 노력을 기울이는 영역이라고 할 수 있다. 이들 각각의 이해 집단은 의료서비스에 대한 목적과 관심영역이 달라 서로 상이한 이해관계를 형성하고, 의료의 질에 대한 정의 및 측정기준도 다르게 가지고 있다. 따라서 양질의 의료서비스에 대한 개념적 정의와 이해를 돕기 위해서 우선 의료서비스를 둘러싼 외적 환경의 변화를 살펴볼 필요가 있다. 과거 의료를 둘러싼 공통적 관심사는 의료를 필요로 하는 사람들이 얼마나 시의 적절하게 의료를 이용할 수 있는지 혹은 나이, 성별, 경제력, 사회지위 고하에 관계없이 동일한 서비스를 얼마나 골고루 받을 수 있는지의 소위, 의료의 접근성(accessibility)과 형평성(equity)이었다. 그 이후 의료자원의 확충으로 의료수요가 어느 정도 충족되고, 건강보험 및 의료보장제도의 도입으로 재정적 장애로 인해 의료에 대한 접근도가 떨어지던 것도 해소되어, 의료에 대한 관심은 양적 이슈에서 질적 이슈로 전환하게 되었다.

2) 의료의 질 구성요소

의료의 질 구성요소는 여러 가지 관점에 따라 다를 수 있지만 다음과 같이 구분할 수 있다.

〈 표 1-4 〉 의료의 질 구성요소

구분	내용
안전성	의료서비스 전달(제공 · 이용)과정에서 발생하는 오류나 부작용에 의한 사망 등 손상을 피하는 것
효과성	과학적 사고와 지식에 기반을 두어 편익발생이 기대된 서비스를 제공하고 그렇지 않은 서비스는 제공하지 않는 것
환자중심성	의사와 환자 간 의사소통을 통해 환자의 특성에 적합하게 의사결정이 이루어지도록 보장하는 것
효율성	인력, 시설, 장비 등 인적 · 물적 자원의 낭비를 최소화하는 것
적시성	의료서비스를 제공하는 이용자와 공급자 모두에게 해가 되는 진료시간의 지연과 대기시간을 줄이는 것
형평성	성별, 인종, 지리적 위치, 사회경제적 수준 등의 개인적이나 문화적 특성에 차이가 없도록 의료를 제공하는 것

3) QA와 QI

(1) QA(Quality Assurance)

질 보장은 제품이나 서비스에 대한 조직의 질 보증을 의미하여, 소비자에게 보다 양질의 제품이나 서비스를 제공하기 위해 불량품과 고장률 등을 감소시키는 것을 말한다.. 질 관리는 고객에게 만족을 주는 제품을 조직 내 질 유지와 질 개선을 위한 각 집단의 노력을 조정하는 순환과정이다. 1990년대 이후부터 의료분야에서는 기업의 질 관리(quality control) 개념 을 도입하여 실제 진료에 연계하여 질 관리 활동을 실시하고 있다. 의료의 질은 복잡하고 다면적인 개념으로 초기에는 QA(quality assurance)를 질 보장, 적정진료보장이란 용어로 사용하였다.

적정진료보장은 의료의 질 평가로 의사나 의료기관이 하고 있는 의료서비스에 대하여 자체평가를 하고 문제점과 개선방안을 찾아내서 교육 프로그램을 통해 의료서비스 수준을 향상시키는 것을 의미한다.

의료는 환자 개개인에게 서비스를 하는 것으로 일정 규격의 제품을 생산하는 것과는 다르다. 의료에서 QA란 의료서비스의 질을 평가하고, 그 문제점을 개선하여 질을 향상시키는 일련의 과정으로 종전보다 향상된 업무결과를 지속적으로 유지하도록 고안된 제도이다. QA 진료과정뿐만 아니라 여러 가지 병원 사무를 평가하고 그 결과로 조직적인 개선 보장 계획을 수립 실시하는 통합적인 평가활동이다.

(2) QI(Quality Improvement)

의료의 질(質)을 체계적 평가를 기반으로 문제점을 개선하고 향상시키는 것이며, 또한 수행업무, 업무환경, 업무결과 등을 체계적으로 접근하여 과정(過程)을 개선보다 향상된 업무결과를 지속적으로 유지하도록 하는 관리기법이다(즉, QI는 QA보다 발전된 것으로 고객중심의 사고와 과학적인 방법으로 직원을 참여시켜 업무과정을 개선하여 의료의 질을 향상시키는 방법론에 근거한 활동을 의미한다).

〈 표 1-5 〉 QA와 QI의 비교

구분	QA(Quality Assurance)	QI(Quality Improvement)
개념	의료의 질 평가	평가를 기반으로 개선활동
초점	진료의 적절성평가	의료의 질 평가
목적	의료의 산출보다 과정 중점	고객중심의 사고
관점	후향적	전향적(의료비용절감, 서비스향상, 효율성)

■ Q.I의 목표 : 의료제공의 과정을 개선하여 양질의 의료제공으로 고객의 만족을 증가시키고 환자의 건강을 증진시키며 의료제공에 투입되는 비용을 감소시키는 것이라 할 수 있다. 또한 고객만족도를 높이고 의료의 질 향상 비용을 절감시켜 경영 효율화를 달성하고자 하는데 있다.

4) 의료의 질 향상과 의료서비스

(1) 질(Quality)은 제품이나 서비스가 설정된 표준이나 기준 또는 규격에 얼마나 잘 맞는지에 대한 측정이다. 즉 의료서비스에 의해 산출된 실제적인 결과를 의미하며, 양질의 의료란 모든 진료과정에서 효율적이면서 환자에게 최선의 결과를 제공한 의료를 말한다.

(2) 의료의 영역에서 질 향상(Quality Improvement: QI)이란 의료의 질을 높이기 위해 목표를 설정하고 체계적이며, 과학적 기법을 적용하여 전 직원이 지속적으로 개선하는 일련의 활동을 의미한다. 질 향상이라는 용어 이전에 사용하던 질 보장(Quality Assurance)은 단순한 감사기능으로 실행자를 찾아내어 징계하는 의미가 있다. 그러나 이것보다는 지속적으로 병원전체의 체계와 업무진행과정을 조사해서 업무수행능력을 향상시켜 나가는 한 단계 발전된 의미로서 의료의 질 향상이라는 용어를 사용한다. 질 향상 활동은 한번 수행하고 결과를 평가하는 것이 아니며, 지속적으로 진행되며 이러한 일련의 활동을 지속적인 질 향상(CQI)활동이라 한다.

(3) 의료서비스는 법령 등에서 명확히 규정하고 있지 않지만 보건의료종사자가 전 생애에 걸쳐 건강을 유지하고 질병을 예방 · 치료하며, 질병으로부터 회복하는

데 도움을 주기 위하여 행하는 모든 활동으로서 좁게는 처치 · 수술, 검사 등 의료행위를 의미하지만 넓게는 의료행위에 사용되는 약제 · 치료재료(재화)의 관리를 포괄하는 의미로 볼 수 있다.

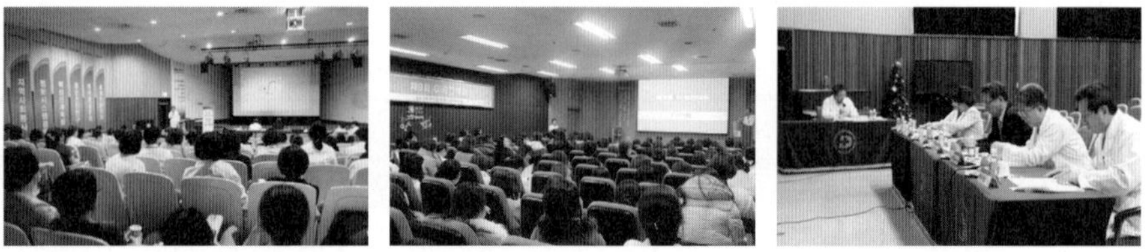

[그림 1-1] 의료의 질 관리사업 교육 및 회의

5) 의료의 질 관리의 필요성 및 중요성

의료의 질 향상을 위해 과학적이고 체계적으로 노력하는 일체의 활동을 의료의 질 향상 활동 즉, QA(Quality Assurance) or QI(Quality Improvement)라 한다. 의료의 질 관리의 필요성은 다음과 같다.

(1) 의료기술의 발달 및 의료비 상승

과거에는 간단한 시설 및 장비를 가지고 의료인이 환자를 진료하였으나 의료기술의 향상으로 전문화, 세분화, 대형화 및 첨단 자동화 설비로 의료비의 상승효과를 초래하고 있으며, 새로운 치료법 및 진단방법을 남용할 가능성이 높아지고 있다. 즉 의료자원의 효율적인 활용이 저하되고 불필요한 의료비의 증가요인이 되고 있다.

(2) 의료에 대한 국민 의식수준의 변화

국민의 의료수준이 향상되고 건강에 대한 인식의 증가와 언론매체의 건강관리에 대한 보도가 날로 늘어남에 따라 의료에 대한 정보와 전문지식을 많이 알게 되어 의료의 질 향상에 대한 관심이 더욱 높아지고 있다.

(3) 의료수요의 증가

우리나라의 의료수요가 급격하게 늘어난 것은 크게 경제발전에 의한 의료접근성 확대와 평균수명 연장 및 노인인구 증가 등 세 가지를 그 이유로 들 수 있다. 또한 1960년대부터 경제발전이 거듭되어 국민의 소득수준이 향상되고 1989년에 전 국민 보험이 확대 실시되면서 의료기관의 이용자가 급격히 증가되기 시작하고, 의료기관을 방문하는 진료 횟수도 증가하였다. 2021년 보건복지통계연보에 따르면 지난 2019년 우리 국민 1인당 의사에게 외래진료를 받은 횟수는 연간 17.2회로 OECD 회원국 중 가장 높았으며, 입원환자 1인당 평균재원일수도 18.0일로 OECD 평균(외래 6.8회, 재원일수 8.0일)보다 2배 이상 높은 것으로 나타났다.

(4) 병원 간 경쟁의 심화

의료기술의 발전과 확대된 의료보장 제도 및 의료수요의 폭발적 증가는 서로서로 영향을 미치는 요인으로 작용되어 결과적으로 대규모 병원이 출현하게 된 배경이 되었다. 1980년대 말까지 대형병원은 대부분 서울에 소재한 대학부속병원으로 그 규모도 400병상에서 800병상 정도였으나, 1989년 서울아산병원과 1994년 삼성서울병원이 개원한 이래 2000년대에 들어서면서 기존의 대학병원뿐만 아니라 전국 각지에 걸쳐 많은 병원이 초대형 규모로 증축하고 시설환경이 쾌적해지면서 병원 간 서비스 경쟁이 더욱 심화되기 시작하였다. 또한 병원간의 서비스경쟁이 심화되고 환자들의 서비스 수준에 대한 기대가 증대됨에 따라 의료서비스의 질 향상과 서비스 수준의 향상을 도모 할 수 있는 쾌적한 진료환경이 조성되어야 한다.

최근에는 의료수요에 비해 의료공급이 과잉됨에 따라 병원 간에 환자 유치를 위한 경쟁이 심화되고 있다. 따라서 병원들은 환자가 재원 중에 환자진료의 문제점을 즉시 파악하여 대처하여야 함에 따라 환자가 퇴원한 후에 이들 자료를 분석하여 각종 문제점을 제시하는 의료의 질 향상 업무의 중요성이 강화되고 있다.

(5) 병원의 의료의 질 평가

보건복지부의 의료기관인증평가 및 응급의료기관평가와 대한병원협회의 수련환경평가가 실시되고 있으며, 또한 2015년 9월 1일부터 의료 질 평가(의료 질 평가지원금 제도)를 도입하여 평가우수의료기관에 대해 수가를 차등지급하고 있다.

(6) 병원 내의 평가 및 보상 실시

병원 내에서도 QI경진대회 등을 통한 평가를 실시하여 의료의 질 향상 및 서비스 개선에 대한 동기를 부여하고 의료의 질 관리 우수부서의 시상과 개인 시상을 확대하고 있다. 또한 제안제도 및 우수 친절(모범)직원을 선발하여 직원의 사기앙양과 근무의욕향상을 해나가고 있다.

(7) 병원의 제위원회 활동 강화

의료 질 향상과 관련이 있는 적정진료위원(또는 QI위원회), 감염관리위원회, 약사위원회, 의무기록(의료정보)위원회, 의료수가관리위원회 등의 활동사항이 증가되고 있다.

(8) 건강보험심사평가원 요양급여 적정성평가 수가 가 · 감 지급

요양급여 적정성 평가는 건강보험으로 제공된 진찰 · 수술 등 의료서비스 전반에 대하여 의약학적 · 비용 효과적 측면에서 적정한지 여부를 평가하는 것으로 37개 항목 54개 세부 항목을 평가(2022년 기준)하여 결과를 공표하고 평가결과 지정된 평가항목에 대해서는 상 · 하위 또는 개선기관에 대해 진료비의 1~5%를 가 · 감 지급하고 있다.

(9) 환자안전법제정 및 관리

환자안전에 대한 체계적인 관리를 위하여 환자안전에 필요한 사항을 규정함으로써 환자의 보호 및 의료 질 향상에 이바지함을 목적으로 2016년 7월 29일부터 환자안전법이 시행되고 있다. 따라서 병원 내 환자안전위원회를 설치 · 운영하고, 환자안전전담인력을 두어 입원환자를 대상으로 병동 내 안전사고를 예방하고 환자안전활동을 강화할 경우 환자안전관리료 수가가 적용되고 있다. 병원에서 환자안전을 관리하는 조직으로는 QPS(Quality Improvement & Patient Safety)팀(실)이 있다.

환자 안전 전담인력은 일정 규모 이상의 병원급 의료기관에서 환자안전 및 의료 질 향상에 관한 업무를 전담하여 수행하는 보건의료 인력을 말한다.

배치기준으로 ① 200병상 이상의 병원급 의료기관(종합병원은 제외): 전담인력 수 1명 이상 ② 100병상 이상 500병상 미만의 종합병원: 전담인력 수 1명 이상 ③ 500병상이상의 종합병원 : 전담인력 수 2명 이상으로 한다.

전담인력의 자격기준은 의사 · 치과의사 · 한의사 · 약사 또는 간호사 면허 취득 후 3년 이상 보건의료기관에 근무한 사람으로 「의료법」제 77조에 따른 전문의 자격이 있는 사람이다.

업무내용은

① 환자안전사고 정보의 수집 분석 및 관리 공유

② 환자안전사고 예방 및 재발 방지를 위한 보건의료인 교육

③ 환자와 환자 보호자의 환자안전활동을 위한 교육

④ 환자안전활동 보고

⑤ 환자안전기준의 준수 점검

⑥ 환자안전지표의 측정 점검

⑦ 그 밖에 환자안전 및 의료 질 향상을 위하여 보건복지부장관이 특히 필요하다고 인정하는 사항

6) 의료서비스 제공시스템 평가와 임상적 질 평가제도 비교

의료서비스 제공시스템 평가와 임상적 질 평가 제도를 비교하면 다음과 같다.

〈 표 1-6 〉 의료서비스 제공시스템 평가와 임상적 질 평가제도 비교

구분	의료서비스 제공 시스템 평가	임상 질 평가
법적근거	의료기기관 인증제(의료법 제58조)	요양급여 적정성평가(국민건강보험법 제63조)
평가기관	의료기관 평가인증원	건강보험심사평가원
평가대상 의료기관	병원급 이상 의료기관(자율신청) – 요양병원, 정신병원 의무인증 – 상급종합병원, 전문병원 지정신청시 인증 필요	전체의료기관 당연평가(평가영역별)
평가내용	환자진료체계, 질 관리체계 등 의료서비스 제공 시스템의 인증기준 충족여부 조사(절대평가 중심)	효율성, 효과성 등 의료서비스의 임상 질을 구조, 과정, 결과 지표를 활용하여 측정
평가방법	요양급여비용 청구 자료와 조사표를 활용한 현장조사와 서면조사 중심	의료기관 서면 및 현장방문 조사 중심

7) 병원의 의료의 질(質) 관리부서

의료의 질 관리 업무 담당 부서는 주로 병원의 QI실이 그 업무를 담당하고 있으며, 조직은 병원장 직속 또는 진료부서 산하에 두고 있으나 병원의 조직 기능에 따라 QI실을 행정부(기획실) 또는 간호부 소속 등의 조직으로 운영되고 있다.

▮ 핵심다지기

1 의료의 질 관리에 대한 개념을 이해하고 설명한다.

병원에서 제공되는 각종 진료 서비스를 대상으로 측정 및 분석활동을 수행하고 나서, 이를 기반으로 하여 의료서비스의 제공과정에서 발생한 문제의 원인을 파악하고, 문제점을 해결하여 개선하는 총체적인 활동이다. 즉 의료의 질을 향상하여 양질의 의료서비스를 제공하고 서비스를 개선해나가는 지속적인 질 관리 활동이라고 할 수 있다.

2 의료의 질 관리 활동에 대한 핵심용어 전문지식을 습득한다.

핵심 전문용어는 QA, QI, CQI, PI, QPS, CRM, CEM, TQM, PI, CS, MOT, CP, SPC, 6ix sigma, 임상평가지표(지표, 표준, 역치, 기준) 및 임상진료지침서, 의료감사 및 위험관리, 요양급여적정성평가, 환자안전평가, 고객만족도조사, 의료기관인증, QI경진대회, 균형성과지표(BSC) 등이 있다.

3 의료의 질의 구성요소에 대하여 알아본다.

(1) Donabedian의 구성요소

질(Quality) 높은 환자 관리개념을 평가하는 과정에 있어서 의료의 질의 필수 구성요소는 다음과 같다.

① 기술적 부문(Technical domain) : 인간의 건강문제를 관리하는 데 과학적 적용 의학적 학문적 지식 및 의료기술을 포함한다.

② 대인관계의 부문(Interpersonal domain) : 의사와 환자사이의 사회적, 심리적 상호관계를 관리한다.

③ 진료의 편의, 쾌적함(Amenities) : 청결한 환경, 안락함 및 양호한 식사 등 진료 이외의 환경이 포함된다.

(2) 의료의 질의 필수 접근방법(구성요소)에는

① 효능(Efficacy) ② 효과(Effectiveness) ③ 효율(Efficiency) ④ 적정성(Optimality) ⑤ 수용성(Acceptability) ⑥ 합법성(Legitimacy) ⑦ 형평성(Equity)이 있다고 하였다.

(3) Myers의 양질의 의료 4가지 구성요소

〈 표 1-7 〉 Myers 양질의 구성요소

구분	요점
접근성(Accessibility)	환자가 의사 필요시 쉽게 의료를 이용
의료의 질(quality)	의료인의 전문적인 지식, 기술 및 윤리성
지속성(Continuity)	육체적, 정신적인 안도감과 예방, 진단, 치료 및 사회복귀 현상
효율성(efficiency)	불필요한 입원 및 과잉진료 제거, 조기진단 및 치료 강조, 최소의 비용으로 최대효과

4 의료의 질 향상 활동의 필요성에 대하여 알아본다.

(1) 의료기관간의 경쟁심화

의료인과 의료기관의 증가로 경쟁이 날로 심화되고 있다. 의료는 의료수가 때문에 일반 공산품처럼 가격경쟁은 불가능함으로 필연적으로 질(Quality)경쟁으로 나타난다.

(2) 의료기관의 효율적인 운영의 필요성 인식

병원도 일반 기업처럼 내부 경영의 효율성을 증대시켜 대외 경쟁력을 확보하여야 한다.

(3) 사회적 압력

의료 환경의 급격한 변화와 환자들의 의식변화, 의료에 대한 지식과 인식이 증가하고 삶의 질이 향상되면서 건강에 대한 관심과 환자들의 권리의식이 높아지고 있다. 또한 정부의 의료정책의 변화로 대한병원협회에서 시행하고 있는 수련환경평가제도, 보건복지부에서 시행하고 있는 상급종합병원과 전문병원의 지정 평가, 의료기관인증평가, 의료 질 평가, 응급의료기관평가, 요양급여 적정성평가 등이 있다.

5 우리나라의 주요 의료의 질 관리 조직 및 프로그램에 대하여 보건복지부, 건강보험심사평가원, 대한병원협회, 병원의 QI실 등 기관 검색을 통하여 조사해 본다.

(1) 병원의 의료의 질 관리 조직은 QI실이 있으며, QI실은 병원장 직속 또는 진료부, 기획실 산하 조직 등으로 운영되고 있다.

(2) 질 관리 프로그램은 건강보험심사평가원의 요양급여 청구심사 지급 및 적정성 평가, 의료 질 평가가 있으며, 의료기관평가인증원의 의료기관인증, 병원 QI실(QI위원회 설치)의 질 관리 프로그램 등이 있다.

QI 활동과 지표 세미나 사례

0000병원은 2020년 4월 6일(월) '제5회 QI 아카데미'를 실시했다. 이번 교육은 QI 활동을 시행하는 부서의 QI코디네이터, 환자안전 담당자, 지표담당자 등을 대상으로 환자 중심의 안전한 의료서비스 제공과 새로운 의료문화를 조성하고, 이를 실무에 적용할 수 있는 방법을 제시하기 위해 마련됐다. 이날 교육은 ▲QI 활동과 지표 ▲환자안전 ▲교양강좌 ▲통계교육 등을 주제로 한 강의로 구성됐다.

6 의료의 질 관리 우수병원을 방문하여 운영 실태를 조사 후 질 관리 개선활동에 활용한다.

II. 질 관리 모형 및 접근방법

학습목표	1. 의료의 질 관리 모형 및 접근방법을 활용할 수 있다.

1. 의료의 질 관리의 모형 및 과정

1) 도나베디언(Donabedian)의 질 관리 모형

의료의 질을 구성하는 요소는 매우 다양하며 이런 구성요소들을 고려하여 질 향상 활동을 이루었을 때, 병원의 측면에서 볼 때 부서장이 질 향상 활동을 제대로 하였는지 평가를 하는 방법이 있다. 질 관리 활동에 적용되는 모형에는 Donabedian이 제시한 구조(Structure), 과정(Process), 결과(Outcomes)의 3요소로 구성된 모형(방법)이 있다.

(1) 구조(Structure)적인 측면

구조는 의료서비스를 위하여 사용되는 사회적 수단으로 의료제공자의 자원, 작업여건 또는 환경을 의미한다. 일반적으로 좋은 구조 하에서 양질의 진료가 가능하다고 가정할 수 있으므로 의료기관의 구조상태가 진료에 도움을 주어 양질의 의료제공을 가능하게 하는지 아니면 해가 되는지를 판단하고자 이러한 구조적인 측면을 평가하는 것이다. 따라서 구조는 병원의 하드웨어(hardware)를 일반적으로 일컬으며, 예를 들어 시설, 장비, 인력 등 하드웨어측면에서 적절성을 평가하기 위한 자료를 수집하고 분석하는 활동을 수행하게 된다(예 :의료 1인당 환자수가 몇 명인지? 응급실 및 수술실 내 모니터링장비가 충분히 설치되어 있는지를 확인할 수 있음). 즉 물적자원(시설, 장비, 재정), 인적자원(인력의 질, 양), 조직구조(의료인 수, 동료심사방법, 진료비심사, 지불 및 보상방법)가 여기에 해당 된다.

(2) 과정(Process)적인 측면

과정은 의료인의 환자관리활동으로 환자와 치료자간의 상호작용이 치료과정을 평가하는 것으로서 의료제공자들의 의사결정 과정과 의료기관 차원의 환자관리 업무처리 과정을 검토하는 것이다. 즉 의료기관 내부에서 일어나는 행위에 관한 것으로서 의료의 질 평가에 있어 주된 관심과 영역에 해당된다고 볼 수 있다. 과정에 대한 평가는 일반적으로 의료서비스 제공 과정에서 의료인들이 제대로 된 서비스를 제공하였는지를 기술적인 측면에서 평가하며, 또한 환자와 의료인 간의 관계를 평가한다. 즉 제공받은 의료비 대가가 제대로 잘 이루어졌는지? 의사결정, 권고, 치료, 기타 다른 환자와의 상호작용에 있어서 제공자의 일련의 활동, 조직구조(의료인 수, 동료심사, 지불방법)가 해당된다고 할 수 있다. 예를 들어 항생제 처방의 적절성이나 폐렴질환자의 진료의 적절성 같은 부분을 평가하는 것이 이 과정평가의 측면이라고 볼 수 있다. 병원 내에서 이루어지는 과정에 대하여 질을 관리하기 위한 방법으로 동료 검토나 표준 진료지침(CP)을 만들어 과정을 표준화시키는 것이 해당된다고 볼 수 있다. 과정평가의 접근방법으로는 의료자원 이용도 조사(UR)와 동료의사에 의한 심사(Peer review), 진료비 심사청구(Claims review), 의료감사(Medical audit) 등이 있다.

(3) 결과(Outcome)적인 측면

진료결과는 환자진료의 최종결과를 일반적으로 관리대상으로 하며, 진료결과의 종류에는 사망, 재입원, 합병증, 건강수준 등이 있다. 즉 환자 개인 또는 집단에서 수집된 진료결과 자료가 바람직한지 또는 그렇지 못하였는지를 평가하게 된다. 즉 환자의 건강상태에 따라 미친 치료의 효과, 환자의 만족도, 환자의 지식향상도 등이 해당된다. 결과의 분류에는 진단결과(Diagnostic Outcome)와 치료결과(Therapeutic Outcome) 등이 있으며, 결과의 검토에는 건강수준지표와 고객만족도조사 등이 있다. 결과평가의 접근방법에는 사망률, 합병증률, 감염률 등이 있다.

2) D*A*T model

1992년에 Joseph G. van matre가 제시한 D*A*T model은 QI철학에서 핵심개념과 중요한 관계를 평가하기 위한 기본적인 틀을 제공하는 것을 말한다. 따라서 자료(data), 태도(attitude), 도구(tool)의 세가지 요소가 상호 작용하여 지속적인 질 향상(CQI)이 이루어진다는 모형이다.

(1) Data : 직원/환자 설문조사, 제안제도, 업무성과보고서, 임상데이터베이스 등의 자료원으로부터 얻은 자료들을 활용한다.

(2) Attitude : 팀워크, 데이터베이스에 의한 의사결정, 과정에 대한 고찰, 고객 중심적, 최고경영자의 의지가 해당된다.

(3) Tools : 어골도의 7가지 도구, 브레인스토밍, 문제해결과정, 흐름도 등이 도구로 활용된다.

3) Deming: PDCA Cycle Method

PDCA Cycle Method은 1920년대 Shewhart에 의해 고안되어 Shewhart ycle로 불렸으나 Deming이 일본에 이를 소개하면서 Deming Cycle이라고 불리게 되었다. Deming은 질 향상을 위한 과정으로서 PDCA(계획-실행-확인-조치) ycle을 그림으로 나타내었다. 그는 조직은 구조보다 과정을 위한 계속적인 순환

및 객관적인 자료의 통계적 분석을 강조하였다. 따라서 PDCA는 Plan(계획), Do(실행), Check(측정 · 확인), Action(개선을 위한 조치)이며, 제품의 품질개선이나 업무 프로세스의 개선을 위해서는 이 4단계의 사이클을 끊임없이 돌려야 한다는 것이다. PDCA Cycle Method의 주요내용은 다음과 같다.

(1) Plan(계획을 세우고)

어떤 일을 함에 따라 구체적인 수치로 목표를 수립하는 단계이다. 따라서 확인된 문제점의 해결방안을 제기 할 수 있도록 자료를 수집하고 분석하는 것을 의미한다.

(2) Do(행동하고)

Plan에서 도출된 목표를 이루기 위하여 이뤄져야하는 일들의 리스트이며, 제시된 해결방안을 시행한다.

따라서 Do를 실행하는데 있어서 여러가지 해결방안이 있을 수 있으며 Do에서 나열된 해결 방안을 하나씩 실험하면서 가장 좋은 방안을 모색하는 것이다.

(3) Check(평가하고)

Do 단계에서 도출된 베스트 방안에 대하여 검증하는 단계이며, 즉, Do 단계에서 설정된 방안이 plan에 얼마나 잘 부합하고 있는지 검증하는 것이다. 따라서 시행결과 효율성을 일정기간 동안 체크하도록 한다.

(4) Act(개선한다)

Check를 통해 얻어진 결과를 토대로 결과가 비교적 만족스럽다면 활동 범위를 넓히거나 부분 보완을 할지, 그렇지 않다면 Plan단계부터 다시 시작할지 결정하는 단계이다. 또한 기업 활동에서 생산 및 품질 등을 관리하는 방법으로 위의 3개 과정에서 확인된 효율성을 공식화한다.

4) ADDIE 교수설계 모형

(1) 개념

ADDIE모델은 많은 교육 설계자와 개발자가 교육과정을 개발하는데 사용하는 교육 시스템 설계의 프레임 워크이며, Dick &Carey나 Kemp의 교수설계 모형을 의미하고, ADDIE의 발전된 형태로 꼽히는 것은 래피드 프로토타이핑(RP: Rapid Prototyping)이다. ADDIE 모형은 교육진행에 있어 교육적인 어떤 요구를 분석하여 해결대안을 찾아내고, 실행하기 위한 교육목표, 내용, 방법, 매체를 설계하고, 개발하며, 실행하고 그 결과를 평가하는 체계적 접근 방법 모형을 말한다.

(2) ADDIE모형의 5단계

① 분석(Analysis)

학습과 관련된 요인들을 분석하는 것으로, 학습에 들어가기 전에 반드시 선행되어야 하며, 학습자가 누구인지 현재 어느 수준인지 학습자의 특성을 파악하고, 학습자가 필요로 하는 것과 기대되는 것이 무엇인지 학습자의 요구를 분석한다.

② 설계(Design)

분석과정에서 나온 결과를 토대로 교육 제반 사항에 대해 설계하고, 또한 수행목표를 행동적인 용어로 명확히 하며, 그 목표가 제대로 이루어지는지 평가도구를 선정한다. 학습자에게 효율적인 프로그램이 되도록 계열화하며 어떻게 가르칠 것인지 교수전략을 수립한다.

③ 개발 (Development)

설계명세서 또는 수업 청사진에 수업에 사용될 교수자료를 실제로 개발하고 제작하며, 개발과정에는 먼저 교수자료의 초안 또는 시제품을 개발하여 형성평가를 실시하고 프로그램을 수정한 뒤에 마지막으로 최종 산출물 즉, 완제품을 제작하는 일이 포함된다.

④ 실행(Implementation)

설계되고 개발된 교육훈련프로그램을 실제의 현장에 사용하고 이를 교육과정에 설치하며 계속적으로 유지하고 변화 관리하는 활동이 포함된다.

⑤ 평가(Evaluation)

실행과정에서의 모든 결과를 평가하는 것이다. 설계, 개발한 교수자료와 프로그램, 교수매체의 적합성과 효율성, 그 과정을 계속 이어나가도 될지에 대한 지속성 여부, 문제점이 발생했다면 어떻게 수정해서 재적용할 것인지에 대한 수정사항 등을 평가한다. 평가의 다른 축인 형성평가 또는 파일럿테스트는 프로그램의 개발 과정에서 이미 실시되었다

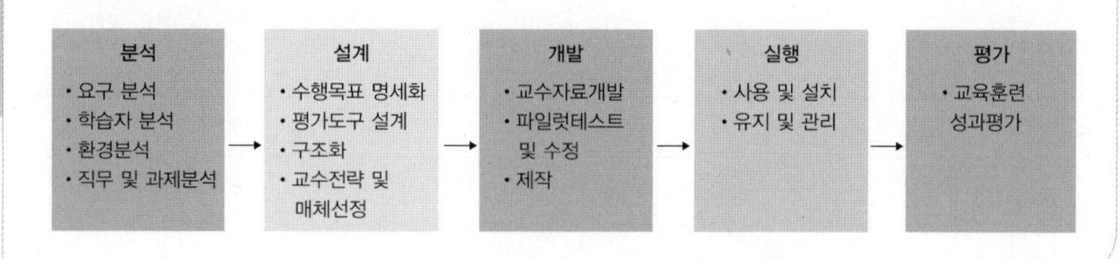

[그림 1-2] ADDIE 모형의 5단계 절차

5) 미국 JCAHO의 의료의 질 관리의 과정

미국 JCAHO(Joint Commission on Accreditation of Healthcare Organizations : 의료기관 신임합동위원회)는 1951년에 설립되어 미국의 보건의료조직 및 프로그램에 대한 평가 및 신임업무를 수행하고 있는 독립적인 비영리 조직으로 보건의료

조직들이 제공하고 있는 의료의 질과 환자 안전성을 향상시키는데 초점을 두고 현존하는 최고 수준의 표준안을 유지함으로써 의료의 질을 유지하고 향상시키는데 기여하고 있다. 또한 JCAHO는 환자의 권리 및 치료에 관한 내용과 감염관리 같은 중요한 영역에서의 성과수준을 평가하고 있는데 단순한 안전, 높은 수준의 진료를 제공하는 것뿐만 아니라 성과수준이 어느 정도인지를 평가하고 있다. JCAHO에서는 의료의 질 관리활동에 적용될 수 있는 업무수행의 10단계모형(① 책임부여 ② 진료 · 서비스 범위 명시 ③ 진료 · 서비스의 주요 특징 확인 ④ 평가지표의 선정 ⑤ 평가를 위한 역치 설정 ⑥ 자료수집 및 정리 ⑦ 진료 · 서비스 평가 ⑧ 진료 · 서비스 개선 활동 ⑨ 개선 활동의 평가 및 기록 ⑩ 평가결과 및 시정조치를 개인과 집단에 알리고 의견교환)을 다음과 같이 제시하고 있다.

〈 표 1-8 〉 JCAHO의 10단계모형

단계	목표	내용
1단계	책임부여	조직원이 각자에게 그가 해야 하는 책임을 부여한다.
2단계	진료 · 서비스 범위 명시(설정)	부여된 책임범위를 설정하여 업무수행, 감사, 평가 등을 명확히 할 수 있게 한다.
3단계	진료 · 서비스의 주요 특징 확인	발생 빈도가 높거나 위험도가 높고 문제를 일으킬 확률이 있는 것 등 평가의 초점이 되는 수요 관리대상을 결정한다.
4단계	평가지표의 선정	지표(indicator) 및 서비스의 주요 관리대상을 감시할 수 있는 지표나 기준(criteria)을 설정한다.
5단계	역치 및 기준점 설정	기준점은 집중적인 검토를 필요로 하는 기준을 의미한다.
6단계	자료수집 및 정리	자료 수집을 위한 다섯 가지 질문으로 자료의 출처, 자료의 수집, 수집의 빈도, 자료수집의 자동화 등이 있다.
7단계	진료 · 서비스 평가	축적된 자료가 보다 집중적인 검토를 요하는 기준점을 넘게 되면 적절한 임상경험을 가진 스탭(Staff)들이 어떤 문제가 있는지를 평가한다.
8단계	진료 · 서비스 개선 활동	감사와 평가에 책임이 있는 그룹은 질의 문제가 발견되면 시정행동에 대한 계획을 세운다.
9단계	시정조치의 평가 및 기록	시정조치의 효과를 평가하고 문제점이 개선된 경우는 그 방법을 유지시킨다.
10단계	평가결과 및 시정조치 알리고 정보교류	평가결과 및 시정조치를 개인과 집단에 알리고 의견교환을 한다.

2. 균형성과표(Balanced Scorecard: BSC)

1) 균형성과표의 개념

BSC기법은 1990년대에 하버드 대학의 Robert Kaplan과 컨설팅 회사인 Renaissance Solutions의 David Norton의 주도하에 12개의 회사의 연구에 의해 만들어진 새로운 경영기법이다. Robert Kaplan과 David Norton이 수행한 일련의 기업체 컨설팅 경험에 의해 개발되어 기업성과측정의 새로운 틀(framework)로서 각광받고 있는 BSC는 전통적인 성과측정관행의 잘못을 극복할 수 있는 방법론으로 등장하였다. BSC는 주요성공요소(critical success factor: CSF)를 관리 가능한 몇 개의 핵심성과지표(key performance indicators: KPI)로 명료하게 통합하여 경영자로 하여금 기업의 건강상태를 신속히 검토할 수 있도록 하는 시스템으로 그 형태는 시간에 따라 행동을 평가하고 수정하도록 하는 비행기나 자동차의 Control panel과 유사하다.

BSC는 기본적으로 기업의 성과를 ①재무관점(financial perspective) ②고객관점(customer perspective) ③내부 프로세스관점(internal business perspective) ④조직의 혁신 및 학습 관점(innovation and learning perspective)이라는 네 가지 영역에서 평가하고 이에 근거하여 기업의 성장을 지속적으로 검토하고 기업의 가치를 창조하고자 하는 시스템으로서의 가치를 갖는다. BSC는 이러한 네 가지 영역 각각을 세 개 내지 다섯 개의 주요성공요소들로 축약하여 평가함으로써 조직의 단기적 및 장기적 건강을 한 눈에 종합적으로 볼 수 있도록 한다. 그리고 이 네 가지 영역은 분리되어 평가되는 것이 아니라 기업의 비전과 전략에 맞추어 인과관계를 가지고 연계되어 있으며, 재무성과가 궁극적인 결과 지표(lagging indicator)로서의 역할을 하게 된다.

2) 병원경영과 BSC기법

최근 국내 의료기관의 경영상 어려움이 심화되면서 병원경영의 새로운 기법에 대한 관심이 증대되고 있다. 그러한 새로운 경영기법 중에는 QI, Six 시스마기법에 이어 최근에는 BSC(Balanced Scorecard)기법이 등장하고 있다. 이러한 BSC기법이 국내기업에 새로운 전략적인 성과관리모형으로 소개되면서 최근에 BSC기법이 활용되고 있다 . 이 같은 현상은 현재 국내 대기업들이 글로벌화 되면서 기업내부 조직의 성과관리(Performance Management)기법에 관심이 고조되고 있기 때문이다. 이와 같은 글로벌화 된 국내기업경영환경은 국내병원의 경영여건과 유사함이 있다고 볼 수 있다. 즉, 기업경영과 병원경영의 모두 외부경영환경에 대한 통제가 어려운 여건하에서 경영을 해야 한다는 것이다.

3) 균형성과표의 특징

균형성과표는 과거 성과에 대한 재무적인 성과지표와 미래에 대한 성과의 동인(driver)에 대한 비재무적인 성과지표를 모두 포함하는 성과평가 시스템이다. 균형성과표에서 균형이란 단기적 지표와 장기적 지표, 재무적 지표와 비재무적 지표, 후속지표(lagging indicator)와 선행지표(leading indicator) 간의 균형을 의미한다. 균형성과표의 성과지표들은 기업의 비전과 전략에 따라 선정된다. 세부적인 성과지표들은 기업마다 상이하나 성과지표들은 균형성과표의 네 가지 관점에 속한다. 이는 재무적 관점, 고객관점, 내부 프로세스 관점, 그리고 학습과 성장 관점이다. 네 가지 관점 중에서 재무적 관점을 제외한 나머지 세 가지 관점은 비재무적 지표, 장기적 지표, 그리고 선행지표라는 특징을 갖는다.

이러한 균형성과표의 유용성으로는 네 가지 상이한 관점에서 정보를 제공해 주면서도 기업이 경쟁력을 향상시키는데 경주하여야 할 여러 가지 핵심 요소들을 일목요연하게 보여주는데 있다. 또 다른 유용성으로는 기업 전체의 최적화에는 오히려 장애를 가져다 줄 수 있는 부분 최적화를 방지하는데 있다. 즉, 하나의 관점에서의 향상이 또 다른 관점을 희생시키면서 성취된 것인지 아닌지를 파악할 수 있다.

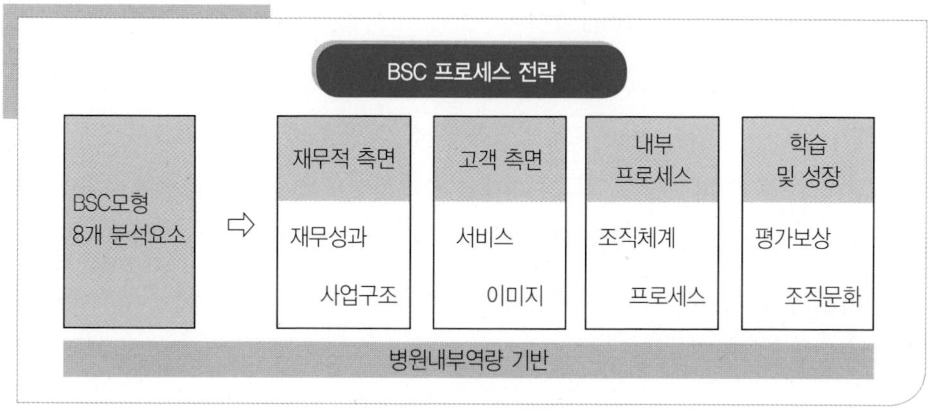

[그림 1-3] BSC 프로세스 전략도

4) BSC의 네가지 관점

(1) 재무적 관점

재무적 관점(financial perspective)은 영리, 비영리기업조직 모두에게 공통적으로 적용되는 중요한 관점이다. 재무적 관점이란 기업(조직)의 주요 이해관계자에게 재무적 지표를 통해서 조직의 성과를 보여주는 지표이다. 그러나 BSC에서 강조하는 것은 '조직의 재무적인 성과가 나타나는 것은 다른 관점의 결과로 재무적인 성과가 나타나게 된다.'는 인과적 해석이 전통적인 회계적 측면에서의 재무 성과와 비교되는 점이다. 즉 기업 활동의 결과는 수익성이며, 그 일부는 발전의 원동력이 되는 학습과 성장에 전략적인 재투자가 필요하다.

(2) 고객관점

기업의 가치는 어디에서 창출되는가? 이에 대한 대답은 '기업가치의 창출'의 가장 큰 원천은 고객이다. 따라서 급변하는 시장 환경은 고객과의 긴밀한 관계형성을 요구하고 있으나, 아직도 고객중심의 전략을 수립하지 못하고 있는 기업이 많다. 따라서 BSC에서는 고객을 기업의 수익창출과 연관시키기 위한 전략을 집중하고 프로세스를 변화시키며 조직역량을 모으도록 초점을 맞추고 있다. 즉 고객은 수익과 기업존재의 원천이며, 상품/서비스에 대한 고객의 평가와 시장점유율 등이 성과기준에 포함되어야 한다.

(3) 내부비지니스 프로세스관점

내부 프로세스 관점(internal business perspective)은 조직과 기업의 성과를 극대화하기 위하여 기업의 핵심 프로세스 및 핵심 역량을 규명하는 프로세스에 관련한 관점이다. 즉, 서비스가 고객들의 기대를 충족시키고 경쟁사에 앞서기 위해서 서비스 관련된 프로세스를 어떻게 개선해야 하는가? 등에 대한 구체적인 과정이다. 즉 양질의 상품/서비스를 고객에게 제공하기 위해서는 내부 프로세스의 효율적 · 효과적 운영이 필요하다.

(4) 학습과 성장관점

학습과 성장관점(innovation and learning perspective)은 BSC관점 중에서 미래 지향적인 관점이다. 즉, 우리기업이 미래에도 지속적으로 가치를 창출하고 프로세스를 개선할 수 있는가? 하는 질문에 대답은 기업의 장기적인 잠재력이다. 즉 내부 프로세스의 혁신을 위해서는 숙련되고 동기가 부여된 인적 자원과 축적된 지적 자원, 각종 정보 자원 등의 분배가 적절히 이루어져야 한다.

3. 의료의 질 활동의 종류

1) 의료감사(Medical Audit)

(1) 정의

의료감사란 1972년에 미국의 의료기관 신임합동위원회(JCAHO)가 개발한 의료의 질 평가방법이다. 즉 의사들이 환자의 의무기록을 정기적으로 검토하여 환자치료의 질을 평가하고 문제점을 확인하여 해결하도록 조치함으로써 진료의 질적 향상을 가져오도록 하는 프로그램이다. 즉 진단명별로 일정기준을 설정하여 그 기준에 의하여 진료내역을 검토, 평가하는 것을 말한다.

의료감사의 특징은 양적인 감사기준을 제외하고 모든 질 평가 작업을 총괄할 수 있는 전병원적 사업을 개발하도록 하고 있다. 이 기준은 병원이 어떤 구심점이 없이 분절된 개인적인 검토 활동보다는 위원회활동을 통하여 통합된 의료 활동의 모든 질을 조정하도록 감시체계를 요구하고 있다. 또한 의료감사과정은 반복으로 문제점을 찾아 개선하고 수련의들에게 교육할 수 있어 치료의 질을 향상시킴으로 양질의 의료를 제공할 수 있다.

(2) 평가기준

의료감사 시 사용되는 평가기준은 다음과 같다.

〈 표 1-9 〉 의료감사 시 사용되는 평가기준

분류	묵시적 평가기준(Implicit Criteria)	명시적 평가기준(Explicit Criteria)
특징	• 전문가(주로 의사)가 의무기록 검토 • 의료과정 적절성 평가	• 의사가 아닌 열람자가 의무기록 검토 • 사전에 적절한 진료에 대한 기준 설정
방법	• 검토자의 선정, 훈련 및 검토과정의 구조화 • 검토자 간 차이의 체계적인 해결방법에 따라 성공여부 좌우	• 특정진단, 증상 및 증후를 가진 환자의 범주에 적용할 지침을 사전에 명확히 설정 • 과다 이용보다는 과소 이용의 평가가 더 적절한 방법
문제점	• 검토자 간의 일치율 낮음 • 검토의 많은 비용 소요 • 명시적 방법으로 보완	• 의사/병원 간 비교 위해 많은 수의 사례 필요 • 특정진단명군 분석에 국한

2) 의료이용도 관리(Utilization Management: UM)

(1) 정의

의료이용도 관리는 의료서비스 이용과 의료시설 등이 적절히 적용되고 있는지, 환자에게 의학적으로 꼭 필요한 진료를 하고 있는지를 검토하여 부적절한 의료이용을 줄이고자하는데 목적을 두고 있다. 따라서 진료과정의 효율성, 진료장소, 재원기간의 적합성을 조사함으로써 병상자원의 이용을 효율적으로 향상시키지 위한 노력이 필요하다. 의료이용도 관리에는 의료이용도조사와 사례관리 등이 있다.

(2) 의료이용도 관리 방법

① 의료이용도 조사(Utilization Review)

특정의료서비스가 환자의 치료에 필요한 것인지, 적정한 수준과 강도, 내용으로 제공되었는지를 조사하는 활동, 입원 전 검토, 입원 중 검토, 퇴원 후 검토 등을 하는 것을 말한다.

② 사례관리(Case Management)

사례관리는 여러 사람의 원조자로부터 동시에 도움이 필요한 다양한 문제가 있기 때문에, 삶이 만족스럽지 못하거나 생산적이지 못한 사람들을 돕는 하나의 과정이다. 이 조직은 어떤 특별한 클라이언트를 돕기 위하여 사례관리자에 의해서 클라이언트의 활동들이 조정되길 바라는 공통된 욕구를 통합한다.

병원에서의 사례관리는 환자의 내원 시부터 퇴원으로 완쾌 또는 사망까지의 전 과정에 관한 계획을 수립하여 입원 및 외래 진료는 물론, 가정에서 행해지는 진료까지도 연결, 이러한 질 관리를 담당하는 자를 사례관리자라고 한다. 이점은 환자만족도 증가, 직무만족도 증가, 비용-효과적인 환자관리를 통해 병원의 수익을 증대할 수 있다.

③ 퇴원계획(Discharge Planning)

의사가 환자의 퇴원시점을 미리 계획하여 알려주며, 퇴원예고제 실시로 환자에게 신뢰감을 조성하고 병상가동률 증가와 병상회전율을 향상할 수 있다.

④ 동료감사(Peer Review)

동료감사란 동등한 자격을 갖춘 동료로부터 평가를 받게 하여 자신의 진료행위가 동료들에 비하여 어떤 수준인가를 알 수 있게 함으로써, 적정진료의 수준을 보장하는 방법이다. 대표적인 경우가 미국의 동료심사기구에서 수행하는 평가체제를 들 수 있다.

(3) 의료이용도관리의 필요성

의료이용도관리의 필요성은 다음과 같다.

〈 표 1-10 〉 의료이용도관리의 필요성

대상	필요성
병원 및 의료제공자	의학적으로 타당한 적정진료에 대한 제공여부의 평가 가능 및 병상이용의 효율성 증가
환자	불필요한 의료비 지출 감소
정부 및 보험자	전 국민 의료비 절감

자료출처 : 적정진료보장(이성란)

(4) 의료이용도 관리의 범위

의료이용도 관리의 범위에는 입원의 타당성검토, 재원기간(일수)의 타당성 검토, 과잉 또는 과소 진료의 검토사항, 퇴원계획 수립과 실시, 진료지원 업무검토 등이 있다.

〈 표 1-11 〉 의료이용도 관리의 범위

구분	내용
입원의 타당성 검토	입원 전에 입원진료가 반드시 필요한가? 가능하지 않은가? 등을 심사한다.
재원기관의 타당성 검토	재원기간 중에 검토하여 불필요한 재원기간을 단축시킨다.
과잉진료 또는 과소진료 검토	현재 상태에서 꼭 필요한 진료만을 하는지를 검토하여 과잉 또는 과소진료를 배제하고 적절한 진료가 제공되게 함으로써 입원기간을 단축하고 진료비를 절감하며, 환자만족도를 향상시키고자하는 것이다.
퇴원계획 수립과 실시	환자가 적시에 가장 적합한 방법으로 퇴원하여 환자만족과 병상을 효율적으로 관리하여 병원의 재정적 이익을 가져올 수 있도록 하는 것이다.
진료지원 업무검토	진료지원 업무의 지연여부를 조사하고 지연요인을 파악하여 개선하는 것이다.

(5) 의료이용도조사의 업무

의료이용도조사의 업무에는 진료행위 검토(Lab 등), 진료의 수준 검토(Level of Care), 단계적 진료과정 파악(Clinical Progression), 진료비 내용의 포괄적 검토(Cost Containment), 병원운영체계의 개선 모색(Necessary Organization changes) 등이 있다.

(6) 이용도 검토의 종류

이용도 검토의 종류에는 전향적 검토와 재원 중 검토, 후향적 검토, 선별적 중점 검토 등이 있다.

① **전향적 검토**(Prospective review)

응급을 제외하고 입원 전에 입원의 타당성을 검토하는 것을 말한다.

② **재원 중 검토**(Concurrent review)

재원 중에 병원의 시설, 특히 병상이용의 적절성을 검토하고, 모든 입원환자들의 재원기간의 타당성 및 재원기간 연장의 타당성을 검토하여 연장승인, 퇴원계획도 수립하는 것을 뜻한다.

③ 후향적 검토(Retrospective review)

환자퇴원 후에 의무기록사항을 검토하여 의료서비스의 필요성과 적절성, 재원기간, 제공된 의료서비스의 내용 등을 검토하여 과잉 또는 과소진료 여부를 검토하는 것을 말한다.

④ 선별적 중점검토(Focused review)

검토가 필요한 중요사항을 선택하여 의료서비스와 시설 등의 이용실태를 중점적으로 검토하는 것을 뜻한다.

(7) 의료이용도 조사 및 방법

입원의 적합성, 평가기준, 재원의 적합성 평가기준, 수술기준 등이 있으며, 이용도 조사 방법은 다음과 같다.

- 조사시점 : 입원 전 평가, 재원 중 평가. 퇴원 후 평가
- 조사대상 : 전수조사(全數調査), 표본 조사(標本調査)
- 조사내용 : 환자의 진료과, 나이, 성별, 거주지, 진단명, 담당의사 등이 있다.

3) 위험도 관리(Risk Management : RM)

(1) 정의

위험(危險)이란 진료과정에서 기피해야 할 기대하지 않은 일이 발생하는 것 또는 의료기관의 평판, 순이익, 재산, 환자, 주민, 의료인 또는 배상책임을 위태롭게 할 수 있는 모든 사건에 노출되는 것을 말한다. 즉 인간의 실수나 기계로 인한 사고 등으로 의료기관이 책임져야 하는 사고발생을 최소화하여 환자가 당하는 부상이나 병원이 겪는 손실을 경감시키기 위한 프로그램을 말한다. 예를 들어 낙상, 자살, 상해, 약의 부작용, 의료기기 고장 등이다.

따라서 위험도 관리는 의료의 질 관리에 있어서 많이 사용되고 있지만, 진단오류, 투약오류, 감염 발생, 수술 후 부작용이나 합병증 발생 등의 관리가 매우 중요하다. 의료는 기본적으로 안전을 추구하는데, 이러한 실수는 환자의 생명이나 건강과 직결되기 때문이다. 그러나 이러한 위험지표를 단순화하고 측정 가능한 객관적 지표로 만

들기 어렵다는 것이다. 지표를 산출하기 위해선 먼저 진단, 투약, 수술 등 진료의 내용과 과정을 표준화하는 시스템이 필요하다.

위험관리는 경제적 손실을 최소화하기 위해 과학적인 방법으로 정의되어 ①위험의 특정 ②위험 평가 ③리스크 대응으로 구성되어 있다. 그러나 의료에서의 위험관리는 발생한 부작용에 대한 대처뿐만 아니라 부작용의 발생 예방을 포괄적으로 파악해 해결하는 데에도 중점을 두고 있다. 품질 보증(QA)이 고객에 초점을 맞춘 개념이라면 위험관리는 의료 종사자에 초점을 맞춘 개념이라고 할 수 있다.

(2) 위험도 관리의 목적

위험관리의 목적은 사고를 조기에 찾아내어 발생 초기나 직후에 수습이나 보상이 가능하도록 하는데 그 일차적인 목적이 있다.

첫째, 병원의 문제점을 파악하고 대처하며, 후유증을 감소하거나 극소화한다.

둘째, 의료상 또는 비 의료상의 원내사고와 그로 인한 손실을 극소화한다.

셋째, 안전하고 건강한 환경을 유지함으로써 의료의 질을 향상시킨다.

넷째, 재정적 손해를 최소화하기 위한 비용과 효율적인 기법을 제시한다.

(3) 위험도 관리의 활동영역

위험관리의 활동영역으로는 중요사건과 사고보고, 환경상의 위험관리, 산업보건 및 안전프로그램, 배상청구 관리 등이 있다. 대부분의 병원에서 위험관리의 활동체계가 구축되어 있으나, 이 활동들이 통합 조정되지 못하고 수행되는 경향이 있다.

(4) 위험도 관리의 활동과정

위험관리의 활동과정은 다음과 같이 4단계로 이루어진다.

첫째, 제1단계는 문제의 발견은 의료서비스를 제공하는 과정에서 발생하는 문제를 발견하는 단계로서 사건발생의 보고, 사고의 보고, 환자의 불평 및 불만 등이 있다.

둘째, 위험평가는 발생빈도 및 추이, 문제의 유형, 손실비용 등을 평가하는 단계이다. 포괄적인 분석을 위해서는 이러한 정보를 통합하는 것이 필수적이다. 문제의 패턴과 추이를 관찰하고 적신호 사례는 집중적으로 분석되어야 한다.

셋째, 위험관리는 위험의 원인을 분석하고 개선하는 단계이다. 모든 위험을 완전히 제거할 수는 없지만, 전략의 개발 및 실천을 통하여 위험을 관리할 수 있다. 문제와 관련된 인적 자원, 시스템(프로세스, 장비, 환경, 의사소통) 등 모든 요인을 분석한 다음 문제의 재발을 방지하고 예방하기 위한 개선안을 마련하여야 한다.

넷째, 재평가는 개선안의 적용 이후 그 효과를 주기적으로 평가하는 단계이다. 새로운 전략 또는 특정한 손실에 대해서는 빈번하게 모니터링을 하여야 한다.

(5) 위험관리와 관계되는 용어

① **의료과실**(Medical negligence)

의료진에게 기대하는 표준에 못 미치는 진료가 제공된 것, 또는 진료 시 수행의 의무나 수행하지 않는 이유에 근거한 타당한 진료를 제공하지 못한 것을 의미한다.

② **근접오류**(Near miss)

위해사건이 될 뻔한 경우 사고, 상해 또는 질병을 일으킬 수 있었던 어떤 사건 혹은 상황이 시의 적절한 중재에 의해 발생하지 않은 것, 또는 결과에 영향을 주지 않았던 어떠한 과정의 변화이지만 재발할 경우 심각한 사건이 발생할 수 있음을 의미한다(예: 투약오류 직접발견, 낙상 직전 발견 등).

③ **오류**(Error)

옳지 못한 일을 하는 것이나 옳은 일을 하지 않는 것과 같이 의도하지 않은 행동 또는 의도한 결과를 이루지 못한 행동을 의미한다.

④ **사고**(Accident)

불안전한 상태 또는 행동에 기인하여 인명의 사상을 초래하거나 재산상의 피해를 초래한 예견되지 않은 사건을 의미한다.

⑤ **사건**(Incident)

환자에게 끼친 유무와는 관계없이 병원에서 일어나는 모든 종류의 오류, 실수, 사고 등을 포함하여 정상적인 틀에서 벗어난 모든 상황을 말한다.

⑥ **위해사건**(Adverse event)

사망이나 심각한 신체적 혹은 심리적 손상과 관련된 예측하지 않은 사건의 발생과 이를 초래할 위험이 있는 사건으로 정의하고 있다(예; 투약오류, 낙상, 욕창 등).

⑦ 적신호사건(Sentinel event)

사망, 심각한 물리적이거나 정신적인 상해 또는 그것이 일어날 수 있는 위험성이 있었던 예견치 못한 사건, 또는 환자의 질병과정이나 환자상태와 관련되지 않은 예측되지 않은 사망이나 영구적인 기능손실을 야기한 사건을 말한다(예: 도주(소재확인 불가), 뇌손상, 사망 등).

(6) 고객 불만(클레임)과 위험 관리

의료 질 향상은 의료가 의료 수준을 달성하고 유지하기 위해 최소한으로 실시해야 하는 의학적 사안이다. 따라서 진료 이 외에도, 고객의 만족도 향상도 고려되어야 한다. 고객이 의료의 책임 추궁 소송을 일으키는 원인은 여러 가지 이유로 고객이 불만을 가지고 있기 때문이다.

① 구조(Structure)

병원의 규모나 설비, 의료 종사자의 능력, 조직 체제 정비 등을 의미한다. 목적 의료 수준에 따라 장비와 건물을 정비하고, 직원을 확보하는 등 무리 없는 병원 운영을 목표로 하는 것이 중요하다.

② 과정(Process)

의료를 제공하는 방법이다. 위험관리는 이 단계에 크게 관여하고 있다. 표준 의료를 실천하기 위해 더 이상 의료자 개인의 취향이나 착상과 변덕이 통용되는 것은 없어야 한다. 학회나 의료계에서 제기되는 지침 및 매뉴얼 등의 일반 치료를 참고로 하면서, 개인의 지식에만 의존하지 않고 가능한 한 많은 경험과 지식을 배울 필요가 있다.

과정에서는 실수와 사고(Incident), 많은 사람이 범할 수 있는 가능성이 있다. 그래서 발생 시점에서 즉시 동료나 주위 동료에 보고함으로써 같은 실수가 발생하지 않도록 하는 것이 큰 의미가 있다. 실제로 발생하는 오류 사례는 의료 종사자끼리의 공유 재산 = 같은 잘못을 범하지 않기 위한 지혜의 집대성이라고 한다. 그래서 제출된 사고보고서(Incident report)는 중요한 정보로서 위험관리의 대상이 된다. 직원 간의 실수를 부정하거나 숨기거나 징벌 있기도 하는 것은 리스크 회피의 가능성을 부정하는 자살 행위라고 할 수 있다. 또한 병원에서 발생하는 실수에 대해 모든 Incident

를 파악 분석하여 그 병원 시스템의 문제를 개선할 수 있다. 위험을 방치하면 고객을 위태롭게 하면서 병원이 큰 경제적 손실을 입을 수 있기 때문이다.

③ 결과(Outcome)

치료에 따른 환자(동물)의 회복이나 부작용(사고나 부작용) 등의 정보를 수집하고 분석하여 더 나은 시스템 구축 및 매뉴얼 작성한 자료이다. 치료내용 및 결과를 확인하지 않고 막연한 그대로 방치하면 나중에 치료 당사자조차 성공(실패)의 이유를 생각할 수 없는 결과를 초래할 수 있다.

(7) 위험관리 대처방안

위험관리는 사고를 예방하고 기관이 책임져야 할 사고를 최소화할 수 있어야 한다. 우선 사고경위를 확인하고 발생한 상황에 대처할 수 있는 여러 방안을 고안하고 검토가 필요하다. 처해 있는 상황에서 최적의 방안을 선택하여 실시한 방안의 효과를 검토하여야 한다.

4) 환자안전

(1) 환자안전

「보건의료기본법」 제4조에 따르면 국가의 책임으로서 "국가는 식품, 의약품, 의료기기 및 화장품 등 건강 관련 물품이나 건강 관련 활동으로부터 발할 수 있는 위해를 방지하고, 각종 국민건강을 위해 요인으로부터 국민의 건강을 보호하기 위한 시책을 강구하도록 노력해야한다."고 규정이 되어있다. 병원에서 의료사고의 원인을 분석하는 경우 진단의 지연이나 치료지연 등의 판단을 포함한 프로세스를 일반화하고 무엇을 어떻게 해야 하는지 표현하는 것은 매우 어렵다. 어떤 하나의 문제의 근본 오류는 발견할 수 있지만 그것과 비슷하지만 약간 다른 같은 사고는 사전에 파악하지 못하고, 유사한 사고를 충분히 방지할 수 없는 문제가 있을 수 있기 때문이다. 따라서 병원이나 부서에서 발생할 수 있는 의료안전과 환자안전에 대한 관심과 대책이 필요하다.

(2) 환자안전법

환자안전에 필요한 사항을 규정함으로써 환자의 보호 및 의료 질 향상에 이바지함을 목적으로 2015년 1월 28일 공포되어 2016년 7월 29일 시행되었다. 세부적인 사항은 제7장 환자안전관리에서 다루고자 한다.

❙ 핵심다지기

[1] 의료의 질 평가를 위한 접근과 의료의 질 향상을 위한 제도적 접근에 대하여 기술한다.

(1) 의료의 질 평가를 위한 접근

① 구조(Structure) : 측정이 용이하고 안정적이나 지속적인 평가지표로서는 부적당하고 대형 의료기관, 교육병원에서는 실제 수준보다 과대평가된다.

② 과정(Process) : 적절한 약품의 사용 여부와 같은 기술적인 측면과 인간관계가 모두 포함되며, 의료서비스 질과의 관련성이 높고 비용과 시간이 적게 소요되나 과학적인 기준설정이 어렵다.

③ 결과(Outcome) : 신체적인 결과, 사회적, 심리적 요소, 환자만족도가 포함, 과정보다 간접적 의료의 질을 포괄적으로 보여줄 수 있으나 측정하기 어렵고 시간과 비용이 많이 소요된다.

(2) 의료의 질 향상을 위한 제도적 접근

① 구조측면 : 의료기관 신임제도(Hospital accreditation), 면허와 자격부여 제도

② 과정측면 : 의료이용도 조사(Utilization review), 동료심사위원회, 의료전문인들의 상호감사(Peer review), 임상진료지침, 의료감사

③ 결과측면 : 이환율이나 사망률, 합병증 등의 지표를 산출하여 의료소비자에게 제공하고 의료소비자가 의료기관 선택 시 정보로 활용한다.

○ 임상진료지침은 특정한 임상적 상황에서 제공되는 보건의료서비스에 대한 의료진 및 환자의 적절한 의사결정에 도움을 주기 위해 체계적으로 개발한 것이다.

○ 진료계획표는 특정한 진단명, 수술명 또는 환자 상태별로 환자에게 제공되어야 할 진료과정을 시간적 순서에 따라 정리하여 실제 환자 진료에 적용하는 것이다.

[2] 미국 JCAHO(의료기관 신임합동위원회)의 의료의 질 관리활동 10단계모형에 대하여 알아보고 이해한다.

JCAHO의 의료의 질 관리활동 10단계모형은 ① 책임부여 ② 진료 · 서비스 범위 명시 ③ 진료 · 서비스의 주요 특징 확인 ④ 평가지표의 선정 ⑤ 평가를 위한 역치 설정 ⑥ 자료수집 및 정리 ⑦ 진료 · 서비스 평가 ⑧ 진료 · 서비스 개선 활동 ⑨ 개선 활동의 평가 및 기록 ⑩ 평가결과 및 시정조치를 개인과 집단에 알리고 의견교환이 있다.

3 균형성과표(BSC)모형의 의미와 4가지 학습관점에 대하여 알아보고 관련 업무를 수행한다.

□ BSC모형은 조직이 발전하기 위한 재무, 고객, 프로세스, 학습의 4가지 측면 간의 균형을 강조하고, 이를 지속적으로 관리 발전시키기 위해 Robert Kaplan과 David Norton이 제안한 평가모형이다.

○ 재무측면 : 기업 활동의 결과는 수익성이며, 그 일부는 발전의 원동력이 되는 학습과 성장에 전략적인 재투자가 필요하다.

○ 고객측면 : 고객은 수익과 기업존재의 원천이며, 상품/서비스에 대한 고객의 평가와 시장점유율 등이 성과기준에 포함되어야 한다.

○ 내부 프로세스 측면 : 양질의 상품/서비스를 고객에게 제공하기 위해서는 내부 프로세스의 효율적 · 효과적 운영이 필요하다.

○ 학습 및 성장(또는 혁신)측면 : 내부 프로세스의 혁신을 위해서는 숙련되고 동기가 부여된 인적 자원과 축적된 지적 자원, 각종 정보 자원 등의 분배가 적절히 이루어져야 한다.

4 의료감사 및 의료이용도조사와 위험도관리에 대하여 알아보고 해당업무를 수행한다.

(1) **의료감사**란 의사들이 환자의 의무기록을 정기적으로 검토하여 환자치료의 질을 평가하고 문제점을 확인하여 해결하도록 조치함으로써 진료의 질적 향상을 가져오도록 하는 것을 말한다.

(2) **환자이용도조사**란 특정의료서비스가 환자의 치료에 필요한 것인지, 적정한 수준과 강도, 내용으로 제공되었는지를 조사하는 활동을 말한다.

(3) **위험도관리**란 인간의 실수나 기계로 인한 사고 등으로 의료기관이 책임져야

하는 사고발생을 최소화하여 환자가 당하는 부상이나 병원이 겪는 손실을 경감시키기 위한 것을 말한다. 따라서 Risk Management(RM, 위험관리)는 병원내에서 안전과 관련된 위험을 발견하고, 이를 평가하며, 원인을 분석 평가하여 개선방안을 마련하는 것이다(예 : 안전사고관리 낙상사고관리, 환경안전관리, 산업보건 및 안전프로그램 등).

5 환자안전관리와 관련된 법규를 알아보고 환자안전관리계획을 수립하여 실행한다.

6 환자안전사고가 발생할 경우는 “환자안전사고 보고서”를 작성하여 보고한다.

제2장
의료의 질 관리 지표 및 활동

Ⅰ. 질 관리지표 및 도구
Ⅱ. 의료의 질 향상 활동 및 평가
◈ 핵심다지기

Ⅰ. 질 관리지표 및 도구

학습목표

1. 의료의 질 관리지표 및 질 관리 도구를 활용할 수 있다.
2. 선정된 목표에 따라 의료의 질 향상 대상을 선정하고 지표를 정할 수 있다.
3. 진료의 질 향상을 위하여 통계, 지표 등을 생성하여 제공할 수 있다.

1. 임상평가지표 및 임상진료지침서

1) 임상평가지표

임상평가지표(Clinical indicators)는 보건 의료기관이나 조직이 달성하고자 하는 목표에 비추어 현재 수행되고 있는 기능 및 과정의 수준을 정확하고, 신뢰성 있고, 정량적으로 나타낸 것을 말하며, 환자관리와 진료의 결과를 계량적 방법으로 측정하는 객관적 도구이다.

의료의 질을 평가하는 객관적인 도구가 결과지표이고, 결과지표를 이용하여 환자에게 제공된 서비스가 적절한지 여부를 판단하게 된다. 이 도구는 제공된 임상진료 서비스를 진료양상, 결과와 관련지어 표준에 부응하는지를 평가하고 관찰 할 수 있는 측정 가능한 객관적인 변수나 특성을 의미한다. 이 지표는 과정이나 결과 어느 측면에도 적용이 가능하며, 대표적인 지표로는 병원감염률, 합병증발생률, 사망원인 분석, 부검률, 재입원율 및 재수술률 등이 있다. 또한 임상평가지표는 환자진료의 중요한 측면들을 모니터링을 하여 의료서비스의 적정수준을 평가하는 도구라고 할 수 있으며, 즉 환자에게 제공된 서비스가 적절한지 여부를 판단하기 위하여, 결과지표를 이용하여 의료의 질적 수준을 평가하는 객관적인 도구이다. 그리고 임상평가지표는 환자에게 제공된 진료서비스를 결과와 관련지어 표준에 부합하는지 평가할 수 있는 객관적 도구가 임상평가지표인 것이다.

(1) 임상평가지표의 구성요소

임상평가지표는 제공된 임상진료 서비스를 진료양상, 결과와 관련지어 표준에 부응하는 평가를 관찰할 수 있는 측정가능한 객관적인 변수나 특성을 의미하며, 임상평가지표의 구성요소에는 다음과 같은 사항이 있다.

① 지표(Indicator)

질적 수준이나 또는 목표달성정도를 나타내는 측정 가능한 변수를 의미한다. 따라서 달성하고자하는 목표에서 현재 수행되고 있는 과정의 수준을 신뢰성 있게 정량적으로 나타낸 것을 의미한다.

② 표준(Standard)

의료기관에서 QI활동을 통하여 도달하려는 목표를 명확하게 기술한 것으로서 해당주제에 대하여 병원이 목표로 하고 있는 진료서비스의 질적 수준을 기술 또는 수치로 표현한다. 즉 표준은 현재의 수준에서 달성이 가능한 가장 높은 정도의 질적 수준을 의미한다.

③ 역치(Threshold)

지표는 진료의 영역 중에서 문제가 있거나 개선의 여지가 있는 부분을 찾아내는 도구로써 사용된다. 즉 지표를 통하여 모니터링 결과에 따라 일정수준 이상 또는 이하 시 정밀검토 여부를 판단하는 기준점을 의미한다.

④ 기준(Criteria)

표준을 충족시키기 위하여 반드시 달성하여야 할 진료/서비스의 질적 수준을 측정가능한 형태로 기술한 것을 의미한다.

(2) 임상평가지표의 수립

임상평가지표를 수립하기 위해서는 해당되는 임상진료 영역에서 적합한 자료를 구할 수 있어야 한다. 그리고 충분한 자료를 바탕으로 알아보고자 하는 임상지표에 대한 진료행위를 합리적으로 측정할 수 있고, 이들의 분석에 따라 성취 가능한 수준의 진료와 의료진이 받아들일 수 있는 진료의 수준을 정할 수 있어야 한다.

임상지표를 수립할 때 기준은 기존의 연구나 알려진 지식을 기초로 하여야 하며,

질 관리와 질 향상을 위한 노력이 수행되고 있는 각 기관의 현재 여건에 적합한 목표가 수립되어야 한다. 그리고 개선에 대한 개선점이 발견되었을 때에도 각 기관에서 적용이 가능하여야 한다. 이런 점을 만족하기 위하여 각 기관에 적합한 임상지표를 수립하기 위해서 지켜져야 할 속성은 다음과 같다. ① 명확하게 정의될 수 있어야 한다. ② 중요한 진료 서비스 요소가 모두 포함되어야 한다. ③ 산출에 수반되는 자료 수집이 정확하고 용이하여야 한다. ④ 임상적으로 타당하며, 진료 서비스 결과와 관련이 있어야 한다. ⑤ 중복되지 않으면서 가치 있는 정보를 제공하여야 한다. ⑥ 지표를 통하여 측정한 결과는 진료 서비스 개선에 적용 가능하여야 한다.

(3) 임상평가지표의 유형

임상지표는 진료 또는 환자관리를 위하여 수행되고 있는 평가(측정)항목에 대하여 만족하는 환자들의 숫자 혹은 비율로 표시되는데, 적신호 사건(sentinel event indicator)과 집합적 자료 지표(aggregate data indicator)로 구분할 수 있다.

① 적신호 사건

해당 사건이 발생할 때마다 정밀한 검토를 하여야 할 만큼 중요한 개별 사건이나 현상을 의미한다. 그래서 대부분의 적신호 사건은 바람직하지 않은 사건으로 매우 드물게 일어나며, 지난달에 게재된 위험관리(risk management)에 주로 이용된다(예: 수술 중 환자사망, 모성사망 등).

② 집합적 자료 지표

적신호 사건 지표와 달리 드물지 않게 발생하는 사건들에 적용하며, 많은 사례와 관련된 과정이나 결과를 정량화한 것이다. 속성에 따라 비율지표(rate-based indicator)와 연속변수지표(continuous-variable indicator)로 나눌 수 있다.

비율지표는 사건이 발생할 수 있는 전체 그룹 내에서 발생한 사건의 건수를 비율형태로 제시하는 것으로 제왕절개분만율과 같은 지표를 의미한다. 연속변수지표는 성과를 표준편차 및 평균 등 연속형 척도로 나타낼 수 있는 것을 말한다. 예를 들어 외상환자가 응급진료 서비스를 받은 시간에 대해서 비율지표는 서비스를 받기까지의 시간이 20분 이상인지 아닌지를 측정하는 것이고, 연속지표는 서비스를 받기까지의 시간을 구체적으로 제시하는 것을 말한다(신생아사망률, 응급실 대기시간 등).

(4) 임상평가지표의 활용

임상평가지표는 환자 진료의 중요한 영역을 모니터링하기 위해 개발된 것이어서 진료결과의 객관적인 측정과 이러한 수준의 비교를 통하여 의료기관 스스로 질 향상 사업을 진행하는데 유용하게 활용할 수 있다. 특히 임상평가지표는 질 향상 활동에 대하여 객관적인 결과를 제시하는 큰 의의가 있다. 하지만 임상지표의 수행만으로 모든 질 향상 사업을 진행할 수 있는 것은 아니다. 그래서 해당 의료기관 내에서 심층분석을 해야 할 사항, 새로운 조사를 위한 아이디어 제공, 또는 내부적인 목적을 위한 지표 등의 개발이 질 향상 사업을 원활히 수행하기 위해서 지속적으로 필요하다. 임상평가지표의 활용에는 다음과 같은 사항이 있다.

① 의료기관의 질 관리도구로 활용

의료기관에서 질 관리 활동 프로그램에서 임상지표를 활용할 경우 환자 진료결과를 객관적으로 측정할 수 있는 하나의 질 관리 도구로 여겨져 양질의 진료를 측정할 수 있다.

② 환자진료의 건강수준 모니터링

임상평가지표는 환자진료의 주요한 건강수준을 모니터링 할 수 있으며, 의료기관의 차원에서도 개발이 가능하다.

의료기관 임상평가지표 사례
임상질지표는 일정 질환에 대해 진료과정에서 필요한 행위를 일정시간 내에 적정하게 실시했는지 여부와 진료량이 어느 정도인지 평가하게 된다. 질환시술과 관련해서는 폐렴부문(5개), 수술감염 예방적 항생제 부문(3개), 중환자실 부문(6개), 퇴원시 초유 수유율(1개) 등을 적용할 방침이다. 시술량과 관련해서는 위·폐·유방암 등 암수술 관련 7개와 소아심장수술, 관상동맥우회술, 고관절 치환술, 골수이식 등 9개로서 수술건수 자체가 의료기관의 질적 수준을 가늠할 수 있는 수술분야를 평가하게 된다.

〈질환 · 시술관련 지표 4개분야 15개 지표〉

질환/시술명	임상 질 지표
폐렴 부문(5개)	혈중산소포화도 검사 비율
	첫 항생제 투여 전 혈액배양검사 시행 비율
	금연에 대한 조언/카운셀링 시행 비율
	병원도착 후 8시간 이내에 첫 항생제를 투여 받은 폐렴 환자 비율
	면역력 있는 Community-Acquired Pnuemonia 환자에서의 항생제 선택
수술 감염 예방적 항생제 부문(3개)	수술 절개 전 1시간 이내에 예방적 항생제 투여 비율
	수술 환자에 대한 예방적 항생제 선택
	수술 완료 후 예방적 항생제 투여 중단 시간
중환자실 부문(6개)	기계호흡 환자에서의 폐렴 예방 - 환자 자세
	스트레스성 궤양 예방
	심부정맥혈전 예방
	중환자실 환자들의 병원 사망률
	적절한 통증관리
	적절한 진정제 투여 조절
모성 부문(1개)	퇴원시 초유수유율(제왕절개/정상분만)

(5) 임상평가지표의 효과

임상지표를 질 관리활동에 적용과 이용을 하면 다음과 같은 효과들을 얻을 수 있다.

① 환자진료의 결과를 객관적으로 측정할 수 있는 하나의 질 관리 도구로 활용할 수 있다.

② 임상평가지표를 사용함으로써 질 관리 활동의 모니터링 차원에서 객관적인 결과를 비교하여 볼 수 있다.

③ 진료결과 및 진료관리를 강조하게 되어 잠재적 문제를 불식시킬 수 있으며, QI 활동에 의료진의 능동적 참여를 기대할 수 있다.

④ 임상평가지표의 질 관리 활동의 개선방안은 질 관리사업의 기전과 현존 자원을 이용하여 해결할 수 있다.

(6) 임상평가지표의 모니터링

자료 분석 후 역치(Threshold) 이하의 결과가 보인 경우에 대하여는 이러한 원인에 대한 세부적인 분석을 하고, 발견된 원인 등에 근거하여 질 향상 활동을 위한 개선 활동의 방법을 계획한다. 개선활동을 실시 후 효과를 판단하기 위하여 사전에 설정된 기준점과 비교 평가하여 문제점을 파악하고, 질적 수준의 유지를 위해 결과에 대한 지속적인 홍보와 모니터링을 계속 유지하여야 한다.

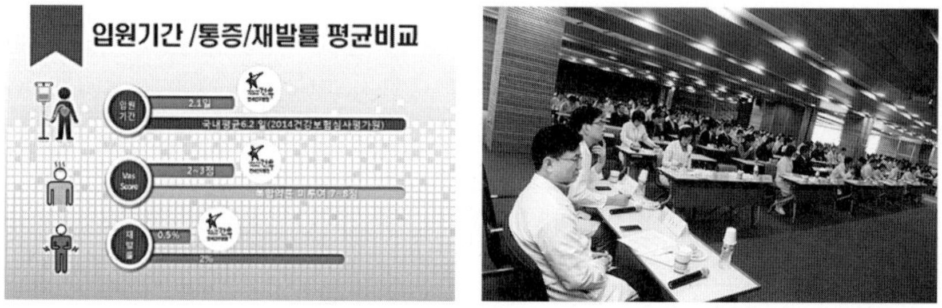

[그림 2-1] 임상평가지표 활용 및 모니터링

(7) 측정지표(Indicator)와 평가기준(Criteria)

① 측정지표는 객관적이고 측정 가능하여야 하며, 타당성과 신뢰성이 있어야 하고 최신 지식과 임상적 경험에 근거한 것이어야 한다.

② 절대적 우선지표(Sentinal event indicator)란 단 한건이 발생했어도 검토해야 하는 것으로 입원 24시간 이내 사망, 수술 중 사망, 수술 후 24시간 이내 신경마비 등이 해당된다.

③ 결과지표(Outcome criteria)란 바람직하지 않은 치료 결과로서 합병증, 감염, 수술부위 봉합파열 등이 포함된다.

④ 과정지표(Process indicator)란 진단과 치료의 과정을 평가할 수 있는 지표로서 수혈, 방사선촬영, 치료계획, 입퇴원 절차 등이 포함된다.

⑤ 구조지표(Structure indicator)란 진료제공을 위하여 동원되는 사회적 수단을 평가하는 지표로서 병원의 조직, 정책, 입원대기, 투약대기, 장비 등이 포함된다.

2) 임상진료지침서(Critical Practice Guideline)

환자진료를 위해 세운 하나 혹은 그 이상의 계획에 따라 관리해 나가도록 제시된 지침서를 의미한다. 즉 임상진료지침은 특정한 임상적 상황에서 제공되는 보건의료 서비스에 대한 의료진 및 환자의 적절한 의사결정에 도움을 주기 위해 체계적으로 개발한 지침서를 말한다.

임상진료지침의 장점으로는

첫째, 의료서비스 제공을 합리화하여 특정 진료지침에 비교될만한 치료방법이 없다면 그 진료지침은 표준 치료법으로 이용될 수 있다(의료서비스를 명료화).

둘째, 의료감사기준개발의 기초가 될 수 있으며, 특히 의사에 의해 개발된 진료지침은 합리적인 가사의 기준이 될 수 있다(감사의 기준).

셋째, 불필요한 처치를 감소시키거나 제거하여 비용을 줄이고 효율성을 높여준다(의료서비스 이용개선).

넷째, 진료지침 도입의 이후 의료분쟁이 감소화하고 있다(의료분쟁예방).

3) 임상 질 지표

임상 질 지표는 특정 보건의료 과정이나 결과를 평가하는 방법으로서 환자의 건강결과에 영향을 줄 수 있는 경영, 관리, 임상 및 보조적 활동의 질을 모니터링하고 평가하는 계량적 측정방법 도구이다. 따라서 임상 질 지표는 환자의 건강결과에 영향을 줄 수 있는 환자치료, 임상지원부서, 조직 등의 질을 모니터링, 평가, 개선하기 위한 지침으로 사용되는 측정 도구로 사용되고 있다.

4) 진료계획표

진료계획표는 특정한 진단명, 수술명 또는 환자 상태별로 환자에게 제공되어야 할 진료과정을 시간적 순서에 따라 정리하여 실제 환자진료에 적용하는 것을 말한다.

5) 표준진료지침서

표준진료지침(Critical Pathway : CP)은 특정 진단명의 진료순서와 치료의 시점 등을 사전에 정해 둔 표준화된 주 진료과정을 말하며, 환자에게 제공하는 진료내용을 표준화한 계획으로 진료경로는 시작과 종료가 있는 일련의 과정을 의미한다(표준 진료지침서, 핵심진료경로, 주 임상경로, 주 진료경로 등으로 개발사용). 즉, 표준진료지침은 특별한 진단이나 시술에 따른 지연과 자원이용을 최소화하고, 의사와 간호사 등 의료진의 중재(intervention)에 대한 최적의 시기와 절차를 지칭한다. 따라서 의료의 질 향상을 위해 병원의 특성과 여건에 적합한 표준지침서(질환별)를 단계별로 개발 활용함이 바람직하다.

(1) 표준 진료지침(Critical Pathway : CP)목표

표준 진료지침(Critical Pathway: CP)목표
○ Best Practice를 선택하여 일관된 치료제공 ○ 입원기간, 진단검사와 치료과정의 표준화 ○ 불필요한 요소를 줄이기 위해 프로세스 분석 ○ 치료계획에서 직원의 역할을 알려주는 도구 ○ 치료과정을 평가틀을 제공하여 환자변이의 빈도와 원인 파악을 용이하게 함 ○ 치료과정의 교육을 통한 환자만족도 증대

(2) 표준 진료지침(Critical Pathway: CP)주제

표준 진료지침(Critical Pathway : CP)주제
○ 다 빈도, 고비용 고위험 진단/ 수술 및 진단 ○ 치료과정에서 큰 변이가 존재하는 질병 ○ 새로운 지침 개발이 필요한 질병 ○ 임상에서 관심이 높은 질병 또는 환자군 ○ 적용이 용이한 질병 ○ 미션 및 비전을 구현하는 의미 있는 질병

(3) 표준 진료지침(Critical Pathway: CP)개발과정

표준 진료지침 개발과정
① 주제선정 → ② 팀구성 → ③ 환자진료과정 분석 → ④ 치료변이의 원인 분석 → ⑤ CP개발 → ⑥ CP적용 → ⑦ 지속적인 모니터링 및 필요시 수정 보완

(4) 표준진료지침서(Critical Pathway: CP)의 기대효과

진료의 표준화를 통하여 환자진료 과정상의 변이를 감소시킴으로써 재원기간의 단축, 진료비용의 감소, 합병증의 감소, 의료분쟁의 소송에 대한 병원의 대응능력 향상 등의 다양한 기대효과를 다음과 같이 가져올 수 있다.

첫째, 환자진료에 관련된 여러 직종이 표준진료지침서를 개발하는 과정에 함께 참여함으로써 병원직원들의 동기부여와 업무만족도를 높일 수 있다.

둘째, 재원기간의 단축, 진료원가의 절감, 환자의 병원에 대한 신뢰감 조성 등을 통하여 병원의 경영성과를 개선할 수 있다.

셋째, 환자진료의 지연을 감소시키고 의료진들이 진료과정 중에서 간과할 수도 있는 핵심적인 진료내용에 초점을 맞추게 되어 환자진료의 질을 향상시킬 수 있다.

넷째, 환자나 보호자가 치료계획을 사전에 알 수 있어 의료진과 환자와의 협조적 관계형성 및 환자만족도 향상에 도움이 될 수 있다.

다섯째, 환자진료 과정을 검토하는 질 관리 도구와 직원의 교육과 훈련도구로 이용할 수 있다.

표준진료진지침(Critical Pathway, CP) 워크숍 개최

00병원은 지난 23일 병원 교육관 2층 강당에서 원내 표준진료진지침(Critical Pathway: CP) 개발 활동을 촉진하기 위한 워크숍을 개최했다. 의료진 100여명이 참석한 가운데 열린 이날 워크숍은 ▲CP개념과 임상활용 ▲충수, 탈장수술 CP적용 ▲편도수술 CP적용 등의 강의로 진행됐다. 'Critical Pathway(표준진료지침)' 개발 활동이란 환자에게 행해지는 치료활동을 효율적이고 일관성 있게 표준화시킴으로써 의료의 질과 환자의 안전을 높이는 활동을 말한다. 병원장은 "잘 개발된 CP는 환자들에게 최상의 치료결과를 제공할 수 있는 근간"이라며 "오늘 워크숍이 활발하고 적극적인 CP 개발 활동에 기폭제가 되기를 기대한다."고 말했다.

6) 질 관리의 자료원

질 관리를 위해서는 평가활동의 바탕이 되는 정보를 담은 자료원을 확보하여야 하며, 자료의 확보가 안 될 때에는 질 관리 활동을 수행할 수가 없다. 일반적으로 질 관리에 사용되는 자료의 형식에는 전자 자료와 수기 자료, 설문 자료 등으로 구분할 수 있다.

7) 임상평가지표 개발이 미치는 영향

임상평가지표는 잠재적인 문제점을 발견하는 선별도구로 사용될 수 있다. 따라서 문제의 발생이 높은 분야뿐만 아니라 현재는 문제가 없더라도 발생 시 환자에게 심각한 위험이 발생할 수 있는 분야, 많은 환자에게 영향을 미칠 수 있는 분야에 대해서는 적극적인 관심과 노력이 필요하다. 최근 의료의 질에 대한 국민들의 관심이 높아지고 고객의 기대수준의 높아짐에 따라 병원의 경영에 미치는 영향이 높기 때문에 지속적으로 임상평가지표 개발과 활용에 대한 연구가 필요하다고 본다.

2. 의료의 질 관리 도구(Tools)

의료의 질 관리 업무에 사용되는 도구는 적은 자료로부터 가능한 신뢰성이 높은 객관적 정보를 얻는데 가장 유효한 수단이다. 여러 가지 도구들을 그래프 화(graph)하는 것은 쉬운 기법에서부터 컴퓨터를 이용하지 않으면 계산할 수 없는 고도의 기법에 이르기까지 다양하게 사용되고 있다. 따라서 질 관리 활동을 수행하려면 성과개선 도구에 익숙하여야 하며, 성과개선 도구는 크게 통계적 또는 비통계적 방법으로 구분할 수 있다.

비통계적 도구에는 브레인스토밍, 흐름도, 인과관계도 등이 있으며, 통계적 도구에는 런 차트, 히스토그램, 산점도 파레토도표 등이 있다.

1) 비 통계적 도표

(1) 브레인스토밍(Brainstorming)

브레인스토밍은 집단적 창의적 발상 기법으로 집단에 소속된 인원들이 자발적으로 자연스럽게 제시된 아이디어 목록을 통해서 특정한 문제에 대한 해답을 찾고자 노력하는 것을 말하며, 1939년 알렉스 오스본과 그의 동료들이 브레인스토밍 기법을 창안하였다. 즉 어떤 주제나 문제에 관한 아이디어, 관심, 문제점 혹은 대안을 창출해 내는 것으로써 그룹 또는 개개인별로 시행할 수 있으며, 비판을 삼가고 자유로운 분위기에서 격려하며 최대한의 아이디어와 창의력을 발휘하도록 고취시켜준다. 일반적으로 진행자 1명과 기록자 1명을 포함한 10명 내의 팀을 구성하며, 단계는 ① 준비단계 ② 산출단계 ③ 명료화단계 ④ 평가단계를 거친다.

브레인스토밍

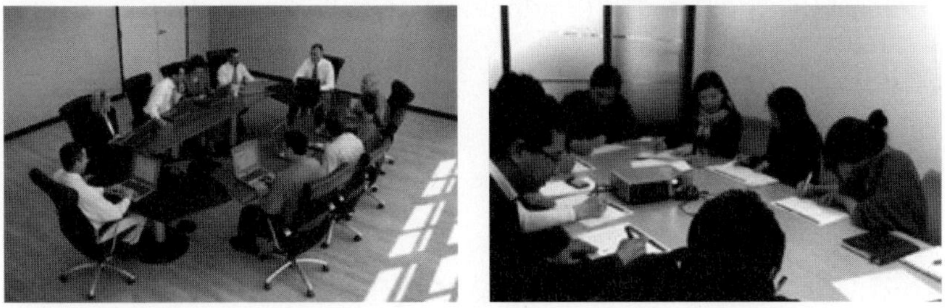

[그림 2-2] 브레인스토밍 사례

(2) 복수투표(Multi-voting)

복수투표방법은 개선활동을 위해 제안된 안건이 많을 때, 목록을 줄이는 데 사용될 수 있는 그룹 의사결정방법이다. 이 방법은 브레인스토밍 초기 작업 후에 작성된 안건의 수를 줄이는 데 적용할 수 있다. 제시된 안건에 대하여 그룹 참가자들은 일정 수의 투표권을 가지고 있으며, 보유하는 투표권을 자신의 의견에 따라 배분할 수 있다.

(3) 인과관계도(Cause effect diagram, Fishbone diagram)

Kaoru lshikawa는 일본의 질 관리 개념과 방법, 기술을 개발하여 어떤 문제에 대한 광범위한 정보를 조직적이고 압축된 형태로 제시하는 데 사용되는 인과관계도(어골도)를 제시하였으며, 인과관계도는 질 관리 개선활동을 수행하는 데 통제가 필요한 요인을 파악하고, 요약된 형태로 제시하는 데 사용될 수 있다. 따라서 문제를 발생시키는 원인을 주요 원인(큰 뼈)과 보조적인 원인(작은 뼈)으로 구분하여 제시한 후 최종적으로 각 원인에 대한 중요도를 평가하고 인과관계도를 작성한다.

■ Fish Bone Diagram 주요 내용

① 어떤 문제의 원인을 찾거나 인과 관계를 확인하거나, 전체 집합의 부분 집합을 찾는 데 유용한 도구이다.

② 해결하고자 하는 문제를 생선뼈의 머리 부분에 기록하고, 그 문제의 직접적인 원인을 큰뼈에 배치하고, 간접 원인을 잔뼈에 배치한다.

③ 문제(효과)의 원인으로 장비(Equipment), 과정(Process), 사람(People), 재료(Materials), 환경(Environment), 운영(Management) 등 6가지의 1차 원인을 제시하고 있다.

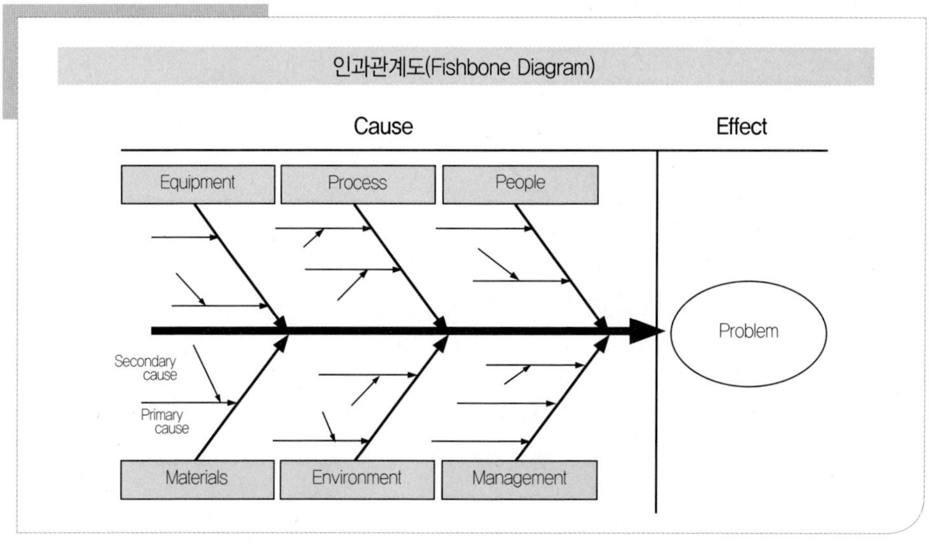

[그림 2-3] 어골도 모형도

(4) 흐름도(Flow Chart)

흐름도는 과정을 단계적으로 제시하는 기법으로서 업무과정을 개선하고자 할 때 사용하는 경우가 많으며, 업무수행과정의 각 단계인 행위, 의사결정, 대기시간 및 문서화 등의 과정을 도식화한 것이다. 따라서 흐름도는 현재 어떤 일이 일어나고 있는지 파악하는 데 유용한 방법이다. 진행되는 실제의 과정을 일목요연하게 파악하여 병목현상이 발생하는 부분을 확인하고 개선의 방안을 알게 해준다.

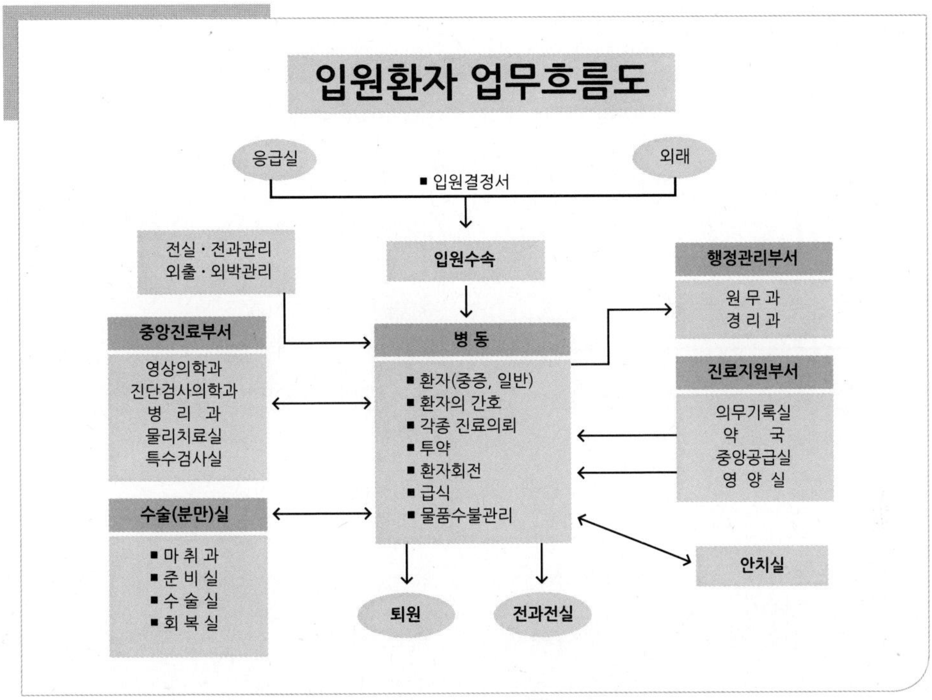

[그림 2-4] 흐름도 사례

2) 통계적 도구

(1) 런 차트(Run Chart : 추세표)

런차트, 추세표 또는 꺾은 선 그래프는 시간의 변화에 따른 과정의 변이들을 그림으로 나타내는 것이다. 결과 측면에서 대표적으로 질적 수준을 나타내는 특성들을 장기간 관찰하여 표시한 것이다. 만약 측정으로 나타나는 과정(Process)의 변화가 없으면 통계학적으로 안정한 것으로 정의한다. 따라서 런 차트는 시간의 흐름에 따른 측정값의 변화를 그림으로 작성하며, 런 차트를 이용하여 현재 수행되는 업무활동에 개선 노력이 필요로 하는지 파악하거나, 또는 수행되고 있는 성과 개선 노력이 성공적이었는지를 평가하는 데 사용할 수 있다.

추세표

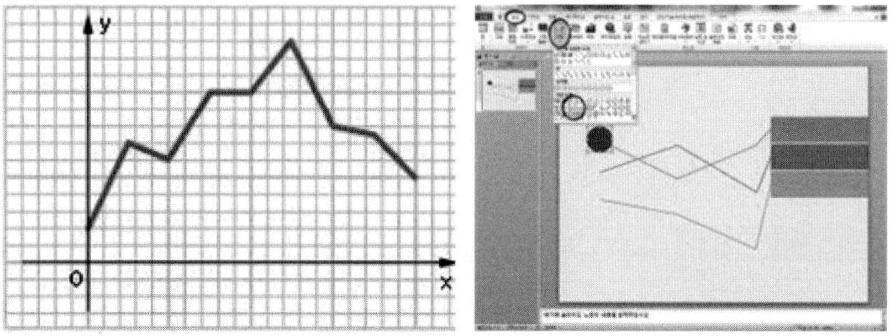

[그림 2-5] 추세표 사례

(2) 히스토그램(Histogram)

히스토그램은 자료의 분산, 중심화 경향, 그리고 전반적인 분포 등 자료의 형태를 파악하는 데 사용되는 수직막대 도표이며, 변이를 이해하는 데 도움이 된다. 히스토그램을 사용하여 파악하는 자료는 일반적으로 연속변수이기 때문에 측정치의 폭, 범위, 빈도 등과 같이 다양한 형태로 제시될 수 있다.

히스토그램

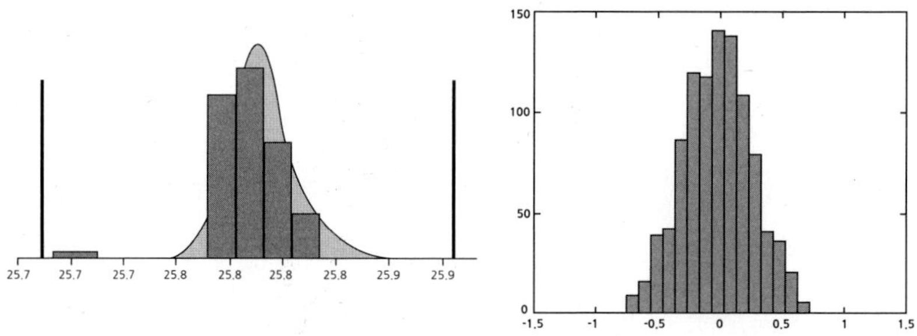

[그림 2-6] 히스토그램 사례

(3) 산점도(Scatter Plot)

산점도는 2개 연속적인 변수간의 관계를 그래프로 표시한 것으로 결과와 원인 사이에 어느 정도 관계가 있는지를 검토하는 데 사용된다. 즉 두 요인간의 인과관계의 정도와 유형을 보여주는 기법이다. 따라서 산점도는 한 변수가 취할 수 있는 값을 가로축(X)에, 다른 한 변수가 취할 수 있는 값을 세로축(Y)에 눈금으로 나타낸 뒤 각 변수의 값이 교차하는 지점에 해당 측정값을 점으로 표시한 것이다.

산점도

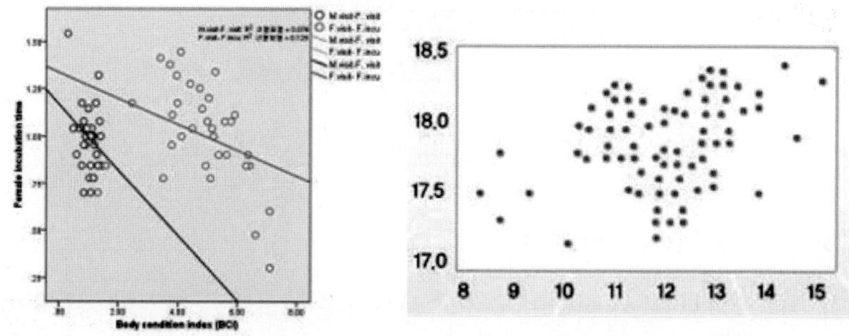

[그림 2-7] 산점도 사례

(4) 우선순위 매트릭스(Priority Matrix)

우선순위 매트릭스는 질 향상 또는 제안된 해결책을 위한 기회들 간의 우선순위, 문제 및 쟁점 등을 부여하기 위해 사용되는 일반적인 방법이다. 구조화된 접근법을 이용하여 어떤 제안이 가장 큰 주의를 필요로 하는가를 평가하는 데 그 목적이 있다.

우선순위 매트릭스

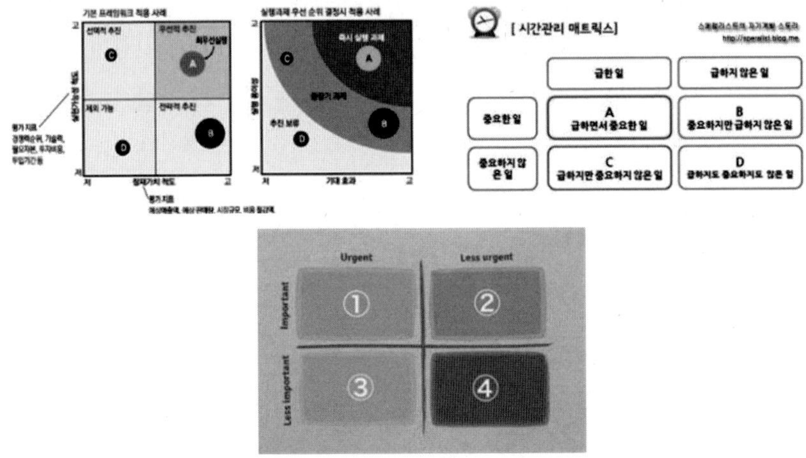

[그림 2-8] 우선순위 매트릭스 사례

(5) 파레토 차트(Pareto chart)

파레토 차트는 자료들이 어떤 범주에 속하는가를 나타내는 계수형 자료일 때 파레토 그림은 각 범주에 대한 빈도를 막대의 높이로 나타낸 그림을 의미한다. 따라서 기본적으로 파레토그림은 계수형 자료에 대한 히스토그램이라고 할 수 있다. 파레토차트는 측정치의 상대적 중요도를 제시하는 도식화 기법으로 이 도표는 순위를 매긴 막대그래프(Histogram)와 함께 항목별 누적 백분율을 동시에 표시하는 것을 말한다.

파레토 차트

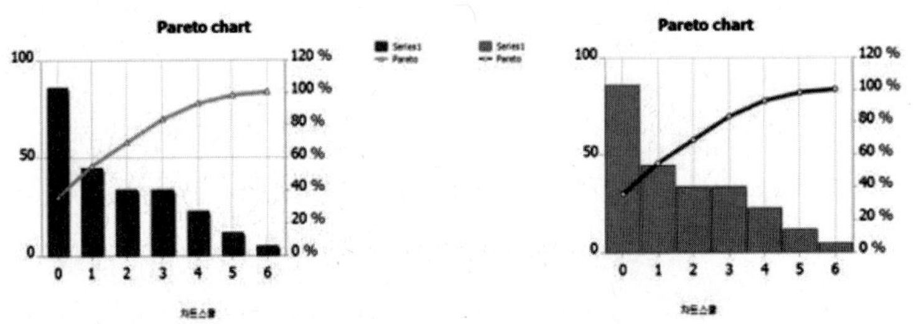

[그림 2-9] 파레토 차트 사례

(6) 명목집단기법(Nominal Group Technique)

명목집단기법은 집단적 문제 해결에 참여하는 개인들이 개별적으로 해결 방안에 대하여 구상을 하고, 그에 대해 제한된 집단적 토론만을 한 다음 해결 방안에 대해 표결을 하는 기법을 말한다. 또한 명목집단기법은 의사결정에 있어 집단 간의 의견과 가치를 보다 체계적으로 이용할 수 있는 과정을 말한다. 따라서 의사결정 주체의 배경, 전문분야와 인식이 다양한 사람들로 구성되어 있다는 것을 전제로 하여, 명목집단기법을 잘 수행하면 참여자의 다양한 견해를 조정하여 의사결정에 있어 합의를 도출할 수 있다. 그리고 명목집단기법은 델파이 기법(Delphi method)과 마찬가지로 토론은 없으나, 토론자들이 한자리에 모여서 의사결정을 한다는 점이 다르다. 델파이 기법(Delphi method)은 전문가의 경험적 지식을 통한 문제해결 및 미래예측을 위한 기법이다. 즉, 어떠한 문제에 관하여 전문가들의 견해를 유도하고 종합하여 집단적 판단으로 정리하는 일련의 절차라고 할 수 있다.

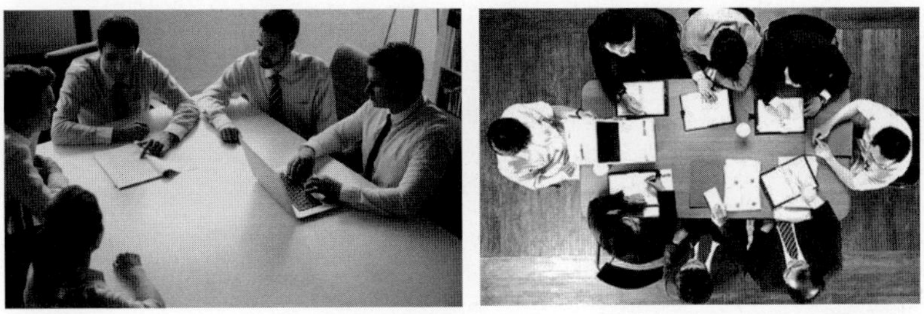

[그림 2-10] 명목집단기법 사례

3. 질 관리체계의 설계

질 관리의 체계의 설계는 의료기관의 상황과 특성에 적합한 질 관리체계를 개발하는 것을 의미한다. 여기에는 물적 자원과 인적 자원, 조직의 특성, 시설 및 장비, 정책 및 절차 등이 포함된다.

1) 질 관리 체계설계의 원칙

원칙	내 용
적합성	질 향상에 부합하는 행위 권장 및 강화하는 정책
일관성	전문직의 가치체계 또는 전통을 공격하지 말 것
상호연결성	각 부서와 기관의 체계 상호 연결시킴
지속성	체계설계를 통해 설정한 정책의 지속적 적용

2) 지표선정과 자료수집

지표선정은 임상영역 및 행정영역에 대하여 구조, 과정, 결과 및 모니터링을 위한 핵심지표를 정하여 실행한다.

구분	내 용
임상영역	환자평가, 진단검사, 방사선, 진단영상, 외과적 시술, 항생제 및 기타약물사용, 투약오류 및 근접사고, 임상연구, 마취 및 진정제사용, 혈액 및 혈액제제 사용, 감염관리
행정영역	일상물품 및 약물구매, 법규가 요하는 활동보고, 위험관리, 이용도관리, 환자와 가족 만족도, 직원만족도, 인구학적, 임상진단정보, 재무관리, 환자 · 가족 · 직원의 안전을 위협하는 사건 예방과 관리

3) 자료 분석

- 적절한 경험, 지식, 기술을 갖춘 자가 자료수집 및 분석
- Bench Marking(기관의 내부적 비교, 타 의료기관과의 비교, 과학적 기준 및 선진 사례와 비교 등)

4) 문제 분석

문제의 원인과 관련 요인을 파악할 수 있도록 문제를 체계적으로 정의하고 진단하는 과정으로서 문제를 발생시키는 원인을 주요원인(큰 뼈)과 보조적인 원인(작은 뼈)으로 나누어 제시(Fishbone diagram기법 활용)

5) 결과 분석 및 비교

- ㅇ 수집된 자료를 분석하여 수행과정의 문제와 성격, 원인을 파악하고 바람직한 조직의 성과와 비교함으로써 차이를 인식
- ㅇ 내용에 대한 명확화, 간결화를 위해 그림이나 표이용

조사결과의 제시방법	
ㅇ 발생빈도 : 막대그래프, 원그림표, 파레토 도표	ㅇ 시간에 따른 추세 : 런차트, 관리도
ㅇ 분포 : 히스토그램	ㅇ 관련성 : 산점도

4. 질 관리 보건지표(Indicator)

1) 지표 형식

사용빈도가 높은 지표의 형식에는 비(Ratio)와 비율(Proportion) 등이 있다.

(1) 비(Ratio)

Ratio는 한 측정값을 다른 측정값으로 나눈 형태를 말하며, 예를 들면 출생성비, 사산비(사산아 수/ 출생아 수)가 비이다.

(2) 비율, 백분율(Percent Total, Proportion)

비율, 백분율로도 불리고 있으며, 전체 모집단 중에서 어떤 특징을 가진 집단의 상대적 비중을 뜻한다. 비율지표의 특징은 다음과 같다. 첫째, 분자가 분모에 포함되어 있으며, 둘째, 분모와 분자의 단위가 같으며, 셋째, 0과 1사이의 값을 가지고 있으며, 주로 %를 이용하여 표현한다. 예를 들면, 사망률, 재입원율, 재촬영률 등이 이에 해당된다.

2) 질 지표의 사례

(1) 양(Volume)지표

미국 AHRQ(Agency for Healthcare Research and Quality)에 개발한 입원서비스 지표로서 양 지표는 의료서비스의 질을 직접적으로 측정하는 지표라기보다는 간접적으로 측정하는 대리지표이다. 양 지표가 가정하는 것은 높은 기술이나 복잡한 시술에 많이 시행하는 의료기관은 그렇지 않은 기관에 비해 해당 시술과 관련, 보다 양질의 진료결과를 가질 수 있다는 것이다. 따라서 양 지표로 선정되려면 양과 의료의 질 간에 관계를 검증한 기존의 학문적 증거가 있어야 한다. 양 지표의 평가방식에는 의료기관에서 평가대상으로 선정된 의료서비스를 포함하는 환자 · 진료건수를 산정하고 이를 비교하여 관리하는 데 사용한다.

(2) 사망지표(Death Indicator)

사망지표(死亡指標)는 환자 질 지표 중에서 가장 많이 사용되는 지표이며, 환자 진료의 최종결과에 대한 평가이다. 병원의 서비스 중에서 높은 사망률이 낮은 의료의 질과 관련될 수 있다는 증거를 가지는 서비스를 일반적으로 평가의 대상으로 선정하고 있다.

(3) 이용지표(Utilization Indicator)

의료기관의 환자 진료과정상에 변이가 존재하고 있으며, 이러한 변이는 환자진료행위에서 과소진료, 과잉진료, 의료의 오용에 기인하며, 결국 진료결과에 차이를 발생시킨다. 이용지표의 의미는 병원에서 시술되거나 제공된 서비스의 건수를 비교하여 다른 기관에 비해 높거나 또는 낮은 이용률은 적정하지 않거나 또는 비효율적인 의료서비스의 이용을 의미한다. 이용지표의 평가방식은 비율의 형식을 이용하며, 예를 들어 일정기간에 병원에서 제공된 서비스 수 또는 환자 수를 분모로 하고 이들 중에서 특정 서비스를 이용한 진료건 수 또는 환자 수를 분자로 하여 평가를 하게 된다.

3) 보건지표(Health Indicator)

한 지역사회의 건강상태 및 보건수준을 측정하고 보건정책 및 이와 관련된 의사결정시 필요한 자료를 제공하며, 보건수준 향상을 위한 사회적 변화의 유도 및 통계, 보건의료 정보조직의 개발 및 활용에 이용되고 있다.

(1) 영아사망률(Infant mortality rate)

$$\text{영아사망률} = \frac{\text{그 연도의 영아(1세 미만) 사망자 수}}{\text{어떤 연도의 출생아 수}} \times 1{,}000$$

영아사망률은 국가사회나 지역사회 보건수준을 나타내는 대표적 지표로서 가치가 크며, 영아사망률이 조사망률에 비해 국가 보건수준을 나타내는 지표로서 더 큰 의의를 가지고 있다.

(2) 신생아 사망률(Neonatal mortality rate)

$$\text{신생아사망률} = \frac{\text{그 연도의 신생아 사망 수(생후 28일 미만)}}{\text{어떤 연도의 출생아 수}} \times 1{,}000$$

어떤 연도에 출생한 정상 출생아수 1,000명에 대한 그 연도에 발생한 28일 미만인 신생아의 사망자수로 표시하는 비율이다. 신생아사망은 일반적으로 신생아 고유 질환이나 분만시 사고, 조산아 등이 그 원인이 되고 있는데 영아사망률 중 신생아 사망률이 차지하는 비율은 보건수준 평가에 영향을 미친다. 즉 영아사망의 원인이 무엇이냐가 보건수준을 나타내는 척도로 중요한 의미를 지니기 때문이다.

일반적으로 영아사망과 신생아사망을 상호 비교한 α-index(영아사망수 ÷ 신생아사망수)를 가지고 보건수준을 평가한다. α-index의 값이 1이라면 영아사망의 전부가 신생아사망이라는 것이다. 이는 영아기간 중의 사망이 신생아 고유질환에 의한 사망뿐이라는 뜻으로 해석되기 때문에 α-index 값이 1에 가까울수록 보건수준이 높다고 할 수 있다.

α -index

생후 1년 미만의 사망수(영아사망수)를 생후 28일 미만의 사망수(신생아사망수)로 나눈 값이다. 유아사망의 원인이 선천적 원인만이라면 값은 1에 가깝다.

(3) 모성사망률(Maternal mortality rate)

모성사망이란 임신, 분만, 산욕과 관계되는 사망만을 의미하며, 임신 중의 감염병이나 교통사고 등에 의한 사망은 포함되지 않는다.

$$\text{모성사망률} = \frac{\text{그 연도의 모성 사망자 수}}{\text{어떤 연도의 출생아 수}} \times 1{,}000$$

(4) 사산율(Still birth rate)

사산은 일반적으로 임신 28주 이상의 사태아 분만을 의미하며, 사산율은 어떤 연도 중 출생수와 사산수를 합한 분만수 1,000에 대한 그 연도의 사산수로 표시하는 비율이다.

$$\text{사산율} = \frac{\text{그 연도의 사산 수}}{\text{어떤 연도의 출산 수}} \times 1{,}000$$

(5) 주산기 사망률(Perinatal mortality rate)

어떤 연도의 출생수 1,000명에 대한 그 연도의 사산수와 생후 7일 이내 사망수이다. 임신 28주 이후의 사산과 생후 7일 이내 사망은 그 원인이 임신중독, 난산, 조산아 등 공통적인 것으로 인정되기 때문에 이 시기의 사망을 주산기사망이라 한다.

$$\text{주산기사망률} = \frac{\text{임신 28주 이후의 사산아 수} + \text{생후 7일 이내의 사망아 수}}{\text{연간 총 출생아 수}} \times 1{,}000$$

(6) 마취 사망률(Anesthesia death rate)

기간 중 마취를 시행했던 총 환자수에 대한 마취제로 인한 사망수의 비율이다.

$$\text{마취 사망률} = \frac{\text{기간 중 마취 사망 수}}{\text{기간 중 마취환자의 총 수}} \times 100$$

(7) 수술 후 사망률(Postoperative death rate)

기간 중 총 수술 환자수에 대한 수술 후 사망수의 비율이다.

$$\text{수술 후 사망률} = \frac{\text{기간 중 수술 후 10일 이내 사망자 수}}{\text{기간 중 수술환자의 총 수}} \times 100$$

(8) 수술 후 감염률(Postoperative infection rate)

기간 중 시행한 수술 총 건수에 대한 수술 후 감염건수의 비율이다. 수술 후 감염이란 감염된 상태에서 수술한 경우는 제외하고 깨끗한 상태에서 수술한 경우에 수술 후 감염이 발생한 것만 포함된다.

$$\text{수술 후 감염률} = \frac{\text{기간 중 수술후 감염 수}}{\text{기간 중 총 수술건 수}} \times 100$$

4) 질병통계

주요상병에 대한 지역사회의 건강상태를 파악하는데 중요한 역할을 수행하며 질병빈도의 측정지표로 발생률과 유병률이 있다.

(1) 발생률(Incident rate /이환율)

한 시점으로부터 다른 시점에 이르기까지 일정기간 동안에 관찰인구로부터 어떤 질병이 얼마나 많이 발생하는가를 측정하는 비율이다. 일반적으로 100,000명과 비교한다.

$$\text{발생률} = \frac{\text{그 기간 중 어떤 질병의 새 발생 수}}{\text{기간 중 관찰 인구의 중앙 인구}} \times 10^x$$

(2) 발병률(Attack rate)

급성 감염병의 비교적 짧은 유행기간 동안 질별 발생 위험에 노출된 인구 중에서 질병이 발생한 비율을 의미한다.

$$\text{발병률} = \frac{\text{발병자 수}}{\text{위험에 폭로된 인구}} \times 100$$

(3) 유병률(Prevalence rate)

발생시기에 관계없이 조사 당시에 질병을 가지고 있는 모든 사람을 대상으로 하며, 조사방법에 따라 어느 시점에 있어서의 유병률을 조사하는 시점유병률(point prevalence rate)과 기간 유병률(period prevalence rate)로 구분한다. 또한 발생률은 일정기간 중에 발생한 신환자 수를 모집단으로 나눈 것이고 유병률은 발생시기와 관계없이 현존하는 전원을 분자로 하는 것이다. 따라서 발생률의 분자는 신환자만이 대상이며, 유병률은 신환자와 구환자를 합친 것을 분자로 하는 것이다. 그렇기 때문에 급성감염병과 같은 유행기간이 극히 짧은 때는 유병률과 발생률이 같아지게 된다.

- $\text{시점유병률} = \frac{\text{관찰 시점에서의 환자 수}}{\text{어느 시점에서의 인구 수}} \times 10^{X}$
- $\text{기간유병률} = \frac{\text{관찰 기간에서의 환자 수}}{\text{어느 기간에서의 인구 수}} \times 10^{X}$

(4) 치명률(Case fatality rate)

어떤 질병에 이환된 환자 중에서 일정기간 동안 사망한 사람의 비율이다. 사망률, 발생률 및 치명률의 관계는 다음과 같은 관계가 성립된다.

- $\text{치명률} = \frac{\text{같은 기간 중에 그 질병으로 사망한 수}}{\text{어떤 기간중의 한 질병의 환자 수}} \times 100$
- 사망률 = 발생률× 치명률

▎핵심다지기

1 의료의 질 관리 지표 및 도구에 대해서 개념을 이해한다.

2 임상평가지표의 정의를 하고 병원의 적용 사례를 조사한다.

임상평가지표는 환자관리와 진료의 결과를 분석하여 질 관리의 정도를 판단하는 데 이용되는 계량적인 방법이다. 즉, 환자진료의 결과나 과정을 측정하는 객관적인 측정 도구인 것이다. 최근에 의료 행위의 질 평가와 질 향상 사업의 성공 여부를 판단하기 위한 여러 측면 중에서, 임상평가지표를 이용한 결과의 만족도 또는 성취도를 알아보는 일이 질 향상 사업의 핵심이 되고 있다. 즉 임상평가지표란 용어는 어떤 보건 의료기관이나 조직이 달성하고자 하는 목표에 비추어 현재 수행되고 있는 기능 및 과정의 수준을 정확하고, 신뢰성 있고, 정량적으로 나타낸 것을 말한다. 그리고 질 지표(quality indicator, QI), 업무수행지표(performance indicator), 또는 결과지표(outcome indicator) 등과 비슷한 개념으로 임상지표라는 용어가 쓰이고 있다. 임상지표는 기관이나 병원 전체를 대상으로 할 수 있으며, 부서 또는 개인을 대상으로 수립하여 질 향상과 질 관리의 수행에 이용할 수 있다.

(1) 임상평가지표

① 지표(Indicator) : 질적 또는 목표달성정도를 나타내는 측정 가능한 변수를 의미한다.

② 표준(Standard) : 해당주제에 대하여 병원이 목표로 하고 있는 진료서비스의 질적 수준을 기술 또는 수치로 표현한다.

③ 역치(Threshold) : 지표를 통하여 모니터링 결과에 따라 일정 수준 이상 또는 이하일 때 정밀검토 여부를 판단하는 기준점을 의미한다.

④ 기준(Criteria) : 표준을 충족시키기 위하여 반드시 달성하여야 할 진료 · 서비스의 질적 수준을 측정 가능한 형태로 기술한 것을 의미한다.

3 질 관리 도구를 활용하여 의료의 질(質) 관리에 대한 병원의 적용 사례를 조사해본다.

(1) 비통계적 지표에는 브레인스토밍, 복수지표, 인과관계도(어골도), 흐름도 등이

있다.

(2) 통계적 지표에는 런 차트, 히스토그램, 산점도, 우선순위 매트릭스, 파레토 차트, 명목집단기법 등이 있다.

의료의 질향상 및 질 관리 도구 활용 세미나

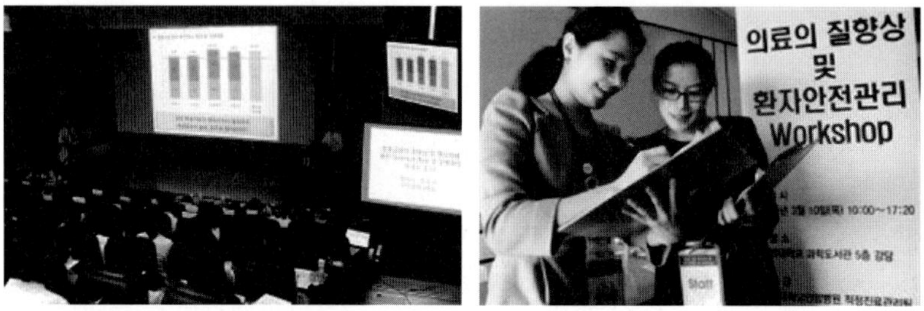

[그림 2-11] 의료의 질 향상 및 질 관리 도구 활용 세미나

4 '외래진료 환자 대기시간을 줄이기' 위한 과제를 가지고 브레인스토밍(Brainstorming)방식으로 토의를 진행하고 개선에 대한 아이디어를 모아본다.

- 브레인스토밍은 1930년에 알렉스 오스본(Alex Faickney Osborn)이 쓴 책을 통해 널리 알려졌으며, 아이디어 창출단계에서 자유분방한 사고를 강조하고 문제해결에 대한 많은 아이디어를 모으고자 할 때 진행하는 방식이다.

○ 진행방식은 3인 이상의 사람이 모여서, 하나의 주제에 대해서 자유롭게 논의를 전개하며, 중요한 점은 어떤 사람이 제시한 의견에 대해서 다른 참가자가 비판을 해서는 안 된다. 특정 시간 동안 제시한 생각들을 모은 후, 1차, 2차 검토를 통해서 그 주제에 가장 적합한 생각을 다듬어나가는 일련의 과정이다.

5 표준진료지침(Critical Pathway: CP)에 대하여 용어를 정리하고 질 관리 활동에 활용한다.

표준진료지침은 특정 질환에서 최상의 치료 목표를 달성하기 위해 진료 순서와 치료의 과정을 표준화시킨 행동지침으로, 적시에 제공되는 효율적이고 일관성 있는 진료과정을 제시하여 의료의 질과 환자안전을 향상시키고 진료의 경제성을 도모하는 것을 의미한다. 즉 환자에게 제공하는 진료내용을 표준화한 계획으로 진료경로는 시작과 종료가 있는 일련의 과정을 의미한다. 즉 'CP'란 병원에서 적정진료를 할 수 있도록 질환 · 수술별 진료순서, 치료시점, 진료행위 등에 대해 미리 정해 특정한 임상 상황에서 의료진과 환자의 결정을 돕는 체계적이고 표준화된 진료지침을 말한다.

병원의 CP 활동사진

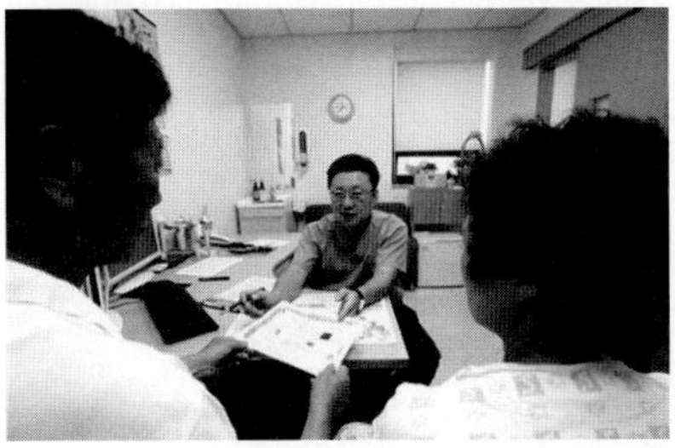

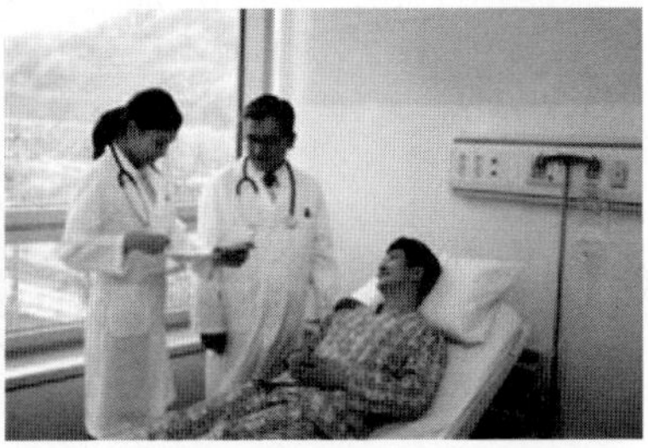

[그림 2-12] **병원의 CP활동**

⑥ 병원의 표준진료지침(CP)을 개발한 사례를 조사하여 분석해본다.

대전 S병원 11개 전문 진료센터 100여 개의 주요 질환별 CP를 개발한 사례

- 대전 S병원이 특정질환의 진료순서와 치료과정을 표준화시킨 표준진료지침(CP, Critical Path-way)을 도입해 환자와 보호자들로부터 좋은 평가를 받고 있다.○ S병원이 시행하고 있는 표준진료지침은 효율적이고 일관성 있는 진료로 의료의 질과 환자의 안전을 높여주고 있다. 이와 관련 S병원 QI(Quality Improvement : 질향상)팀은 최적의 진료 프로세스와 사용자, 즉 의사와 간호사뿐만 아니라 환자 및 보호자들과의 지속적인 의사소통을 통해 현재까지 11개 전문 진료센터 100여개의 주요 질환별 CP를 개발해 환자들에게 적용하고 있다. 여기에 환자나 보호자들이 자주 묻는 질문들 FAQ(Frequently Asked Questions)를 추가해 환자에게 최대한 편의를 제공하고 있다. 대전 S병원은 "의사의 경험에 의존하여 다양하게 진행되던 의료서비스를 과학적인 자료를 기반으로 환자에게 최적의 치료시스템을 갖추어 적용한 결과, 환자들이 자기질환을 객관적으로 볼 수 있는 이해도와 만족도가 높아졌고 과잉진료에 대한 우려도 없어져 아주 반응이 좋다."고 밝혔다. 이러한 표준진료지침(CP) 개발은 뇌졸중, 급성심근경색 등과 같은 응급환자의 진료에 있어 획기적인 변화로 이어졌으며, 또한 심장질환 등으로 실신하거나 흉통을 호소하는 환자가 응급실에 도착하면 표준진료지침(CP)에 의거, 응급당직의가 환자의 심전도 등의 결과를 심혈관센터 담당 의료진에게 스마트폰으로 전송해, 시술여부가 빠르게 결정될 수 있기 때문에 급성기 응급 환자의 안전과 의료의 질 향상에도 많은 도움을 주었다.
- 이와 관련 대전 S병원은 지난 해 건강보험심사평가원의 '급성심근경색증 평가'에서 1등급(전국 단독 1위)을 받았으며, 또한 병원 도착 90분 이내 1차 경피적 관상동맥중재술(스탠트삽입술) 실시율에서 평균 시술시간 60분을 기록해 100점 만점을 받았다.

ㅇ 이 병원은 “표준진료지침(CP) 진단에서 치료과정, 즉 입원 첫날부터 퇴원까지 진료계획을 세워 치료함은 물론 그 과정을 환자와 공유하는 자신 있는 진료시스템으로 그동안의 일방적이었던 진료 관행을 깨는 혁신적인 제도”라며 “병원업무의 효율성 증진은 물론 의료진과 환자 및 보호자와의 원활한 의사소통을 통해 의료의 질과 안전 강화 등 환자 만족도를 높여가고 있다”고 설명했다.

7 표준진료지침(CP) 개발 활용으로 의료의 질 향상과 환자만족도가 향상된 사례를 병원별(의원, 병원, 종합병원, 상급종합병원, 전문병원)로 조사하고 연구한다.

8 위의 내용을 바탕으로 질 관리지표 종합보고서를 작성하여 보고한다.

II. 의료의 질 향상 활동 및 평가

학습목표

1. 의료의 질 향상 목표에 따라 활동 계획을 수립하고 실행할 수 있다.
2. 선정된 목표에 따라 의료의 질 향상 교육계획을 수립할 수 있다
3. 의료의 질 향상 활동 과정을 모니터링과 활동 자료를 수집, 분석할 수 있다.
4. 선정된 목표에 따라 의료의 질 향상에 대한 평가를 할 수 있다.
5. 의료의 질 향상 교육과 활동 보고서를 작성하고 새로운 업무를 개발하여 실행할 수 있다.

1. 질 향상 계획수립

1) 질 관리 계획 수립

병원에서 현실적으로 직면하고 다양한 문제들을 근본적으로 해결하기 위해서는 질적인 측면에서 의료제공시스템의 성과 향상이 필요하다. 또한 의료제공시스템에 대한 의료의 질 향상 정책이 국민의 건강수준 향상에 기여하도록 정책적 연계성을 강화하는 접근방법이 필요하다. 국가 수준에서 의료의 질 향상을 유도하기 위해서는 정책방향 설정과 질 높은 의료 서비스를 지속적으로 생산하고 있는 지에 대한 성과 측정이 필요하다.

모든 일의 효율적인 실행을 위해서는 계획이 수반 되듯이 질 관리계획도 명확한 목적과 목표를 가지고 교육성과가 있을 수 있도록 계획을 세워야 한다. 병원의 QI실에서는 의료의 질 관리 계획을 수립하여 병원장에게 보고한 후 각 부서로 시달하며, 질 관리 계획에는 병원이 시행할 사항과 부서가 시행할 사항을 구분하여야 한다. 또한 QI실의 부서장은 직원 조회 및 간부회의에서 질 관리계획 수립사항을 공지하여 전 직원의 공감대가 형성되도록 계기를 제공하여야 한다.

2) 질 관리 계획의 수립절차

질 관리 계획의 수립절차
① 기초자료수집 → ② 부서별 방문 활동계획 조사 → ③ 질 향상 계획 수립(안) 마련 → ④ 경영진 보고 및 내부품의→ ⑤ 질 관리 수립계획 설명회 개최 → ⑥ 각 부서 시달→ ⑥ 질 관리 활동(병원/부서) → ⑦ 질 관리활동 평가 및 개선활동→ ⑧ 우수부서 및 개인 시상

3) 의료의 질 관리 우수병원 방문 사례 조사

의료의 질 관리 우수병원을 방문 시행(실천)사례를 조사하여 질 관리 계획 수립에 참고하도록 한다.

2. 의료의 질 향상 및 서비스개선 활동

1) 의료의 질 향상(QI) 및 서비스개선 활동

의료의 질 향상 수립계획에 의한 질 관리 활동을 병원 및 부서단위로 실시한다. 내원환자의 만족을 위해 의료서비스를 포함하여 병원이 제공하는 상품 및 서비스에 대한 환자의 사전 기대보다 사용 실감이 크거나 높도록 질 향상(QI) 및 서비스개선 활동을 지속적으로 수행한다.

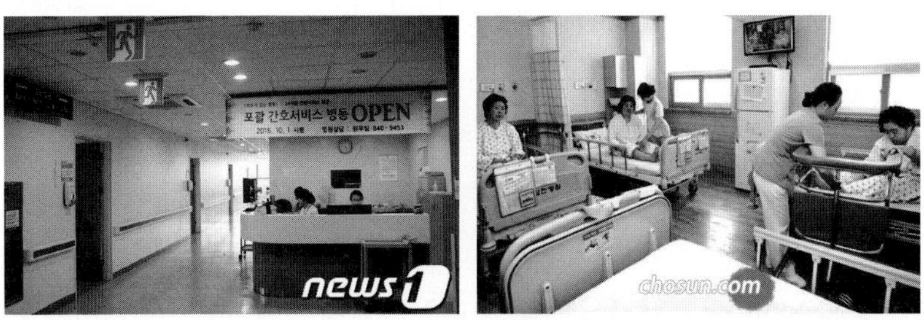

[그림 2-13] 병동간호서비스

2) QI위원회 설치 · 운영

의료의 질 향상 및 서비스개선 활동을 위해 QI위원회를 설치 운영하며, 위원장은 QI실장으로 하고 위원은 의사직, 간호직, 보건직, 사무직, 기술 기능직 등으로 다양하게 구성한다.

또한 QI경진대회는 병원의 의료의 질 관리활동과 서비스개선활동의 일환으로 QI실이 주관하여 매년 정기적으로 경진대회를 실시하여 우수부서와 직원을 시상하고 있으며, 실제적으로 의료의 질 향상에 많은 기여를 하고 있다,

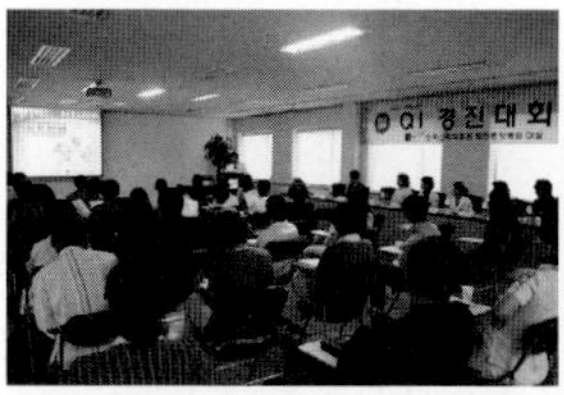

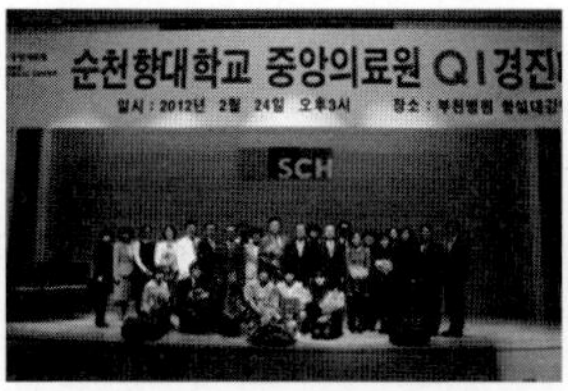

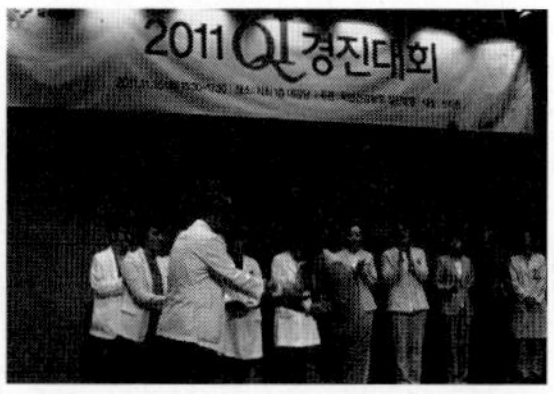

[그림 2-14] QI 경진대회

QI경진대회 사례(A병원)

OO병원은 202x년 QI경진대회가 x월 x일 컨벤션홀에서 열렸다. QI경진대회는 팀별로 6개월 이상 추진한 개선활동사례를 발표해 공유하는 의료 질 향상을 위한 개선활동으로 올해 14회째를 맞이했다. 이번 대회에는 모두 30개 팀이 참가했으며, 환자안전, 업무개선, 환자교육, 고객만족을 주제로 구연발표 17개 팀과 포스터부문 13개 팀으로 나눠 경합을 벌였다.특히 포스터부문은 올해 처음으로 전자투표제도를 도입해, QI활동사례를 꼼꼼하게 비교 평가하여 객관성을 높이고, 직원참여와 공유 학습효과를 기대할 수 있었다. 구연발표는 4개 Session(환자안전, 업무개선, 환자교육, 고객만족)으로 나눠 열렸으며 병원장을 좌장으로 진료부, 간호부에서 심사위원이 사전심사와 현장심사 방식을 진행하였다.

QI경진대회 사례(B병원)

OO병원은 20xx년 x월 x일부터 x일까지 병원 로비에서 20xx년도 질 향상 활동결과에 따른 제12회 QI(Quality Improvement)포스터 경진대회를 개최했다. QI 경진대회는 병원이 지난 한 해 동안 환자안전과 의료서비스의 질적 향상을 위해 실시한 QI 활동성과를 공유하는 자리로 올해 12회째를 맞았다. 특히 금년에는 구연발표 대신 전 직원이 함께 결과를 공유하고 병원 방문객에게도 환자안전 개선 등을 소개하고자 포스터 전시형태로 진행됐다. OO병원은 매년 초 각 부서별 QI 주제를 선정한 이후 활동 결과에 대한 경진대회를 개최하고 있다. 대회를 통해 우수 사례들을 발굴하여 환자중심 병원으로 발돋움해가는 데 중요한 발판으로 삼고 있다. 이번 포스터 경진대회에는 총 16개 팀이 참가해 ▲고객만족도향상 ▲진료지원업무 개선 ▲환자안전관리 ▲간호업무 개선 ▲환자교육 ▲진료표준

화 등 다양한 영역에서 활동 결과를 선보였다. 특히 '입원환자의 효과적인 고객 응대법을 통한 고객 만족도 향상', '의료진 간의 효과적인 의사소통법', '낙상예방 및 분실사고 예방' 등 여러 부서가 함께 연합팀을 구성해 다양한 관점에서 깊이 있는 활동이 진행되기도 했다.

3) 의료정보위원회

의료기관은 의료정보와 의무기록 작성, 보관, 보존 및 열람, 이용 등 의료정보관리에 관한 중요사항을 심의하기 위하여 의료정보위원회를 설치운영하며 관련부서의 세부내용은 다음과 같다.

(1) 진료부서

의무기록관리 규정, 의무기록 작성 규정, 진단명 관리 규정. 의료정보 정정 규정, 의료정보 서식 및 용어관리 규정, 의료정보 완결도 관리 규정, 동의서 작성 규정, 의료정보 수집 및 활용 규정, 진단서(제증명) 작성 및 발급 규정, 개인정보 보호 및 보안 규정, 의료정보와 관련된 각종 의료기관조사 및 평가 등이다.

(2) 간호부서

의료정보관리 규정, 의료정보 작성 규정, 의료정보 정정 규정, 의료정보 서식 및 용어관리 규정, 동의서 작성 규정, 의료정보 수집 및 활용 규정, 개인정보 보호 및 보안 규정, 의료정보와 관련된 각종 의료기관조사 및 평가 등이다.

(3) 진료지원부서

의무기록관리 규정, 의무기록 작성 규정, 동의서 작성 규정, 의료정보 수집 및 활용 규정, 개인정보 보호 및 보안 규정 등이다.

(4) 행정부서

의료정보 수집 및 활용 규정, 개인정보 보호 및 보안 규정과 의무기록 복사에 관한사항 등이다.

4) 임상평가지표 개발

임상평가지표(Clinical indicators)는 환자관리와 진료의 결과를 계량적 방법으로 측정하는 객관적 도구이다. 이 도구는 제공된 임상진료 서비스를 진료양상, 결과와 관련지어 표준에 부응하는지를 평가하고 관찰할 수 있는 측정 가능한 객관적인 변수나 특성을 의미한다. 이 지표는 과정이나 결과 어느 측면에도 적용이 가능하다. 현재 대표적인 지표로는 병원감염률, 합병증발생률, 사망원인 분석, 부검률, 재입원율 및 재수술률 등이 이용되고 있다.

5) 감염관리위원회 및 감염관리실 설치 운영

의료법에 명시된 감염관리위원회 및 감염관리실 설치대상병원은 감염관리실을 설치 운영하며, 운영목표와 계획에 의하여 감염관리 및 예방활동을 실시한다.

6) 고객만족도조사 및 전화응대 모니터링

고객의 요구를 파악하고 도출된 문제점들에 대한 개선(안)을 마련하여 대고객서비스 향상을 도모하고자 입원 및 외래환자를 대상으로 만족도 조사를 실시한다. 또한 고객 소리함(VOC)을 운영하여 고객의 의견에 대한 피드백을 통하여 서비스향상과 업무프로세스 개선을 하도록 한다. 그리고 전화응대 서비스의 문제점을 파악하고 개선방안을 수립하고자 고객 접점부서를 대상으로 전화응대 모니터링을 실시한다.

7) Six Sigma 활동

(1) 개념

품질혁신과 고객만족을 달성하기 위한 과학적이고 합리적인 문제해결 방법으로 1980년대 말에 미국의 1987년 모토로라(Motorola)에서 품질혁신운동으로 시작되어 이후 GE(General Electric), TI (Texas Instruments), 소니(SONY) 등 세계적인 초우량기업들이 이를 채택함으로써 널리 알려지게된 경영혁신기법을 말한다. 즉 Six 시그마는 제품이나 서비스의 실수 또는 불량 발생을 억제하고 품질을 향상시키는 것을 의미하며, 높은 수준의 목표를 설정하고 추진하는 전사적인 활동을 일컫는 경영혁신기법이다.

(2) 도입배경

국내에서도 LG전자, 삼성 등에서 도입하여 품질혁신에 성공함으로써 많은 기업들이 도입에 적극적인 관심을 보이고 있으며, 최근에는 제조업분만 아니라 고객이 존재하는 금융, 서비스, 의료 등 의 분야에서 활발하게 적용되고 있다. 따라서 병원에서 Six 시그마란 의료서비스의 질을 향상시키기 위한 질 향상 활동을 의미한다. 의료의 질 관리에 있어서 많이 사용되는 지표이지만, 시간지표 이외에 진단오류, 투약오류, 감염 발생, 수술 후 부작용이나 합병증 발생 등의 지표가 본질적으로는 더 중요하다. 의료는 기본적으로 안전을 추구하는데, 이러한 실수는 환자의 생명이나 건강과 직결되기 때문이다. 지표를 산출하기 위해선 먼저 진단, 투약, 수술 등 진료의 내용과 과정을 표준화해야 하며, 가장 중요한 점은 '환자 중심의 진료'라고 말할 수 있다.

(3) six sigma의 5단계(DMAIC) 체제 구축

① 정의(Define): 기업 전략과 소비자 요구사항과 일치하는 디자인 활동의 목표를 정한다.

② 측정(Measure): 현재의 프로세스 능력, 제품의 수준, 위험 수준을 측정하고 품질에 결정적 영향을 끼치는 요소(CTQs, Criticals to qualities)를 밝혀낸다.

③ 분석(Analyze): 디자인 대안, 상위 수준의 디자인을 만들기 그리고 최고의 디자인을 선택하기 위한 디자인 가능성을 평가하는 것을 개발하는 과정이다.

④ 개선(Improve): 바람직한 프로세스가 구축될 수 있도록 시스템 구성요소들을 개선한다.

⑤ 관리(Control): 개선된 프로세스가 의도된 성과를 얻도록 투입요소와 변동성을 관리한다.

8) 통계적 공정관리(Statistical Process Control: SPC)

(1) 개념

통계적 공정관리는 "공정에서 요구되는 품질이나 생산성 목표를 달성하기 위하여 PDCA 사이클을 돌려가면서 통계적 방법으로 공정을 효율적으로 운영해 나가는 관리방법"을 의미하는 것을 말한다. 즉 SPC는 품질 규격에 합격할 수 있는 제품을 안정적으로 만들어 내기 위해 통계적 방법에 의하여 공정을 관리해 나가는 관리 방법을 말한다.

또한 SPC는 끊임없는 공정의 개선추구 활동이며, 고객이 만족하는 제품을 생산성 높게 생산할 수 있도록 하는 현장의 관리기법으로 활용되고 있다. 그리고 SPC는 공학적인 고유기술과 접목되어 불량원인을 쉽게 발견하도록 도와주며, 공정상태가 어떤가를 탐지하여 주고, 개선을 위하여 어떤 대책이 합리적인가를 결정하는 데 도움을 주는 과학적 관리기술을 의미한다. 따라서 SPC를 통해서 향상된 품질은 수용을 증시키고, 생산성을 향상시키며, 궁극적으로 원가절감을 이루게 되며, 고객에게 만족스러운 제품을 제공할 수 있다.

(2) SPC는 세 가지 단어 합성어

① S(statistical) : 통계적 자료와 분석기법의 도움을 받아서 ② P(process) : 공정의 품질변동을 주는 원인과 공정의 능력상태를 파악하여 ③ C(control) : 주어진 품질목표가 달성될 수 있도록 PDCA 사이클을 돌려가며 끊임없는 품질개선이 이루어지도록 관리해 가는 활동을 의미한다.

(3) SPC의 보건의료분야 활용

보건의료분야에서는 의료서비스에서 요구되는 의료의 질이나 비용 효과적인 의료 제공의 목표를 달성하기 위하여 통계적 방법으로 의료서비스를 효율적으로 운영해나가기 위해서 1990년 후반부터 보건의료분야에서도 활용하기 시작하였다.

의료정보의 질 향상 활동에서 계획 실행 후 모니터링 단계에서 통계적 공정관리(SPC)를 활용하여 실행 계획이 모든 프로세스 혹은 모든 사용자에게 균일하게 적용이 되고 있는지를 확인할 수 있다. 이 외에도 축적된 데이터를 바탕으로 지침을 마련하는 지표개발 활동에서도 활용할 수 있는 유용한 도구로서 활용되고 있다.

(4) SPC의 목표

공정의 활동 상태를 객관적 데이터에 의하여 파악하고, 좋은 제품(결과물)이 생산될 수 있도록 관리해 줌으로써, 불량제로에 도달하고 고객만족을 도모하며, 더 나아가서 새로운 고객을 창출해 내는 것이다. 이와 같은 목표는 끊임없는 공정의 개선추구 활동으로 가능하며, 다음과 같은 네 가지 활동요소가 필요하다.

① 설계품질에 명시되어 있는 품질규격을 만족시켜 주는가에 대한 감시(monitoring)와 불량품질 발생에 대한 예방(prevention)활동

② 공정에서의품질산포의크기를파악하고.품질산포의원인을규명하며,품질변동을 감소시키는 활동.

③ 공정에 관한 의사결정을 하기 쉽도록 객관적 정보를 제공하는 활동

④ 교육 · 훈련 및 소집단 활동에 의한 과학적 관리기법의 활용 등이다.

(5) 공정관리 시스템과 SPC

공정관리 시스템(Process control system)은 공정의 관리를 위한 모든 정보의 피드백(Feedback) 시스템이며, SPC는 공정관리 시스템 안에서 통계정보의 피드백 시스템이라고 볼 수 있다. 공정관리 시스템은 ① 고객의 요구사항(Customer's requirement) ② 공정성능에 관한 정보(Information about process performance) ③ 공정에 관한 예방조치(Preventive action on the process) ④ 결과에 관한 탐지조치(Detective action on the output) 등 4가지 요소로 구성된다.

3. 의료기관 평가제도 및 평가내용

1) 의료기관 인증평가제도

보건복지부 주관 의료기관 인증제는 의료기관이 환자 안전과 의료 서비스의 질 향상을 위해 자발적이고 지속적인 노력을 하도록 하여, 국민에게 양질의 의료 서비스를 제공하도록 하는 제도이다. 따라서 의료기관에서 제공되는 의료서비스의 수준을

객관적으로 측정, 기록하고 지속적으로 개선해 안전한 환경에서 최상의 진료를 받을 수 있도록 평가하는 활동이다.

2) 수련환경평가

1980년 대한병원협회를 중심으로 병원의 윤리성 제고와 함께 환자에게 적정진료 보장의 중요성에 대한 인식이 확산되면서 병원인 스스로 자정노력이 필요하다는 공감대가 형성되어 표준화사업을 실시하다가 2003년도에 "수련병원실태조사 및 병원신임평가"제도를 하였다. 그 이후 2017년 신임평가를 "수련환경평가"로 명칭을 변경하여 전공의 수련병원을 대상으로 매년 평가를 실시하고 있다. 세부적인 운영과 평가사항은 제 5장 수련환경평가에서 다루고자 한다.

3) 응급의료기관 평가

보건복지부에서는 응급의료에 관한 법률(제17조)과 관련 응급의료기관에 대한 평가를 매년 전국 응급의료기관(약 430개)을 대상으로 시설 · 장비 · 인력, 서비스 내용 및 결과 등에 대한 응급의료기관 평가를 실시하여 평가결과를 발표하고 있다. 평가 내용은 응급의료기관이 갖추어야 할 시설, 인력, 장비를 포함한 구조, 과정, 공공영역에 대하여 이루어지고 있으며, 응급실 전담의사인력, 응급환자 전용 진료상담실 운영, 응급실 환자 만족 등 모든 영역에서 실시하고 있다.

4) 국제의료기관 평가(Joint Commission International : JCI)

JCI인증은 국제의료기관 평가위원회에서 전 세계 의료기관을 대상으로 엄격한 국제표준 의료기준 심사를 거친 의료기관에 발급하는 인증제도이다. 따라서 JCI 인증을 받기위해서는 환자의 안전과 양질의 의료서비스 제공을 목적으로 환자가 병원에 들어서는 순간부터 퇴원까지 치료의 전 과정에 대해 정해진 항목에 의한 평가를 받아야한다.

5) 요양급여 적정성평가

건강보험심사평가원은 진료비 심사를 통해 요양기관의 적정한 비용청구 질서를 확립하고 건강보험재정의 누수와 국민의 과도한 의료비 부담을 덜어주고 있다. 또한, 요양기관이 제공하는 요양급여의 내용과 적정성을 평가하여 요양급여의 수요자인 국민을 경제적 · 의학적 측면에서 총체적으로 보호하고 있다.

6) DRG 및 신포괄수가제 운영평가

1 DRG(Diagnosis Related Groups)

진단명기준 환자군이라 번역되는 DRG는 입원환자의 특성 및 진료의 특성에 의해 임상적인 진료내용과 자원의 소모량이 유사하도록 분류한 질병군으로서, 분류체계는 주진단명 및 기타진단명, 수술처치명, 연령, 성별, 진료결과 등에 따라 진료내용이 유사한 질병군으로 분류되는데 이때 하나의 입원환자 분류군을 DRG라고 부른다.

DRG는 한 가지 치료행위가 기준이 아니고 환자가 어떤 질병의 진료를 위하여 입원하였는가에 따라 질병군(환자군)별로 미리 책정된 일정액의 진료비를 지급하는 제도로 환자가 병원에서 어떤 치료를 받든지 입원일수와 질병의 중증도에 따라 미리 정해진 진료비를 요양기관에 지불하는 제도이다. 행위별수가제가 개별 진료행위의 수가를 모두 합해 총 진료비를 산출하는 반면 포괄수가제는 진료비총액이 미리 책정되어 있는 점이 다르다. 우리나라는 1997년 시범사업을 거쳐 2003년 9월부터 4개 진료과(외과, 이비인후과, 안과, 산부인과) 7개 질병군의 입원환자에 대해 요양기관이 행위별수가제 또는 포괄수가제 중에서 선택하는 방식으로 시행되어오다가 2012년 7월 1일부터 병원 및 의원, 2013년 7월 1일부터는 종합병원 및 상급종합병원으로 확대 시행되고 있다. 즉, DRG는 질병 단위별로 진료비를 결정하는 방식으로 진료를 시작한 날부터 종료 시까지를 진료기간으로 하는 것을 말하며, 실제 입원기간에 사용된 의료서비스의 양과 질에 관계없이 해당 진단명 기준별로 지불하기로 결정된 액수만큼 진료비가 지불되는 제도로서, 장 · 단점은 아래와 같다.

(1) 장점

① 행위별수가제에서 발생할 수 있는 과잉진료와 의료서비스의 오 · 남용 등에 따

른 진료량 증대 유인 억제 및 이에 따른 의료비 절감 효과가 있다(과잉진료방지와 의료서비스 오. 남용 억제).

② 행위별수가제의 문제로 지적되어 왔던 의료기관의 진료비 청구방법이 매우 간편해지고 진료비 청구심사가 불필요하거나 간소화되므로 의료기관 및 보험자의 행정비용이 절감되는 효과가 있다(진료비 청구 및 심사의 간소화).

③ 진료비 계산방식이 간단명료하여 환자들의 퇴원시 진료비를 둘러싼 마찰을 감소시킬 수 있으며, 투명성을 제고할 수 있다(진료비 계산서의 투명).

④ 미리 정해진 수가에 의해서 진료비가 책정되기 때문에 의료인과 보험자 간에 마찰을 해소할 수 있다(의료인과 보험자간 마찰 해소).

⑤ 진료 및 관리의 생산성 향상만이 이익증대를 보장하므로 의료공급자 수준에서 경영과 진료 제공의 효율화를 위한 의식전환(예 : Critical Pathway)과 재원일수 단축과 생산성의 증가를 가져올 수 있다(경영과 진료의 효율화).

(2) 단점

① 의료서비스 제공을 최소화하려는 경향이 있어 환자와의 마찰이 예상되고 의료의 질적인 저하가 우려될 수 있다.

② DRG코드는 질병의 중증도 조작에 따라 의료기관이 허위 및 부당청구 할 우려가 있다.

③ 진료효과 면에서는 우수하나 비용이 많이 드는 신기술이나 진료방식의 채택이 억제되어 새로운 의료기술의 개발이나 임상연구 분야의 발전에 장애(저해)가 될 수 있다.

〈 표 2-1 〉 DRG 대상 질병군 4개 진료과 7개 질병군

진료과(목)	대상 질병군	비고
안과	수정체 수술(소절개, 대절개, 양안, 단안)	
이비인후과	편도 및 아데노이드 절제술(연령)	
외과	충수절제술(복잡한 주진단, 복강경)	
	서혜 및 대퇴부 탈장수술(연령, 복강경, 편측, 양측)	
	항문수술(원형자동문합기 이용, 복수, 주요, 기타)	

산부인과	자궁적출 및 기타 자궁 및 자궁부속기 수술(복강경)	악성종양 제외
	제왕절개분만(단태아, 다태아)	질식분만 제외

② 신포괄수가제

신포괄수가제란 입원기간동안 발생한 진료에 대해 기본서비스는 포괄수가로 묶고 의사가 제공하는 수술 · 시술 등은 행위별 수가로 별도 보상하는 제도를 말한다. DRG는 7개 질병군에 비교적 단순한 외과계 수술에만 적용하고 있지만 신포괄수가제는 7개 질병군 포괄수가제에 4대 중증질환(암, 뇌, 심장, 희귀난치성질환)과 복잡한 질환까지 포함하여 567개 질병군 입원환자에게 실시하고 있다. 건강보험심사평가원에서는 신포괄수가제 실시병원에 대하여 평가를 실시하고 있다.

7) 의료 질 평가(의료 질 평가지원금) 제도

환자에게 제공하는 의료서비스 수준을 측정하여 양질의 의료서비스를 제공하는 우수한 의료기관에 대해 경제적으로 보상하는 제도로서 의료기관의 자발적 질 향상 유도 및 국민건강 증진 기여하기 위한 제도이다.

평가영역은 의료의 질 평가와 관련 6개 영역(환자안전, 의료질, 공공성, 의료전달체계 및 지원체계, 교육수련, 연구개발)의 53개 지표(2022년 기준)의 평가를 통해 우수한 의료기관에게 의료 질 평가지원금'을 지급하고 있으며 의료수가항목이 개설되어 있다. 건강보험심사평가원의 의료 질 평가에 대한 세부적인 사항은 학습6 의료 질 평가를 참고하면 된다.

8) 환자경험평가

환자경험평가는 의료서비스를 이용한 환자에게 의료진과의 의사소통, 투약 및 치료과정 중에 겪었던 경험들을 확인하여 환자중심 의료수준을 평가하고, 의료 질 향상을 유도하기 위해 2017년 첫 도입된 건강보험심사평가원의 요양급여 적정성 평가 항목을 말한다.

평가는 상급종합병원 및 300병상 이상 종합병원에서 퇴원 후 2일~56일(8주)사이에 있는 만 19세 이상 환자(1일 이상 입원한 환자본인)에게 전화 설문조사하는 방식으로 실시되고 있다.

평가 내용은 환자가 입원기간 중 겪은 경험으로, 세부내용은 ▲의료진이 환자의 이야기를 주의 깊게 들어주었는지, ▲퇴원 후 치료계획 및 입원 중 회진시간 등에 대한 정보를 제공받았는지 ▲치료 결정과정에 참여기회가 있었는지 등이다.

따라서 입원한 환자에게 직접 의료서비스에 대한 만족도와 개선점들을 조사하는 것으로 고객만족도 개념과 비슷한 의료기관만의 평가제도라고 할 수 있다. 의료기관 입장에서는 의료서비스에 대한 교육이 꾸준하게 이루어지고 있는 병원은 오히려 높은 점수를 획득할 수 있는 기회로 환자경험평가에서 높은 점수와 함께 좋은 이미지를 구축함으로써 환자들의 신뢰도를 쌓고 나아가 병원의 운영측면에서 더욱더 시너지 효과를 낼 수 있는 장점을 갖고 있다고 볼 수 있다.

4. 상급종합병원 및 전문병원 지정 · 평가

1) 상급종합병원

(1) 상급종합병원지정

의료법 제3조의 4, 1항에 의해 보건복지부장관이 지정하는 병원으로서, 종합병원 중 중증질환에 대하여 난이도가 높은 의료행위를 전문적으로 행하는 종합병원으로 보건복지부 장관이 지정하는 의료기관을 말하며, 지정된 상급종합병원은 건강보험 수가 가산율 30%를 적용받게 된다. 상급종합병원은 2022년 8월 기준 전국에 총 42개 병원이 지정 운영되고 있다. 지정 기준은 진료기능, 교육기능, 인력 · 시설 · 장비, 질병군별 환자의 구성비율, 의료서비스 수준, 진료권역별 소요병상 충족도 등으로 구분하여 평가한다.

(2) 상급종합병원 지정 평가기준

① 상급종합병원지정 및 평가에 관한 규칙(보건복지부령 제2조)에 명시된 사항은 다음과 같다.

〈 표 2-2 〉 상급종합병원 지정 평가 관련 법령 규정(기준)

구분	지정 기준
법적근거	의료법 제3조의 4에 상급종합병원 지정기준, 지정절차 등에 관한 법적근거 명시
진료기능	가. 지정 신청일 이전 1년 동안 다음 진료과목 중 필수진료과목을 포함하여 20개 이상의 진료과목을 갖추고 각 진료과목마다 전속하는 전문의 1명 이상을 둘 것 1) 필수진료과목(9) : 내과, 외과, 소아청소년과, 산부인과, 영상의학과, 마취통증의학과, 진단검사의학과 또는 병리과, 정신건강의학과, 치과 2) 선택진료과목(18) : 진단검사의학과 또는 병리과, 흉부외과, 방사선종양학과, 핵의학과, 응급의학과, 신경과, 피부과, 신경외과, 안과, 재활의학과, 정형외과, 이비인후과, 비뇨기과, 성형외과, 가정의학과, 예방의학과, 결핵과, 직업환경의학과 나. 「응급의료에 관한 법률」제25조, 제26조 또는 제30조에 따라 중앙응급의료센터 · 권역응급의료센터 또는 지역응급의료센터로 지정받았을 것
교육기능	「전문의의 수련 및 자격 인정 등에 관한 규정」제6조제2항 및 같은 규정 시행규칙 제7조제2항에 따라 레지던트의 수련병원으로 지정받았을 것
인력 · 시설 · 장비	가. 지정 신청일 이전 1년 동안 의사는 연평균 1일 입원환자 10명당 1명 이상, 간호사는 연평균 1일 입원환자 2.3명당 1명 이상을 둘 것 나. 가목의 입원환자 수는 지정 신청일 이전 1년 동안 건강보험 및 의료급여 입원환자의 진료실적에 대하여 건강보험심사평가원에 요양급여비용을 심사청구한 입원 및 외래환자의 자료를 기준으로 한다. 이 경우 외래환자 3명은 입원환자 1명으로 환산하고, 의료인 수는 해당 기간 중 실제 근무한 개월 수를 연간으로 환산하는 방법(Full Time Equivalent)을 사용한다. 다. 「의료법 시행규칙」 별표 4 제2호에 따른 중환자실 및 신생아중환자실을 설치하고, 지정 신청일 이전 1년 동안 보건복지부장관이 정하여 고시하는 기준에 따라 근무하는 전담전문의를 각각 1명 이상 둘 것 * 상급종합병원 지정 및 평가규정(고시) 라. 전산화단층촬영기(CT), 자기공명영상촬영기(MRI), 근전도검사기(EMG), 혈관조영촬영기(ANGIOGRAPHY SYSTEM), 감마카메라(GAMMA CAMERA) 및 심전도기록기(HOLTER MONITORING)를 각각 1대 이상 설치하였을 것 마. 라목의 의료장비 중 「의료법」 제38조제1항에 따른 특수의료장비는 「특수의료장비의 설치 및 운영에 관한 규칙」 제6조의2제1항에 따라 등록된 품질관리검사기관의 정기적인 품질관리검사에서 적합으로 판정받았을 것 바. 보건복지부장관이 정하는 기준에 따라 전실 및 음압시설 등을 갖춘 1인 병실을 500병상 당 1개 이상 갖출 것 사. 환자의 진료 · 검사 · 질환 또는 임상 등에 관한 정보교류를 위하여 보건복지부장관이 정하는 기준에 따라 정보협력체계를 갖출 것

질병군별 환자의 구성비율	가. 지정 신청일 이전 2년 6개월 동안 다음 표의 전문진료질병군에 속하는 입원환자의 비율이 해당 의료기관이 진료한 전체 입원환자의 100분의 21 이상이고, 단순진료질병군에 속하는 입원환자의 비율은 100분의 16 이하일 것 전문진료 질병군 : 희귀성 질병, 합병증 발생의 가능성이 높은 질병, 치사율이 높은 질병, 진단난이도가 높은 질병, 진단을 위한 연구가 필요한 질병 일반진료 질병군 : 모든 의료기관에서 진료가 가능하거나 진료를 하여도 되는 질병 단순진료 질병군 : 진료가 간단한 질병, 일반적으로 진료의 결과가 치명적이 아닌 질병, 그 밖에 상급종합병원에서 진료를 받지 않아도 되는 질병 * 각 질병군에 해당하는 질병의 종류는 보건복지부장관이 정하여 고시한다. 나. 지정 신청일 이전 2년 6개월 동안 보건복지부장관이 정하여 고시하는 질병에 속하는 외래환자의 비율이 해당 의료기관이 진료한 전체 외래환자의 100분의 17 이하일 것 다. 가목의 입원환자 수와 나목의 외래환자 수는 가목 및 나목에 따른 질병군에 대한 건강보험 및 의료급여 입원환자와 외래환자의 진료실적에 대하여 건강보험심사평가원에 요양급여비용을 심사청구한 자료를 기준으로 한다.
의료서비스 수준	의료법 제58조제58조의3제4항에 따른 인증 또는 조건부인증을 받았을 것
진료권역별 소요병상 충족도	의료기관의 병상수는 진료권역별 부족한 상급종합병원의 병상을 충족하는 데 기여해야 하며, 신청한 의료기관 중 지정 기준을 충족하는 종합병원의 병상수가 소요병상수를 초과하는 경우에는 전문진료질병군 환자구성비율, 의료인 수, 교육기능, 의료질 평가 등에 대한 상대평가를 실시하여 그 결과에 따라 지정 진료권역 및 상급종합병원의 소요병상 수는 고시함.

② 상급종합병원의 지정 및 평가규정(보건복지부고시)에 의한 세부사항(질병군별, 평가방법)에 의한다.

③ 상급종합병원은 10개 진료권역별로 매 3년마다 종합병원의 신청을 받아 평가하고 있다.

2) 전문병원

(1) 전문병원지정

의료법 제3조의 5항 [전문병원의 지정 및 평가 등에 관한 규칙]에 의해 보건복지부장관이 지정하는 병원으로서 병원급 의료기관 중 특정 진료과목이나 특정 질환 등에 대하여 난이도가 높은 의료행위를 하는 병원을 말한다. 전문병원은 2022년 8월 기준 전국에 102개 병원이 지정되어 있다.

(2) 전문병원 지정요건

① 보건복지부장관은 병원급 의료기관 중에서 특정 진료과목이나 특정 질환 등에 대하여 난이도가 높은 의료행위를 하는 병원을 전문병원으로 지정할 수 있다.

② 제1항에 따른 전문병원은 다음 각 호의 요건을 갖추어야 한다.

가. 특정 질환별 · 진료과목별 환자의 구성비율 등이 보건복지부령으로 정하는 기준에 해당할 것

나. 보건복지부령으로 정하는 수 이상의 진료과목을 갖추고 각 진료과목마다 전속하는 전문의를 둘 것

다. 보건복지부장관은 제1항에 따라 전문병원으로 지정하는 경우 제2항 각 호의 사항 및 진료의 난이도 등에 대하여 평가를 실시하여야 한다.

라. 보건복지부장관은 제1항에 따라 전문병원으로 지정받은 의료기관에 대하여 3년마다 제3항에 따른 평가를 실시하여 재지정하거나 지정을 취소할 수 있다.

마. 보건복지부장관은 제3항 및 제4항에 따른 평가업무를 관계 전문기관 또는 단체에 위탁할 수 있다.

바. 전문병원 지정 · 재지정의 기준 · 절차 및 평가업무의 위탁 절차 등에 관하여 필요한 사항은 보건복지부령으로 정한다.

〈 표 2-3 〉 전문병원 지정 분야

구분	지정분야
질환(12)	관절, 뇌혈관, 대장항문, 수지접합, 심장, 알코올, 유방, 척추, 화상, 주산기, 한방중풍, 한방척추
진료과목(8)	산부인과, 소아청소년과, 신경과, 안과, 외과, 이비인후과, 재활의학과, 한방부인

■ 전문병원 지정기준

지정기준은 ① 환자구성비율 ② 진료량 ③ 병상수 ④ 필수진료과목 ⑤ 의료인력 ⑥ 의료 질 평가 ⑦ 의료서비스수준(의료기관 인증) 등 7개 항목에 대하여 서류심사와 현지조사 및 전문병원심의위원회 심의를 거쳐 최종 선정한다.

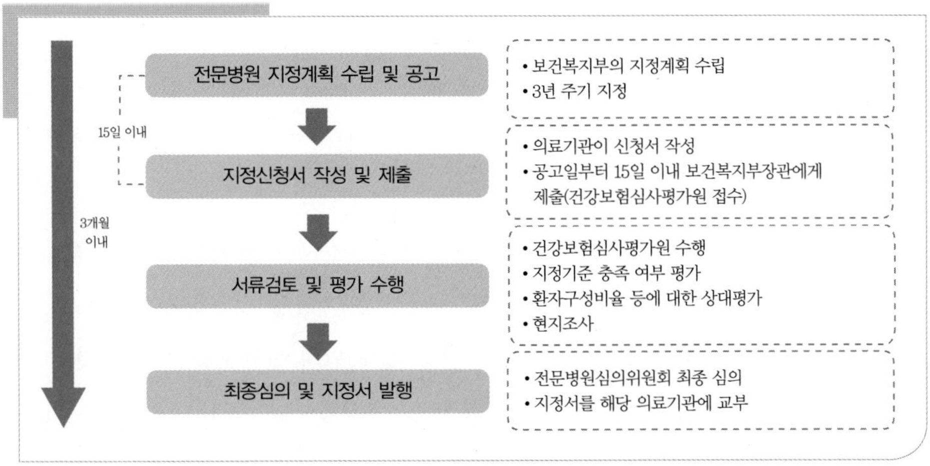

[그림 2-15] 전문병원 지정 절차

(3) 전문병원 지정관련 평가

전문병원은 병원급 의료기관 중에서 특정 진료과목이나 특정 질환 등에 대하여 난이도가 높은 의료행위를 하는 병원을 보건복지부장관이 지정할 수 있도록 함에 따라, 3가지 영역으로 전문병원의 지정기준을 설정하여 특정 요건 및 난이도 등에 대한 평가를 실시하도록 하였다.

첫째, 구조적 측면으로 환자구성 비율, 진료량, 의료인력, 필수 진료과목, 병상수를 조건으로 설정하여 전문병원의 외형적 조건을 구성하였다.

둘째, 환자의 안전과 시설안전 관련 사항으로 양질의 진료체계 구성에 대한 의료기관 인증을 조건으로 과정적 측면을 평가할 수 있도록 설정하였다.

마지막, 진료결과적 측면으로 질환 또는 진료과목별 의료 질 지표설정을 통해 향후 제도의 효과를 평가하는 틀을 제공하도록 하였다.

전문병원 지정은 12개 질환, 8개 진료과목을 대상으로 절대기준에 대한 평가 후 특정질환 또는 진료과목별 상대평가를 실시하여 전문병원심의위원회의 심의를 통해 보건복지부 장관이 최종 지정한다. 지정 주기는 3년이며, 질 관리 차원에서 3년마다 재평가를 통해 재지정 또는 취소 여부를 결정하게 된다.

지정요건에 대한 평가는 객관성과 전문성을 확보하기 위해 관련 전문기관에 위탁하여 실시하며, 전문병원으로 지정된 의료기관은 의료기관 명칭 표시판에 전문병원으로 지정받은 사실을 표기할 수 있고 전문병원임을 광고할 수 있게 된다.

(4) 기대 효과

전문병원제도 시행을 통해 의료전달체계상 중 · 소병원의 역할 모델이 새롭게 정립되고 특정분야에 대한 치료기술 발전 및 표준화된 서비스 제공으로 대외 경쟁력을 갖춘 강소(强小)병원이 늘어날 것으로 기대된다.

의원은 간단한 질병치료, 전문병원은 특정질환의 전문 의료서비스 제공, 대형병원은 고난이도 질환 치료 및 교육 · 연구 활동 중심으로 기능을 설정하게 됨으로써 효과적인 의료전달체계 확립을 통해 의료비 절감 및 자원의 활용도를 제고할 것이다. 특히, 양질의 의료서비스에 대한 접근성 향상 및 특정질환별 소비자 중심의 서비스 제공으로 환자의 의료편의성이 증대될 것이다.

5. 의료의 질 향상 활동 및 모니터링

1) 의료의 질 향상 활동

의료의 질 활동은 지속적인 질적 수준의 향상을 계획하고 수행하는데 전 조직 구성원의 참여를 유도하는 구조화되고 체계적인 과정이다. 또한 조직의 장기적인 성공을 목표로 설정하고 이 목표를 달성하기 위한 수단으로 고객의 만족에 부응하고 나아가 고객의 기대를 충족하고, 같은 가격에 좀 더 나은 상품과 서비스를 제공할 수 있도록 최대한의 노력을 기울인다면 성공을 보장할 수 있을 것이다. 의료의 질 관리를 효율적으로 수행하기 위해서는 질 관리에 대한 전문용어이해, 질 향상 접근방법, QI 및 감염관리 활동, 질 관리이용도구, 의무기록관리 효율성 제고, 임상지표, 임상진료지침, 위험관리, 업무개선, 환자만족도 향상, 의료기관평가(인증, 응급실, 신임, 적정성, 의료질 평가)활동 등이 있다.

2) 의료의 질 향상(QI) 및 서비스개선 활동

의료의 질 향상 수립계획에 의한 질 관리 활동을 병원 및 부서단위로 실시한다. 내원환자의 만족을 위해 의료서비스를 포함하여 병원이 제공하는 상품 및 서비스에 대한 환자의 사전 기대보다 사용 실감이 크거나 높도록 질 향상(QI) 및 서비스개선 활동을 지속적으로 수행한다.

병원의 QI경진대회

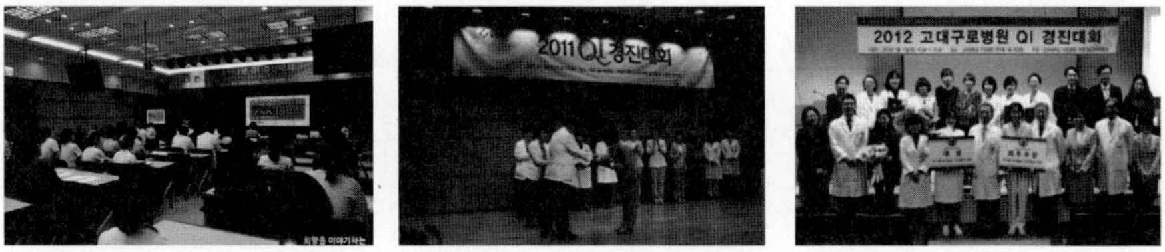

[그림 2-16] 병원의 QI경진대회 장면

QI활동이 성공하기 위해서는 병원의 자체적인 노력과 정책적인 노력이 필요하며, 원내의 토의와 홍보가 충분하게 이루어지고, 의사들의 참여를 이끌어내기 위한 공감대가 형성되어야 본격적인 질(Quality) 향상활동이 이루어 질 수 있다.

3) 병원의 제위원회 활동

병원의 제위원회 활동에는 (1) 적정진료위원회, QI위원회 (2) 감염관리위원회 (3) 약사위원회 (4) 의무정보위원회 등이 있다.

■ QI(Quality Improvement)위원회

병원 내 의료의 질 향상 역할을 수행하고 평가하는 위원회로서 구성원은 의사와 약사, 간호 및 행정부서 등의 대표로 이루어지며, 매월 정기적인 활동으로 의료의 질과 서비스를 개선하는 활동을 하고 있다.

4) 의무기록관리의 중요성 및 보건의료정보관리사 역할

(1) 의무기록(Medical Record)이란 환자의 질병에 관계되는 모든 사항과 병원이 환자에게 제공해준 검사, 치료 및 결과에 관한 사항을 기록한 문서를 말한다. 이러한 의무기록은 환자에게 일관성 있는 계속적인 치료를 제공할 수 있는 근거자료가 되며, 환자 치료를 담당한 여러 치료자들 사이의 의사전달의 도구로

서 역할을 하고, 진료비 산정의 근거 자료가 되며, 환자에게 제공된 의료의 질을 검토하고 평가하는 데 기본자료로 사용된다. 또한 병원통계자료로 의학연구, 병원행정 및 국가보건행정에 기여를 하며, 법적 문제가 발생했을 경우 증거자료가 되어 병원, 의사 및 환자를 보호한다.

(2) 보건의료정보관리사(Health Information Manager, HIM)는 의료 및 보건지도 등에 관한 기록 및 정보의 분류 · 확인 · 유지 · 관리를 주된 업무로 하는 사람을 말하며, 수행업무는 의료기관에서 보건의료정보의 분석, 보건의료정보의 전사(轉寫), 암 등록, 진료통계 관리, 질병 · 사인 · 의료행위의 분류와 그 밖에 의료기관에서의 의료 및 보건지도 등에 관한 기록 및 정보의 분류 · 확인 · 유지 · 관리에 관한 업무를 수행한다.

(3)보건의료정보관리사의 역할(HIM ROLE)

① 보건의료정보관리자로서 양질의 보건의료정보가 안전하고 효율적으로 생성, 저장, 활용되도록 관리함으로써 국가와 기관의 보건의료데이터 거버넌스(Governance)를 구현한다.

② 보건의료정보 표준 전문가로서 보건의료정보의 컨텐츠와 기술의 국제 표준을 준수하고, 나아가 이를 더 개발하여 발전시킴으로 국가 보건의료정보의 신뢰성을 확보하고 정보교류 및 효율적 활용을 촉진한다.

③ 보건의료정보 분류전문가로서 보건의료정보 분야의 국제 표준을 준수하여 분류함으로써 가치있는 정보생성 및 활용에 기여한다.

④ 보험정보 관리자로서 의무기록 기반의 정확하고 윤리적인 보험 청구 및 평가 데이터의 생성, 분석, 연계를 제공한다.

⑤ 개인정보보호 관리자로서 보건의료정보의 전생애주기를 관리함으로써 안전한 정보 보호 관리 체계를 구축한다.

⑥ 보건의료정보 분석전문가로서 최신의 분석기술을 활용하여 보건의료정보를 다양하게 분석함으로 부가가치 높은 지식과 정보를 생산한다.

보건의료정보 정책자문가로서 국가와 기관이 올바르고 미래지향적인 보건의료 정책을 세울 수 있도록 발전방향을 제시하고 협력한다.(자료출처: 대한보건의료정보관리사협회)

6. 질 관리 활동평가 및 분석

1) 환자가 평가하는 의료의 질

의료의 질(Quality)은 진료가 제공되는 과정에 참여하는 모든 사람이 느끼고 판단하는 것으로 환자가 평가하는 질적 요소가 환자만족도의 평가항목이 되어야 하며, 또한 환자의 입장에서 평가가 이루어질 수 있어야 한다.

(1) 접근성(Accessibility)

접근성이란 의료기관이 의료서비스를 얼마나 편리하게 제공할 수 있는가 하는 능력을 의미한다. 즉 의료서비스의 고객인 환자나 보호자가 얼마나 손쉽고 편리하게 의료서비스를 제공받았는가 하는 정도를 말한다.

(2) 쾌적성(Amenity)

쾌적성이란 의료제공자인 의사가 환자의 안위를 위하여 의료서비스를 제공하는 과정에서 얼마나 바람직한 진료환경을 조성하였는가 하는 것을 의미한다. 이는 편리하고, 안락하고, 깨끗하고, 사생활을 보장해주며, 개개인에게 적합하고 만족스러운 식사 등을 제공해주는 것 등을 말한다.

(3) 환자와 의사와의 관계(Patient-Practitioner Relation)

환자와 의사와의 관계란 의료인이 의료서비스를 제공하는 과정에서 의료서비스인 환자나 보호자 등과 어떠한 관계를 맺었는가 하는 것으로 의료서비스를 제공받는 환자의 만족의 정도를 좌우하는 속성을 말한다.

(4) 진료의 결과에 대한 선호도(Patient Preference as to the effect of care)

진료의 결과에 대한 환자의 선호도란 의료서비스를 제공 받은 뒤 그 결과에 대해서는 의료인이 판단하는 정도와 환자 또는 보호자가 인지하는 정도는 항상 동일하지가 않다. 따라서 의료서비스 제공자인 의료인의 관점에서 진료의 결과는 의료서비스의 효율성에 관한 영역이라고 한다면, 환자만족도는 의료서비스의 고객인 관점에서 의료서비스의 결과에 대한 인지정도나 평가영역이 포함되어야 한다는 것이다.

(5) 진료비에 대한 환자의 선호도(Patient Preference as to the cost of care)

의료비에 대한 환자의 선호도란 의료서비스를 제공받은 후 고객인 환자나 보호자가 부담하여야 하는 제비용에 대하여 실제적으로 환자가 의료서비스의 내용과 비교하여 그 비용을 인지하고 평가하는 정도라고 할 수 있다.

2) 평가의 주제선정

의료의 질을 평가하기 위해서는 그 대상인 주제를 선정하여야 한다. 환자에게 제공된 치료와 간호, 그와 관련된 불평이나 불만, 의료사고, 진료비 청구 심사지급에 대한 삭감내역 등 환자에게 제공되는 서비스의 모든 측면, 그리고 직원의 고충과 건의활동 등 관리나 병원경영의 모든 측면이 평가의 주제로 다루어질 수 있다. 한편, 도나베디언은 질을 구조, 과정, 결과로 구분하여 평가할 수 있다고 하였는데, 이는 질의 3요소에 대한 모든 사항들이 질 평가의 주제가 될 수 있음을 의미한다. 구조(Structure)는 의료서비스를 제공하는데 기본적으로 필요한 인력, 설비, 비품, 소모품과 의료기관의 철학, 이념, 정책, 지침 등을 말한다. 과정(Process)은 의사결정과 같은 눈에 보이지 않는 활동과 상호작용을 하는 치료, 간호 등의 모든 활동을 포함한다. 그리고 결과(Outcomes)는 이러한 모든 활동에 따라 나타나는 건강상태의 변화, 환자만족, 지식과 기술의 변화 등을 말한다.

3) 평가의 기준

의료의 질을 평가하는 기준으로 표준과 평가기준이 있으며, 표준(Standard)이란 달성하고자 하는 목표 및 기대수준을 말한다. 평가기준(Criteria)은 목표달성의 정도 또는 기대수준에 대한 달성의 정도를 측정하는 척도를 말한다. 표준을 정확하게 측정하려면 좋은 평가기준을 세워야 한다. 문헌에 의한 평가기준은 성취가 가능하고 측정이 가능하면서 관찰이 가능하고, 이해할 수 있으며, 합리적이어야 한다. 따라서 객관적이면서 타당성이 높고 구체적인 평가기준을 수립할 수 있다.

4) 의료의 질 평가방법

의료의 질을 평가하는 방법으로는 여러 가지 평가방법이 있지만 평가가 이루어진 시점에 따라 동시적 평가와 후향적 평가가 있다. 동시적 평가(Concurrent appraisal)는 입원이나 외래 진료가 제공되는 중에 평가하는 것을 말하며, 후향적 평가(Retrospective appraisal)는 진료가 종결된 후에 평가하는 방법을 의미한다. 또한 평가 자료를 수집하는 방법에 따라 감사, 설문, 면접, 직접관찰 등이 있다. 감사(Audit)는 환자의 기록이나 다른 기록을 이용하여 기준의 충족여부를 평가하는 방법이다. 기록의 검토에 이용되는 기준은 평가 이전에 명확한 기준을 설정하였는가의 여부에 따라 명시적 검토와 묵시적 검토로 구분할 수 있다. 명시적 검토는 평가 이전에 명확한 기준을 설정하여 평가를 시행하는 것을 말하며, 의료감사(Medical audit)가 여기에 해당된다. 묵시적 검토는 평가이전에 명확한 기준을 설정하지 않고, 해당분야의 전문가가 기록을 근거로 평가하는 방법을 말하며, 동료감사(Peer audit)가 해당된다. 면접은 질문과 응답을 주고받는 것으로 구조화된 면접과 비 구조화된 면접으로 구분할 수 있다. 설문은 면접에 비하여 실시가 용이하며, 시간 및 비용이 적게 소요되고 익명으로 시행하기 때문에 정직한 답변을 얻을 수 있어 환자만족도조사 등에 널리 이용되고 있다. 하지만 응답률이 낮고 질문이 불명확한 경우 부정확한 응답을 할 수 있다. 이러한 문제점의 해소를 위해 사전에 예비조사(Pilot test)를 시행하여 설문과 조사방법을 수정 보완하게 된다.

5) 의료의 질 평가 및 분석

의료의 질 관리 활동계획에 대한 영역별로 평가를 실시 후 분석하여 개선안을 작성, 경영진에게 보고 후 개선활동을 영역별로 수행한다.

6) 의료의 질 관리 활동 및 서비스개선 활동의 기대효과

의료의 질 관리 활동의 기대효과로는 ① 의료의 질 향상에 따른 고객만족도 향상 ② 병원의 인지도 및 신뢰도향상에 따른 대외경쟁력강화 ③ 병상회전률 향상 및 재원일수 단축에 따른 평균진료비 상승 ④ 의료분쟁의 예방에 기여 ⑤ 비용절감에 따른 병원경영의 효율성제고 등이 있다.

▮ 핵심다지기

1 우리나라의 주요 의료의 질 관리 조직 및 프로그램에 대해 이해하고, 건강보험심사평가원을 검색하여 적정성평가 자료를 조사해 본다.

(1) 병원의 의료의 질 관리 조직은 QI실이 있으며, QI실은 병원장 직속 또는 진료부, 기획실 산하 조직 등으로 운영되고 있다.

(2) 질 관리 프로그램은 건강보험심사평가원의 요양급여 청구심사 지급 및 적정성 평가가 있으며, 의료기관 평가인증원의 의료기관 인증, 병원 QI실(QI위원회 설치)의 질 관리 프로그램 등이 있다.

2 병원 QI실의 조직과 역할 및 QI위원회 활동에 대하여 파악하고 알아본다.

(1) 조직

조직은 병원의 조직 형태에 따라 상이하며, 병원장 직속 QI실 또는 진료부 소속 QI실, 기획실 산하 조직 등으로 되어 있다.

(2) 역할

ㅇ병원(부서)의 의료의 질 향상 사업계획에 관한 사항
ㅇ의료의 질 향상사업의 주제 선정에 관한 사항
ㅇ의료의 질 평가 지침의 제정에 관한 사항
ㅇ의료의 질 평가 및 개선방안 모색에 관한 사항
ㅇ기타 의료의 질과 관련된 사항 등을 담당하고 있다.

(3) QI위원회 규정 및 활동내용

QI위원회 규정(A병원 사례)
제 1 조 (명칭) 본 위원회는 "0000병원 QI위원회"라 칭한다. 제 2 조 (목적) 본 위원회는 0000병원에서 행해지는 의료의 질과 관련되는 진료, 진료지원 및 관리 업무를 종합적으로 평가하여 개선안을 제시함으로써, 병원장을 보좌하여 의료의 질적 수준 향상을 도모함을 목적으로 한다.

제 3 조 (위원회의 구성) 1. 본 위원회의 위원과 위원장은 병원장이 임명한다.
2. 본 위원회의 원활한 업무 수행을 위하여 간사 1인을 두며, 간사는 위원장이 임명한다.
제 4 조 (위원의 임기) 1. 위원의 임기는 1년을 원칙으로 하며, 연임할 수 있다.
2. 결원으로 보선된 위원의 임기는 전임자의 잔여기간으로 한다.
제 5 조 (위원등의 임무) 1. 위원장은 본 위원회의 업무를 총괄하며, 회의를 소집 주재한다.
2. 간사는 위원장을 보좌하고, 위원회의 회무를 관장하며, 회의록을 작성한다.
제 6 조 (위원회의 기능) 위원회는 다음의 사항을 심의, 의결한다.
1. 의료의 질 향상 계획에 관한 사항
2. 의료의 질 평가에 관한 사항
3. 의료의 질 개선에 관한 사항
4. 기타 의료의 질과 관련된 사항
제 7 조 (회의) 1. 위원회의 정기회의는 매월 1회 개최함을 원칙으로 한다.
2. 위원장이 필요하다고 인정할 때에는 임시회의를 소집할 수 있다.
3. 위원회는 의료의 질 향상에 관련된 업무를 지원하기 위하여, 필요에 따라 실무 소위원회를 구성할 수 있다.
제 8 조 (의결) 위원회의 회의는 재적위원 과반수의 출석으로 성립되며, 출석위원 과반수의 찬성으로 의결한다. 다만, 가부 동수일 경우 위원장이 결정한다.
제 9 조 (비밀보장) 위원회의 보고서, 회의록 및 토의내용은 병원 외부에 공개하지 않음을 원칙으로 하며, 본 위원회의 위원은 이를 준수할 의무를 갖는다.
제 10 조 (보고) 위원장은 위원회의 의결사항을 병원장에게 보고한다.
제 11 조 (위원회 보좌) QI팀은 위원회에서 위촉된 사항에 대하여 위원장을 보좌하여 수행한다.
제 12 조 (시행세칙) 이 규정의 원활한 운영을 위하여 별도의 시행 세칙을 정할 수 있다.

부 칙

1. 이 규정은 202x년 0월 0일부터 시행한다.

3 병원의 의료정보위원회 활동에 대하여 파악하고 알아본다.

(1) 조직

조직은 병원의 조직 형태에 따라 상이하나 주로 진료부 소속으로 되어 있다.

(2) 역할

ㅇ의료정보관리 규정의 제정

ㅇ병원의료정보 서식표준화 및 양식의 제정, 개정

ㅇ의료정보 작성에 필요한 용어의 표준화

ㅇ의료정보의 보존 및 파기에 관한 사항

ㅇ개인정보 보호에 관한 사항 등

(3) 의료정보위원회 규정 및 활동내용

의료정보관리위원회 규정(B병원 사례)

명칭 및 구성

(1) 본 위원회는 "0000병원 의료정보위원회"라 칭한다.
(2) 위원장은 수련교육부장으로 한다.
(3) 위원은 당연직위원으로 간호부(팀)장과 전산팀장으로 하며 위촉위원은 내과, 외과, 산부인과, 이비인후과, 소아청소년과를 포함한 임상의로 한다.
(4) 간사는 의료정보팀(의무기록팀)장으로 한다.
(5) 당연직위원을 제외한 위원의 임기는 2년으로 하며, 필요시 임기 중 교체할 수 있으며, 교체위원의 임기는 전임자의 잔여 임기로 한다.

2. 의료정보위원회 역할
   (1) 의료정보관리 규정의 제정 및 개폐
   (2) 의료정보 서식표준화 및 양식의 제정, 개정
   (3) 의료정보 작성에 필요한 용어의 표준화
   (4) 의료정보의 이용기준 및 관련범위 설정
   (5) 의료정보의 기록항목과 내용의 평가
   (6) 의료정보의 수집 및 활용에 관한 사항
   (7) 의료정보의 보존 및 파기에 관한 사항
   (8) 개인정보 보호에 관한 사항
   (9) 기타 의료정보에 관한 중요한 사항

3. 회의
   (1) 위원회의 정기회의는 2개월 1회 개최함을 원칙으로 한다.
   (2) 위원장이 필요하다고 인정할 때에는 임시회의를 소집할 수 있다.
   (3) 위원회는 의료의 질 향상에 관련된 업무를 지원하기 위하여, 필요에 따라 실무 소위원회를 구성할 수 있다.

4. 의결
   위원회의 회의는 재적위원 과반수의 출석으로 성립되며, 출석위원 과반수의 찬성으로 의결한다. 다만, 가부 동수일 경우 위원장이 결정한다.

5. 비밀보장
   위원회의 보고서, 회의록 및 토의내용은 병원 외부에 공개하지 않음을 원칙으로 하며, 본 위원회의 위원은 이를 준수할 의무를 갖는다.

6. 보고 및 시행
   위원회의 결정사항은 병원장에게 보고하고 병원장의 승인을 받아 시행한다.
   위원장은 위원회의 의결사항을 병원장에게 보고한다.

부 칙

1. 이 규정은 202x년 0월 0일부터 시행한다.

의료의 질 관리 활동 우수병원 발표

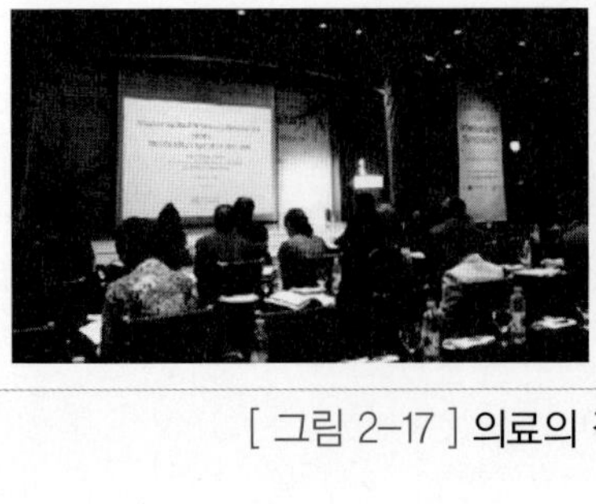

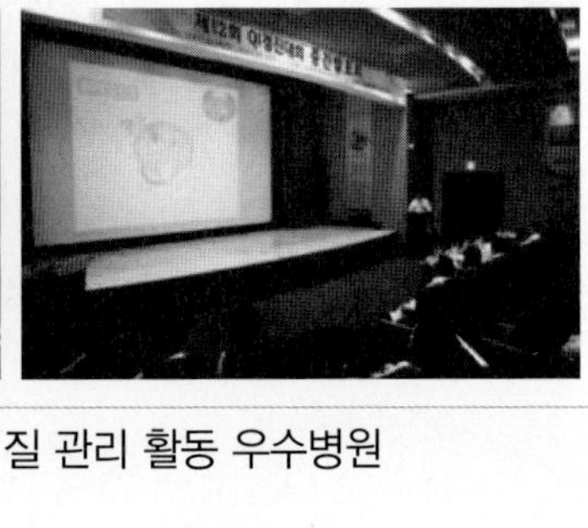

[그림 2-17] 의료의 질 관리 활동 우수병원

4 학술자료 및 연구보고서 등 자료 수집을 통해 의료의 질 관리 활동 우수병원을 발굴하여 조사하고 연구한다.

5 현재 시행하고 있는 의료기관의 질 향상을 위한 질 관리 프로그램 및 평가 종류에 대하여 알아본다.

병원에서 시행하고 있는 평가 종류에는 (1) 건강보험심사평가원의 적정성평가 및 의료 질 평가 (2) 의료기관인증원의 의료기관 인증 (3) 병원협회의 수련환경평가 (4) 보건복지부의 응급의료기관 평가 (5) JCI 인증 (6) 병원의 질 관리 프로그램 및 활동(QI위원회, 고객만족도조사, VOC운영, 감염관리예방활동 등) 등이 있다.

6 의료의 질 향상 모니터링방법에 대하여 조사하고 파악한다.

부서별 QI활동 평가, 고객만족도조사, 고객소리함(VOC) 운영, 전화모니터링, 질 관리활동 평가(지표) 등이 있다.

7 각 부서를 방문하여 의료의 질 관리 활동사항을 조사하고 자료를 수집하여 분석한다.

의료의 질 향상 모니터링 방법에는 부서별 QI활동 평가, 고객만족도조사, 고객소리함(VOC) 운영, 전화모니터링, 질 관리활동 평가(지표) 등이 있다.

병원의 질 관리 활동사항

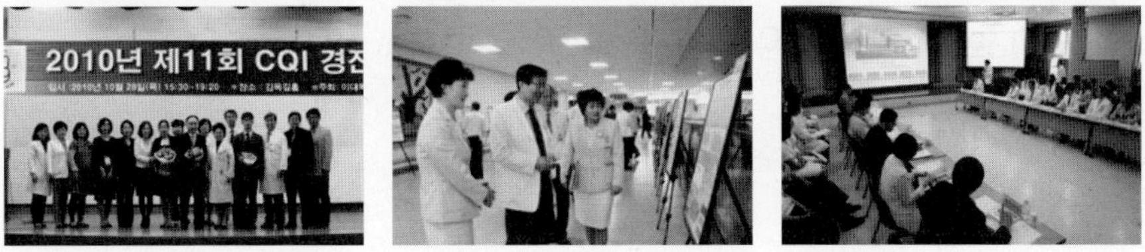

[그림 2-18] 질 관리 활동 및 발표

8 병원의 QI활동 및 서비스개선활동 사항에 대한 자료를 수집하여 활용한다.

(1) QI는 어느 부서에서 시행하는가?

진료부의 모든 진료과, 전문센터 및 특수클리닉(예: 소화기병 센터)의 진료 내용, 위원회활동의 결과가 대상이다. 의사를 제외한 일반직 즉 간호부, 약제부, 의료기사직,

행정직의 업무 내용, 특수 업무그룹의 업무 내용 등이 대상이다. 즉 병원 내의 모든 직원들의 업무 내용이 그 대상이다.

(2) 방법의 개요

① 의사들은 진료 내용 즉 처방의 당위성, 수술의 적응방법 결과, 각종 시술의 당위성, 검사 촬영 및 판독(영상의학검사 및 촬영, 임상병리검사, 해부병리검사, 핵의학검사)의 정확성과 정도관리에 대해 분석하고 점검한다. 일반직은 수행한 업무의 당위성에 대해서 감사한다.

② 주제별 질 관리 활동은 여러 부서가 관련된 주제를 선정하고 여러 부서의 구성원이 팀을 구성한다. QI팀은 이를 지원하고 활동 진행 경과를 파악한다.

■ 예시

○ 투약오류 감소활동 : 진료과, 간호부, 약제부 ○ 혈액폐기 감소활동 : 내과, 외과, 혈액은행 ○ 재원일수 단축활동 : 진료과, 원무과, 의무기록실

③ 병원의 모든 부서에서 수행한 진료와 업무에 대한 단위별 질 관리 결과를 QI팀에 정기적(1~2개월)으로 보고한다.

④ QI팀에서 모든 부서로부터 보고된 질 관련 업무에 대한 점검을 실시하고 각 부서에서 보고된 질 관리 결과를 재검사한다.

⑤ QI팀에서 질 관리활동 결과를 경영진에게 보고하고 또한 환류(피드백), 모니터링하여 의료의 질 및 서비스를 향상한다.

(3) 주제(Topic)에 대한 QI 방법 및 단계

■ 주제 선정 방법

① 문제의 발견

○ 문제들이 의료의 질에 관한 문제인지의 여부를 결정 ○ 우선순위가 높은 한 가지 문제를 선택 ○ 원인과 관련 요인을 분석 ○ 문제를 해결하기 위한 방법의 적용가능성 ○ 문제의 확인 가능성

② 주제의 선정

○ 진료결과에 미치는 영향이 클 것 ○ 지속적이고 심각한 문제 ○ 안일한 원인에

의하여 여러 가지 문제가 발생하는 것 ㅇ 해결 가능성이 있는 문제 ㅇ 개선비용에 비하여 편익이 클 것으로 예상되는 문제

③ 우리나라에서의 QI 주제 선정 우선

ㅇ 보험 진료비 삭감내역 ㅇ 환자의 불편/불만 신고 ㅇ 의료사고의 내용 ㅇ 감염관리활동 ㅇ 병원 경영지표(예: 평균 재원일수) ㅇ 다 빈도 상병의 진료내용(항생제 등)

④ 진료 분야의 주제 대상

ㅇ진료과별로 빈도가 많은 질환 ㅇ입원환자 ㅇ외래환자 ㅇ응급환자 ㅇ수술

ㅇ처치 및 시술 ㅇ처방 ㅇ의무기록 ㅇ수혈 ㅇ계획에 없던 재수술 ㅇ계획에 없던 재입원 ㅇ환자 설문 ㅇ고객만족도 조사 ㅇVOC운영내역 등

(4) QI의 단계

① 주제 선정 ② 표준 및 기준 설정 ③ 문제 분석 ④ 개선 과제 규명 및 실행 ⑤ 개선 활동에 관한 재평가 및 모니터링의 단계를 거친다.

9 병원에서 의료의 질 관리 및 고객서비스 개선활동을 시행하여 고객만족도가 향상된 사례를 조사해본다.

(1) 서울아산병원의 고객의 눈높이로 원스톱 서비스 창구 오픈

처음 방문한 환자를 위해 진료예약 및 등록, 외부영상저장(CD), 진료상담, 고객 맞춤형 통합서비스 등의 기능을 한곳에서 처리해주는 통합서비스창구가 2014년 8월 4일 동관 1층에 오픈하여 병원의 업무는 물론 개인 비즈니스 업무까지 한 자리에서 처리하여 내원고객으로부터 좋은 반응을 얻고 있다.

고객의 눈높이 서비스창구

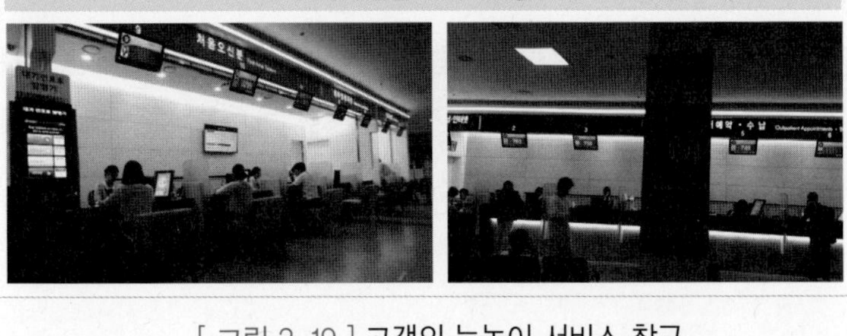

[그림 2-19] 고객의 눈높이 서비스 창구

10 병원의 평가제도의 종류(유형)에 대하여 알아보고 관련 업무를 수행한다.

병원의 평가제도는 병원자체(내부)서비스평가, 의료기관인증, 병원수련환경평가, 응급의료기관평가, 건강보험심사평가원의 요양급여적정성평가 및 의료 질 평가, 환자경험평가 등이 있다.

(1) 의료기관인증제

보건복지부 주관으로 의료기관이 환자안전과 의료서비스의 질 향상을 위해 자발적이고 지속적인 노력을 하도록 하여, 국민에게 양질의 의료서비스를 제공하도록 하는 제도로서 모든 의료기관을 대상으로 하고 있다. 따라서 병원급 이상 의료기관은 자율적으로 인증을 신청할 수 있다. 요양병원과 정신병원은 의료 서비스의 특성 및 환자의 권익 보호 등을 고려하여 2013년부터 의무적으로 인증신청을 하도록 의료법에 명시되어 있다. 그리고 상급종합병원 및 전문병원을 지정 받으려면 신청 전 의료기관인증을 먼저 받아야 한다.

(2) 병원수련환경평가

대한병원협회주관 수련병원을 대상으로 병원현황 및 수련환경, 서비스 및 진료의 질 관리 전반에 대하여 평가하며, 병원수련환경평가서는 병원의 조직을 행정부서, 진료부서, 지원부서 및 질 관리부서 등 으로 대별하여 평가토록 구성되어 있다.

(3) 응급의료기관평가

응급의료에 관한 법률(제17조)과 관련 응급의료기관에 대한 평가를 보건복지부 주관으로 매년 전국에 있는 응급의료기관을 대상으로 시설 · 장비 · 인력, 서비스 내용 및 결과 등에 대한 응급의료기관평가를 실시하고 평가결과를 발표하고 있다.

(4) 요양급여 적정성평가

건강보험심사평가원 주관 적정성평가에는 고혈압 · 당뇨병 · 천식 · 만성폐쇄성폐질환 · 폐렴 · 위암 · 대장암 · 유방암 · 폐암 · 혈액투석 · 의료급여정신과 · 요양병원 · 약제급여(6종) · 급성심근경색증 · 관상동맥우회술 · 급성기뇌졸중 · 수술의 예방적 항생제 사용 · 진료량 지표 · 진료결과 · 유소아중이염 항생제 사용 등의 평가가 있다.

(5) 의료 질 평가(의료 질 평가지원금제도)

① 의료 질 평가지원금제도는 의료의 질을 높이는 데 기여한 의료기관을 지원하여 국민이 수준 높은 의료 혜택을 받을 수 있도록 하기 위하여 의료 질 평가지원금 산정을 위한 평가(이하 의료 질 평가)의 원활한 시행에 필요한 사항을 정함을 목적으로 하며, 적용대상은 종합병원을 적용대상으로 한다.

② 평가영역은 6개 영역으로 의료 질과 환자안전, 의료질, 공공성, 전달체계 및 지원체계, 교육수련 및 연구개발 등이다.

③ 53개 지표(2022년 기준) 평가를 통해 우수한 의료기관에게 '의료 질 평가지원금'을 지급하고 국민이 양질의 의료혜택을 받을 수 있도록 하기 위한 평가이다.

11 위의 내용을 바탕으로 의료의 질 관리 및 서비스개선 활동 종합보고서와 개선계획을 수립하여 경영진에게 보고한다.

202X년 00병원 QI 업무추진 일정계획(실례)

업무명	업무 내용	업무목적 및 기대효과	세부 실천방안	업무추진 일정	비고
주제별 &부서별 QI활동	주제별&부서별 주제선정 및 개선활동	• 업무효율성극대화 • 의료의질향상 • 부서 간 갈등해소 • 내 · 외부 고객만족도 향상 • 외부평가대비	• QI주제 선정 • 팀 구성(QI팀장 및 팀원 선정) • 부서의 주제뿐만 아니라 병원전반에서 의료의 질 향상을 유도할 수 있는 활동 실시 • QI위원회에 주제 상정 • QI위원회의 주제심의를 통한 주제선정 • 개선 활동 실시 • QI위원회에 의한 모니터링 실시	1월–12월	
질 지표 모니터 링	• 감염관리 관련 지표 • 평가 관련 지표 • 환자안전 관련 지표 • 기타 지표	• 병원의 기본적인 의료의 질 정도의 파악 및 개선 • 외부평가대비	• 병원감염률, 손위생수행률 등 • 진료적정성관련부문 등 • 낙상률, 투약오류 발생율 등 • 질 향상활동 관련지표	1월–12월	

고객 만족도 조사	• 상 · 하반기고객만족도 조사	• 내 · 외부 고객만족도향상 • 친절병원이미지 확립 • 외부평가대비	• 상 · 하반기 각 외래 150명, 입원 150명 대상 고객만족도 조사 실시 • 응급환자 50명 대상 1회 조사	• 3월 • 10월	
교육	• 신규직원 교육 • 재직직원 교육 • 외부학술대회 참석 • QI보수교육 참석	• QI에 대한 긍정적 사고 배양 • 각 부서 QI활동 시 적극적 참여 유도 • QI에 대한 지식 확립	• QI 개념 및 필요성 교육 • QI 개념 및 필요성, QI 활동 관련 교육 • QI간호사회, 의료QA학회 학술대회 참석 • QI관련 보수교육 참석	• 신규입사시 • 필요시	
환자안전 증진 및 예방 활동	• 환자안전관리위원회 운영 • 환자안전 교육	• 환자안전 증진	• 환자안전사고 보고 및 위원회 개최 • 환자안전 교육 및 설명 강화 등 예방활동	1월–12월	
환자안전의 날 행사	• 표어 · 포스터 공모 • 체험행사 개최 • 동영상 등을 통한 홍보	• 내 · 외부고객의 환자안전 인식향상 • 환자안전병원 이미지 확립 • 외부평가 대비	• 환자안전표어, 포스터, UCC공모 및 시상 • 손씻기체험행사 등 시행 • 환자안전표어, 포스터, UCC 전시	11월–12월	
QI경진대회	• QI경진대회	• QI활동우수사례공유 • QI우수사례 전파를 통한 직원역량강화	• QI경진대회 개최 • QI경진대회 결과 우수사례 포상 • 의료원연합회 QI경진대회 참가	11월–12월	
QI활동 보고및 평가	• QI 재평가 • QI 중간보고회 • QI활동보고	• 전년도 QI활동의 지속적 실시 • 각부서 QI활동 경과보고 • 각부서 QI활동 결과보고 • 외부평가 대비	• 전년도 QI활동 재평가실시 및 보고서제출 • QI활동 중간점검 및 제언 • QI활동결과확인 및 제언	5월,10월 6월~7월 10월–11월	
도서 발간	• QI사례모음집 발간	• 각 부서 QI성과 보관 및 공유	• 전년도 각 주제별 QI활동 보고서를 사례모음집으로 발간 • 각부서 배부를 통한 전 직원 공유	2–3월	

자료출처: C의료원 QI활동사례

제3장
의료기관인증평가

Ⅰ. 의료기관인증기준 및 계획수립
Ⅱ. 인증조사기준 및 평가 결과분석
◈ 핵심다지기

제3장 의료기관인증평가

Ⅰ. 의료기관인증기준 및 계획수립

학습목표

1. 의료기관인증평가의 기준항목과 평가내용을 파악할 수 있다.
2. 의료기관인증평가에 대한 준비계획을 수립할 수 있다.
3. 의료기관인증평가기준에 따라 필요한 자료 및 정보 지원을 할 수 있다.

1. 의료기관인증제

1-1. 의료기관인증제 개요

1) 개요 및 의의

(1) 개요

국내 의료기관 평가제도는 양질의 의료서비스 제공을 목적으로 1995년부터 2003년까지 시범평가가 실시되고, 2004년 본격 도입되어 의료기관의 서비스 질 향상에 많은 성과가 있었음에도 불구하고 전담평가기관 부재에 따른 평가의 전문성 부족 등으로 인해 의료기관의 서비스 질을 개선하는데 한계가 있다는 지적이 제기되었다. 이에 의료기관의 자발적이고 지속적인 질 향상을 유도할 수 있는 의료기관 인증제도의 전환을 추진하여 2010년 7월 「의료법」개정으로 인증제 시행의 법적 근거가 마련되었고 2010년 10월 의료기관평가인증원이 설립되었다. 의료기관평가인증원은 2011년 3월부터 ISQua(International Society for Quality in Health Care) 국제인증 프로그램에 참여하여 2012년 4월 24일 국내 인증조사기준에 대한 국제인증을 획득하였다.

2013년부터 요양병원과 정신병원을 대상으로 의무인증제를 시행하고 치과병원과 한방병원 인증기준을 마련하였다. 2022년 7월 13일 기준 전국 인증의료기관은 총 1,793개 기관이 인증을 획득하였다.

(2) 의의 및 목적

의료기관을 방문한 서비스이용자에 대한 안전보장활동, 지속적인 질 향상, 환자진료, 수술, 약물관리, 간호관리, 환자권리존중 및 보호, 경영 및 조직운영, 인적자원관리, 감염관리, 시설 및 환경관리, 의료정보관리, 임상지표 등에 대하여 의료기관의 각종 규정과 의무기록 등을 검토하고 환자의 입원에서 퇴원에 이르기까지 진료과정을 추적하여 평가하는 것이다. 따라서 의료기관인증제의 목적은 의료기관이 환자안전과 의료서비스의 질 향상을 위해 자발적이고 지속적인 노력을 하도록 하여 국민에게 양질의 의료서비스를 제공하는 제도를 위함이다.

(3) 추진 배경

국내 의료기관 평가제도는 우리나라 보건의료 전반의 문제점을 검토하고 개혁과제를 도출하기 위해 운영된 의료보장개혁위원회의 제안으로 2004년부터 본격 도입되었다. 주로 종합병원 이상을 대상으로 강제평가방식으로 운영된 의료기관 평가제도는 의료 서비스에 대한 의료기관의 관심 제고, 서비스수준 향상, 임상 질 지표도입 등 성과를 달성하였다.

그러나 언론, 소비자단체, 의료기관 등을 통해 평가서열화에 따른 병원 간 과잉경쟁 유발, 평가 전담조직이나 전담 인력 부재에 따른 평가의 전문성 및 객관성이 미흡하고 구조적 측면 평가로 인한 불필요한 비용부담 발생, 강제평가로 인한 의료기관의 자발적 질 향상 동기 부재 등 문제점이 지속적으로 제기되었다. 이에 정부는 의료기관 평가의 문제점을 개선하고 의료기관의 자발적이고 지속적인 질 향상을 유도하기 위해 2008년 '의료기관인증제'를 국정과제로 선정하였으며, 운영실태 점검, 정부 업무평가위원회의 심의를 거쳐 개선방안을 마련하고 다양한 이해관계자가 참여하는 '의료기관 평가인증추진위원회'를 운영하여 의료기관인증제로 전환을 추진하였다. 또한, 2010년 7월 「의료법」 개정('10.7.23, 법률 제10387호)을 통하여 의료기관인증제 시행의 법적 근거를 마련하고, 2010년 10월에 인증전담기관인 의료기관평가인증원을 설립하였으며, 2011년 1월 24일부터 의료기관의 자율신청에 의한 의료기관인증제도가 시행되었다(보건복지백서 2015).

2) 인증 관련 의료법에 명시된 사항(의료법 제58조)

(1) 의료기관 인증

① 보건복지부장관은 의료의 질과 환자 안전의 수준을 높이기 위하여 병원급 의료기관에 대한 인증(이하 "의료기관 인증"이라 한다)을 할 수 있다.

② 보건복지부장관은 대통령령으로 정하는 바에 따라 의료기관 인증에 관한 업무를 관계 전문기관(이하 "인증전담기관"이라 한다)에 위탁할 수 있다. 이 경우 인증전담기관에 대하여 필요한 예산을 지원할 수 있다.

③ 보건복지부장관은 다른 법률에 따라 의료기관을 대상으로 실시하는 평가를 통합하여 인증전담기관으로 하여금 시행하도록 할 수 있다.

(2) 의료기관 인증기준 및 방법

① 의료기관 인증기준은 다음 각 호의 사항을 포함하여야 한다.
가. 환자의 권리와 안전
나. 의료기관의 의료서비스 질 향상 활동
다. 의료서비스의 제공과정 및 성과
라. 의료기관의 조직 · 인력관리 및 운영
마. 환자 만족도

② 보건복지부장관은 인증을 신청한 의료기관에 대하여 제1항에 따른 인증기준의 충족 여부를 평가하여야 한다.

③ 보건복지부장관은 제2항에 따라 평가한 결과와 인증등급을 지체 없이 해당 의료기관의 장에게 통보하여야 한다.

④ 인증등급은 인증, 조건부인증 및 불인증으로 구분한다.

⑤ 인증의 유효기간은 4년으로 한다. 다만, 조건부인증의 경우에는 유효기간을 1년으로 한다.

⑥ 조건부인증을 받은 의료기관의 장은 유효기간 내에 보건복지부령으로 정하는 바에 따라 재인증을 받아야 한다.

⑦ 제1항에 따른 인증기준의 세부 내용은 보건복지부장관이 정한다.

(3) 의료기관 인증의 신청

① 의료기관 인증을 받고자 하는 의료기관의 장은 보건복지부령으로 정하는 바에 따라 보건복지부장관에게 신청할 수 있다.

② 제1항에도 불구하고 제3조 제2항 제3호에 따른 요양병원(「장애인복지법」제58조 제1항제2호에 따른 의료재활시설로서 제3조의2에 따른 요건을 갖춘 의료기관은 제외한다)의 장은 보건복지부령으로 정하는 바에 따라 보건복지부장관에게 인증을 신청하여야 한다.

③ 인증전담기관은 보건복지부장관의 승인을 받아 의료기관 인증을 신청한 의료기관의 장으로부터 인증에 소요되는 비용을 징수할 수 있다.

(4) 인증의 공표 및 활용

① 보건복지부장관은 인증을 받은 의료기관에 관하여 인증기준, 인증 유효기간 및 제58조의3제2항에 따라 평가한 결과 등 보건복지부령으로 정하는 사항을 인터넷 홈페이지 등에 공표하여야 한다.

② 보건복지부장관은 제58조의3제3항에 따른 평가 결과와 인증등급을 활용하여 의료기관에 대하여 다음 각 호에 해당하는 행정적 · 재정적 지원 등 필요한 조치를 할 수 있다.

가. 제3조의4에 따른 상급종합병원 지정

나. 제3조의5에 따른 전문병원 지정

다. 그 밖에 다른 법률에서 정하거나 보건복지부장관이 필요하다고 인정한 사항

3) 의료기관평가인증원

(1) 설립목적

의료기관평가인증원은 의료기관인증제도 및 의료기관을 대상으로 실시하는 각종 평가 업무를 통합 수행하여 의료의 질과 환자안전 수준을 제고함으로써 국민 건강의 유지 증진에 기여하기 위하여 재단법인 의료기관평가인증원이 2010년 10월 설립(개원)되었다. 따라서 의료기관평가인증원은 보건복지부장관이 인증을 위하여 필요하다고 정한 업무를 위탁받아 수행하는 인증전담기관이다(http://www.koiha.kr).

(2) 설립근거

설립근거는 의료기관평가인증원의 설립은 [의료법]제58조에 근거하고 있으며, 보건복지부 장관이 인증을 위하여 필요하다고 정한 업무를 위탁 받아 수행하는 인증전담기관이다.

(3) 주요연혁

의료기관평가인증원의 주요연혁을 요약하면 다음과 같다.

〈 표 3-1 〉 주요연혁

연, 월, 일	주요사업 추진내용
2010.10.26	의료기관평가인증원 개원
2010.11.16	2010.10.26 의료기관평가 인증조사 첫 실시
2011.09.30	의료기관 인증을 통한 병원 서비스 개선 사례발표회
2012.04.24	국제의료 질 관리학회(ISQua) 인증기준 국제 인증 획득
2013.01.15	요양병원 인증조사 첫 실시
2013.08.06	정신병원 인증조사 첫 실시
2014.02.11	한방병원 인증조사 첫 실시
2014.06.10	치과병원 인증조사 첫 실시
2015.07.17	인증 의료기관 1,000개소 돌파
2015.08.18	JCI(Joint Commission International)와 MOU 체결
2017.07.28	환자안전 보고학습시스템 포털사이트(www.kops.or.kr) 오픈
2018.07.31	3주기 급성기병원 인증기준 공표
2019.06.04	국제의료질관리학회 외부평가협회(IEEA) 인증기준 국제 인증 획득
2019.12.03	재활의료기관 인증조사 최초 실시
2020.01.29	환자안전법 개정안 공표(중대한 환자안전사고 보고 의무화)
2020.03.04	인증원 설립근거 마련 및 인증 확대(의료법 58조 개정)
2021.10.29	4주기 급성기병원 및 3주기 치과병원 인증기준 공표

(4) 조직도

조직도는 원장산하에 이사회, 위원회(기준조정 위원회, 제도자문 위원회, 인증심의 위원회)가 있으며, 사업조직에는 정책개발실(사업개발팀 정책개발팀 환자안전TF팀), 인증사업실(인증1팀, 인증2팀), 연구개발실(교육컨설팅팀 연구지원팀 기준개발팀), 경영기획실(경영기획팀 운영지원팀 전산팀)이 있다.

(5) 수행업무

의료기관 인증제도 및 의료기관을 대상으로 각종 평가업무를 통합 · 수행하고 있다.

1-2. 의료기관인증제도

1) 의료기관인증제란

의료기관 인증제는 의료기관이 환자 안전과 의료 서비스의 질 향상을 위해 자발적이고 지속적인 노력을 하도록 하여, 국민에게 양질의 의료 서비스를 제공하도록 하는 제도이다. 따라서 의료기관에서 제공되는 의료서비스의 수준을 객관적으로 측정, 기록하고 지속적으로 개선해 안전한 환경에서 최상의 진료를 받을 수 있도록 평가하는 활동이다.

2) 인증기준

인증기준에서는 '환자안전'과 '지속적 질 향상'을 의료기관이 갖추어야 할 기본적인 가치로 설정함으로써 개별 의료기관들이 환자에게 안전하고 질적으로 수준 높은 의료서비스를 제공할 수 있도록 목표를 제시하고, 지속적인 개선활동을 유도하고 있다. 인증기준의 주요내용은 다음과 같다.

〈 표 3-2 〉 인증기준

주요내용
인증기준은 의료법 제58조3(의료기관 인증기준 및 방법 등)의 1항에 명시된 사항으로서 다음과 같은 주요내용을 포함하고 있다. ① 환자의 권리와 안전 ② 의료기관의 의료서비스 질 향상 활동 ③ 의료서비스의 제공과정 및 성과 ④ 의료기관의 조직 인력관리 및 운영 ⑤ 환자만족도

3) 인증기준 4가지 기본체계 및 틀

인증기준은 기본가치체계, 환자진료체계, 지원체계, 성과관리체계 등 4개 영역(Domain)으로 구성된다.

① 급성기병원은 기본가치체계, 환자진료체계, 지원체계, 성과관리체계의 4개 영역 ② 요양병원은 기본가치체계, 환자진료체계, 지원체계의 3개 영역 ③ 정신병원은 기본가치체계, 환자진료체계, 지원체계, 성과관리체계의 4개 영역 ④ 치과 · 한방병원은 기본가치체계, 환자진료체계, 행정관리체계의 3개 영역으로 평가한다.

〈 표 3-3 〉 기본체계

체계	내용
• 기본가치체계	의료기관이 갖추어야 할 환자안전과 질 향상을 기본가치로 제시
• 환자진료체계	환자진료의 전 과정을 추적 가능하도록 구성
• 지원체계체계	양질의 환자진료를 지원하기 위한 기능과 조직의 전문성 추구
• 성과관리체계	진료결과지표의 관리를 통한 질 향상

(1) 인증을 받기 위해서는 전반적인 인증기준들을 충족하여야 한다. 특히 안전보장활동의 '환자안전', '직원안전', '화재안전' 범주 및 지속적 질 향상의 '질 향상 운영체계', '환자안전 보고체계 운영' 범주에 속하는 9개 기준은 인증을 받기 위한 필수 기준으로서 반드시 충족되어야 한다.

(2) 인증기준은 모든 의료기관에 공통적으로 적용 가능한 보편적인 기준을 근간으로 구성되어 있으나, 의료기관의 규모 및 특성에 따라 일부 기준 및 조사항목들을 선택적 또는 단계적으로 적용하도록 구성하였다.

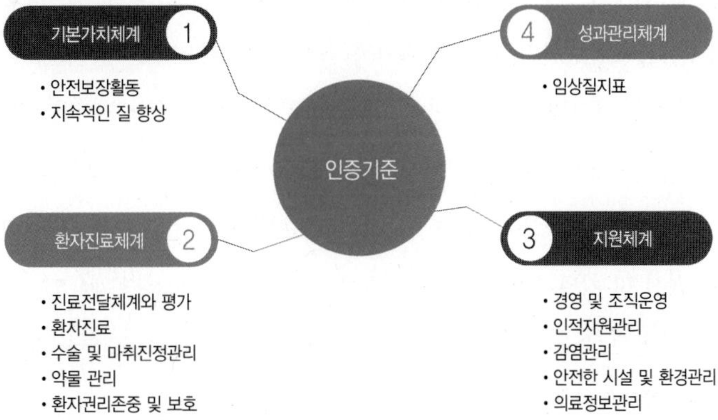

자료출처: 의료기관평가인증원

[그림 3-1] 인증기준 4가지 기본체계

4) 인증대상 및 인증기관

인증대상은 모든 의료기관을 대상으로 하고 있으며, 따라서 병원급 이상 의료기관은 자율적으로 인증을 신청할 수 있다. 다만, 요양병원과 정신병원은 의료서비스의 특성 및 권익보호 등을 고려하여 2013년부터 의무적으로 인증신청을 하도록 의료법에 명시되어 있다. 그리고 상급종합병원 및 전문병원을 지정 받으려면 신청 전 의료기관인증을 먼저 받고 지정신청을 하여야 한다.

1-3. 인증신청 및 절차

1) 인증신청

인증조사를 신청하고자 하는 의료기관은 인증신청서(별지 제21호의4서식)를 작성하여 제출하면 되며, 신청요령은 다음과 같다.

① 의료기관은 인증원 홈페이지(www.koiha.or.kr)에서 온라인으로 신청서를 작성한다.

② 병원급 의료기관은 인증을 받고자 하는 시기를 정하여 자율적으로 인증조사를 신청할 수 있다. 단, 인증조사 시작 최소 2개월 전에 신청을 하여야 한다.

③ 상급종합병원으로 지정받고자 하는 경우 의료기관 인증을 받아야 한다(의료법 제3조의4, 상급종합병원의 지정 및 평가에 관한 규칙 제2조).

④ 전문병원으로 지정받고자 하는 병원급 의료기관과 한방병원은 인증을 받아야 한다(의료법 제3조의5, 전문병원의 지정 및 평가 등에 관한 규칙 제2조).

⑤ 수련병원으로 지정받고자 하는 병원급 의료기관은 인증을 받아야 한다(전공의의 수련환경 개선 및 지위 향상을 위한 법률 제13조 및 동법 시행령 제4조).

⑥ 연구중심병원으로 지정받고자 하는 병원급 의료기관은 인증을 받아야 한다(보건의료기술진흥법 시행규칙 제12조 별표2).

⑦ 외국인환자 유치 의료기관으로 지정받고자 하는 병원급 의료기관은 인증을 먼저 받아야 한다.(의료 해외진출 및 외국인환자 유치 지원에 관한 법률 제14조, 보건복지부 고시 제2017-4호)

⑧ 인증원은 의료기관에서 신청한 인증 희망 조사일정과 신청 순서를 고려하여 조사일정을 의료기관과 조정한 후 인증신청서 접수일로부터 1개월 이내에 신청 의료기관에게 최종 통한다.

⑨ 요양병원과 정신병원은 의료서비스의 특성 및 권익 보호 등을 고려하여 2013년부터 의무적으로 인증신청을 하도록 의료법에 명시되어 있다(의료법 제3조제2항제3호).

⑩ 의료기관 인증에 소요되는 경비는 의료기관이 부담하도록 되어 있다. 단, 요양 및 정신병원의 경우 인증주기 내 1회 인증경비를 지원하고 있다.

〈 표 3-4 〉 신청방법 및 접수

구분	내용
신청방법	의료기관 서비스 회원가입 후 온라인 인증신청 (의료법 시행규칙 [별지 제 23호의 4서식])
신청접수	인증신청서 접수일로부터 7일 이내에 접수결과를 신청인에게 통보

2) 인증절차

의료기관 인증사업은 보건복지부장관이 인증을 위하여 필요하다고 정한 업무를 위탁받아 의료기관의 서비스 질과 환자안전에 대한 신뢰성 보증을 목표로 인증사업을 수행하고 있다.

급성기병원은 3주기(2019~2022년) 시행 중이며 환자안전 및 감염관리 대응체계, 직원안전을 위한 근무환경 개선 등 기준을 강화하여 평가하고 있다.

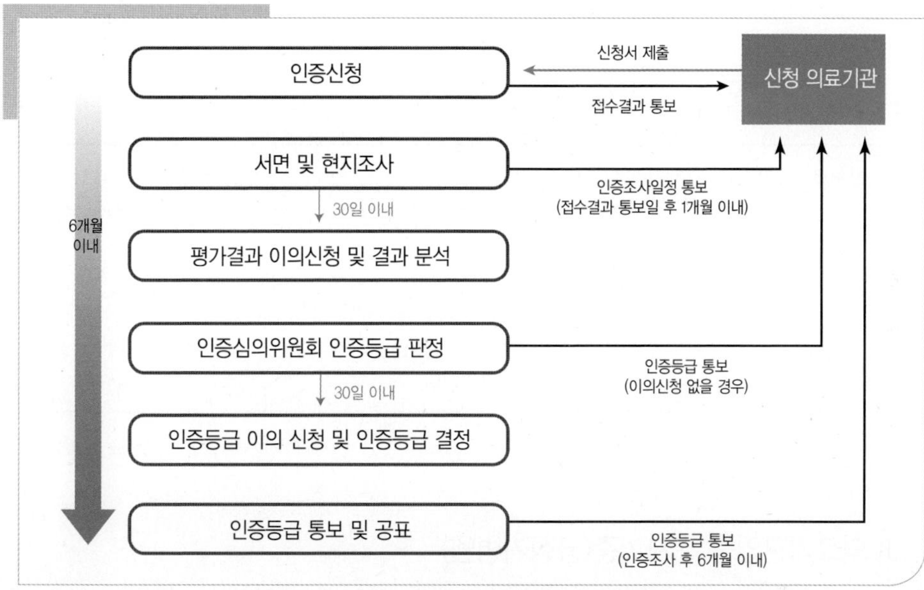

[그림 3-2] 의료기관 인증 절차

[별지 제21호의4서식] (앞면)

<table>
<tr><th colspan="4">의료기관 인증신청서</th><th colspan="2">처리기한</th></tr>
<tr><td colspan="4">□ 인증 □ 재인증</td><td colspan="2">6개월</td></tr>
<tr><td>①의료기관명</td><td colspan="5"></td></tr>
<tr><td rowspan="2">②대표자</td><td rowspan="2" colspan="2"></td><td colspan="2">③ 의료기관종별</td><td></td></tr>
<tr><td colspan="2">④ 요양기관번호</td><td></td></tr>
<tr><td rowspan="4">⑤ 주소 및 담당부서</td><td colspan="3">소재지</td><td colspan="2">(우 -)</td></tr>
<tr><td rowspan="3">담 당
부 서</td><td colspan="4">부서명 직책 성명</td></tr>
<tr><td colspan="4">전화 팩스</td></tr>
<tr><td colspan="4">(기관 인터넷 홈페이지 주소)
(담당자 전자우편 주소)</td></tr>
<tr><td>⑥ 희망조사기간</td><td colspan="5">년 월 일부터 년 월 일까지</td></tr>
<tr><td rowspan="2">⑦ 서비스 품질 및 인증현황</td><td colspan="3">서비스 품질 및 인증현황</td><td colspan="2">인증일자</td></tr>
<tr><td colspan="3"></td><td colspan="2"></td></tr>
</table>

<table>
<tr><td>⑧ 기타의견</td><td></td><td></td></tr>
<tr><td colspan="3">「의료법」제58조의 3 제6항, 제58조의 4 제1항 및 제2항, 같은 법 시행규칙 제62조제1항, 제62조의 2 제1항 및 제4항에 따라 의료기관 인증(재인증)을 신청합니다.

년 월 일

신청인: (서명 또는 인)

보건복지부장관 귀하</td></tr>
<tr><td colspan="3">※ 구비서류 : 의료기관 운영현황</td></tr>
<tr><td colspan="3">※ 작성요령
1. 조건부인증을 받은 기관이 다시 인증을 신청하는 경우 재인증에 √표 하십시오.
2. 희망 조사기간은 신청일로부터 6개월 이내로 작성하시기 바랍니다.
3. 기타의견란에는 조사를 받을 수 없는 기간이나 상급종합병원 지정 및 평가 등 인증 조사기간 결정에 참고할 필요가 있는 내용을 기재하시기 바랍니다.</td></tr>
</table>

210㎜×297㎜[일반용지 60g/㎡(재활용품)]

3) 의료기관인증 조사기준(급성기병원)

의료기관인증 조사기준은 국제 수준에 부합하는 의료의 질 향상 및 환자안전의 수준 제고를 목표로 개발되었으며, 4개 영역(기본가치체계, 환자진료체계, 조직관리체계, 성과관리체계)/ 11개 장/ 33개 범주/ 54개 기준/241개 조사항목으로 구성되어 있다.

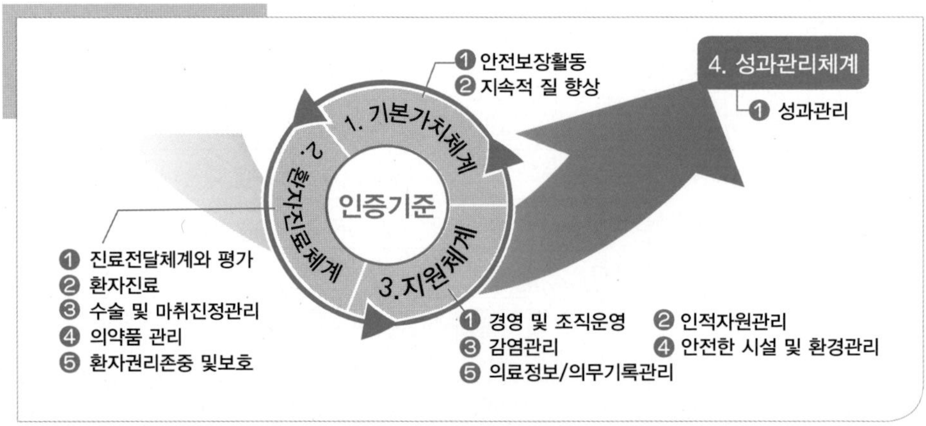

[그림 3-3] 의료기관인증 조사기준

4) 인증조사 및 대상

인증조사는 다음과 같다.

① 인증신청서 접수일로부터 1개월 이내에 신청 의료기관에게 조사일정을 통보한다.

② 조사일정은 인증조사 희망 일을 기준으로 해당 의료기관과 인증원의 협의를 통하여 정하고 있다.

③ 조사일정 확정과 동시에 조사위원의 선정 및 조사계획을 수립하게 되므로 이후 인증조사일정은 변경할 수 없다.

④ 인증조사는 의료기관 종별 및 병상 규모에 따라 다르게 시행되고 있다.

〈 표 3-5 〉 인증조사 대상

구분	상급종합병원		종합병원		병원	
병상규모	1000병상 이상	1000병상 미만	300병상 이상	300병상 미만	100병상 이상	100병상 미만
조사일정	4일					
조사위원	7인	6인	5인	4인	4인	3인

⑤ 인증조사방법은 역동적 추적조사(Tracer Methodology) 방법을 사용하여 의료기관의 의료서비스 전 제공과정을 조사하고 있다.

⑥ 추적조사 방법은 개별환자 추적조사와 시스템 추적조사로 구분된다.

추적조사
환자의 입장(관점)에서 진료 및 치료 경로를 따라 의료진 및 환자와의 대화, 기록검토, 관찰을 통합하는 역동적인 조사과정을 거치는 환자안전과 의료의 질 및 서비스를 평가하는 조사방법이다 (Magnarelli, 2005, Murphy-Knoll,2006).

개별환자 추적조사는 환자에게 제공되는 의료서비스의 흐름을 따라 의료기관의 주요한 기능 (의료절차, 전달체계, 안전구조 등)을 환자가 어떻게 경험하는지 평가하는 조사방법이다.

시스템 추적조사는 의료기관 전체 시스템을 조사하는 방법으로 지속적 질향상, 의약품관리, 인적자원관리, 감염관리, 안전한 안전한 시설 및 환경관리, 의료정보/의무기록관리의 6개 부분에 대해 조사가 이루어진다.

5) 인증조사 진행과정

인증조사 진행과정은 다음과 같다.

인증조사 진행과정
1. 의료기관으로 신청서 제출→ 2. 의료기관에서 인증조사 접수결과 통보→ 3. 의료기관에서 서면 및 현지조사 실시 및 인증조사일정통보 (접수결과 통보일 후 1개월 이내) → 4. 의료기관에서 인증심의위원회 인증등급 판정 및 인증등급 통보 (30일이내) 5. 의료기관으로 인증등급 이의신청 및 인증등급 확정

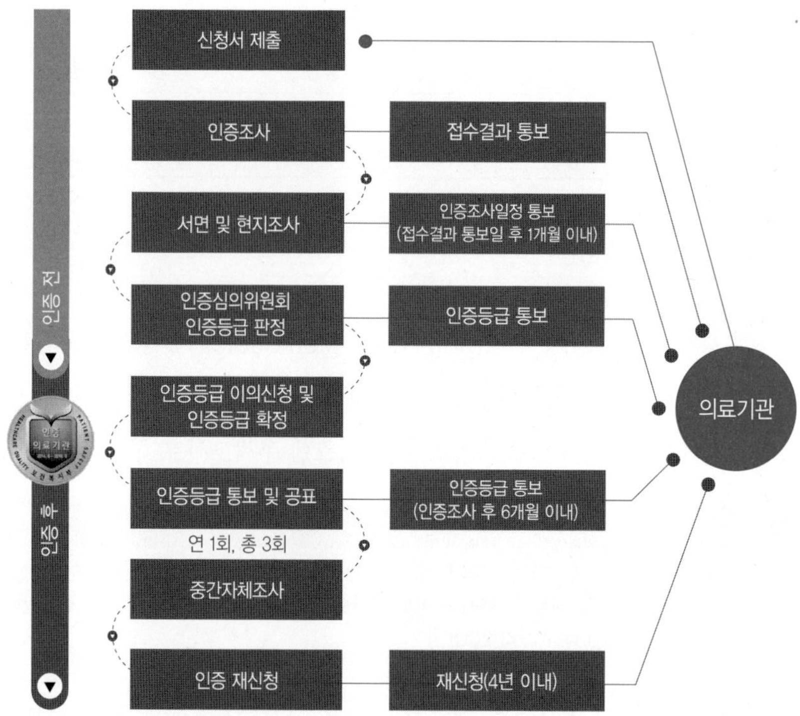

자료출처: 의료기관평가인증원

[그림 3-4] 인증조사 진행과정

6) 조사종류

인증조사는 정기 조사와 비정기 조사로 구분된다. 정기 조사에는 본조사와 중간 자체조사, 중간현장조사가 있으며, 비정기조사에는 추가조사와 수시조사가 포함되어 있다.

〈 표 3-6 〉 조사종류

구분	내용	
정기조사	본조사	의료기관의 인증조사 신청 후 의료기관 현장에서 이루어지는 정규 인증조사이다.
	중간자체 조사	인증' 의료기관의 인증유효기간 내 수시조사 요건이 발생한 경우 의료기관의 소명절차와 인증심의위원회의 심의/ 의결을 통해 시행되는 조사이다.
	중간현장 조사	인증의료기관이 환자안전과 질 향상을 지속적으로 유지/관리하도록 하기 위해 인증 기간 중 의료기관 현장에서 시행하는 정규조사이다. 중간현장조사는 인증 후 24~36개월 사이에 인증원에서 조사팀을 구성하여 시행한다.
비정기 조사	추가조사	인증등급 결정을 위해 시행하는 보완적인 조사로서 서면 또는 현장 조사방법으로 시행한다. 추가조사는 본조사결과가 '인증 또는 조건부인증'이라 하더라도 필수 조사항목 중 '중'이 1개 이상일 경우 의료기관 선택에 의해 시행된다.
	수시조사	인증받은 의료기관에 대해 인증기간 중에 특정 요건이 발생하였을 경우 시행할 수 있는 조사로서, 전체 영역 또는 서비스 변화 영역에 대하여 조사한다.

7) 인증심의위원회 및 등급판정

(1) 인증등급은 평가결과를 토대로 인증심의위원회에서 심의를 실시하며, 인증심의위원회에서 판정된 인증등급은 해당 기관에 서면으로 통보한다.

인증등급은 ① 인증 ② 조건부인증 ③ 불인증 3가지로 구분되며, 인증을 받은 의료기관은 인증서와 인증마크를 교부받아 유효기간까지 사용할 수 있다.

- ㅇ 인증 : 해당의료기관이 모든 의료서비스 제공과정에서 환자의 안전보장과 적정수준의 질을 달성하였음을 의미한다(인증기관 4년).
- ㅇ 조건부인증 : 질 향상을 위하여 노력하였으나 일부영역에서 인증 수준에는 다

소 못 미치는 기관으로서 향후 부분적 노력을 통해 인증을 받을 수 있는 가능성이 있음을 의미한다(인증기관 1년).

〈 표 3-7 〉 인증등급 및 인증기간

구분	의미	인증기간
인증	각 영역별 기준 충족률이 모두 80% 이상이고, 환자 안전 및 직원 안전 범주에 포함된 조사항목에 '무' 또는 '하'가 없는 경우(모든 의료서비스 제공 과정에서 환자의 안전보장과 적정 수준의 의료 질 달성)	4년
조건부인증	모든 영역별 기준 충족률이 60% 이상인 경우(질 향상을 위하여 노력하였으나, 일부 영역에서 인증 수준에는 다소 못 미치는 기관으로서, 향후 부분적 노력을 통해 인증을 받을 수 있는 가능성이 있는 경우)	1년
불인증	기준 충족률이 60% 미만인 영역이 1개 이상 있는 경우	-

(2) 인증결과 이의신청 및 최종판정

① 인증등급에 이의가 있는 의료기관은 이를 통보받은 날로부터 30일 이내에 인증등급 이의신청을 할 수 있다. 해당 기관은 인증등급 이의신청서(의료법 시행규칙 별지 제23의8서식)를 작성하여 30일 이내에 근거서류와 함께 인증원에 제출하여야 한다.

② 인증원은 해당기관의 인증등급 이의신청내용의 타당성을 검토하기 위해 이의신청소위원회를 활용할 수 있다.

③ 인증심의위원회는 해당기관의 이의신청내용 또는 이의신청소위원회의 검토내용을 토대로 그 적합성여부를 심의하고 최종 인증등급을 결정한다.

8) 인증결과 통보 및 공표

① 인증원은 심의 결정된 인증등급을 의료기관에 통보하고, 보건복지부장관에게 보고하도록 되어있다.

② 인증(인증, 조건부인증)을 받은 의료기관은 인증서와 인증마크를 교부받으며, 이를 사용할 수 있다.

③ 인증원 홈페이지를 통해 해당 기관의 인증등급(인증, 조건부인증)를 공표하고 있다.

④ 인증유효기간이 만료된 이후에는 인증서와 인증마크를 계속 사용할 수 없도록 되어 있다.

⑤ 행정적 · 재정적 지원 : 상급종합병원과 전문병원, 연구중심병원, 수련병원 등의 지정이나 개별 법률이 정한 행정적 및 재정적 지원을 받을 수 있다.

* 인증을 사칭하는 경우 1년이하 징역 또는 500만원 이하의 벌금에 처하도록 되어있다.

9) 인증마크

인증을 받은 의료기관은 인증유효기간(4년)동안 인증마크를 사용할 수 있다. 또한 의료법 제58조의 7(인증의 공표 및 활용)에 따라 인증원 홈페이지에 그 결과를 공표하고 있으므로, 인증원 홈페이지를 통하여 인증을 획득한 의료기관의 정보를 확인할 수 있다.

10) 인증주기

인증은 4년 동안 유효하며 4년 후 다시 인증을 받아야 한다(단, 조건부인증은 1년). 인증제에서는 의료기관이 지속적으로 의료의 질 향상 노력을 유지할 수 있도록 하기 위하여 인증유효기간 중 의료기관이 자체 평가를 실시토록 하고 이를 인증원에 보고하도록 하고 있다. 조건부인증은 개선의 의지가 있는 기관에서 향후 시정과 보완의 기회를 제공하려는 목적으로 등급이 부여되며, 1년간 인증과 동일한 효력을 발휘하나 인증기간 내 개선 노력을 한 후, 다시 인증조사를 받아 최종적인 인증 여부를 판정받게 된다.

11) 조사위원

조사위원은 병원급 의료기관에서 근무한 경험이 있는 자로 의사, 간호사 및 기타 보건의료분야 다양한 직종의 전문가로 구성되어 있다.

인증원은 조사위원 지원자를 대상으로 서류 및 면접전형 후 온라인교육, 기본교육, 필기시험, 현장중심교육 및 참관교육 등을 실시하고 있으며, 선발 후 조사의 전문성과 객관성 강화를 위하여 지속적인 교육과 평가를 진행하고 있다.

12) 인증을 위한 준비단계

병원의 인증 전담부서(QI실/기획실 등)를 지정하여 병원의 적극적인 지원으로 인증을 받기 이전에 다음과 같은 병원의 준비가 필요하다.

- 인증제를 위한 전 직원교육
- 인증기준에 부합된 규정, 지침, 업무매뉴얼 작성
- 인증컨설팅 시행 : 의료기관평가인증원 또는 인증전문 컨설팅 기관
- 인증예비평가 시행 : 의료기관평가인증원 또는 외부기관, 자체평가
- 인증평가 시행 : 의료기관평가인증원

1-4. 의료기관인증평가 준비

1) 의료기관평가인증원의 컨설팅사업

(1) 컨설팅절차

의료기관평가인증원에서는 의료기관의 자발적인 인증제도 참여를 촉진하고, 인증준비 과정을 지원하고자 컨설팅서비스를 제공하고 있다.

(2) 컨설팅 신청

의료기관은 컨설팅을 받고자 하는 시기를 정하여 신청할 수 있다. 단, 컨설팅 희망일은 신청일 기준으로 60일 이후부터 지정할 수 있다.

(3) 컨설팅 일정 확정 및 통보

컨설팅 신청 후 15일 이내에 의료기관에게 컨설팅 계획과 비용을 통보하고 있다.

(4) 컨설팅 시행 및 컨설팅 결과보고서 송부

의료기관에서 신청한 컨설팅 종류에 따라 컨설팅 서비스를 제공하며, 컨설턴트의 결과보고서를 인증원에서 수정/보완하여 컨설팅 시행 후 결과보고서를 의료기관에 송부하고 있다.

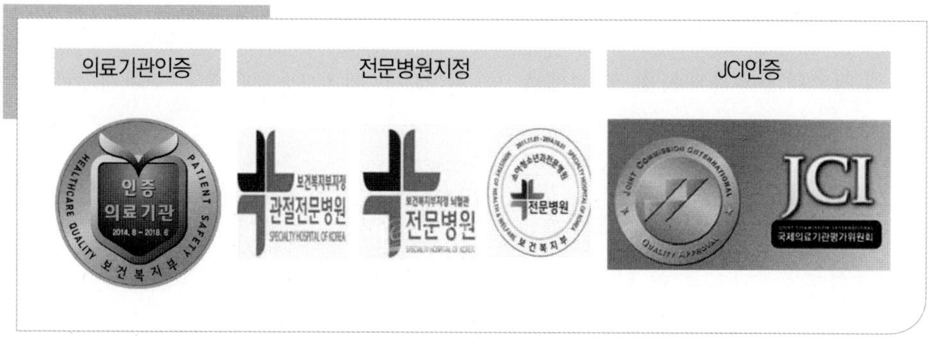

[그림 3-5] 의료기관 인증 및 지정병원 마크

2) 요양병원인증평가

(1) 추진배경 및 목적

요양병원의 양적 팽창으로 요양서비스 질 저하가 사회문제화 됨에 따라, 환자 권익보호 및 의료서비스의 질 관리를 위한 의료법 제58조의4에 따라 요양병원은 '13년부터 의무인증을 도입 시행하고 있다.

인증제도(이하 인증제)를 통해 요양병원의 환자안전과 의료의 질 향상을 위한 자발적이고 지속적인 노력을 유도하여 질적으로 수준 높은 의료서비스를 제공하고, 국민이 안심하고 찾을 수 있는 요양병원 선택권 제고하기 위함이다.

(2) 관련근거

○ 의료법 : 제58조, 제58조의2 ~ 제58조의9, 제63조, 제68조, 제84조

○ 의료법 시행령 : 제29조

○ 의료법 시행규칙 : 제63조, 제62조의2, 제64조제3~4항, 제64조의4~8

(3) 인증대상

의료법 제3조제2항제3호에 따른 요양병원이며, 다만,「장애인복지법」제58조에 따른 장애인 의료재활시설은 제외한다. 제외 대상은 인증조사 예정일 전 휴 폐업, 업무정지가 확인된 요양병원, 기타 인증조사 제외 또는 사유가 발생한 요양병원이다(3주기(2021년~2024년) 시행 중이며 환자안전 및 의료 질 기준과 감염예방 관리기준 강화)

(4) 인증기준

3개 영역(기본가치체계, 환자진료체계, 지원체계)/ 11개 장/ 55개 기준/ 268개 조사항목이 있다.

(5) 조사신청 방법 〈붙임2 참조〉

의료기관평가인증원 홈페이지(http://www.koiha.kr)를 통하여 신청한다.

(6) 제출 서류

인증신청서, 의료기관 운영현황표(홈페이지에 직접 입력), 의료기관개설허가증, 사업자등록증 등(신청 시 첨부파일 업로드)이다.

(7) 조사일정 통보(의료법 시행규칙 제64조의2)

조사 일정은 조사신청을 접수한 날로부터 30일 이내에 해당 요양병원과 조사일정 협의 후 최종일정 확정 및 통보한다.

□ 조사기간 및 조사위원

〈 표 3-8 〉 조사종류 병상규모별 조사 기간 및 조사위원 수

병상 기준	100병상 미만	100~199병상	200병상 이상
조사기간	2일	2일	3일
조사위원	2명	3명	3명

조사위원 구성 : 3명일 경우 : 의사, 간호사, 기타 직종(약사, 보건의료정보관리사, 영양사, 임상병리사, 사회복지사, 행정직 등) 2명일 경우 : 의사, 간호사

(8) 인증등급 결정 및 결과 통보

인증조사기준 268개 항목에 대한 조사결과 분석하여, 인증원의 '요양병원 인증심의위원회'에서 인증등급 판정을 한다.

(9) 결과 통보 및 공표

조사결과 및 인증등급 통보, 인증서 및 인증마크 교부하고 의료기관평가인증원 홈페이지에 인증 의료기관 정보 공개한다.

(10) 요양병원 인증조사기준

요양병원 인증조사기준은(구성 : 3개 영역/11개 장/55개 기준/268개 조사항목)은 아래 표와 같다.

〈 표 3-9 〉 요양병원 인증조사기준

장 (Chapter)		기준 (Standard)		조사항목			
				계	필수	정규	시범
3		55		268	30	232	6
Ⅰ. 기본가치체계		3		14	13	1	-
1. 환자안전보장활동		1.1.1	의료진간 정확한 의사소통	5	5		
		1.1.2	낙상 예방활동	6	5	1	
		1.1.3	손위생 수행	4	4		
Ⅱ. 환자진료체계		27		131	1	128	2
2. 진료전달체계와 평가	진료 전달체계	2.1.1	외래환자 등록 절차	3		3	
		2.1.2	입원환자 등록 절차	3		3	
		2.1.3	환자진료의 일관성 및 연속성 유지	4		4	
		2.1.4	퇴원 및 전원 절차	4		4	
	환자평가	2.2	입원환자 초기평가	6		6	
	검사체계	2.3.1	검체검사체계	7		7	
		2.3.2	영상검사체계	6		6	
		2.3.3	검사실 안전관리	3		3	
3. 환자진료	환자 진료체계	3.1.1	입원환자 치료계획	6		6	
		3.1.2	통증관리	4		4	
		3.1.3	영양관리	4		4	
		3.1.4	욕창관리	6		5	1
		3.1.5	생애말기환자 관리	4		4	
		3.1.6	결핵 예방 · 관리	3		3	
		3.1.7	한방 서비스	4		4	

장 (Chapter)		기준 (Standard)		조사항목			
				계	필수	정규	시범
	고위험 환자 진료체계	3.2.1	심폐소생술 관리	4		4	
		3.2.2	수혈환자 관리	7		7	
		3.2.3	신체보호대 관리	7		7	
4. 의약품관리		4.1	의약품 보관	8		8	
		4.2	처방 및 조제	8		7	
		4.3	투약 및 모니터링	8		8	1
5. 수술 및 마취진정관리		〈해당사항 없음〉					
6. 환자권리존중 및 보호		6.1	환자권리존중	4		4	
		6.2	취약환자 권리보호	3		3	
		6.3	불만고충처리	4		4	
		6.4	의료사회복지체계	3		3	
		6.5	동의서	3		3	
		6.6	편의 및 안전시설	5	1	4	
Ⅲ. 조직관리체계		25		122	15	103	4
7. 질 향상 및 환자안전 활동		7.1	질 향상 및 환자안전 운영체계	4		4	
		7.2	환자안전사건 관리	8		7	1
		7.3	질 향상 활동	6		3	3
		7.4	의료서비스 만족도 관리	3		3	
8. 감염관리		8.1	감염예방 · 관리체계 구축 및 운영	5		5	
		8.2	의료기구 감염관리	4		4	
		8.3	소독/멸균 및 세탁물 관리	8		8	
		8.4	환경관리	3		3	
		8.5	내시경실 및 인공신장실 감염관리	6		6	
		8.6	급식서비스감염관리	5		5	
9. 경영 및 조직운영		9.1	합리적인 의사결정	3		3	
		9.2	의료기관 운영방침	3		3	

장 (Chapter)	기준 (Standard)		조사항목			
			계	필수	정규	시범
10. 인적자원 관리	10.1	인사정보 관리	5		5	
	10.2	직원교육	4		4	
	10.3	의료인력 법적 기준	5	1	4	
	10.4	직원안전 관리활동	6	5	1	
	10.5	폭력 예방 및 관리	3		3	
11. 시설 및 환경관리	11.1	시설 및 환경 안전관리	4		4	
	11.2	설비시스템 관리	5		5	
	11.3	위험물질 관리	5		5	
	11.4	보안관리	4		4	
	11.5	의료기기 관리	4		4	
	11.6	환자안전 관리활동	9	9		
12. 의료정보/ 의무기록관리	11.1	의료정보/의무기록 관리	5		5	
	11.2	의무기록 완결도 관리	5		5	

3) 정신의료기관평가

(1) 정신의료기관평가 개요

정신보건법 제18조의3(정신보건시설의 평가)에 의거, 정신의료기관, 정신질환자사회복귀시설, 정신요양시설에 대해 3년 주기 평가를 실시하며, 의료기관평가인증원은 정신의료기관의 평가 담당하도록 되어 있다.

(2) 정신의료기관평가 추진 배경 및 목적

① 추진배경

급성기 질환에 비해 장기적인 치료를 요하는 정신질환의 특성을 고려하여 정신의료기관의 환자 안전 및 의료서비스 질 관리체계 구축이 필요하여 시행하였다.

② 목적

정신의료기관의 질 관리에 대한 동기부여 및 질적 수준 향상의 기반을 마련하고,

정신질환자에게 양질의 의료서비스를 제공할 수 있는 질 관리체계를 구축하며, 정신의료기관에 대한 긍정적 인식 확산을 위한 계기를 마련하는데 있다.

(3) 정신의료기관의 정의 및 평가 구분

① 정신병원

의료법에 의한 의료기관 중 주로 정신질환자의 진료를 행할 목적으로 정신보건법 제12조 제1항의 시설기준 등에 적합하게 설치된 병원(정신보건법 제3조 제3항)이다.

② 정신건강의학과(설치과)

병원급 이상의 의료기관에 설치된 정신건강의학과를 대상으로 한다.

③ 정신건강의학과 의원

정신건강의학과 입원병상이 50병상 미만인 의원급 의료기관이다.

(4) 대상별 평가 구분(정신보건법 제18조의3)

① 설치과 및 의원

정신의료기관평가 입원병상이 있는 경우에만 평가 대상(외래만 운영할 경우 평가대상에서 제외)이다.

② 정신병원 의료법 제58조의4에 따른 의료기관 인증신청으로 정신의료기관평가로 갈음한다.

(5) 평가의 종류

평가의 종류에는 정기평가와 수시평가가 있다. 정기평가는 평가대상 선정 후 평가실시 3개월 전까지 대상기관에 평가사실과 평가일정을 안내하고 있으며, 수시평가는 평가결과가 낮은 기관에 대하여 확인, 점검을 할 필요가 있는 경우에 실시한다.

① 설치과 및 의원평가 : 3년 주기(입원병상이 있는 경우에만 평가 대상임 (외래만 운영할 경우 평가대상에서 제외)

② 정신병원 인증 : 4년 주기(의료법 제58조의4에 따른 의료기관 인증신청으로 정신의료기관평가 갈음)

③ 인증조사기준 : 기본가치체계, 환자진료체계, 지원체계, 성과관리체계의 4개 영역

수시평가는 평가결과가 낮은 기관에 대하여 확인, 점검을 할 필요가 있는 경우에 실시하고 있다(대상기관에 알리지 않고 평가 실시 가능).

(6) 평가방법 및 내용

평가방법은 3년 주기로 현지평가 및 서면평가를 실시하며, 평가 내용은 정신보건법 시행규칙 11조의5호에 의하며, 시설기준 및 인력기준 충족 정도와 환자의 인권보호 및 권익증진 수준 및 정신보건시설의 진료 및 운영실적과 장관이 필요하다고 인정하는 사항 등이다.

(7) 평가전 운영현황표 제출

○ 입력내용: 의료기관 유형, 병상운영현황, 정신건강의학과 진료현황, 치료프로그램운영현황, 인력현황

○ 첨부파일: 의료기관개설허가증, 평면도, 해당 기관의 자체평가팀 명단, 자체평가 시행계획 내부 공문(기타에 업로드)

(8) 평가방법과 기준구성

① 평가 방법은 현지조사 및 서면조사가 있으며, 평가 내용은 1. 시설 및 장비 등에 관한 사항 2. 종사자 및 자격 등에 관한 사항 3. 진료 · 요양 또는 재활 등의 운영 현황 및 실적 등에 관한 사항이다.

② 기준구성은 2022년 기준 3개 영역/11개 장/46개 기준/201개 평가항목(조사항목)이 있다.

〈 표 3-10 〉 **기준구성**(* 괄호( )는 시범항목 수)

장 (Chapter)	기준 (Standard)		조사항목			
			계	필수	정규	시범
	50		201(11)	52	159	11
Ⅰ. 기본가치체계	5		19	17	2	
1. 환자안전보장활동	1.1	의료진간 정확한 의사소통	5	5		
	1.2	정신과적 치료환경 관리	4	3	1	
	1.3	정신과적 응급상황	3	3		
	1.4	낙상 예방활동	3	3		
	1.5	외출 및 외박관리	4	3	1	

장 (Chapter)	기준 (Standard)		조사항목			
			계	필수	정규	시범
II. 환자진료체계	23		103(3)	18	82	3
2. 진료전달체계와 평가	2.1.1	외래환자 등록 절차	3		3	
	2.1.2	입원수속 및 유지 절차	5	3	2	
	2.1.3	환자진료의 일관성 및 연속성 유지	4		4	
	2.1.4	퇴원 및 전원	4		4	
	2.2.1	입원환자 초기평가	4		4	
	2.3.1	검체검사 및 영상검사 관리	4		4	
	2.3.2	검사실 안전관리	3		3	
3. 환자진료	3.1.1	입원환자 치료계획	6		6	
	3.1.2	동반질환 관리	4(1)		3	1
	3.1.3	치료프로그램	8(2)		6	2
	3.1.4	전문화된 치료프로그램	4		4	
	3.1.5	작업치료	2		2	
	3.1.6	특수치료	2		2	
	3.2.1	심폐소생술 관리	4		4	
	3.2.2	격리 시행 체계	5	4	1	
	3.2.3	강박 시행 체계	5	4	1	
4. 의약품관리	4.1	의약품 확보	2		2	
	4.2	의약품 보관	6		6	
	4.3	처방 및 조제	5		5	
	4.4	투약 및 모니터링	6		6	
5. 환자권리존중 및 보호	5.1	환자권리 존중 및 사생활 보호	9	7	2	
	5.2	불만고충처리	4		4	
	5.3	동의	4		4	
III. 조직관리체계	21		97(5)	17	75	5

장 (Chapter)	기준 (Standard)		조사항목			
			계	필수	정규	시범
6. 질 향상 및 환자안전 활동	6.1		6		6	
	6.2		4		4	
7. 감염관리	7.1	감염관리체계	4	1	3	
	7.2	소독/멸균 및 세탁물 관리	7		7	
	7.3	병동 내 환경위생관리	3		3	
	7.4	급식서비스 감염관리	5		5	
8. 경영 및 조직운영	8.1	합리적인 의사결정	3		3	
	8.2	의료기관 운영방침	4		4	
9. 인적자원 관리	9.1	인사정보 관리	4(1)		3	1
	9.2	직원교육	4		3	
	9.3	직원안전 관리활동	5		1	
	9.4	폭력 예방 및 관리	4(1)		3	
10. 시설 및 환경관리	10.1	시설 및 환경 안전관리	4		4	
	10.2	설비시스템 관리	5		5	
	10.3	설치시설 관리	4	3	1	
	10.4	위험물질 관리	5		5	
	10.5	의료기기 관리	3		3	
	10.6	화재안전 관리활동	9	8	1	
11. 의료정보/의무기록관리	11.1	의료정보/의무기록 관리	3		3	
	11.2	퇴원환자 의무기록 완결도 관리	5		5	
	11.3	개인정보 보호 및 보안	6(3)		3	
Ⅳ. 성과관리체계	1		3(3)			
12. 의료정보/ 의무기록관리	12.1	환자안전 및 질향상 지표관리	(3)			

4) 재활의료기관 인증

(1) 추진배경 및 목적

뇌졸중 등 급성기 치료 후 재활 환자의 기능 회복시기에, '집중 재활치료를 통한 장애 최소화 및 조기 일상 생활복귀를 위한 서비스 제공' 의료기관을 지정하는 사업으로, 제공하는 서비스의 질과 안전을 담보하는 의료기관으로 지정하기 위해 '인증 획득'을 신청 요건으로 정함을 위함이다.

(2) 대상

의료법 제3조제2항제3호에 따른 병원급 의료기관 중 회복기 재활 서비스를 제공하는 '병원' 및 '요양병원' 으로서,

① 재활전문병원 또는 재활의료기관 지정을 유지하고 있는 '병원' 또는 '요양병원'(단, '요양병원'은 재활의료기관 지정기준을 충족한 것으로 통보받은* 기관에 한함)

② 최근 1년간 입원환자 중 전문재활치료를 받은 환자가 65% 이상인 '병원을 대상으로 한다(건강보험심사평가원 청구자료 기준으로 확인)

(3) 인증기준

2022년 기준 4개 영역/ 12개 장/ 53개 기준/ 295개 조사항목이다.

(4) 신청방법

① 온라인 신청: 의료기관평가인증원 홈페이지(http://www.koiha.kr)

② 제출 서류

구분	제출 서류	제출 방법
공통	인증신청서, 재활의료기관 운영현황표	홈페이지에 직접 입력
	의료기관개설허가증, 사업자등록증 등	신청 시 첨부파일 업로드
해당 시	재활의료기관 지정서류	신청 시 첨부파일 업로드

(5) 조사위원 : 3명(의사, 간호사, 기타 직종*으로 구성)

약사, 보건의료정보관리사, 영양사, 임상병리사, 사회복지사, 행정직 등이다.

(6) 조사 방법: 현장 또는 서면조사를 실시하며, 사전 사실 확 인증원에서 사실 확

인 등을 위해 자료를 요청할 수 있으며, 이 경우 의료기관은 15일 이내 관련 자료를 제출하여야 한다.

(7) 재활의료기관 지정기준(장애인건강권법 시행규칙 제10조제1항 별표2)

① 대상기관: 진료과목에 재활의학과를 둔 「의료법」 제58조제1항에 따른 의료기관 인증을 받은 기관으로서 회복시기에 있는 재활환자 치료를 주로 수행하는 기관

② 인력 기준

가. 재활의학과 전문의를 3명 이상 두고, 간호사 · 물리치료사 · 작업치료사 및 사회복지사를 두어야 한다. 다만, 서울 · 인천 · 경기 외의 지역은 재활의학과 전문의를 2명 이상 둘 수 있다.

나. 가목에 따른 인력은 각각 다음 기준을 충족하여야 한다.

인력	기준
재활의학과 전문의	1인당 환자 수 40명 이하
간호사	1인당 환자 수 6명 이하
물리치료사	1인당 환자 수 9명 이하
작업치료사	1인당 환자 수 12명 이하
사회복지사	1명 이상으로 하되, 150개 병상 초과 시 2명

다. 나목에도 불구하고 위 인력 기준은 지역 여건 등을 고려하여 보건복지부장관이 필요하다고 인정하는 경우에는 보건복지부장관이 정하여 고시하는 바에 따라 별도의 기준을 적용할 수 있다.

③ 시설 기준

가. 재활환자의 입원진료를 위한 60개 이상의 병상과 운동치료실 、물리치료실 、작업치료실 및 일상생활동작훈련실을 갖추어야 한다.

나. 가목에 따른 각 치료실 및 훈련실은 보건복지부장관이 정하여 고시하는 면적 이상이어야 한다.

④ 장비 기준 : 제3호에 따른 치료실 및 일상생활동작훈련실에는 보건복지부장관이 정하여 고시하는 필수장비를 갖추어 두어야 한다.

⑤ 진료량

가. 「의료법」 제3조제2항제3호에 따른 병원급 의료기관 중에서 진료량(재활치

료와 연관된 질환에 대한 연간 입원환자수를 말한다)이 백분위수로 상위 30분위 이내이어야 한다.

나. 가목의 재활치료와 연관된 질환에 관하여는 보건복지부장관이 정하여 고시한다.

⑥ 환자구성 비율

가. 전체 입원환자 중 질환의 발병 후 해당 의료기관에 입원하기까지의 경과기간 및 해당 의료기관에의 입원기간이 일정기간 이내인 환자가 보건복지부장관이 정하여 고시하는 비율 이상이어야 한다.

나. 가목의 대상이 되는 질환의 범위, 질환의 발병 후 해당 의료기관에 입원하기까지의 경과기간 및 해당 의료기관에의 입원기간은 보건복지부장관이 정하여 고시한다.

(8) 재활의료기관 인증조사 기준

장 (Chapter)	기준 (Standard)		조사항목(ME)			
			계	필수	정규	시범
4	53		295	42	240	13
Ⅰ. 기본가치체계	3		14	14	–	–
1. 환자안전 보장활동	1.1	정확한 환자확인 및 의사소통	6	6	–	–
	1.2	낙상 예방활동	5	5	–	–
	1.3	손위생 수행	3	3	–	–
Ⅱ. 환자진료체계	24		139	–	136	3
2. 진료전달 체계와 평가	2.1.1	입원수속 절차	5	–	5	–
	2.1.2	환자진료의 일관성 및 연속성 유지	5	–	5	–
	2.1.3	퇴원 및 전원 절차	5	–	5	–
	2.2	입원환자 초기평가/재평가	6	–	6	–
	2.3.1	검체검사 관리	7	–	7	–
	2.3.2	영상검사 관리	6	–	6	–
	2.3.3	검사실 안전관리	3	–	3	–

장 (Chapter)	기준 (Standard)		조사항목(ME)			
			계	필수	정규	시범
3. 환자진료	3.1.1	재활치료계획	7	–	7	–
	3.1.2	협의진료체계	3	–	3	–
	3.1.3	통증관리	4	–	4	–
	3.1.4	영양관리	4	–	4	–
	3.1.5	욕창관리	6	–	6	–
	3.2.1	심폐소생술 관리	4	–	4	–
	3.2.2	진정 치료	4	–	4	–
4. 의약품관리	4.1	의약품 확보	4	–	4	–
	4.2	의약품 보관	8	–	8	–
	4.3	처방 및 조제	11	–	11	–
	4.4	투약 및 모니터링	9	–	8	1
5. 환자권리존중 및 보호	5.1	환자 권리존중 및 사생활 보호	9	–	9	–
	5.2	취약환자 권리보호	4	–	4	–
	5.3	불만고충처리	6	–	5	1
	5.4	재활사회사업체계	6	–	5	1
	5.5	동의서	4	–	4	–
	5.6	임상연구관리	9	–	9	–
Ⅲ. 조직관리체계	25		138	28	104	6
6. 질 향상 및 환자 안전	6.1	질 향상 및 환자안전 운영체계	5	2	3	–
	6.2	환자안전사건 관리	7	5	1	1
	6.3	질 향상 활동	6	–	5	1
7. 감염관리	7.1	감염관리체계	5	2	3	–
	7.2	의료기구 감염관리	4	–	4	–
	7.3	소독/멸균 및 세탁물 관리	8	–	8	–
	7.4	환경관리	6	–	6	–
	7.5	급식서비스 감염관리	5	–	5	–
8. 경영 및 조직운영	8.1	합리적인 의사결정	3	–	3	–
	8.2	의료기관 운영방침	4	–	4	–

장 (Chapter)	기준 (Standard)		조사항목(ME)			
			계	필수	정규	시범
9. 인적자원관리	9.1	인사관리체계	8	–	8	–
	9.2	직원교육	5	–	5	–
	9.3	의료인력 기준	6	5	1	–
	9.4	직원안전 관리활동	6	6	–	–
	9.5	폭력 예방 및 관리	3	–	3	–
10. 시설 및 환경관리	10.1	시설 및 환경 안전관리	7	–	7	–
	10.2	설비시스템 관리	5	–	5	–
	10.3	위험물질 관리	4	–	4	–
	10.4	보안관리	4	–	4	–
	10.5	의료기기 및 치료장비 관리	5	–	5	–
	10.6	화재안전 관리활동	8	8	–	–
	10.7	재난관리	3	–	–	3
11. 의료정보/의무기록 관리	11.1	의료정보/의무기록 관리	7	–	6	1
	11.2	퇴원환자 의무기록 완결도 관리	8	–	8	–
	11.3	개인정보보호 및 보안	6	–	6	–
Ⅳ. 성과관리체계	**1**		**4**	**–**	**–**	**4**
12. 성과관리	12.1	환자안전지표 관리	4	–	–	4

5) 환자안전 보고학습시스템

의료기관평가인증원은 보건복지부장관으로부터 환자안전 보고학습시스템 운영 업무를 위탁받아 환자안전사고 접수 및 검증, 환자안전 전담인력 관리 등의 업무를 수행하고 있다.

6) 의료기관 인증제의 기대효과

의료기관 인증제를 통해 의료기관의 자발적 질 향상 노력을 유도하여 환자안전 수준 제고와 의료의 질 향상을 도모할 수 있게 되며, 인터넷을 통해 인증결과를 공표함으로써 소비자의 알 권리가 강화된다.

이를 통해 국민들(소비자)은 의료기관 이용 시 인증 받은 의료기관을 선택할 수 있게 되며, 환자의 안전이 보장되는 양질의 의료서비스를 제공받을 수 있게 되어 의료기관 이용에 따른 만족도가 향상될 것으로 기대된다. 또한, 인증을 받은 의료기관은 매년 자체적인 질 관리를 수행하여 보고하도록 함으로써 전반적인 의료 질 향상을 도모할 수 있고, 인증마크를 활용한 홍보 등을 통해 경쟁력을 확보할 수 있게 되며, 궁극적으로는 우리나라 의료서비스의 질적 수준 향상에 기여함으로써 국민의 건강증진을 도모할 수 있게 된다.

▎핵심다지기

1 병원의 평가제도의 종류(유형)에 대하여 알아본다.

병원의 평가제도는 병원자체(내부)서비스평가, 보건복지부주관 의료기관인증, 응급의료기관평가, 병원협회 주관 병원신임평가, 건강보험심사평가원의 요양급여 적정성평가, 의료 질 평가 등이 있다.

2 의료기관인증제도에 대하여 알아보고 관련 업무를 수행한다.

의료기관인증제도(이하 인증제)는 의료기관으로 하여금 환자안전과 의료의 질 향상을 위한 자발적이고 지속적인 노력을 유도하여 의료소비자에게 양질의 의료 서비스를 제공하기 위한 제도이다.

(1) 의료기관인증제는 의료기관이 환자 안전과 의료 서비스의 질 향상을 위해 자발적이고 지속적인 노력을 하도록 하여, 국민에게 양질의 의료 서비스를 제공하도록 하는 제도이다.
(2) 의료기관 인증제는 모든 의료기관을 대상으로 하고 있다. 따라서 병원급 이상 의료기관은 자율적으로 인증을 신청할 수 있다. 다만, 요양병원과 정신병원은 의료 서비스의 특성 및 환자의 권익 보호 등을 고려하여 2013년부터 의무적으로 인증신청을 하도록 의료법에 명시되어 있다.
(3) 상급종합병원 및 전문병원을 지정신청을 하려면 의료기관인증을 먼저 받아야 한다.
(4) 인증제의 가장 큰 장점은 지금까지의 공급자중심 의료문화에서 소비자(환자 및 보호자)중심의 의료문화로 전환시킨 혁신적인 제도 설계에 있다. 의료서비스에

대한 소비자의 인식이 높아짐에 따라, 의료의 질을 확보하여 양질의 서비스를 제공하는 것은 어느 때보다 중요해지고 있다. 환자의 입장에서 의료기관들이 의료서비스의 제공 과정에 대한 규정을 만들어 일관되게 수행할 것을 요구하는 의료기관인증제는 소비자를 위한 의료서비스 제공의 계기를 마련했다는 점에서 큰 의의가 있다.

3 의료기관인증제도와 인증절차 및 조사기준과 인증등급, 기대효과에 대하여 알아본다.

(1) 의료기관인증제는 의료기관의 자율신청에 의해 조사일정을 수립하여 서면 및 현지조사를 실시한 후, 조사결과 및 인증등급에 관한 이의신청 절차를 거쳐 최종적으로 인증등급을 공표하고 인증서를 교부한다. 현지조사는 개별 환자 추적조사와 시스템 추적조사를 통해 환자의 진료과정 중심으로 조사하게 되며, 조사위원은 의료기관이 자율적으로 제정한 규정에 따른 수행정도를 조사함으로써 의료기관이 업무의 표준화를 통해 환자안전을 강화할 수 있도록 지원하고 있다.

(2) 의료기관인증 조사기준은 국제 수준에 부합하는 의료의 질 향상 및 환자안전의 수준 제고를 목표로 개발되었으며, 2022년 3주기 기준 4개 영역, 13개 장, 92개 기준, 512개(2023~2026년 4주기 기준) 4개 영역, 13개 장, 92개 기준, 512개(병원은 507개) 조사항목으로 구성되어 있다.

(3) 의료기관의 인증등급은 인증, 조건부인증, 불인증의 3개 등급으로 구분되며, 정부는 인증을 받은 의료기관의 인증등급과 평가결과 등을 인터넷 홈페이지를 통해 상시 제공함으로써 국민의 알 권리와 의료기관 선택권을 보장하고 있다. 또한, 인증결과를 상급종합병원 지정 요건, 연구중심병원 지정 요건, 전문병원 지정 요건으로 활용함으로써 우수한 의료기관이 진입할 수 있도록 정책적 연계를 강화하고 있다.

(4) 인증제의 기대효과로는 국민들(소비자)은 의료기관 이용 시 인증 받은 의료기관을 선택할 수 있게 되며, 환자의 안전이 보장되는 양질의 의료서비스를 제공받을 수 있게 되어 의료기관 이용에 따른 만족도가 향상될 것으로 기대된다. 궁극적으로는 우리나라 의료서비스의 질적 수준 향상에 기여함으로써 국민의 건강 증진을 도모할 수 있게 된다.

4 의료기관인증평가 대상기관 및 자율신청 병원은 의료기관인증 신청을 한다.

(1) 인증평가신청

의료기관평가인증원 홈페이지에 접속하여 신청을 한다.

① 화면에서 아이디와 비밀번호로 로그인한다.

② 로그인하기 : 의료기관인증평가시스템(http://ae.koiha.or.kr)

③ 평가담당자 정보를 수정한다(신청서 제출 후에 평가 담당자 정보 수정이 필요한 경우).

④ 운영현황표를 제출한다.

서면평가 제출마감일 1개월 전까지 입력하며, 로그인 후 버튼을 클릭하면 '평가신청하기' 화면으로 이동된다.

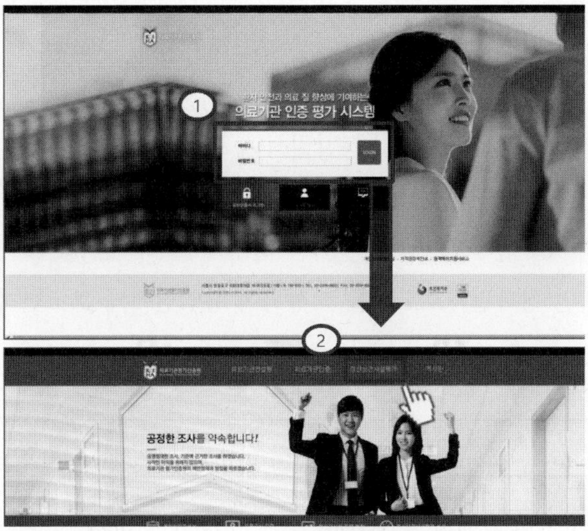

[그림 3-6] 의료기관 인증 신청 화면

(2) 의료기관인증평가 준비

담당부서(QI실 또는 기획실, 총무과 등)에서는 인증제를 위한 전 직원교육을 실시하고, 인증기준에 부합된 규정, 지침, 업무매뉴얼을 작성한다. 또한 인증평가 전에 인증컨설팅을 시행(의료기관평가인증원 또는 인증전문컨설팅기관)하도록 한다. 컨설팅 후 자체적으로 인증예비평가를 시행(의료기관평가인증원 또는 외부기관, 자체평가)한 후 의료기관평가인증원으로부터 인증을 받도록 한다.

5 의료기관인증 신청 후 병원의 평가계획을 수립 후 평가준비를 한다.

의료기관인증평가 업무 담당부서(QI실 또는 기획실, 총무과 등)에서는 인증제를 위한 전 직원교육을 실시하고, 인증기준에 부합된 규정, 지침, 업무매뉴얼 작성한다. 또한 인증평가 전에 인증컨설팅을 시행(의료기관평가인증원 또는 인증전문 컨설팅기관)하도록 한다. 컨설팅 후 자체적으로 인증예비평가를 시행(의료기관평가인증원 또는 외부기관, 자체평가)한다. 의료기관평가인증원으로부터 인증을 받도록 한다.

구분	내용
서류조사	병원의 각종 규정/지침, 직무교육시행 문서, 인사관리관련 문서, 시설관리관련 문서, 질 향상관련 문서, 안전과 관련된 보고문서 등
면담조사	환자안전, 서비스만족도, 교육/훈련 시행 확인 등을 위한 1:1 면담조사에 대한 대비
현장조사	진료진행 현장 확인, 병원 전체 시설 및 관리상태 확인, 의료장비/기기 및 관리상태 확인 조사에 대한 대비

6 의료기관평가인증원으로 부터 평가일정에 의료기관인증평가를 받는다.

7 의료기관인증평가 후 평가통보에 대한 분석과 미비점을 보완한다.

평가가 완료되면 평가결과보고서를 작성하여 경영진에게 보고한다.

8 의료기관인증평가결과 우수인증을 받은 경우 병원의 홍보에 활용한다.

9 스마트폰 앱으로 인증 의료기관 찾는 방법에 대하여 알아본다.

의료기관평가인증원은 사용자 주변의 인증 의료기관 위치 및 병원 정보 등을 알려주는 스마트폰 앱(응용프로그램)을 배포한다고 밝혔다. 또한 의료기관의 환자안전과 의료서비스의 질 수준을 정부에서 인증하는 제도인 의료기관 인증제는 병원급 이상 의료기관의 자율적인 참여를 통해 2010년부터 시행되고 있다. 해당 앱은 인증원 홈페이지(www.koiha.or.kr)를 통해 제공되고 있는 전국의 인증의료기관 정보를 현재 사용자의 위치를 기반으로 하여 주변의 인증 병원을 보다 손쉽게 찾을 수 있도록 하는 것이다.

※참고적으로 의료기관 인증신청시 일반적인 작성사항은 아래와 같다.

■ 의료법 시행규칙 [별지 제23호의5서식] **의료기관 운영현황**

※ [ ]에는 해당되는 곳에 "√" 표시를 합니다. (제1쪽)

1. 의료기관 유형

① 병원구분	[ ] 상급종합병원	[ ] 종합병원	[ ] 병원	[ ] 요양병원
	[ ] 치과병원	[ ] 한방병원	[ ] 기타(　　　　)	
② 응급의료기관 유형	[ ] 권역응급의료센터	[ ] 전문응급의료센터	[ ] 지역응급의료센터	
	[ ] 지역응급의료기관	[ ] 비지정	[ ] 응급실 미운영	
③ 전공의 수련	[ ] 인턴 · 레지던트	[ ] 인턴	[ ] 비수련	
④ 설립유형	[ ] 국립	[ ] 공립	[ ] 지방공사	[ ] 학교법인
	[ ] 특수법인	[ ] 사단법인	[ ] 재단법인	[ ] 사회복지법인
	[ ] 의료법인	[ ] 개인	[ ] 기타(　　　　)	
⑤ 간호관리료 등급	[ ] 1등급	[ ] 2등급	[ ] 3등급	[ ] 4등급
	[ ] 5등급	[ ] 6등급	[ ] 미신청	
⑥ 가정간호사업	[ ] 시행	[ ] 미시행		

2. 병상운영현황 (인증신청일 전월 말일 기준)

허가병상수			병상		응급실	병상
가동병상수	총합		병상	기타 진료 시설	수술실	실
	일반병상		병상		회복실	병상
	중환자실	성인	병상		분만실	실
		소아	병상		인공신장실	실
	신생아실	베지넷	개		낮병동	병상
		인큐베이터	개		외래진료실	실

기타	[ ] 무균치료실	[ ] 격리실	[ ] 조혈모세포처치실	[ ] 정신병상
	[ ] 결핵병상	[ ] 재활병상	[ ] 나병동	[ ] 장기입원병상
	[ ] 한방병상	[ ] 기타(　　　　　　　　)		

<table>
<tr><th colspan="5">3. 개설과목 (인증신청일 전월 말일 기준)</th></tr>
<tr><td>개설진료과목</td><td colspan="4">총 과목(개설허가서를 토대로 기재합니다.)</td></tr>
<tr><td>진료과목 개설현황</td><td>[ ] 내과
[ ] 피부과
[ ] 신경외과
[ ] 이비인후과
[ ] 치과
[ ] 영상의학과
[ ] 핵의학과</td><td>[ ] 소아청소년과
[ ] 외과
[ ] 성형외과
[ ] 비뇨의학과
[ ] 응급의학과
[ ] 진단검사의학과
[ ] 한방과</td><td>[ ] 신경과
[ ] 흉부외과
[ ] 산부인과
[ ] 재활의학과
[ ] 마취통증의학과
[ ] 병리과
[ ] 건강관리과</td><td>[ ] 정신과
[ ] 정형외과
[ ] 안과
[ ] 가정의학과
[ ] 방사선종양학과
[ ] 결핵과
[ ] 기타</td></tr>
</table>

(제2쪽)

<table>
<tr><th colspan="7">4. 주요 진료현황 (인증신청일 전월 말일 기준 최근 1년간)</th></tr>
<tr><td colspan="2">구 분</td><td>실인원</td><td colspan="2">연인원</td><td>원내조제처방건수</td><td>비고</td></tr>
<tr><td colspan="2">입원환자</td><td></td><td colspan="2"></td><td>–</td><td></td></tr>
<tr><td colspan="2">외래환자</td><td></td><td colspan="2"></td><td></td><td></td></tr>
<tr><td colspan="2">응급환자</td><td></td><td colspan="2"></td><td></td><td></td></tr>
<tr><td colspan="2">중환자실</td><td></td><td colspan="2"></td><td>–</td><td></td></tr>
<tr><td rowspan="2">월평균 분만 실적</td><td>총 건 수</td><td colspan="2">건</td><td rowspan="2">일평균 수술 실적</td><td>총 수술 건수</td><td>건</td></tr>
<tr><td>제왕 절개</td><td colspan="2">건</td><td>전신마취 수술 건수</td><td>건</td></tr>
<tr><td colspan="6">최근 1년간 다 빈도 입원환자 진단명 우선순위 (10가지)</td><td>질병코드 (KCD)3자리</td></tr>
<tr><td colspan="6">1.</td><td></td></tr>
<tr><td colspan="6">2.</td><td></td></tr>
<tr><td colspan="6">3.</td><td></td></tr>
<tr><td colspan="6">4.</td><td></td></tr>
<tr><td colspan="6">5.</td><td></td></tr>
<tr><td colspan="6">6.</td><td></td></tr>
<tr><td colspan="6">7.</td><td></td></tr>
<tr><td colspan="6">8.</td><td></td></tr>
</table>

9.	
10.	
최근 1년간 다 빈도 수술명 우선순위(10가지)	수술코드 (ICD9CM)
1.	
2.	
3.	
4.	
5.	
6.	
7.	
8.	
9.	
10.	

(제3쪽)

5. 인력현황 (인증신청일 전월 말일 기준 최근 1년간 합계)

분 류		인원수(전일근무자 수 환산기준, full time equivalent)					
		계	정규직	계약직	임시직	용역직	파견직
전 문 의							
레지던트							
인 턴							
일 반 의							
일반	조 산 사						
	간 호 사						
	간호조무사						
	기 타						
중환자실	간 호 사						
	간호조무사						
	기 타						
신생아중환자실	간호사						
	간호조무사						
	기타						
응급실	간호사						
	간호조무사						
	기타						

약 사						
한 약 사						
임상병리사						
방사선사						
물리치료사						
작업치료사						
치과기공사						
치과위생사						
보건의료정보관리사						
영 양 사						
사 회 복 지 사						
행 정 · 사 무 직						
기능 고용 및 기타						
총 계						

(제4쪽)

6. 응급의료 인력현황 (인증신청일 전월 말일 기준 최근 1년간 합계)

전문의	응급의학 전문의	명
	타과 전문의	명
레지던트	응급의학 레지던트	명
	타과 레지던트	명
인턴 및 일반의		명
24시간 근무 여부		[ ] 예 [ ] 아니오

구분	의사명	전문과목	연차	응급실 근무기간	근무일수
전문의				년 월 일 ~ 년 월 일	일
				년 월 일 ~ 년 월 일	일
				년 월 일 ~ 년 월 일	일
				년 월 일 ~ 년 월 일	일
				년 월 일 ~ 년 월 일	일
				년 월 일 ~ 년 월 일	일

레지던트				년 월 일 ~ 년 월 일	일
				년 월 일 ~ 년 월 일	일
				년 월 일 ~ 년 월 일	일
				년 월 일 ~ 년 월 일	일
				년 월 일 ~ 년 월 일	일
				년 월 일 ~ 년 월 일	일

(제6쪽)

작성방법

ㅁ 병상운영현황

1. "허가병상수"는 의료기관 개설허가 신고상의 병상수를 적습니다.
2. "가동병상수"는 허가와 관계없이 실제 환자를 입원시켜 치료할 수 있는 보유 병상수를 적습니다.
3. 신생아실 "베지넷" 및 "인큐베이터"는 신생아 중환자실을 포함하여 적습니다.
4. "기타"에는 해당 병상을 구비하여 운영하고 있는 경우 "√"표를 합니다. 다만, "정신병상"의 경우 「정신보건법」 제3조제3호에 따른 정신의료기관(정신병원과 의원 및 병원급 이상의 의료기관에 설치된 정신과)의 병상을 말하며, 병동으로 구분되는 경우만 적습니다.

ㅁ 주요 진료현황

1. "입원환자 실인원"은 실제 입원수속 또는 퇴원수속을 한 환자수를 적습니다.
2. "입원환자 연인원"은 매일의 재원환자수의 합을, 퇴원환자기준은 재원일수의 합을 적습니다.
3. "외래환자 실인원"은 실제 외래를 방문한 환자수를 적습니다.
4. "외래환자 연인원"은 응급환자수를 포함한 총 환자수로서, 환자 1명이 1일에 2개과 진료를 받는 경우는 2명으로 산정합니다(건강관리과 및 비임상과는 제외합니다).
5. "응급환자 실인원"은 일일 응급실 방문 내원환자수의 합을 적고, 병원 도착 전 사망환자(DOA)를 포함합니다.
6. "응급환자 연인원"은 응급실 입원환자(6시간이상 재원)의 재원일수의 합 또는 24시간 동안의 내원환자수(실인원)와 매일의 재원환자수의 합을 적습니다.
7. 중환자 실적이 산출되지 않을 경우 최근 1개월간의 실적을 적습니다.
8. "중환자 실인원"은 중환자실에 입원(입실) 또는 퇴원(퇴실)한 환자수로 환자 1명이 입원기간 중에 중환자실에 2회 입실(퇴실)을 반복했다면 중환자 실인원은 2명으로 산정합니다.
9. "중환자 연인원"은 입원(입실)환자 기준은 일일시점 재원환자수의 합을, 퇴원(퇴실) 환자 기준은 재원일수의 합을 적습니다.
10. "원내조제처방건수"는 외래환자와 응급환자(입원하지 않은 경우)만 적습니다.

ㅁ 인력현황

1. 모든 인력현황은 인증신청일 전월 말일부터 1년간을 기준으로 전일근무자 수(full time equivalent)로 환산하여 적습니다.
   (※ 응급의료인력현황도 동일한 방법으로 적습니다)
2. "인원수 계"는 정규 및 계약직, 임시직, 용역직원을 포함하여 적습니다. 다만, 파견직원은 포함하지 않습니다.

(제6쪽)

3. “계약직”은 일정기간(1년 단위)이상 의료기관과 신분계약을 체결하고 정규직에 준하는 처우를 보장받는 직원입니다.
4. “임시직”은 단기간(6개월 미만)동안 고용한 직원입니다. 계약직 및 임시직의 구분이 해당 의료기관의 고용형태와 상이한 경우 별도로 정의를 기술한 후 직원수를 적습니다.
5. “용역직”은 소속된 용역업체에서 임금(급여)을 받고, 병원에서 근무하는 인력수를 적습니다.
6. “파견직”은 파견 온 직원은‘ㅇㅇ명’으로 적고, 타원으로 파견 간 직원은‘–(마이너스)ㅇㅇ명’으로 적되, 총 직원수에는 포함하지 않습니다.
7. “간호사”의 경우 “일반”에는 중환자실, 신생아중환자실 및 응급실(센터) 근무인력을 제외한 병원 전체 간호인력을 적고, “중환자실”, “신생아중환자실”, “응급실”에는 각각 해당 간호인력을 적습니다.
8. “간호사”는 간호사 면허를 가진 자, “간호조무사”는 간호조무사 자격을 가진 자이며, “기타”는 간호사와 간호조무사 이외의 간호보조인력을 적습니다. 간호사이면서 조산사인 경우는 주 업무 위주로 1인으로 적습니다.
9. “행정 · 사무직”은 총무과(기획, 홍보), 관리과, 원무과 직원 등을 포함하고, “기능고용 및 기타”는 일반기술[영선(의공), 전기, 시설 등] 및 일반업무[통신(교환), 청소, 경비안내, 운전, 주차, 세탁 등] 등을 적습니다.
10. “응급의료인력”은 응급의료기관 지정병원 이외의 경우에만 적습니다. 응급의료기관으로 지정된 경우에는 국가응급정보망(NEDIS) 자료를 이용합니다.

ㅁ 시설현황

1. 인증신청일 전월 말일을 기준으로 해당 시설별로 병원 건물이 다수인 경우 해당 건물명을 적고, 층수와 위치를 간략히 적습니다.
2. 중환자실이 다수인 경우 비고란에 해당 중환자실 명칭을 적습니다.
3. 입원환자가 있는 병동을 모두 기재하고 해당 건물명, 층수, 위치 및 주요 진료과목을 적습니다.
4. 필요 시 용지를 추가하여 사용할 수 있으며, 병원에서 알기 쉽게 위치를 설명하는 자료가 있을 경우 이를 대체하거나 첨부할 수 있습니다.

의료법 시행규칙 [별지 제23호의4서식] 의료기관	[ ] 인증 [ ] 재인증	신청서

※ [ ]에는 해당되는 곳에 “√” 표시를 합니다. (앞쪽)

접수번호(기재하지 않음)		접수일(기재하지 않음)	처리기간 6개월
신청 의료기관	의료기관명	의료기관 종별	요양기관 번호
	대표자 성명		
	소재지 (우 –)		

<table>
<tr><td rowspan="3">담당자</td><td>성명</td><td>부서명</td><td>직책</td></tr>
<tr><td colspan="2">전화번호</td><td>팩스</td></tr>
<tr><td colspan="3">전자우편주소 (기관 인터넷 홈페이지 주소)</td></tr>
<tr><td>희망
조사기간</td><td colspan="3">년 월 일부터 년 월 일까지</td></tr>
<tr><td rowspan="2">서비스 품질
및 인증현황</td><td colspan="2">서비스 품질 및 인증현황</td><td>인증일자</td></tr>
<tr><td colspan="2"></td><td></td></tr>
<tr><td>그 밖의 의견</td><td colspan="3"></td></tr>
</table>

「의료법」제58조의3제6항, 제58조의4제1항 및 제2항, 같은 법 시행규칙 제63조제1항, 제64조제1항 및 제4항에 따라 의료기관 인증(재인증)을 신청합니다.

년 월 일

신청인 : (서명 또는 인)

인증전담기관의 장 귀하

첨부서류	의료기관 운영현황

작성방법
1. 조건부인증을 받은 기관이 다시 인증을 신청하는 경우에는 재인증에 "√" 표시를 하십시오. 2. 희망 조사기간은 신청일로부터 6개월 내의 기간으로 적습니다. 3. "그 밖의 의견"란에는 조사를 받을 수 없는 기간이나 사유 등 인증 조사기간 결정에 참고할 필요가 있는 내용을 적습니다.

II. 인증조사기준 및 평가 결과분석

학습목표

1. 의료기관인증평가기준에 따라 조사에 필요한 제반 시설과 장비를 준비할 수 있다.
2. 의료기관인증평가 결과를 검토 · 분석하여 개선계획을 수립할 수 있다.
3. 인증평가에 대한 개선활동 결과를 재검토 · 분석하여 지속적으로 업무에 반영할 수 있다.

1. 인증조사기준

급성기병원의 4주기 인정기준은 4개 영역/13개 장/92개 기준/512개(병원은 507개) 조사항목으로 구성되어 있으며, 기준의 구성은 아래와 같다.

1-1. 인증기준의 이해

1) 인증기준의 틀

○ 의료기관인증 조사기준의 틀은 ① 의료기관이라면 마땅히 안전보장과 질 향상을 위해 노력하여야 한다는 전제하에 ② 환자의 입장에서 진료의 전 과정을 추적조사 할 수 있도록 구성하였고 ③ 양질의 환자진료를 지원하는 기능과 조직의 전문성을 강조하였으며 ④ 마지막으로 지표를 통한 성과관리 측면을 아래와 같이 포함하였다.

○ 이를 그림으로 도식화하여 나타내면 〈표 3-11〉과 같다. 〈표 3-11〉에서와 같이 조사기준은 기본가치체계와 환자진료체계, 진료지원체계 등 3개의 체계가 유기적으로 상호교류하면서 의료의 질을 향상시키고, 나아가 대상기관이 성과를 도출해내도록 유도하는 것을 목표로 하고 있다.

〈 표 3-11 〉 인정기준의 기본 틀

기본가치 측면	환자진료 측면	조직관리 측면	성과관리 측면
1. 환자안전보장활동 ↓	2. 진료전달체계와평가 ↓ 3. 환자진료 ↓ 4. 의약품관리 ↓ 5. 수술 및 마취진정관리 ↓ 6. 환자권리존중 및 보호	7. 질 향상 및 환자안전 ↓ 8. 감염관리 ↓ 9. 경영 및 조직운영 ↓ 10. 인적자원관리 ↓ 11. 시설 및 환경관리 ↓ 12. 의료정보/의무기록관리	13. 성과관리
▼	▼	▼	▼
Ⅰ. 기본가치체계	Ⅱ. 환자진료체계	Ⅲ. 조직관리체계	Ⅳ. 성과관리체계

2) 기준의 구성

○ 4개 영역/13개 장/92개 기준/512개(병원은 507개)조사항목으로 구성되어 있다.

3) 인증기준 체계분류

인증기준의 체계분류는 다음과 같다.

〈 표 3-12 〉 조사기준의 체계분류

Chapter(장)	Category (범주)	Standard(기준)		병원		종합병원		상급종합병원	
				등급	항목	등급	항목	등급	항목
13	5	91		520(84)		520(25)		520(14)	
필수항목				52		52		53	
Ⅰ. 기본가치체계		5		23		23		23	
1. 환자안전보장활동		1.1	정확한 환자확인	필수	5	필수	5	필수	5
		1.2	의료진간정확한 의사소통	필수	5	필수	5	필수	5

		1.3	수술・시술의 정확한수행	필수	5	필수	5	필수	5
		1.4	낙상예방활동	필수	5	필수	5	필수	5
		1.5	손위생수행	필수	3	필수	3	필수	3
II. 환자진료체계	5	46		259(36)		259(9)		259(1)	
2. 진료전달체계와 평가	진료전달체계	2.1.1	외래및응급환자등록절차	정규	5	정규	5	정규	5
		2.1.2	입원수속절차	정규	4	정규	4	정규	4
		2.1.3	중환자실/특수치료실입실절차	정규	6	정규	6	정규	6
		2.1.4	환자진료의일관성및연속성유지	정규	6(1)	정규	6(1)	정규	6(1)
		2.1.5	퇴원및전원절차	정규	6	정규	6	정규	6
	환자평가	2.2.1	외래환자초기평가	정규	4	정규	4	정규	4
		2.2.2	입원환자초기평가/재평가	정규	8(2)	정규	8	정규	8
		2.2.3	응급환자초기평가	정규	5	정규	5	정규	5
	검사체계	2.3.1	검체검사검사과정관리	정규	8(2)	정규	8	정규	8
		2.3.2	검체검사결과보고절차	정규	5	정규	5	정규	5
		2.3.3	검체검사실안전관리절차	정규	6	정규	6	정규	6
		2.3.4	혈액제제관리	정규	4	정규	4	정규	4
		2.3.5	영상검사검사과정관리	정규	8(2)	정규	8	정규	8
		2.3.6	영상검사결과보고절차	정규	4	정규	4	정규	4
		2.3.7	방사선안전관리절차	정규	6	정규	6	정규	6

3. 환자진료	환자진료 체계	3.1.1	입원환자치료 계획	정규	7	정규	7	정규	7
		3.1.2	협의진료체계	정규	3	정규	3	정규	3
		3.1.3	통증관리	정규	5	정규	5	정규	5
		3.1.4	영양관리	정규	5(1)	정규	5	정규	5
		3.1.5	영양집중지원 서비스	시범	5(5)	정규	5	정규	5
		3.1.6	욕창관리	정규	5	정규	5	정규	5
		3.1.7	말기환자관리	정규	7(5)	정규	7	정규	7
	고위험환자 진료체계	3.2.1	중증응급환자 진료체계	정규	6(3)	정규	6	정규	6
		3.2.2	심폐소생술 관리	정규	4	정규	4	정규	4
		3.2.3	수혈환자관리	정규	4	정규	4	정규	4
		3.2.4	항암화학요법	정규	9	정규	9	정규	9
		3.2.5	신체보호대및 격리·강박	정규	4	정규	4	정규	4
4. 의약품관리		4.1	의약품관리 체계	정규	4(2)	정규	4	정규	4
		4.2	의약품구매 선정	정규	5	정규	5	정규	5
		4.3	의약품보관	정규	8	정규	8	정규	8
		4.4	처방및조제	정규	11	정규	11	정규	11
		4.5	투약및모니터링	정규	7	정규	7	정규	7
		4.6	의약품부작용 모니터링	시범	5(5)	정규	5	정규	5
5. 수술 및 마취진정관리		5.1	수술계획	정규	5	정규	5	정규	5
		5.2	수술중환자안전보장	정규	5	정규	5	정규	5
		5.3	시술계획, 시술중환자안전보장	시범	8(8)	시범	8(8)	정규	8

	5.4	진정치료	정규	4	정규	4	정규	4
	5.5	마취진료	정규	5	정규	5	정규	5
	5.6	환자상태모니터링	정규	3	정규	3	정규	3
6. 환자권리 존중 및 보호	6.1.1	환자권리존중및사생활보호	정규	7	정규	7	정규	7
	6.1.2	취약환자권리보호	정규	5	정규	5	정규	5
	6.2	불만고충처리	정규	6	정규	6	정규	6
	6.3	불만고충처리	정규	4	정규	4	정규	4
	6.4	사회복지체계	정규	6	정규	6	정규	6
	6.5	동의서	정규	8	정규	8	정규	8
	6.6	임상연구관리	정규	4	정규	4	정규	4
	6.7	장기이식관리	정규		정규		정규	
Ⅲ. 조직관리체계	37		210(34)		210(16)		210(13)	
7. 질향상및환자안전활동	7.1	질향상및환자안전운영체계	필수	5	필수	5	필수	5
	7.2	위험관리체계	시범	7(7)	시범	7(7)	시범	7(7)
	7.3	환자안전사건관리	필수	8(1)	필수	8(1)	필수	8(1)
	7.4	질향상활동	정규	6	정규	6	정규	6
	7.5	진료지침개발및관리	시범	5(5)	정규	5	정규	5
8. 감염관리	8.1	감염예방 · 관리체계구축및운영	필수	6(2)	필수	6(2)	필수	6(2)
	8.2	감염감시및개선활동	정규	6	정규	6	정규	6
	8.3	감염예방 · 관리교육	정규	4	정규	4	정규	4
	8.4	의료기구감염관리	정규	4	정규	4	정규	4
	8.5	소독/멸균및세탁물관리	정규	8	정규	8	정규	8

	8.6	환경관리	정규	6(1)	정규	6	정규	6
	8.7	급식서비스감염관리	정규	5	정규	5	정규	5
	8.8	감염성질환및면역저하환자관리	정규	6	정규	6	정규	6
9. 경영및조직운영	9.1	합리적인의사결정	정규	8(2)	정규	8	정규	8
	9.2	의료기관운영방침	정규	4	정규	4	정규	4
	9.3	부서운영	시범	4(4)	정규	4	정규	4
	9.4	윤리위원회운영	정규	2	정규	2	정규	2
10. 인적자원관리	10.1	인사관리체계	정규	6	정규	6	정규	6
	10.2	의사(전문의)의진료권한승인과평가	시범	5(5)	시범	5(5)	정규	5(2)
	10.3	전문의를제외한직원의직무확인과평가	정규	5	정규	5	정규	5
	10.4	인사정보관리	정규	4	정규	4	정규	4
	10.5	직원교육	정규	6(2)	정규	6	정규	6
	10.6	의료인력법적기준	정규	6	정규	6	정규	6
	10.7	직원안전관리활동	필수	6	필수	6	필수	6
	10.8	폭력예방및관리	정규	3	정규	3	정규	3
11. 시설및환경관리	11.1	시설및환경안전관리	정규	8	정규	8	정규	8
	11.2	설비시스템관리	정규	5	정규	5	정규	5
	11.3	위험물질관리	정규	4	정규	4	정규	4
	11.4	보안관리	정규	4	정규	4	정규	4

	11.5	의료기기관리	정규	9(3)	정규	9(1)	정규	9(1)
	11.6	화재안전관리활동	필수	8	필수	8	필수	8
	11.7	재난관리	정규	3(1)	정규	3	정규	3
	11.8	유행성감염병 대응체계	정규	5	정규	5	정규	5
12. 의료정보/의무기록관리	12.1	의료정보/의무기록관리	정규	8(1)	정규	8	정규	8
	12.2	퇴원환자의무기록완결도 관리	정규	10	정규	10	정규	10
	12.3	의료정보수집 및활용	정규	5	정규	5	정규	5
	12.4	개인정보보호 및보안	정규	6	정규	6	정규	6
Ⅳ. 성과관리체계	37		28(14)		28		28	
13. 성과관리	13.1	환자안전지표 관리	정규	9	정규	9	정규	9
	13.2	진료영역지표 관리	정규	13(9)	정규	13	정규	13
	13.3	관리영역지표 관리	정규	6(5)	정규	6	정규	6

1-2. 개별 문항의 이해

1) 기본가치체계

(1) 안전보장활동

환자안전과 직원안전 및 환경안전보장활동은 다음과 같다.

〈 표 3-13 〉 안전보장활동 조사기준

범주	조사기준
환자안전	1.1.1 안전사고를 예방하기 위해 의료진 간 정확하게 의사소통한다. 1.1.2 환자안전을 위해 낙상 예방활동을 수행한다. 1.1.3 의료관련 감염을 예방하기 위해 손위생을 철저히 수행한다.
직원안전	1.2 직원건강과 의료관련 감염을 예방할 수 있는 직원안전 관리활동을 설계하고 수행한다.
환경안전	1.3.1 화재의 위험으로부터 환자, 직원 및 방문객을 보호할 수 있는 화재안전 관리활동을 설계하고 수행한다. 1.3.2 의료기기의 예방점검과 유지관리 활동을 수행한다.

1-1 환자안전

① 기준 1.1.1

안전사고를 예방하기 위해 의료진 간 정확하게 의사소통한다.

② 조사목적

의료진 간 정확한 의사소통은 안전한 진료를 위해 매우 중요하며, 그 중 구두처방, 필요시처방, 해독이 어려운 처방 등은 별도의 절차를 두어 안전하게 관리한다.

③ 조사항목

	조사항목(S,P,O)	조사방법	유형	조사결과
1	안전한 처방을 위한 규정이 있다(S)	DR	A	□유 □무
2	규정에 따라 구두처방을 수행한다(P)	IT	B	□상 □중 □하
3	규정에 따른 필요시처방(p.r.n)의 의미를 관련 직원이 동일하게 이해한다(P)	IT	B	□상 □중 □하
4	[시범]혼동하기 쉬운 부정확한 처방을 관리하기 위한 절차를 관련 직원이 이해한다(P)	IT	B	□상 □중 □하

④ 기준의 이해

기준분류 정규 - 필수
1) 안전한 처방을 위한 규정에는 다음과 같은 내용을 포함할 수 있다. ㅇ 환자확인 요소 - 환자이름, 등록번호(또는 생년월일 등) 2가지 이상의 지표(indicator) 사용 ※ 변동 가능성이 있는 지표는 사용 할 수 없음(예시: 병실호수, 침상 등)

ㅇ 처방의 필수요소 : 의료법 시행규칙 제12조(처방전의 기재 사항 등) 참고
ㅇ 필요시처방(p.r.n) ㅇ 혼동하기 쉬운 부정확한 처방에 대한 절차
ㅇ 구두 또는 전화처방의 절차 등

2) 구두 또는 전화처방 절차는 다음을 포함한다.
ㅇ 환자확인(등록번호로 확인하기 어려운 경우의 확인방법 포함) ㅇ 받아적기(write-down)
ㅇ 되읽어 확인하기(read-back) ㅇ 처방한 지시자가 정보의 정확성 확인하기
ㅇ 구두(전화)처방이 허용되는 상황(예시; 응급상황, 무균적 시술 중, 전산장애가 발생한 경우, 외에 있어 처방을 작성하거나 전산으로 입력할 수 없는 경우 등)

3) 필요시처방의 목록을 관리하고, 필요시처방 실시 기준을 명시하여 관련 직원들이 동일하게 의소통한다.
ㅇ 필요시처방 목록관리 : 처방이 가능한 약물 또는 금기약물(예시; 고농도 전해질, 백신, 제한항제 등) 목록으로 관리
ㅇ 필요시처방 실시기준 : 적응증, 실시기준 등

4) [시범] 규정에 따라 혼동하기 쉬운 부정확한 처방의 경우 대처방안을 수립하고, 관련 직원이 동일하게 이해한다. 의료기관에서 혼동하기 쉬운 부정확한 처방의 예는 다음과 같다.
ㅇ 수기처방의 경우 알아볼 수 없는 글씨체 ㅇ 전자처방의 경우 처방의 의미가 명확하지 않은 경우 ㅇ 약물의 경우 유사코드나 유사이름인 경우
- 예시; 발음이 유사한 약품 Almarl 10mg과 Amaryl 1mg 사용할 경우, 알파벳의 일부를 대문자화하여 사용(Almarl 10mg → ALmarl 10mg)

1-2 환자안전

① 기준 1.1.2

환자안전을 위해 낙상 예방활동을 수행한다.

② 조사목적

의료기관은 낙상으로 인한 환자의 상해를 줄이기 위해 환자의 특성, 의료기관의 시설 및 환경 등을 고려한 낙상 예방을 위한 규정을 개발하여 적용하여야 한다.

③ 조사항목

	조사항목(S,P,O)	조사방법	유형	조사결과
1	낙상 예방을 위한 규정이 있다(S)	DR	A	□유 □무
2	낙상 위험도 평가도구를 이용하여 환자평가를 수행한다(P)	IT	B	□상 □중 □하
3	낙상 위험도 평가결과에 따라 고위험 환자에 대한 낙상예방활동을 수행한다(P)	IT	B	□상 □중 □하
4	[시범]낙상 예방활동에 대한 평가를 수행한다(P)	ST	A	□유 □무

1-3 환자안전

① 기준 1.1.3

의료관련 감염을 예방하기 위해 손위생을 철저히 수행한다.

② 조사목적

의료기관은 의료기관내에서 미생물의 주된 전파원인 손을 통한 의료관련 감염을 예방하기 위해 손위생 수행 관련 규정을 개발하여 직원들이 이를 철저히 준수하도록 함으로써 의료감염 발생을 최소화하도록 노력해야 한다.

③ 조사항목

조사항목(S,P,O)		조사방법	유형	조사결과
1	손위생 수행을 위한 규정이 있다(S)	DR	A	□유 □무
2	규정에 따라 올바른 손위생을 수행한다(P)	ST	B	□상 □중 □하
3	손위생 수행을 돕기 위한 자원을 지원한다(P)	ST	B	□상 □중 □하
4	[시범]손위생을 증진하기 위한 활동을 수행한다(P)	ST	C	□상 □중 □하

2 직원안전

① 기준 1.2

직원건강과 의료관련 감염을 예방할 수 있는 직원안전 관리활동을 설계하고 수행한다.

② 조사목적

의료기관은 직원의 건강과 직원안전 관리활동을 계획하도록 하며, 이러한 활동의 목적은 직원 건강관리에 대한 요구도 파악 및 감염성질환에 노출된 직원을 조사하고, 상담 및 추후관리를 통해 직원건강을 유지하고, 직원의 감염성질환 전파위험을 최소화하기 위함이다.

③ 조사항목

조사항목(S,P,O)		조사방법	유형	조사결과
1	직원건강과 직원안전 관리활동에 대한 절차가 있다(S)	DR	A	□유 □무
2	직원건강과 직원안전 관리활동 계획이 있다(S)	ST	A	□유 □무

3	계획에 따라 직원의 건강과 직원안전 관리활동을 수행한다(P)	ST	A	□유 □무
4	직원의 업무 중 감염노출 시 보고체계가 있다(S)	ST	A	□유 □무
5	직원감염노출 발생 및 처리결과를 경영진에게 보고한다(P)	LI/ST	A	□유 □무

3-1 환경안전

① 기준 1.3.1

화재의 위험으로부터 환자, 직원 및 방문객을 보호할 수 있는 화재안전 관리활동을 설계하고 수행한다.

② 조사목적

환자와 직원을 화재로부터 보호하며 인화성 위험물질 등을 관리하여 화재 예방, 조기탐지와 진압, 안전한 대피로를 확보하고, 안전한 의료서비스 환경을 제공하기 위함이다.

③ 조사항목

	조사항목(S,P,O)	조사방법	유형	조사결과
1	화재 안전관리 활동계획이 있다(S)	ST	A	□유 □무
2	관련법에 따른 소방시설을 설치한다(S)	ST	A	□유 □무
3	공인된 기관에서 시행하는 소방시설 점검을 포함한 화재안전관리 활동을 수행한다(S)	ST	A	□유 □무
4	직원은 소방안전에 대해 교육을 받고 그 내용을 이해한다(P)	ST	B	□상 □중 □하
5	직원은 활동계획에 따라 소방훈련을 실시한다(P)	ST	B	□상 □중 □하
6	금연에 대한 규정이 있다(S)	DR	A	□유 □무
7	금연규정을 준수한다(P)	ST	B	□상 □중 □하

3-2 환경안전

① 기준 1.3.1

화재의 위험으로부터 환자, 직원 및 방문객을 보호할 수 있는 화재안전 관리활동을 설계하고 수행한다.

② 조사목적

환자와 직원을 화재로부터 보호하며 인화성 위험물질 등을 관리하여 화재 예방, 조기탐지와 진압, 안전한 대피로를 확보하고, 안전한 의료서비스 환경을 제공하기 위함이다.

③ 조사항목

	조사항목(S,P,O)	조사방법	유형	조사결과
1	화재 안전관리 활동계획이 있다(S)	ST	A	□유 □무
2	관련법에 따른 소방시설을 설치한다(S)	ST	A	□유 □무
3	공인된 기관에서 시행하는 소방시설 점검을 포함한 화재안전관리 활동을 수행한다(S)	ST	A	□유 □무
4	직원은 소방안전에 대해 교육을 받고 그 내용을 이해한다(P)	ST	B	□상 □중 □하
5	직원은 활동계획에 따라 소방훈련을 실시한다(P)	ST	B	□상 □중 □하
6	금연에 대한 규정이 있다(S)	DR	A	□유 □무
7	금연규정을 준수한다(P)	ST	B	□상 □중 □하

3-3 환경안전

① 기준 1.3.2

의료기기의 예방점검과 유지관리 활동을 수행한다.

② 조사목적

의료기기의 정상작동 여부는 환자진료 및 치료에 중대한 영향을 미칠 수 있다. 따라서 의료기기가 적시에 정확하게 작동될 수 있도록 점검 및 지속적인 유지관리에 힘써야 하며, 이를 통해 오작동을 예방하고 안전한 의료서비스 환경을 제공하여야 한다.

③ 조사항목

	조사항목(S,P,O)	조사방법	유형	조사결과
1	의료기기의 안전관리 규정이 있다(S)	DR	A	□유 □무
2	규정에 따라 의료기기를 일상점검, 유지관리 한다(P)	ST	B	□상 □중 □하
3	[시범]규정에 따라 의료기기를 예방점검, 유지관리 한다(P)	ST	B	□상 □중 □하

(2) 지속적인 질 향상

① 조사기준

범주	조사기준
향상운영체계	2.1 의료기관차원의 질 향상과 환자안전 운영체계가 있다.
환자안전활동	2.2 환자안전보고체계에 따라 환자안전 활동을 수행한다.
서비스만족도관리	2.3 의료서비스 만족도 조사를 수행하고 관리한다.

② 조사목적

의료기관은 의료와 의료기관 전반의 서비스 질 향상 활동과 환자안전 활동의 활성화를 유도하기 위하여 경영진의 승인과 지원을 바탕으로 의료기관 차원의 질 향상 활동과 환자안전 활동을 기획, 통합, 조정, 지원하기 위한 체계를 운영함으로써 지속적인 조직문화의 변화를 지향하여야 한다.

③ 조사항목

	조사항목(S,P,O)	조사방법	유형	조사결과
1	의료기관 차원의 질 향상과 환자안전 활동을 위한 위원회가 있다(S)	ST	A	□유 □무
2	[시범]의료기관 차원의 질 향상과 환자안전 활동계획이 있다(S)	ST	A	□유 □무
3	[시범]경영진은 의료기관 차원의 질 향상과 환자안전 활동계획 수립에 참여한다(P)	LI/ST	A	□유 □무
4	[시범]질 향상과 환자안전 활동을 위해 필요한 자원을 지원한다(P)	LI/ST	A	□유 □무
5	[시범]경영진에게 질 향상과 환자안전 활동결과를 지속적으로 보고한다(P)	LI/ST	A	□유 □무

(3) 환자안전활동

① 기준 2.2

환자안전보고체계에 따라 환자안전 활동을 수행한다.

② 조사목적

의료기관은 잘못된 부위의 수술 및 시술, 투약오류, 자살, 낙상, 수혈부작용 등의 환자안전사고를 예방하기 위하여 적절한 보고체계를 수립하고, 원인분석 및 개선활동을 통해 효율적이며 체계적인 환자 안전활동이 이루어지도록 유도하여야 한다.

③ 조사항목

	조사항목(S,P,O)	조사방법	유형	조사결과
1	의료기관 차원의 환자안전 보고체계가 있다(S)	DR	A	□유 □무
2	직원은 환자안전 보고절차에 따라 보고한다(P)	ST	B	□상 □중 □하

(4) 의료서비스 만족도 관리

① 기준 2.3

의료서비스 만족도 조사를 수행하고 관리한다.

② 조사목적

의료기관은 의료기관에서 제공하는 의료서비스에 대한 만족도를 지속적으로 조사하고 관리하여야 하며, 조사한 자료는 분석과 개선활동에 활용되어야 한다.

③ 조사항목

	조사항목(S,P,O)	조사방법	유형	조사결과
1	의료서비스 만족도 조사를 수행한다(P)	ST	A	□유 □무
2	의료서비스 만족도 조사결과를 분석하여 개선한다(P)	ST	A	□유 □무
3	의료서비스 만족도 분석결과를 보고한다(P)	ST	A	□유 □무
4	의료서비스 만족도 분석결과를 공유한다(P)	ST	A	□유 □무

2) 진료전달체계와 평가

진료전달체계와 평가기준은 다음과 같다.

〈 표 3-14 〉 진료전달체계와 평가 조사기준

범주	조사기준
진료전달체계	3.1.1 외래환자의 등록 절차가 있다. 3.1.2 입원수속에 대한 절차를 갖추고 있다. 3.1.3 환자의 전과/전동 및 근무교대 시 진료의 연속성을 확보하기 위한 규정을 갖추고 있다. 3.1.4 진료의 연속성을 유지하기 위해 퇴원 및 전원절차에 따라 퇴원 또는 전원한다.
환자평가	3.2 적절한 진료서비스를 제공하기 위해 입원환자의 요구를 확인하고, 초기 평가를 수행한다.
검사체계	3.3.1 정확한 검체검사를 적시에 제공하기 위한 검사과정을 관리한다. 3.3.2 정확한 영상검사를 적시에 제공하기 위한 검사과정을 관리한다. 3.3.3 검사실 안전관리 절차를 확립하고, 이를 준수한다.

1-1 진료전달체계

① 기준 3.1.1

외래환자의 등록 절차가 있다.

② 조사목적

의료기관은 외래환자의 등록에 대한 표준화된 절차를 수립하고, 이를 담당하는 직원은 절차를 준수한다.

③ 조사항목

	조사항목(S,P,O)	조사방법	유형	조사결과
1	외래환자 등록절차가 있다(S)	DB	A	□유 □무 □미해당
2	외래환자 등록절차를 준수한다(P)	IT	B	□상 □중 □하 □미해당
3	외래환자 등록 시 환자 또는 보호자에게 정보를 제공한다(P)	IT	B	□상 □중 □하 □미해당
4	진료일정에 대한 정보를 제공한다(P)	IT	B	□상 □중 □하 □미해당

1-2 진료전달체계

① 기준 3.1.2

입원수속에 대한 절차를 갖추고 있다.

② 조사목적

의료기관은 입원수속에 대한 표준화된 절차를 수립하고, 이를 담당하는 직원이 절차를 숙지하고 준수한다.

③ 조사항목

조사항목(S,P,O)		조사방법	유형	조사결과
1	입원수속 절차가 있다(S)	DR	A	□유 □무
2	입원수속 담당 직원은 절차를 준수한다(P)	IT	B	□상 □중 □하
3	입원 시 환자 또는 보호자에게 입원생활안내와 진료비용에 대한 내용을 설명한다(P)	IT	B	□상 □중 □하

1-3 진료전달체계

① 기준 3.1.3

환자의 전과/전동 및 근무교대 시 진료의 연속성을 확보하기 위한 규정을 갖추고 있다.

② 조사목적

환자는 입원부터 퇴원할 때까지 다양한 환경에서 수많은 의료인과 전문가의 진료를 받게 된다. 이러한 과정에서 진료과 간, 부서 간 전과/전동 및 근무교대 시 인수인계 상황에서 정확하게 의사소통을 하지 못하게 되면 진료의 연속성에 심각한 문제가 발생할 수 있으므로 환자의 원내이동 시 진료의 연속성을 유지하기 위한 규정을 갖추어야 한다.

③ 조사항목

조사항목(S,P,O)		조사방법	유형	조사결과
1	전과/전동을 위한 규정이 있다(S)	DR	A	□유 □무 □미해당

2	전과 시 규정에 따라 의료진 간 필요한 정보를 공유하기 위해 의무기록을 작성한다(P)	IT	B	□상 □중 □하 □미해당
3	전동 시 환자상태에 대한 정보를 공유한다(P)	IT	B	□상 □중 □하 □미해당
4	근무교대 시 환자상태에 대한 정보를 공유한다(P)	IT	B	□상 □중 □하

1-4 진료전달체계

① 기준 3.1.4

진료의 연속성을 유지하기 위해 퇴원 및 전원절차에 따라 퇴원 또는 전원한다.

② 조사목적

진료의 연속성을 유지하기 위해 퇴원 및 전원 과정에 환자 또는 보호자가 참여하며, 퇴원계획 수립, 퇴원 설명, 퇴원 후 관리 정보제공, 필요시 전원서비스 등을 제공한다.

③ 조사항목

	조사항목(S,P,O)	조사방법	유형	조사결과
1	퇴원 및 전원절차가 있다(S)	DR	A	□유 □무
2	환자 또는 보호자에게 퇴원 및 전원에 대해 설명한다(P)	IT	B	□상 □중 □하
3	전원시에는 진료의 연속성을 유지하기 위해 필요한 진료정보를 제공한다(P)	IT	B	□상 □중 □하

2 환자평가

① 기준 3.2

적절한 진료서비스를 제공하기 위해 입원환자의 요구를 확인하고, 초기평가를 수행한다.

② 조사목적

적절하고 안전한 치료를 제공하기 위하여 의사와 간호사는 입원 시 초기평가를 수행하고, 환자진료에 참여하는 직원들이 활용할 수 있도록 의무기록에 기록하여야 한다. 또한, 환자진료를 담당하는 직원들과 초기평가 기록을 공유한다.

③ 조사항목

	조사항목(S,P,O)	조사방법	유형	조사결과
1	입원환자 초기평가 규정이 있다(S)	DR	A	□유 □무
2	규정에 따라 의학적 초기평가를 24시간 이내 수행하고 기록한다(P)	IT	B	□상 □중 □하
3	규정에 따라 간호 초기평가를 24시간 이내 수행하고 기록한다(P)	IT	B	□상 □중 □하
4	규정에 따라 영양 초기평가를 수행한다(P)	IT	B	□상 □중 □하
5	환자의 초기평가 기록은 환자진료를 담당하는 직원들과 공유한다(P)	IT	B	□상 □중 □하

3-1 검사체계

① 기준 3.3.1

정확한 검체검사를 적시에 제공하기 위한 검사과정을 관리한다.

② 조사목적

의료기관은 검사를 정확하게 실시하고, 검사결과를 적시에 관련 의료진에게 제공하기 위하여 규정과 절차를 수립하여 관리한다.

③ 조사항목

	조사항목(S,P,O)	조사방법	유형	조사결과
1	검체검사 운영 규정이 있다(S)	DR	A	□유 □무 □미해당
2	검체를 안전하게 획득하는 절차를 준수한다(P)	IT	B	□상 □중 □하 □미해당
3	정확한 검체검사를 위해 사전정보와 검체적합성을 확인한다(P)	IT	B	□상 □중 □하 □미해당
4	적시에 정확한 결과보고를 수행한다(P)	IT	B	□상 □중 □하 □미해당
5	검사결과를 재확인할 수 있도록 검체보관절차를 준수한다(P)	IT	B	□상 □중 □하 □미해당
6	규정에 따라 정도관리 프로그램을 수행한다(P)	IT	B	□유 □무 □미해당
7	검사 외보 의뢰체계를 적정하게 활용한다(P)	IT	B	□유 □무 □미해당

3-2 검사체계

① 기준 3.3.2

정확한 영상검사를 적시에 제공하기 위한 검사과정을 관리한다.

② 조사목적

의료기관은 정확한 검사와 적시에 검사결과를 관련 의료진에게 제공하기 위하여 규정을 수립하고, 관리한다.

③ 조사항목

	조사항목(S,P,O)	조사방법	유형	조사결과
1	영상검사 운영규정이 있다(S)	DR	A	□유 □무 □미해당
2	안전하고 정확한 영상검사를 위하여 검사 전 준비사항을 확인한다(P)	IT	B	□상 □중 □하 □미해당
3	정확한 영상검사를 위해 사전정보를 확인한다(P)	IT	B	□상 □중 □하 □미해당
4	적시에 정확한 영상검사 결과보고를 수행한다(P)	IT	B	□상 □중 □하 □미해당
5	규정에 따라 정도관리 프로그램을 수행한다(P)	IT	A	□유 □무 □미해당
6	검사 외부 의뢰체계를 적정하게 활용한다(P)	IT	A	□유 □무 □미해당

3-3 검사체계

① 기준 3.3.3

검사실 안전관리 절차를 확립하고, 이를 준수한다.

② 조사목적

의료기관은 검사실의 안전관리를 위해 보고체계, 안전관리 절차를 정립하고, 검사실 직원에 대한 안전관리교육, 검사장비의 예방점검, 개인보호구 착용, 방사선 위험물질 관리 등 안전관리 관련 절차를 준수하여야 한다.

③ 조사항목

	조사항목(S,P,O)	조사방법	유형	조사결과
1	검체검사 안전관리 절차가 있다(S)	DR	A	□유 □무 □미해당

2	직원들은 검체검사 안전관리 보고체계를 알고 있다(P)	IT	B	□상 □중 □하 □미해당
3	검체검사실 직원은 안전관리 절차를 준수한다(P)	IT	B	□상 □중 □하 □미해당
4	방사선 안전관리 절차가 있다(S)	DR	A	□유 □무 □미해당
5	직원들은 방사선 안전관리 보고체계를 알고 있다(P)	IT	B	□상 □중 □하 □미해당
6	방사선 안전관리 절차를 준수한다(P)	IT	B	□상 □중 □하 □미해당

3) 환자진료체계 및 중증환자 진료체계

환자진료체계 및 중증환자 진료체계는 다음과 같다.

〈 표 3-15 〉 환자진료체계 및 중증환자 진료체계 조사기준

범주	조사기준
환자 진료체계	4.1.1 환자진료가 적정하게 이루어질 수 있도록 적시에 치료계획(care plan)을 수립하고, 이를 행한다. 4.1.2 환자의 신체적 · 정신적 안녕을 위하여 적정한 통증관리를 적시에 수행한다. 4.1.3 영양관리를 통한 치료효과를 높일 수 있도록 처방내용에 적합한 영양을 공급하고, 필요설명 및 영양상담을 제공한다. 4.1.4 환자안전을 위한 욕창예방 및 관리활동을 수행한다.
중증환자 진료체계	4.2.1 심폐소생술이 요구되는 환자에게 양질의 의료서비스를 제공한다. 4.2.2 수혈환자에게 양질의 의료서비스를 제공한다. 4.2.3 적절하고 안전한 신체억제대 사용 규정이 있고, 이를 준수한다. 4.2.4 말기환자에게 편안함과 존엄성을 고려한 의료서비스를 제공한다.

1-1 환자진료체계

① 기준 4.1.1

환자진료가 적정하게 이루어질 수 있도록 적시에 치료계획(care plan)을 수립하고, 이를 수행한다.

② 조사목적

환자에게 적합한 치료를 제공하기 위해 의료진은 입원환자의 특성에 따라 환자평가(assessment)를 기반으로 개별화된 치료계획을 세워야 한다. 또한 환자의 상태변화를 관찰하여 필요시 치료계획을 재수립한다.

③ 조사항목

	조사항목(S,P,O)	조사방법	유형	조사결과
1	의사는 입원환자의 치료계획을 수립한다(P)	IT	B	□상 □중 □하
2	의사는 환자의 주요 상태변화 경과를 기록한다(P)	IT	B	□상 □중 □하
3	간호사는 환자의 주요 상태변화에 따라 간호의 과정을 기록한다(P)	IT	B	□상 □중 □하
4	환자의 진료에 참여하는 직원 간 환자 치료계획을 공유한다(P)	IT	B	□상 □중 □하
5	환자 또는 보호자에게 치료계획에 대한 설명을 제공한다(P)	IT	B	□상 □중 □하

1-2 환자진료체계

① 기준 4.1.2

환자의 신체적 · 정신적 안녕을 위하여 적정한 통증관리를 적시에 수행한다.

② 조사목적

통증은 환자가 가장 흔하게 경험하게 되는 증상으로, 통증이 완화되지 않으면 신체적 · 정신적으로 영향을 미치게 되어 치료과정에 부정적인 결과를 초래할 수 있다. 따라서 의료기관은 모든 환자가 호소하는 통증에 대해 통증평가와 통증관리를 위한 적절한 체계를 갖추도록 노력하고, 환자의 연령에 적합하게 평가하여야 한다. 통증평가는 통증의 위치, 양상, 빈도 및 기간 등을 포함하며, 확인된 통증을 완화시키기 위해 약물 및 비약물 중재 등을 제공한다. 초기평가 후 의료기관이 정한 규정에 따라 정기적 재평가를 통해 통증관리를 제공하여야 한다.

③ 조사항목

	조사항목(S,P,O)	조사방법	유형	조사결과
1	통증관리를 위한 규정이 있다(S)	DR	A	□유 □무
2	입원 시 통증 초기평가를 수행한다(P)	IT	B	□상 □중 □하
3	통증평가 결과에 따라 적절한 중재를 수행한다(P)	IT	B	□상 □중 □하
4	[시범]규정에 따라 재평가를 수행한다(P)	IT	B	□상 □중 □하

1-3 환자진료체계

① 기준 4.1.3

영양관리를 통한 치료효과를 높일 수 있도록 처방내용에 적합한 영양을 공급하고, 필요한 설명 및 영양상담을 제공한다.

② 조사목적

의료기관은 환자에게 적합한 영양공급을 통해 치료효과를 높일 수 있도록 영양불량위험이 있는 환자에 대한 영양평가를 시행하고, 환자의 영양상태와 필요에 맞게 영양을 공급하며, 치료식을 제공하는 경우 치료식의 내용, 이유 등을 충분히 설명하고, 환자에게 필요한 영양상담을 제공하여야 한다.

③ 조사항목

	조사항목(S,P,O)	조사방법	유형	조사결과
1	영양관리 규정이 있다(S)	DR	A	□유 □무
2	[시범] 환자의 치료목적에 맞게 식사를 제공한다(P)	IT	B	□상 □중 □하
3	[시범]환자 또는 보호자에게 치료식과 관련된 설명을 제공한다(P)	IT	B	□상 □중 □하
4	[시범]환자 또는 보호자에게 영샹상담을 제공한다(P)	IT	B	□상 □중 □하

1-4 환자진료체계

① 기준 4.1.4

환자안전을 위한 욕창예방 및 관리활동을 수행한다.

② 조사목적

의료기관은 욕창발생을 최소화하기 위해 욕창예방관리 및 보고체계를 갖추고, 욕창발생 고위험 환자를 평가하여 욕창예방활동을 실시하며, 필요한 경우 욕창간호를 제공한다.

③ 조사항목

	조사항목(S,P,O)	조사방법	유형	조사결과
1	욕창 관리를 위한 규정이 있다(S)	DR	A	□유 □무
2	욕창위험도 평가도구를 이용하여 욕창위험평가를 수행한다(P)	IT	B	□상 □중 □하
3	욕창위험평가에 따라 욕창 예방활동을 수행한다(P)	IT	B	□상 □중 □하
4	욕창이 발생한 환자에게 욕창간호를 수행한다(P)	IT	B	□상 □중 □하

2-1 중증환자진료체계

① 기준 4.2.1

심폐소생술이 요구되는 환자에게 양질의 의료서비스를 제공한다.

② 조사목적

양질의 심폐소생술을 보장할 수 있는 규정을 수립하며, 직원들이 이를 숙지하여 일관성 있고 능숙하게 대처할 수 있도록 관리한다.

③ 조사항목

	조사항목(S,P,O)	조사방법	유형	조사결과
1	심폐소생술에 관련된 규정이 있다(S)	DR	A	□유 □무
2	직원은 심폐소생술 발생 시 연락체계를 알고 있다(P)	IT	B	□상 □중 □하
3	심폐소생술을 위한 필요물품 및 약물을 적절히 구비하고 있다(P)	IT	B	□상 □중 □하
4	[시범]적시에 제세동기를 사용할 수 있다(P)	IT	B	□상 □중 □하

2-2 중증환자진료체계

① 기준 4.2.2

수혈환자에게 양질의 의료서비스를 제공한다.

② 조사목적

수혈환자의 안전성을 확보하기 위해 안전하게 혈액을 관리하며 불출 후 적정시간 내 수혈 및 수혈환자의 주의관찰 수행 여부 등을 적절하게 관찰한다.

③ 조사항목

	조사항목(S,P,O)	조사방법	유형	조사결과
1	안전한 수혈을 위한 규정이 있다(S)	DR	A	□유 □무 □미해당
2	규정에 따라 수혈 전 검사 및 혈액검체 관리를 수행한다(P)	IT	B	□상 □중 □하 □미해당
3	규정에 따라 혈액을 보관하고, 적절한 시간 내에 환자에게 수혈한다(P)	IT	B	□상 □중 □하 □미해당
4	수령한 혈액을 정확하게 확인한다(P)	IT	B	□상 □중 □하 □미해당
5	수혈 직전에 정확하게 환자를 확인한다(P)	IT	B	□상 □중 □하 □미해당
6	규정에 따라 수혈 시 주의관찰을 수행한다(P)	IT	B	□상 □중 □하 □미해당

2-3 중증환자진료체계

① 기준 4.2.3

적절하고 안전한 신체억제대 사용 규정이 있고, 이를 준수한다.

② 조사목적

의료기관은 신체억제대 사용을 최소화하는 환경을 조성하기 위해 노력하며, 신체억제대의 안전한 사용을 위해 규정을 수립하고, 이를 준수하여야 한다.

③ 조사항목

조사항목(S,P,O)		조사방법	유형	조사결과
1	안전한 신체억제 및 보호를 위한 신체억제대 사용 규정이 있다(S)	DR	A	□유 □무
2	신체억제대 사용 전 절차를 준수한다(P)	IT	B	□상 □중 □하
3	신체억제대 사용 환자를 관찰하고 기록한다(P)	IT	B	□상 □중 □하
4	신체억제대 사용 환자에게 부작용 예방 활동을 수행한다(P)	IT	B	□상 □중 □하
5	[시범]신체억제대 사용을 줄이기 위한 활동을 수행한다(P)	ST	C	□상 □중 □하

2-4 중증환자진료체계

① 기준 4.2.4

말기환자에게 편안함과 존엄성을 고려한 의료서비스를 제공한다.

② 조사목적

의료기관은 직원 교육을 통하여 말기환자의 요구를 이해하도록 하며, 환자 또는 보호자를 치료 결정에 참여시키고, 정신 · 사회적 지지를 제공함으로써 말기환자에게 편안함과 존엄성이 고려된 적절한 의료서비스를 제공한다.

③ 조사항목

조사항목(S,P,O)		조사방법	유형	조사결과
1	말기환자 진료에 대한 규정이 있다(S)	DR	A	□유 □무
2	말기환자의 요구에 대한 이해를 돕기 위해 직원교육을 실시한다(P)	IT	B	□상 □중 □하
3	[시범]말기환자 또는 보호자의 희망을 고려하여 적절한 대중치료를 제공한다(P)	IT	B	□상 □중 □하
4	[시범]말기환자 또는 보호자에게 정신 사회적 지지를 제공한다(P)	IT	B	□상 □중 □하

4) 약물관리

약물관리의 조사기준은 다음과 같다.

〈 표 3-16 〉 약물관리 조사기준

범주	조사기준
보관	5.1 의료기관의 모든 장소에서 약물을 적절하고 안전하게 보관한다.
조제	5.2 안전하고 청결한 조제 절차가 있고, 이를 준수한다.
투약	5.3 안전한 약물투여에 대한 규정이 있고, 직원들은 이를 준수한다

1 보관

① 기준 5.1

의료기관의 모든 장소에서 약물을 적절하고 안전하게 보관한다.

② 조사목적

약제부서뿐만 아니라 의료기관의 모든 장소에서 약물을 적절하고 안전하게 보관한다.

③ 조사항목

	조사항목(S,P,O)	조사방법	유형	조사결과
1	약물을 안전하게 보관하는 규정이 있다(S)	DR	A	□유 □무
2	모든 약물은 규정에 따라 라벨링하여 보관한다(P)	ST	B	□상 □중 □하
3	모든 약물의 보관 상태를 정기적으로 감사한다(P)	ST	B	□상 □중 □하
4	약품의 회수 및 철회약품 절차를 준수한다(P)	ST	B	□상 □중 □하
5	규정에 따라 주의를 요하는 약물을 보관한다(P)	ST	B	□상 □중 □하
6	응급약물의 보관 및 보충사항을 점검한다(P)	ST	B	□상 □중 □하

2 조제

① 기준 5.2

안전하고 청결한 조제 절차가 있고, 이를 준수한다.

② 조사목적

③ 환자의 안전을 위하여 안전하고 청결한 환경에서 약물을 준비 및 조제하여야 한다.

④ 조사항목

	조사항목(S,P,O)	조사방법	유형	조사결과
1	안전하고 청결한 약물준비 및 조제 절차가 있다(S)	DR	A	□유 □무
2	약물조제 전에 처방전 감사를 수행한다(P)	ST	B	□상 □중 □하
3	안전하고 청결하게 약물을 조제한다(P)	ST	A	□유 □무

3 투약

① 기준 5.3

안전한 약물투여에 대한 규정이 있고, 직원들은 이를 준수한다.

② 조사목적

의료기관은 안전한 약물투여를 위해 직원교육, 투약설명, 약물의 보관, 투여, 부작용 발생 시 대처방안을 수립하여야 한다. 특히 고위험약물, 입원 시 지참약은 별도로 관리하여야 한다.

③ 조사항목

	조사항목(S,P,O)	조사방법	유형	조사결과
1	약물투여 관련 규정이 있다(S)	DR	A	□유 □무
2	약물투여 시 환자, 약물명, 투여경로, 용량, 투여시간을 확인한다(P)	ST	B	□상 □중 □하
3	고위험약물 투여 시 주의사항 및 부작용 발생 시 대처방안을 직원이 알고 있다(P)	ST	B	□상 □중 □하
4	고위험약물은 규정에 따라 다른 약물과 분리보관하고, 사용 후 즉시 폐기한다(P)	ST	B	□상 □중 □하
5	규정에 따라 입원 시 지참약을 투여한다(P)	ST	B	□상 □중 □하
6	규정에 따른 투약설명을 수행한다(P)	ST	B	□상 □중 □하

5) 환자권리존중 및 보호

환자권리존중 및 보호범주 및 조사기준은 다음과 같다.

〈 표 3-17 〉 환자권리존중 및 보호 조사기준

범주	조사기준
환자권리존중	6.1.1 환자의 권리와 책임을 존중하고 보호한다. 6.1.2 취약환자의 권리와 안전을 보장한다.
불만고충처리	6.2 환자 또는 보호자의 고충사항을 처리할 수 있는 체계가 있으며, 이를 적절하게 운영한다.
동의서	6.3 환자 또는 보호자에게 진료목적으로 동의서를 받는 체계가 있으며, 이를 적절하게 운영한다.

1-1 환자권리존중

① 기준 6.1.1

환자의 권리와 책임을 존중하고 보호한다.

② 조사목적

의료기관은 환자가 진료를 받는 모든 과정에서 환자권리와 책임을 존중하고 보호한다.

③ 조사항목

	조사항목(S,P,O)	조사방법	유형	조사결과
1	환자의 권리와 책임에 대한 규정이 있다(S)	DR	A	□유 □무
2	환자의 권리와 책임을 직원들이 알고 있다(P)	IT	B	□상 □중 □하
3	환자 또는 보호자에게 환자의 권리와 책임에 대해 안내한다(P)	IT	B	□상 □중 □하
4	환자의 신체노출을 보호한다(P)	IT	B	□상 □중 □하
5	환자의 진료정보를 보호한다(P)	IT	B	□상 □중 □하
6	[필수]환자권리존중을 위해 입원실 적정 면적을 준수한다(S)	IT	A	□유 □무
7	환자편의를 위한 시설을 구비하고 있다(S)	IT	A	□유 □무

1-2 환자권리존중

① 기준 6.1.2

취약환자의 권리와 안전을 보장한다.

② 조사목적

의료기관은 취약환자를 정의하고, 해당 환자의 권리를 보호하기 위한 절차를 수립한다. 직원들은 취약환자에 대한 의료기관의 책임을 이해하고 있어야 한다.

③ 조사항목

	조사항목(S,P,O)	조사방법	유형	조사결과
1	취약환자의 권리를 보호하기 위한 규정이 있다(S)	DR	A	□유 □무
2	학대 및 폭력피해자를 위한 보고 및 지원체계를 직원들이 알고 있다(P)	IT	B	□유 □무
3	장애환자의 편의를 위한 지원체계를 직원들이 알고 있다(P)	IT	B	□상 □중 □하

2 불만고충처리

① 기준 6.2

환자 또는 보호자의 고충사항을 처리할 수 있는 체계가 있으며, 이를 적절하게 운영한다.

② 조사목적

의료기관은 환자의 진료과정 중에 발생하는 환자 또는 보호자의 문제, 불만, 고충사항을 처리하기 위한 절차를 수립하고, 접수방법을 환자 또는 가족에게 안내한다. 접수된 불만 및 고충사항은 절차에 따라 신속히 처리한다.

③ 조사항목

	조사항목(S,P,O)	조사방법	유형	조사결과
1	환자 또는 보호자의 불만 및 고충처리 절차가 있다(S)	DR	A	□유 □무
2	환자 또는 보호자에게 불만 및 고충처리 절차를 안내한다(P)	ST	B	□상 □중 □하

3	환자 또는 보호자의 불만 및 고충사항을 처리한다(P)	ST	A	□유 □무
4	[시범]환자 또는 보호자의 불만 및 고충유형을 분석하여 보고한다(P)	ST	A	□유 □무

3 동의서

① 기준 6.3

환자 또는 보호자에게 진료목적으로 동의서를 받는 체계가 있으며, 이를 적절하게 운영한다.

② 조사목적

의료기관은 진료목적으로 수술 및 마취, 고위험시술, 혈액제제, 고위험약물 사용 등을 시행하는 경우 동의서를 받는 체계를 갖추고 적절히 운영한다.

③ 조사항목

조사항목(S,P,O)		조사방법	유형	조사결과
1	진료동의서에 대한 규정이 있다(S)	DR	A	□유 □무
2	규정에 따라 동의서를 받는다(P)	IT	B	□상 □중 □하
3	환자 또는 보호자에게 진료결정에 참여할 수 있는 적합한 정보를 제공한다(P)	IT	B	□상 □중 □하

6) 진료지원체계

(1) 경영 및 조직 운영

〈 표 3-18 〉 진료지원체계 조사기준

범주	조사기준
조직운영	
경영관리	
의료윤리경영	

1 조직운영

① 기준 7.1

의료기관의 최고책임자는 조직의 미션을 승인하고 공표함으로써 기관의 운영방향을 공유한다.

② 조사목적

최고책임자는 의료기관의 장기적인 발전을 위한 조직의 미션을 결정하여야 하며, 이러한 미션을 달성하기 위한 노력이 필요하다. 또한 미션을 전 직원이 공유할 수 있도록 공표함으로써 의료기관의 발전 및 운영방침에 동참할 수 있는 여건을 조성하여야 한다.

③ 조사항목

	조사항목(S,P,O)	조사방법	유형	조사결과
1	조직의 미션이 있다(S)	LI	A	□유 □무
2	조직의 미션을 전 직원에게 공지한다(S)	LI	A	□유 □무
3	직원들은 조직의 미션이 공지되었는지 알고 있고, 그 내용을 이해하고 있다(P)	IT	B	□상 □중 □하

2 경영관리

① 기준 7.2

최고책임자는 합리적 의사결정을 하고, 체계적인 계획 하에 의료기관을 운영한다.

② 조사목적

의료기관은 운영규정이 있어야 하며, 이를 충실하게 이행함으로써 책임경영을 위해 노력하여야 한다. 또한 신속한 의사결정을 위해 의사결정 조직을 구성하여 정기적으로 운영하고, 의사결정이 이루어지는 과정에서 중간관리자가 참여하도록 하여야 한다.

③ 조사항목

	조사항목(S,P,O)	조사방법	유형	조사결과
1	전반적인 의료기관 운영에 관한 규정이 있다(S)	DR	A	□유 □무

2	운영규정은 규정의 검토 및 승인에 관한 절차를 포함한다(S)	LI	A	□유 □무
3	의사결정조직을 구성하고, 정기적으로 운영한다(P)	LI	B	□상 □중 □하

3 의료윤리경영

① 기준 7.3

의료사회복지체계를 통해 의료서비스에 대한 요구도를 충족시키고, 이를 지원한다.

② 조사목적

의료기관은 저소득층, 취약계층(노인학대 피해자 등), 노인환자 등을 대상으로 진료비용 및 의료지원의 필요성을 상담하고 지원하는 의료사회복지체계를 수립하고, 이를 지원함으로써 의료윤리경영을 실현하도록 한다.

③ 조사항목

조사항목(S,P,O)		조사방법	유형	조사결과
1	[시범]의료사회복지체계가 있다(S)	DR	A	□유 □무
2	[시범]지원 필요성을 조사하여 필요한 경우 이를 지원한다(P)	IT	B	□상 □중 □하

(2) 인적자원관리

인적자원관리의 범주 및 조사기준은 다음과 같다.

〈 표 3-19 〉 인적자원관리 조사기준

범주	조사기준
인적자원관리	8.1 환자안전과 질 향상을 위하여 인사관리 규정을 확보하고, 효율적인 인력관리를 위해 인사정보를 관리한다.
직원교육	8.2 의료기관은 직원의 직무능력과 지식을 발전시키기 위해 지속적인 훈련을 제공한다.

1 인적자원관리

① 기준 8.1

환자안전과 질 향상을 위하여 인사관리 규정을 확보하고, 효율적인 인력관리를 위해 인사정보를 관리한다.

② 조사목적

의료기관은 기관의 사명과 비전을 달성하고 환자의 요구를 충족시키기 위해 인사관리 규정을 확보하고, 자격을 갖춘 적격한 의료인력을 갖춤으로써 환자의 진료 및 치료결과에 기여할 수 있도록 효율적인 인사정보 관리체계를 갖추어야 한다.

③ 조사항목

	조사항목(S,P,O)	조사방법	유형	조사결과
1	인사관리를 위한 규정이 있다(S)	ST	A	□유 □무
2	인사정보 관리체계가 있다(S)	ST	A	□유 □무
3	인사정보 관리체계를 통해 자격정보를 관리한다(P)	ST	B	□상 □중 □하
4	[시범]인사정보를 정기적으로 업데이트한다(P)	ST	B	□상 □중 □하
5	[필수]규정에 따라 당직의료인을 배치한다(S)	ST	A	□유 □무

2 직원교육

① 기준 8.2

의료기관은 직원의 직무능력과 지식을 발전시키기 위해 지속적인 훈련을 제공한다.

② 조사목적

의료기관은 조직의 사명에 맞게 업무를 수행하고, 직무성과를 유지하기 위하여 신기술과 새로운 절차에 대한 훈련을 제공하기 위해 체계적인 교육시스템을 갖추고 적절히 운영하여야 하며, 직원의 자격유지 및 업무전문성 계발을 위해 다양한 교육 및 연구기회를 제공하여야 한다.

③ 조사항목

	조사항목(S,P,O)	조사방법	유형	조사결과
1	신규직원 교육체계가 있다(S)	ST	A	□유 □무

2	신규직원에게 적절한 신규교육을 제공한다(P)	ST	B	□상 □중 □하
3	직원 교육체계가 있다(S)	ST	A	□유 □무
4	직원의 직무수행에 필요한 교육을 제공한다(P)	ST	B	□상 □중 □하

(3) 감염관리

기구관련 감염관리 및 부서 감염관리의 범주와 조사기준은 다음과 같다.

〈 표 3-20 〉 감염관리 조사기준

범주	조사기준
기구관련 감염관리	9.1.1 의료관련 감염발생의 위험을 예방하기 위해 적절한 기구관련 감염관리 활동을 수행한다. 9.1.2 적절한 기구의 세척, 소독, 멸균관리를 통해 의료관련 감염발생의 위험을 감소시키기 위해 노력한다.
부서 감염관리	9.2.1 내시경실 및 인공신장실 환자의 의료관련 감염발생의 위험을 예방하기 위해 적절한 감염관리 활동을 수행한다. 9.2.2 적절한 세탁물관리를 통해 의료관련 감염발생의 위험을 감소시키기 위해 노력한다. 9.2.3 적절한 조리장 관리를 통해 의료관련 감염발생의 위험을 감소시키기 위해 노력한다. 9.2.4 감염성질환으로부터 환자 및 직원을 보호하기 위한 방어 및 격리 절차가 있다.

1-1 기구관련 감염관리

① 기준 9.1.1

의료관련 감염발생의 위험을 예방하기 위해 적절한 기구관련 감염관리 활동을 수행한다.

② 조사목적

의료관련 감염발생의 위험을 예방하고 감소시키기 위하여 기구관련 감염관리 활동을 적절히 수행하여야 한다.

③ 조사항목

	조사항목(S,P,O)	조사방법	유형	조사결과
1	기구관련 감염관리 규정이 있다(S)	DR	A	□유 □무

2	규정에 따라 기도흡인을 관리한다(P)	ST	B	□상 □중 □하
3	규정에 따라 방광 내 유치도뇨관을 관리한다(P)	ST	B	□상 □중 □하
4	규정에 따라 혈관 카테터를 관리한다(P)	ST	B	□상 □중 □하

1-2 기구관련 감염관리

① 기준 9.1.2

적절한 기구의 세척, 소독, 멸균관리를 통해 의료관련 감염발생의 위험을 감소시키기 위해 노력한다.

② 조사목적

의료기관은 수술 및 시술기구의 적절한 세척, 소독, 멸균 관리를 통해 의료관련 감염발생 위험을 최소화하기 위해 노력하여야 한다.

③ 조사항목

조사항목(S,P,O)		조사방법	유형	조사결과
1	기구세척, 소독, 멸균 관리에 대한 감염관리 규정이 있다(S)	DR	A	□유 □무
2	규정에 따라 사용한 기구의 세척 및 소독을 수행한다(P)	ST	B	□상 □중 □하
3	[시범]규정에 따라 멸균기를 정기적으로 관리한다(P)	ST	B	□상 □중 □하 □미해당
4	규정에 따라 멸균 및 소독물품을 관리한다(P)	ST	B	□상 □중 □하
5	규정에 따라 세척직원은 보호구를 착용한다(P)	ST	B	□상 □중 □하

2-1 부서 감염관리

① 기준 9.2.1

내시경실 및 인공신장실 환자의 의료관련 감염발생의 위험을 예방하기 위해 적절한 감염관리 활동을 수행한다.

② 조사목적

내시경실 및 인공신장실은 의료관련 감염발생의 위험을 예방하고 감소시키기 위한 주요 중점 영역으로, 규정에 따른 효율적인 감염관리 활동을 수행하여야 한다.

③ 조사항목

조사항목(S,P,O)		조사방법	유형	조사결과
1	내시경실의 감염관리 규정이 있다(S)	DR	A	□유 □무 □미해당
2	규정에 따라 내시경 소독 시행을 관리한다(P)	ST	B	□상 □중 □하 □미해당
3	규정에 따라 내시경 부속물을 관리한다(P)	ST	B	□상 □중 □하 □미해당
4	규정에 따라 내시경을 소독한 후 보관한다(P)	ST	B	□상 □중 □하 □미해당
5	인공신장실의 감염관리 규정이 있다(S)	DR	A	□유 □무 □미해당
6	규정에 따라 투석액/물 배양검사를 관리한다(P)	ST	B	□상 □중 □하 □미해당

2-2 부서 감염관리

① 기준 9.2.2

적절한 세탁물관리를 통해 의료관련 감염발생의 위험을 감소시키기 위해 노력한다.

② 조사목적

의료기관은 세탁물관리를 통해 의료관련 감염발생 위험을 최소화하기 위해 노력하여야 한다.

③ 조사항목

조사항목(S,P,O)		조사방법	유형	조사결과
1	세탁물 관리에 대한 감염관리 규정이 있다(S)	DR	A	□유 □무
2	규정에 따라 오염세탁물을 적절하게 관리한다(P)	ST	B	□상 □중 □하

2-3 부서 감염관리

① 기준 9.2.3

적절한 조리장 관리를 통해 의료관련 감염발생의 위험을 감소시키기 위해 노력한다.

② 조사목적

의료기관은 적절한 음식재료, 식기, 조리기구, 냉장고, 환경관리를 통해 의료관련

감염발생의 위험을 감소시키기 위해 노력하여야 한다.

③ 조사항목

조사항목(S,P,O)		조사방법	유형	조사결과
1	조리장의 감염관리 규정이 있다(S)	DR	A	□유 □무
2	규정에 따라 음식재료를 관리한다(P)	ST	B	□상 □중 □하
3	규정에 따라 식기 및 조리기구를 관리한다(P)	ST	B	□상 □중 □하
4	규정에 따라 냉장고 및 냉동고를 관리한다(P)	ST	B	□상 □중 □하
5	규정에 따라 조리장 환경을 관리한다(P)	ST	B	□상 □중 □하

2-4 부서 감염관리

① 기준 9.2.4

감염성질환으로부터 환자 및 직원을 보호하기 위한 방어 및 격리 절차가 있다.

② 조사목적

감염성질환 환자관리 절차를 개발, 적용함으로써 감염성질환의 유입을 차단하여 감염의 위험을 최소화하여야 한다.

③ 조사항목

조사항목(S,P,O)		조사방법	유형	조사결과
1	감염성질환 발생 시 격리 절차가 있다(S)	DR	A	□유 □무
2	감염성질환 보유 확인 시 격리 절차에 따라 수행한다(P)	ST	B	□상 □중 □하

(4) 안전한 시설 및 환경관리

안전한 시설 및 환경관리의 범주 및 조사기준은 다음과 같다.

〈 표 3-21 〉 시설 및 환경관리 기준

범주	조사기준
시설환경 안전관리체계	10.1 안전관리 관련 법규, 검사요건을 준수하며, 물리적 · 화학적 환경의 위험으로부터 환자, 직원 및 방문객을 보호한다.

시설환경 안전관리	10.2.1 시설물 안전관리 계획을 수립하고 안전하게 관리한다. 10.2.2 설비 안전관리 계획을 수립하고 안전하게 관리한다. 10.2.3 보안을 유지하고 관리한다. 10.2.4 위험물질 안전관리 계획을 수립하고 안전하게 관리한다.

1 시설환경 안전관리체계

① 기준 10.1

안전관리 관련 법규, 검사요건을 준수하며, 물리적 · 화학적 환경의 위험으로부터 환자, 직원 및 방문객을 보호한다.

② 조사목적

의료기관은 다양한 형태의 안전사고들이 발생할 가능성을 인식하고, 시설안전관리 규정에 따라 정기적인 안전관리를 수행할 뿐 아니라 교육을 통해 직원들에게 안전문화에 관한 인식을 심어 주어야 하며, 이를 통해 환자 및 직원안전을 보장함으로써 최상의 의료서비스가 제공될 수 있는 기반을 만들기 위해 노력하여야 한다.

③ 조사항목

	조사항목(S,P,O)	조사방법	유형	조사결과
1	시설의 안전관리 규정이 있다(S)	DR	A	□유 □무
2	시설의 안전관리 규정은 현행 관련법을 따른다(S)	ST	A	□유 □무
3	시설의 안전관리 규정은 부서 및 담당자의 업무책임을 포함한다(S)	ST	A	□유 □무
4	직원에게 시설의 안전과 관련된 교육을 제공한다(P)	ST	B	□상 □중 □하

2-1 시설환경 안전관리

① 기준 10.2.1

시설물 안전관리 계획을 수립하고 안전하게 관리한다.

② 조사목적

시설물에 대한 위험요인을 파악하기 위해 정기적인 유지, 보수, 개선계획을 수립하고 이를 수행하여 안전한 의료서비스 환경을 조성하기 위해 노력하여야 한다.

③ 조사항목

	조사항목(S,P,O)	조사방법	유형	조사결과
1	시설물 안전관리 계획이 있다(S)	ST	A	□유 □무
2	계획에 따라 시설물을 안전하게 관리한다(P)	ST	B	□상 □중 □하

2-2 시설환경 안전관리

① 기준 10.2.2

설비 안전관리 계획을 수립하고 안전하게 관리한다.

② 조사목적

전기, 물 공급 및 수질, 의료가스 및 진공, 공기질 등과 관련된 설비의 위험요인을 파악하기 위해 정기적인 유지, 보수, 개선계획을 수립하고 이를 수행하여 안전한 의료서비스 환경을 조성하기 위해 노력하여야 한다.

③ 조사항목

	조사항목(S,P,O)	조사방법	유형	조사결과
1	설비 안전관리 계획이 있다(S)	ST	A	□유 □무
2	[시범]계획에 따라 전기설비 안전관리를 수행한다(P)	ST	B	□상 □중 □하
3	[시범]계획에 따라 물 공급 및 수질관리를 수행한다(P)	ST	B	□상 □중 □하
4	[시범]계획에 따라 의료가스 및 진공설비 안전관리를 수행한다(P)	ST	B	□상 □중 □하
5	[시범]계획에 따라 실내공기질 관리를 수행한다(P)	ST	B	□상 □중 □하

2-3 시설환경 안전관리

① 기준 10.2.3

보안을 유지하고 관리한다.

② 조사목적

사고와 상해를 예방하고 안전한 의료서비스 환경을 조성하기 위해 보안과 관련된 위험을 파악하여 보안계획을 수립하고 이를 수행하여야 한다.

③ 조사항목

	조사항목(S,P,O)	조사방법	유형	조사결과
1	보안에 관한 계획이 있다(S)	ST	A	□유 □무
2	계획에 따라 보안관련 활동을 수행한다(P)	ST	B	□상 □중 □하

2-4 시설환경 안전관리

① 기준 10.2.4

위험물질 안전관리 계획을 수립하고 안전하게 관리한다.

② 조사목적

유해화학물질, 폐기물 등 위험물질과 관련된 위험을 예방하고 안전한 의료서비스 환경을 조성하기 위해 위험물질 안전관리계획을 수립하고 이를 수행하여야 한다.

③ 조사항목

	조사항목(S,P,O)	조사방법	유형	조사결과
1	위험물질 안전관리 계획이 있다(S)	ST	A	□유 □무
2	계획에 따라 위험물질을 안전하게 관리한다(P)	ST	B	□상 □중 □하

(5) 의료정보관리

의료정보 관리체계의 범주 및 조사기준은 다음과 같다.

〈 표 3-22 〉 의료정보관리 조사기준

범주	조사기준
의료정보 관리체계	11.1 의료정보/의무기록에 대한 규정이 있고, 규정에 따라 업무를 수행한다.

1 의료정보 관리체계

① 기준 11.1

의료정보/의무기록에 대한 규정이 있고, 규정에 따라 업무를 수행한다.

② 조사목적

의료기관은 의료진과 직원들이 의료서비스에 대하여 정확하고 효율적이며, 통합적인 의사소통을 할 수 있도록 의료정보/의무기록 관리에 관한 문서화된 규정을 수립하여야 한다. 또한 규정에 따른 직원들의 업무수행 여부를 지속적으로 모니터링하고, 문제점 발견 시 이를 개선하기 위해 노력하여야 한다.

③ 조사항목

조사항목(S,P,O)		조사방법	유형	조사결과
1	의료정보/의무기록 관리 규정이 있다(S)	DR	A	□유 □무
2	규정에 따라 퇴원환자 의무기록을 작성한다(P)	ST	B	□상 □중 □하
3	규정에 따라 의료정보/의무기록의 접근을 제한하고 관리한다(P)	ST	B	□상 □중 □하
4	규정에 따라 의무기록 사본 발급을 관리한다(P)	ST	B	□상 □중 □하
5	규정에 따라 의무기록 대출, 열람 및 반납을 관리한다(P)	ST	B	□상 □중 □하

2. 평가 결과분석

의료기관인증평가를 지정된 일정에 수검을 받고 의료기관인증평가원으로부터 평가결과 통보를 받은 후 결과분석을 경영진에게 보고하고 미비점을 보완하도록 한다.

▮ 핵심다지기

1 의료기관인증평가 조사기준 및 평가영역에 대하여 알아본다.

2 평가 주관부서는 의료기관인증평가 영역에 대한 준비계획을 수립한다.

4개 체계(기본가치체계, 환자진료체계, 지원체계, 성과관리체계)에 대한 영역별 평가준비계획을 수립한다.

3 의료기관인증평가를 위한 관련부서 회의를 실시한다.

주관부서 주관(QI실 또는 기획실)으로 부서별 수검자료를 배부하고 회의를 진행한다.

4 평가영역별(개별항목) 지침과 자료를 수집하여 평가준비를 수행한다.

의료기관인증평가원 평가기준집 자료와 평가우수병원을 방문 자료를 수집활용한다.

5 의료기관인증평가를 위한 인증평가원 또는 외부기관에 의뢰 평가컨설팅을 받는다.

6 평가준비가 완료되면 내부 또는 외부기관으로부터 모의평가를 받는다.

7 평가일정에 평가를 받은 후 평가결과를 분석하여 경영진에게 보고한다.

제4장
요양급여 적정성평가

Ⅰ. 요양급여 적정성평가 기준 및 계획

학습목표

1. 요양급여 적정성평가의 개요와 목적에 대하여 알 수 있다.
2. 적정성평가의 유형 및 평가내역에 대하여 이해할 수 있다.
3. 요양급여 적정성평가 계획을 수립하고 업무를 수행할 수 있다.

1. 요양급여 적정성평가제도

1) 개요

요양급여의 적정성평가는 병원에서 제공된 의료서비스의 의 · 약학적 타당성과 비용, 효과성을 분석하여 의료서비스의 수준 및 비용의 적정성을 평가하는 것을 목적으로 하고 있다. 건강보험심사평가원에서 제공되는 적정성평가 사업결과는 크게 진료정보와 질(Quality) 평가로 구분하고 있다. 진료정보에는 주요 수술 및 질병에 대한 진료 건당 입원일수, 진료건당 진료비, 그리고 입원일당 진료비를 제공하고 있으며, 질 평가결과에서는 의료기관 별 항생제 처방률, 주사제 처방률, 제왕절개 분만율, 허혈성 심질환 등에 관련된 평가 정보를 제공하고 있다.

따라서 병원경영에 있어 환자에게 양질의 진료제공과 의료의 질 향상을 위해서는 요양급여 적정성평가의 관리가 무엇보다 중요하다고 할 수 있다.

〈 표 4-1 〉 건강보험 심사평가원의 요양급여의 적정성 평가 내용

구분	평가 내용
평가영역	고혈압 · 당뇨병 · 천식 · 만설폐쇄성질환 · 대장암 · 위암 · 유방암 · 간암 · 폐암 · 폐렴 · 치매 · 신생아중환자실 · 혈액투석 · 의료급여정신과 · 정신건강입원영역 · 요양병원 · 중소병원 · 중환자실 · 약제급여(6종) · 급성심근경색증 · 관상동맥우회술 · 급성기뇌졸중 · 수술의 예방적 항생제 사용 · 진료량 지표 · 진료결과 · 유소아중이염 항생제, 결핵 · 환자경험, 마취 · 치과 근관치료 · 수혈 · 우울증(외래) · 병원표준화사망비 · 위험도표준화재입원비 · 중소병원 등

2) 정의

요양급여 적정성평가는 국민건강보험법 제43조 및 제56조에 의거하여 진찰, 수술, 의약품 사용 등 의료서비스에 대하여 의약학적 측면과 비용 효과적 측면에서 적정하게 행하였는지를 평가하는 것이다. 적정성평가는 2017년 대장암, 위암 등 5개 암과 호흡기질환, 만성질환 등 32개 항목을 평가하고, 2022년에는 37개 항목으로 확대하여 평가하고 있으며, 그 결과는 요양기관에 피드백하여 의료서비스 질을 향상시킬 수 있도록 하고, 국민들께서 요양기관을 선택하실 때 도움이 되도록 건강보험심사평가원 홈페이지(www.hira.or.kr) 또는 건강보험심사평가원 모바일앱에 요양기관별 평가정보를 게시하고 있다.

3) 관련법령 및 법적근거

국민건강보험법제43조(요양기관 현황에 대한 신고), 국민건강보험법제56조(요양비 등의 지급), 국민건강보험법 제63조(심평원 업무) 및 제47조제5항(가감지급)에 의한다.

4) 건강보험심사평가원의 요양급여 적정성평가 시스템(체계)

건강보험심사평가원의 요양급여 적정성평가 시스템은 다음과 같다.

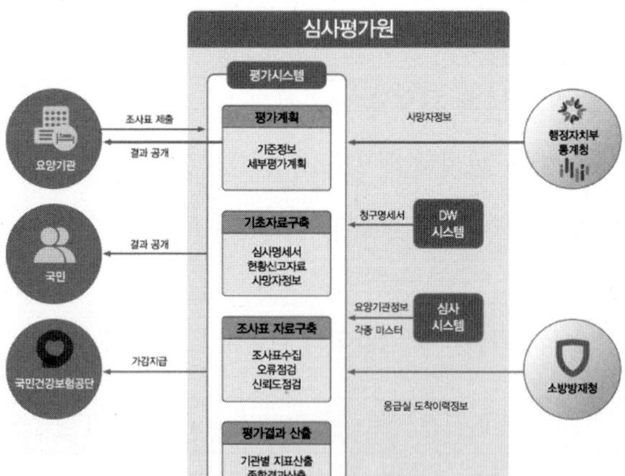

자료출처: 건강보험심사평가원 홈페이지(의료의 질 평가 운영)

[그림 4-1] 요양급여 적정성평가 체계

2. 평가대상 및 평가절차

1) 평가대상

암, 심장질환 등 37개 항목(2022년 기준)이며, 2001년 약제 평가(항생제처방률, 주사제처방률 등)를 시작으로 급성기질환(급성심근경색증, 암 등)에서 만성질환(고혈압, 당뇨병 등)까지 평가영역을 확대하고 있다.

※ ('01) 5개 → ('06) 14개 → ('11) 19개 → ('13) 24개→ ('16) 32개 → ('20) 35개 →('22) 37개 항목(54개 세부항목)

2) 평가 절차

요양급여 적정성평가절차는 다음과 같다.

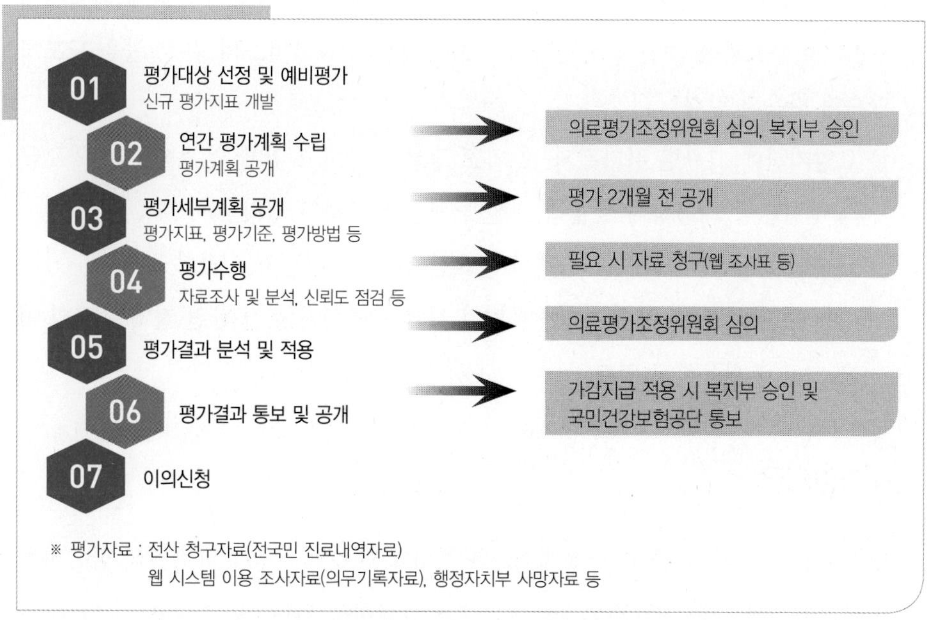

[그림 4-2] 요양급여 적정성 평가 절차

3. 평가내용 및 방법 · 결과활용

1) 평가내용 및 방법

평가내용 및 방법은 진료비청구명세서, 의료기관 현황자료 등을 활용하여 진료행위의 평가기준과 부합정도를 측정하며, 진료지침 등을 기반으로 외국지표 참고 및 각계 의견을 수렴하여 진료과정, 결과 등의 적절성을 평가하는 평가기준을 마련하여 실시하고 있다.

2) 결과활용

건강보험심사평가원 홈페이지(www.hira.or.kr)에 의료기관 평가결과를 공개하여 국민의 알권리를 보장하고 평가결과를 바탕으로 진료비를 가감지급하고 있다.

그리고 수행한 의료서비스를 요양기관별, 진료과별, 상병별로 구분하여 의약학적 타당성과 비용효과성 측면에서 평가하여 요양기관 의료서비스의 질 개선을 도모하고 있으며 다음과 같다.

(1) 요양기관에 기관별 평가결과 및 비교 정보 제공하고 전체 및 동일 병상규모군의 평균값을 제공하여 자율적 개선 노력을 유도하고 있다.

(2) 대국민 홍보 및 의료이용 선택에 필요한 정보를 제공하고 있다.

(3) 정부 및 관련 단체나 유관기관에 평가 결과 제공하여 보건 관련 정책 수립의 기초 자료로 활용하고 있다.

3) 가감지급

가감지급은 급성기뇌졸중, 항생제처방률 등 5개 항목의 적정성평가 결과 상 · 하위 또는 개선기관에 따라 진료비의 1~5%를 가 · 감산하고 있다(급성기뇌졸중, , 약제급여 3개 항목(항생제처방률, 주사제처방률, 약품목수), 혈액투석, 당뇨병, 고혈압 등 5개 항목).

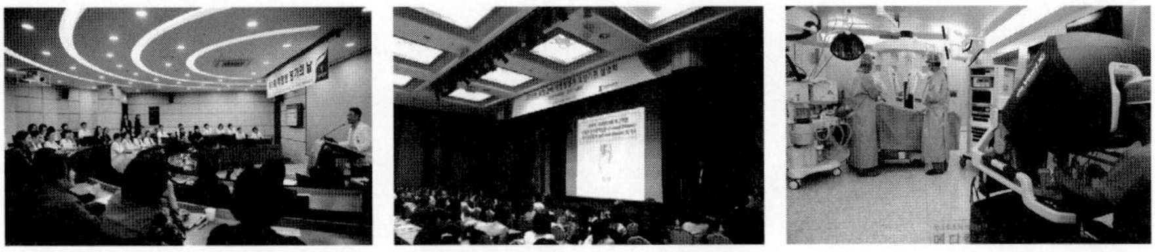

[그림 4-3] 요양급여 적정성평가 워크숍

4) 건강보험심사평가원 적정성평가

(1) 평가계획

건강보험심사평가원은 의료의 질 편차 등을 줄이기 위해 의료의 질 향상 지원사업의 일환으로 질환 평가 항목별 의료기관 간담회, 의료기관 방문상담 등 맞춤형 질 향상 서비스 지원 및 컨설팅, 교육 등을 통해 요양기관이 체계적 · 자율적 질 향상 활동을 수행할 수 있도록 지원할 계획이다. 심평원의 적정성평가는 '건강보험과 보건의료의 발전을 통한 국민건강 증진'을 위해 '함께 하는 평가'라는 전략목표 하에 「평가인프라 · 영역 강화」, 「평가수행체계 합리화」, 「평가결과 활용 다각화」 등 3가지 큰 틀에서 추진하였다. 적정성평가결과 상 하위 또는 개선기관에 따라 진료비의 1~5%를 가 감산 그 외, 그간 평가대상에서 빠져있던 마취, 치과, 소아 영역의 예비평가를 수행하고, 중소병원, 정신건강 분야 확대를 위한 기초연구도 시행하는 등 평가의 균형성을 확보한다.

▣ 주요내용은 ▲국가단위 질 관리 중장기 로드맵 수립 ▲평가영역의 균형성 확보 ▲평가항목별 목표관리 및 모니터링 체계 확립 ▲평가 운영체계 정비 ▲가치기반의 성과지불제도(P4P) 확대 ▲의료 질 평가지원금 연계 강화 등이다.

또한, 의료 질 평가에 의료소비자의 관점 적용을 통한 평가의 균형성을 확보하기 위해 2017년부터 '환자경험'을 본 평가에서 실시하고 있다.

○ 환자경험평가는 의료서비스를 이용한 환자로부터 의료진과의 의사소통, 투약 및 치료과정 등 입원기간 중에 겪었던 경험을 확인하는 새로운 형식으로, 상급종합병

원과 300병상 이상 종합병원에 입원하였던 퇴원 8주 이내의 만 19세 환자를 대상으로 설문조사를 통해 평가한다. 경제협력개발기구(OECD) 국가 중 발생률 · 유병률 · 사망률 1위인 '결핵'을 새로 평가하고, 적정한 항생제 사용량 유도를 위해 항생제 가감지급을 개선하는 등 환자안전영역을 강화한다.

〈 표 4-2 〉 요양급여 적정성평가 추진항목(2022년 기준)

<table>
<tr><th colspan="2">구분(총 37항목)</th><th>평가항목(54개 세부항목)</th></tr>
<tr><td rowspan="2">신규
(2)</td><td>진료행위 및 약제(1)</td><td>①수혈</td></tr>
<tr><td>기관단위(1)</td><td>②입원일수</td></tr>
<tr><td rowspan="8">계속
(33)</td><td>환자중심(1)</td><td>①환자경험</td></tr>
<tr><td>급성질환(5)</td><td>②관상동맥우회술, ③급성기뇌졸중, ④폐렴 ⑤~⑥허혈성심질환(급성심근경색증, 경피적관상동맥중재술)주1</td></tr>
<tr><td>만성질환(4)</td><td>⑦고혈압, ⑧당뇨병, ⑨천식, ⑩만성폐쇄성폐질환</td></tr>
<tr><td>암질환(5)</td><td>⑪대장암, ⑫유방암, ⑬폐암, ⑭위암, ⑮간암 진료결과</td></tr>
<tr><td>감염질환(1)</td><td>⑯결핵</td></tr>
<tr><td>정신건강(2)</td><td>⑰의료급여 정신과, ⑱정신건강 ⑲입원영역 우울증 외래 ⑳치매</td></tr>
<tr><td>진료행위
및 약제(9)</td><td>㉑~㉔약제급여(급성상 · 하기도감염 항생제, 주사제, 약품목수, 투약일당약품비), ㉕수술의 예방적 항생제 사용(18개 수술)주2, ㉖혈액투석, ㉗마취, ㉘치과근관치료, ㉙수혈</td></tr>
<tr><td>기관단위(6)</td><td>㉚요양병원, ㉛중환자실, ㉜신생아중환자실, ㉝병원표준화사망비, ㉞위험도표준화재입원비, ㉟중소병원</td></tr>
<tr><td>예비 및
연구</td><td>예비평가주3</td><td>신경차단술, 류마티스관절염, ADHD, 의료관련감염</td></tr>
</table>

주1) 향후 평가방향 협의 중

주2) 평가대상 수술(19개→18개 수술로 변경)

- (유지 14종류) 대장수술, 담낭수술, 고관절치환술, 슬관절치환술, 개두술, 자궁적출술, 제왕절개술, 전립선절제술, 유방수술, 척추수술, 견부수술, 후두수술, 허니아수술, 폐절제술
- (신규 4종류) 골절수술, 혈관수술, 인공심박동기삽입술, 충수절제술
- (종료 5종류) 위수술, 심장수술, 갑상선수술, 녹내장수술, 백내장수술

주3) 인력 · 예산 등 평가 수행 여건 고려하여 순차적으로 수행예정으로 정책적 우선순위에 따라 항목 변경 가능

(2) 평가지표 분류체계(안)

다양한 의료질 평가지표를 포괄할 수 있도록 13개 분류영역 및 134개 세부 분류항목으로 구성하여 평가한다.

연번	분류영역	세부 분류항목(134개)
1	지표유형 (6)	• 구조, 과정, 결과, 복합, 비용/자원, 환자경험
2	의료 질 구성요소 (6)	• 환자안전, 효과성, 환자중심, 효율성, 연계성, 형평성
3	임상주제 (23)	• 신경계질환 및 장애, 눈의 질환 및 장애 등 23개 질환군
4	적정성 평가항목 (48)	• 요양급여 적정성평가 항목(종료항목 포함)
5	보건 의료서비스 유형 (6)	• 예방 및 건강검진, 일차의료 및 만성질환 관리, 급성기 치료, 재활치료, 장기요양, 호스피스 · 완화의료
6	서비스 제공형태 (4)	• 입원, 외래, 응급, 기타
7	평가 대상인구 (4)	• 신생아, 소아 · 청소년, 성인, 노인
8	평가 대상기관 (8)	• 종합병원, 병원, 의원, 요양병원, 정신병원, 치과, 한방, 보건기관
9	평가자료원 (4)	• 의무기록자료(조사표), 행정자료, 설문자료, 기타
10	지표 사용 현황 (4)	• 예비지표, 정규지표, 시범지표(모니터링 지표), 종료지표
11	평가 결과활용 (6)	• 가감지급, 수가연계, 지정평가제도, 요양기관결과제공, 국민공개 • 비재정적 인센티브
12	지표활용제도 (7)	• 요양급여 적정성평가 • 응급의료기관평가 • 지역거점공공병원운영평가 • 의료기관 인증평가 • 상급종합병원지정평가 • 전문병원지정평가 • 검진기관 평가
13	평가관리기관 (8)	• 건강보험심사평가원 • 국립중앙의료원 • 중앙응급의료센터 • 의료기관평가인증원 • 국민건강보험공단 • 질병관리본부 • 국립암센터 • 대한병원협회

▣ 환자경험 평가 계획

① 평가 배경

○ 환자중심성은 의료의 질의 핵심 요소로 규정, 많은 국가에서 환자 관점을 의료 질 평가 및 보건의료체계 성과평가의 필수로 인식

○ 환자중심성을 포괄하는 평가영역의 균형적 확대에 대한 사회적 요구* 증가 및 의료 질 향상을 위한 다차원적 접근 필요성 대두

* 환자경험 평가 강화 권고('12.2월, OECD), 환자중심 평가 부족 지적('15.9월 국정감사)

② 평가 대상

○ 대상기관: 상급종합병원 및 300병상 이상 종합병원('.3월말 기준)

○ 대상환자: 만 19세 이상 성인으로 1일 이상 입원환자

* 제외대상: 낮 병동 · 소아청소년과 · 정신건강의학과 입원환자

○ 조사내용: 입원 중 환자가 경험한 의사/간호사 서비스, 투약 및 치료과정, 병원환경, 환자권리보장 등 총24개 문항

③ 평가 방법

○ (전화번호 수집) 청구자료를 활용, 평가대상자 명단을 의료기관에 제공, 의료기관으로부터 전화번호 수집

※ 관련법령(의료법 제21조제2항 국민건강보험법 제63조제1항 및 동법시행령 제81조제2항)에 따라 심평원이 적정성평가를 위해 의료기관에 환자 전화번호 제공 요구 가능

○ (전화조사 실시) 전문조사업체 위탁(성공전화 100기관, 2만 명 기준)

○ (자료분석) 환자구성 분포보정(성별, 연령별, 진료과목별, 병상규모별 등)

④ 평가결과 수가 가감지급

적정성 평가 결과 상 하위 또는 개선기관에 따라 진료비의 1~5%를 가 감산 그 외, 그간 평가대상에서 빠져있던 마취, 치과, 소아 영역의 예비평가를 수행하고, 중소병원, 정신건강 분야 확대를 위한 기초연구도 시행하는 등 평가의 균형성을 확보하고 있다.

핵심다지기

1 요양급여 적정성평가 개요와 평가방법 및 평가절차에 대하여 알아본다.

요양급여 적정성 평가는 건강보험으로 제공된 진찰 · 수술 등 의료서비스 전반에 대해 의약학적 · 비용효과적 측면에서 적정한지 여부를 평가하는 것으로 37개 항목 54개 세부 항목을 평가하고 있다.

(1) 법적근거: 국민건강보험법 제63조(건강보험심사평가원업무) 및 제47조 제5항(가감지급)

(2) 평가대상: 암 · 심장질환 등 37개 항목 대상(2022년 기준)

(3) 평가내용 방법 : 진료비청구명세서, 의료기관 현황자료 등을 활용하여 진료행위의 평가기준과 부합정도를 측정한다. 또한 진료지침 등을 기반으로 외국지표 참고 및 각계 의견을 수렴하여 진료과정, 결과 등의 적정성을 평가하는 평가기준을 마련하여 실시하고 있다.

(4) 결과활용: 건강보험심사평가원 홈페이지(www.hira.or.kr)에 의료기관 평가결과를 공개하여 국민의 알권리를 보장하고 평가결과를 바탕으로 진료비를 가감지급하고 있다. 가감지급내용은 급성기뇌졸중, 항생제처방률 등 5개 항목의 적정성평가 결과 상 · 하위 또는 개선기관에 따라 진료비의 1~5%를 가 · 감산하고 있다.

2 요양급여 적정성평가 가감지급 5개 항목에 대하여 알아보고 관련 업무를 수행한다.

요양급여 적정성평가의 8개 항목은 급성기뇌졸중, 수술의 예방적 항생제 사용, 약제급여 3개 항목(항생제 처방률, 주사제처방률, 약품목수), 혈액투석, 당뇨병, 고혈압의 평가항목이 있다.

3 건강보험심사평가원에서 실시하고 있는 적정성평가에 대하여 알아보고 관련 업무를 수행한다.

적정성평가에는 고혈압 · 당뇨병 · 천식 · 폐렴 · 만성폐쇄성질환 · 대장암 · 위암, 유방암 · 간암 · 폐암 · 혈액투석 · 중환자실 · 신생아 · 중환자실 · 결핵 · 우울증(외래) · 의료급여정신과 · 요양병원 · 약제급여(6종) · 급성심근경색증 · 관상동맥우회술 · 급성기뇌졸중 · 마취 · 수혈 · 수술의 예방적 항생제 사용 · 진료량 지표 · 진료결과 · 유소아중이염 항생제 사용 등의 평가가 있다.

4 요양급여 적정성평가를 위한 병원의 평가계획(해당분야)을 수립한다.

5 요양급여 적정성평가계획에 의한 담당부서주관 회의를 실시한다.

진료부, 간호부, 진료지원부, QI실, 감염관리실, 의무기록실, 기획실, 행정부(원무과, 총무과) 등 담당직원이 참석한다.

6 요양급여 적정성평가(준비)에 대한 직원교육을 실시 후 준비한다.

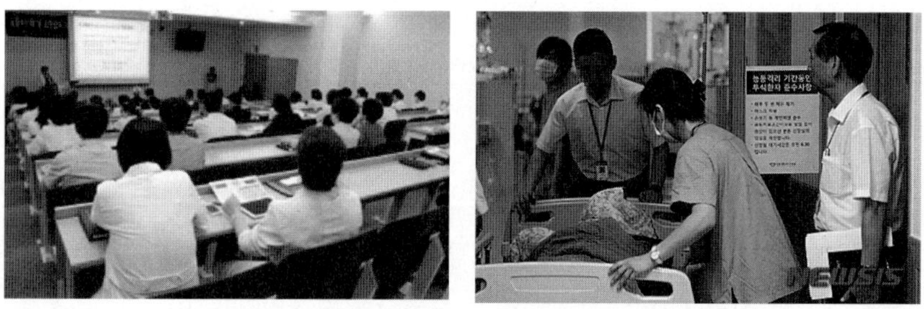

[그림 4-4] 요양급여 적정성평가교육 및 평가

7 적정성평가 결과에 대한 분석을 실시 후 개선방안을 도출 미비점을 보완한다.

8 요양급여 적정성평가 우수병원을 방문하여 운영실태를 조사하여 관리운영에 참고한다.

Ⅱ. 요양급여 적정성평가 분야별 평가내역

학습목표

1. 요양급여 적정성평가의 분야별 평가기준과 영역에 대하여 알 수 있다.
2. 요양급여 적정성평가의 분야별 관련 업무를 수행할 수 있다.

1. 요양급여 적정성평가 항목별 평가기준 및 내역

1) 혈액투석 적정성평가

(1) 혈액투석 적정성평가 제도

① 혈액투석(hemodialysis)은 만성신부전 환자에게 시행되는 신 대체요법의 하나로 투석기(인공신장기)와 투석막을 이용하여 혈액으로부터 노폐물을 제거하고 신체 내의 전해질 균형을 유지하며 과잉의 수분을 제거하는 방법을 말한다. 즉 환자의 혈액을 기계에 연결된 투석기계에 통과시켜 특수한 투석기(필터)로 수분과 노폐물을 걸러낸 후 혈액을 다시 환자의 체내에 주입해주는 치료 방법을 말한다.

② 혈액투석 적정성평가는 2009년부터 건강보험심사평가원이 혈액투석기관의 철저한 환자관리를 유도하고 환자와 가족들에게는 전문병원선택에 필요한 정보를 제공하기 실시하고 있으며 혈액투석을 실시하는 전국의료기관(약 688개)을 대상으로 인력, 시설, 장비와 같은 구조적 측면과 혈액투석 적절도, 혈액관리, 빈혈관리 등 진료의 과정 및 결과측면을 종합적으로 평가하고 있다.

(2) 평가배경 및 목적

혈액투석환자의 지속적 증가 및 이로 인한 의료비가 상승하고 있으며, 또한 혈액투석환자의 주된 원인질환은 고혈압 및 당뇨병으로, 뇌졸중, 심질환, 감염 등으로 인한 사망률이 높아 환자관리에 대한 질 평가 필요성이 제기되고 있다. 그리고 2009년부터 3차례에 걸쳐 혈액투석 평가를 실시한 결과, 전반적인 질은 향상되었으나 기관별 변이가 여전히 큰 것으로 나타났다. 이에 혈액투석진료의 질적 수준을 지속적으로 평가하여, 요양기관의 자발적인 질 개선을 유도하고, 국민에게 의료 이용에 필요한 정보를 제공함으로써 국민 건강증진을 도모하고자 함을 목적으로 하고 있다.

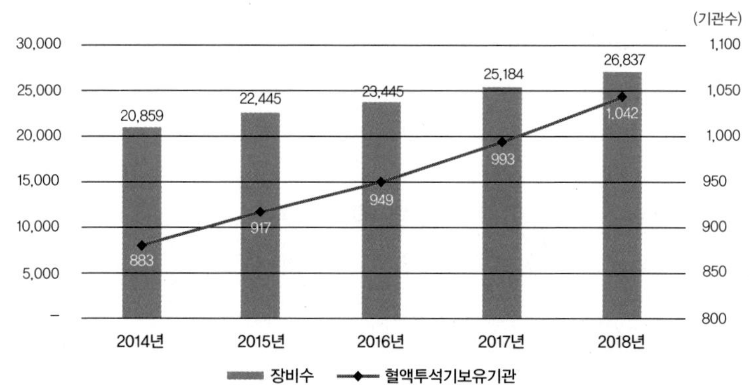

자료출처: 건강보험심사평가원(혈액투석 평가 결과)

[그림 4-5] 연도별 혈액투석 장비현황

(3) 평가대상 기관 및 대상환자

① 대상기관

대상기관은 장비를 보유한 기관 중 혈액투석 외래청구 의료기관(상급종합병원, 종합병원, 병원, 의원 등 약 839기관)을 대상으로 하고 있다.

② 대상환자

대상환자는 동일요양기관의 외래에서 혈액투석을 주 2회 이상 실시한 만 18세 이상 환자(건강보험, 의료급여)를 대상으로 하고 있다.

○ 혈액투석기 보유장비기관은 2018년 기준 1,042기관이며, 장비수는 26,837대로서 기관 당 평균 25.8대 보유하고 있는 것으로 나타났으며 평가대상기관은 다음과 같다.

〈 표 4-3 〉 평가대상기관 현황

(단위: 개소, 건)

구분	대상 기관	대상 건수
전체	839 (100)	31,238 (100
상급종합병원	42 (5.0)	2,459 (7.9)
종합병원	225 (26.8)	8,847 (28.3)
병원	90 (10.7)	2,187 (7.0)
요양병원	96 (11.5)	1,223 (3.9)
의원	386 (46.0)	16,522 (52.9)

자료출처 : 건강보험심사평가원(2018년 기준)

(4) 평가기준

혈액투석 질 지표개발 연구결과를 토대로 전문가 의견 등을 수렴해 평가지표를 선정하고 있으며, 주요 평가지표(2022년 기준)는 구조 부문 7개(인력, 시설, 장비), 과정 부문 3개(혈액투석 적절도, 혈관관리, 정기검사), 결과 부문 3개(혈액투석 적절도, 무기질관리, 빈혈관리)로 구성(총 13개 지표)하고 있다.

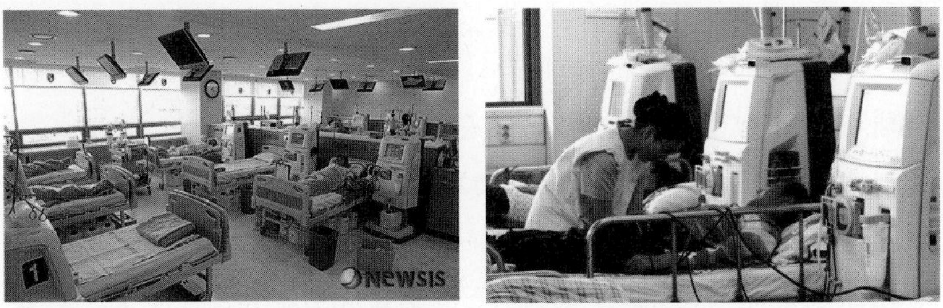

[그림 4-6] 혈액투석기 및 투석

(5) 평가지표

혈액투석의 평가지표는 총 13개로 구조부문 7개 지표, 과정부문 3개 지표, 결과부문 3개 지표로 나누어 평가를 실시하고 있으며, 다음과 같다.

〈 표 4-4 〉 혈액투석 평가지표

영역			지표명
평가지표(13)	구조(7)	인력	1 혈액투석을 전문으로 하는 의사 비율 2 의사 1인당 1일 평균 투석건수 3 2년 이상 혈액투석 경력을 가진 간호사 비율 4 간호사 1인당 1일 평균 투석건수
		장비	5 B형 간염 환자용 격리 혈액투석기 최소 보유대수 충족여부 6 혈액투석실 응급장비 보유여부
		시설	7 수질검사 실시주기 충족여부
	과정(3)	혈액투석 적절도	8 혈액투석 적절도 검사 실시주기 충족률
		혈관관리	9 동정맥루 협착증 모니터링 충족률
		정기검사	10 정기검사 실시주기 충족률
	결과(3)	혈액투석 적절도	11 혈액투석 적절도 충족률
		무기질관리	12 칼슘×인 충족률
		빈혈관리	13 Hb 10g/dℓ 미만인 환자 비율(모니터링 지표)

■ **인력**

○ 혈액투석을 전문으로 하는 의사 비율(혈액투석을 전문으로 하는 의사)

① 내과, 소아과 전문의 중 신장분야 분과 전문의

② 내과, 소아과 전문의 취득 후 분과전문의 시행 이후에 혈액투석분야를 1년 이상 수련한 의사

③ 내과, 소아과 전문의로서, 분과전문의 시행 이전에 혈액투석 진료를 전문으로 시작한 후 그 경력이 연속하여 3년을 경과한 의사

■ **지표의 표준화 및 지표별 가중치**

○ 지표의 표준화

지표의 형태가 비율, 비, 유무 등으로 다양하며, 지표별 결과 값의 분포를 고려하여 전문가 자문회의를 거쳐 1~5점 형태로 표준화하여 실시하고 있다.

○ 지표별 가중치

지표 개선을 위한 노력정도, 혈액투석 서비스 질에 영향을 미치는 정도 등을 고려하여 전문가 자문회의를 거쳐 가중치 부여하고 있다.

건강보험은 항목별 행위별 수가를 산정하고 의료급여는 고시된 정액수가를 산정한다.

(6) 혈액투석을 평가하는 이유

혈액투석을 실시하는 기관의 보다 철저한 환자관리를 유도하고, 혈액투석 환자와 가족이 전국 병의원을 쉽고 올바르게 선택할 수 있는 정보를 제공하고자 인공신장실을 운영하는 전국에 모든 의료기관을 대상으로 실시하고 있다.

혈액투석환자는 뇌졸중, 심장질환 등으로 인한 사망률이 높고 치료기간 중 삶의 질 문제가 크므로 투석전문가로부터 안전하고 적절한 진료를 정기적으로 받는 것이 중요하다. 따라서 건강보험심사평가원은 혈액투석을 하는 병원을 평가함으로써 병원 스스로 질 개선을 할 수 있도록 유도하고, 국민에게 병원 선택에 필요한 정보를 제공하고자 평가결과를 공개하고 있다.

혈액투석기

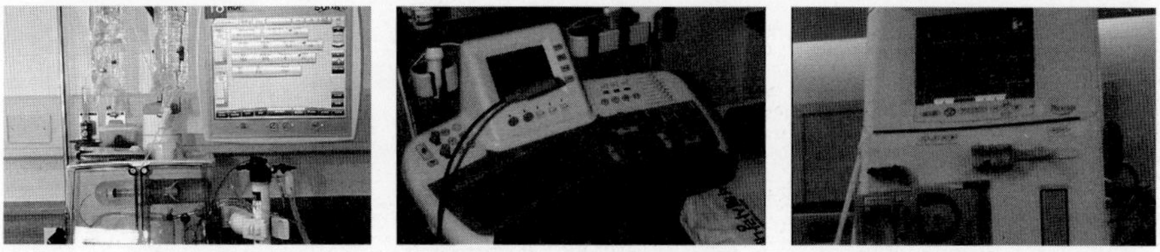

[그림 4-7] 혈액투석기

(7) 평가 내용

혈액투석 실시기관의 인력, 장비 및 시설 등 구조적인 부문과 진료과정 및 진료결과에 대하여 평가를 실시하고 있다. 인력은 전문인력 비율, 의사 및 간호사 1인당 투석횟수, 장비는 필수 장비(B형 간염 환자용 혈액투석기, 응급장비)의 보유여부, 시설은 수질검사 실시주기 충족률 등이 있고, 진료과정은 혈액투석 적절도 검사 실시주기 충족률 및 충족 관리율, 동정맥루 협착증 모니터링 충족률, 정기검사 실시주기 충족률 등이 있으며, 진료결과는 혈액투석 적절도 충족률과 칼슘 x 인 충족률 등이 있다.

〈 표 4-5 〉 혈액투석 평가등급

평가등급	내용(종합점수)
1등급	종합결과가 95점 이상인 기관
2등급	종합결과가 85점 이상 ~ 95점 미만인 기관
3등급	종합결과가 75점 이상 ~ 85점 미만인 기관
4등급	종합결과가 65점 이상 ~ 75점 미만인 기관
5등급	종합결과가 65점 미만인 기관
등급제외	평가대상건수 5건 미만이거나, 과정 및 결과지표의 분모건수가 5건 미만인 기관

(8) 평가결과 공개

평가결과는 5개 등급으로 나누어 건강보험심사평가원 홈페이지에 공개하고 있으며, 등급 숫자가 적을수록 혈액투석 치료를 잘하는 병원이다. 참고적으로 건강보험심사평가원에서 실시한 혈액투석평가결과(종합점수 및 평가등급별 기관수)는 다음 표와 같다.

〈 표 4-6 〉 종합점수 현황

구분	기관수	평균	표준 편차	변동계수	최소값	Ql	중앙값	Q3	최대값
전체	783	84.1	10.7	12.8	44.8	77.6	86.5	92.7	100
상급종합	42	96.5	3.4	3.5	84.4	95.8	97.9	99.0	100
종합병원	221	87.2	8.5	9.8	55.2	81.3	88.5	94.8	99.0
병원	85	76.7	12.1	15.7	44.8	66.7	77.1	86.5	96.9
요양병원	55	79.1	9.5	12.0	58.3	72.9	78.1	87.5	95.8
의원	380	83.4	10.5	12.6	45.8	78.1	86.5	91.7	99.0

자료출처: 건강보험심사평가원(2018년 기준)

〈 표 4-7 〉 평가등급 현황

등급	전체	상급종합	종합병원	병원	요양병원	의원
전체	783 (100	42 (100)	221 (100)	85 (100)	55 (100)	380 (100)
1등급	103 (13)	34 (81.0)	43 (19.5)	4 (4.7)	1 (1.8)	21 (5.5)
2등급	324 (4)	7 (16.7)	96 (43.4)	22 (25.9)	16 (29.1)	183 (48.2)
3등급	224 (28.5)	1 (2.3)	65 (29.4)	25 (29.4)	22 (40.0)	111 (29.2)
4등급	83 (10.6	–	14 (6.3)	16 (18.8)	12 (21.8)	41 (10.8)
5등급	49 (6.3)	–	3 (1.4)	18 (21.2)	4 (7.3)	24 (6.3)

자료출처: 건강보험심사평가원(2018년 기준)

(9) 혈액투석 적정성평가 평가지표 및 산출식

혈액투석 적정성평가 평가지표 및 산출식은 다음과 같다.

〈 표 4-8 〉 혈액투석 적정성평가 평가지표 및 산출식

<table>
<tr><th>영역</th><th>지표명</th><th>가중치
(12)</th><th>표준화 방법</th></tr>
<tr><td rowspan="7">구조
부문</td><td>혈액투석을 전문으로 하는 의사 비율</td><td>1.5</td><td rowspan="2">75%이상 : 5점
50%이상 75%미만 : 4점
25%이상 50%미만 : 3점
15%이상 25%미만 : 2점
15%미만 : 1점</td></tr>
<tr><td>2년 이상 혈액투석 경력을 가진 간호사 비율</td><td>1</td></tr>
<tr><td>의사 1인당 1일 평균 투석횟수</td><td>1.5</td><td rowspan="2"><table><tr><th>구 분</th><th>의사투석횟수</th><th>간호사투석횟수</th></tr><tr><td>5점</td><td>23회 이하</td><td>5.5회 이하</td></tr><tr><td>4점</td><td>36회 이하</td><td>7.0회 이하</td></tr><tr><td>3점</td><td>50회 이하</td><td>8.5회 이하</td></tr><tr><td>2점</td><td>63회 이하</td><td>10.0회 이하</td></tr><tr><td>1점</td><td>63회 초과</td><td>10.0회 초과</td></tr></table></td></tr>
<tr><td>간호사 1인당 1일 평균 투석횟수</td><td>1.5</td></tr>
<tr><td>수질검사 실시주기 충족률</td><td>1</td><td>3항목 충족 : 5점 2항목 충족 : 4점
1항목 충족 : 3점 미충족 : 1점</td></tr>
<tr><td>B형 간염 환자용 격리 혈액투석기 최소 보유대수 충족여부</td><td>0.5</td><td rowspan="2">충족(보유) : 5점
미충족(미보유) : 1점</td></tr>
<tr><td>혈액투석실 응급장비 보유여부</td><td>0.5</td></tr>
</table>

과정 부문	혈액투석 적절도 검사 실시주기 충족률	1	99%이상 : 5점 89%이상 99%미만 : 4점 45%이상 89%미만 : 3점 10%이상 45%미만 : 2점 10%미만 : 1점
	혈액투석 적절도 충족 관리율	1	
	동적맥루 협착증 모니터링 충족률	1	
	정기검사 실시주기 충족률	1	
결과 부문	혈액투석 적절도 충족률	0.25	**표준점수(Z-score)** 2 < Z score : 5점 0 < Z score ≤ 2 : 4점 −2 < Z score ≤ 0 : 3점 −4 < Z score ≤ −2 : 2점 Z score ≤ −4 : 1점
	칼슘x인 충족률	0.25	

자료출처 : 건강보험심사평가원

〈 표 4-9 〉 **혈액투석 적정성평가 평가지표 산출식**

지 표 명	산 출 식
혈액투석을 전문으로 하는 의사 비율	$\frac{\text{혈액투석을 전문으로 하는 의사별 재직일수의 합}}{\text{혈액투석실 전체 의사별 재직일수의 합}} \times 100$
의사 1인당 1일 평균 투석횟수	$\frac{\text{총 투석 횟수}}{\text{혈액투석실 전체 의사별 근무일수의 합}}$ ※ 근무일수 = 재직일수−일요일수 함
2년 이상 혈액투석 경력을 가진 간호사 비율	$\frac{\text{2년 이상 혈액투석 경력 간호사별 재직일수의 합}}{\text{혈액투석실 전체 간호사별 재직일수의 합}} \times 100$
간호사 1인당 1일 평균 투석 횟수	$\frac{\text{총 투석 횟수}}{\text{혈액투석실 전체 간호사별 근무일수의 합}}$ ※ 근무일수 = 재직일수−토요일, 일요일수 함
B형 간염 환자용 격리 혈액투석기 최소 보유대수 충족여부	B형 간염 격리용 혈액투석기 ≥ 최소보유대수 ※ 최소 보유대수 = $\frac{\text{B형 간염 환자수}}{[(3\text{x 야간투석일수}) + (2\text{x 주간투석일수})] / 3}$
혈액투석실 응급장비 보유여부	해당 응급장비 보유여부 ※ 응급장비 : 산소공급장치, 흡인기, 기관내삽관장비, 심전도기, 심실제세동기

수질검사 실시주기 충족률	수질검사 실시주기를 충족한 항목수 / 수질검사 항목수 X 100 ※ 최소 실시주기 – 미생물 검사 : 월 1회(매월 총 혈액투석기의 1/12대 실시) – 내독소 검사 : 3개우러 1회 – 미세물질 검사 : 연 1회(20항목)
혈액투석 적절도 검사 실시주기 충족률	혈액투석 적절도 검사 실시주기를 충족한 환자수 / 외래 대상 환자수 X 100 ※ 최소 실시주기 : 3개월 1회 ※ 투석 후 채혈방법 : SBF(slow blood–flow method)
혈액투석 적절도 충족 관리율	(적절도 검사결과 충족한 환자수 + 미충족 검사결과 이후 최소 2개월 이내 재검사를 실시한 환자) / 외래 대상 환자수 X 100 ※ 혈액투석 적절도 미충족 : spKt/V<1.2 또는 URR<65% (2항목을 실시하는 경우 2항목 모두 기준 미만인 경우 미충족)

2) 급성기 뇌졸중 평가

(1) 배경 및 목적

뇌졸중(Cerebrovascular accident : CVA/Cerebral apoplexy)이란 뇌의 일부분에 혈액을 공급하고 있는 혈관이 막히거나(뇌경색) 터짐(뇌출혈)으로써 그 부분의 뇌가 손상되어 나타나는 신경학적 증상을 말한다. 또한 뇌졸중은 뇌혈관 장애로 인한 질환 및 사고의 총칭으로 고혈압, 영양의 불균형, 과로, 한랭에의 폭로가 원인이 되어 발생한다. 뇌졸중 중에는 뇌출혈, 뇌혈관 색전, 종양, 뇌막하 출혈증 등이 있는데 이들은 모두 의식장애 및 운동장애를 가져온다고 알려져 있다. 즉 뇌혈류 이상으로 인해 갑작스레 유발된 국소적인 신경학적 결손 증상을 통칭하는 말이다. 급성기뇌졸중의 적정성 평가배경 및 목적은

○ 뇌졸중 등 뇌혈관 질환에 의한 사망은 단일 질환으로는 2020년 기준 우리나라 사망원인 3위에 해당하는 위험도가 높은 질환이며, 뇌졸중 발생 이후 높은 장애 발생률과 합병증은 의료비 부담을 가중시키고 있다.

○ 아울러, 뇌질환은 심질환과 함께 국가적 관리항목으로 뇌졸중 의료서비스의 지

속적 질 관리를 통해 사망률 및 장애율 감소가 필요하다.

○ 평가에 의한 가감(加減)지급 사업을 통해 평가결과가 우수한 요양기관에 대해 경제적 incentive(또는 낮은 기관에 dis incentive)를 적용하여 보다 적극적인 진료행태 개선을 유도하고 국민이 보다 효율적인 의료서비스를 누릴 수 있도록 하기 위함이다.

(2) 관련근거

○ 국민건강보험법 제47 제63조 및 동법 시행규칙 제18조 제29조

○ 의료급여법 제11조 및 동법 시행규칙 제23조

○ 보건복지부 고시

▶ 가감지급 금액의 범위: 평가대상요양기관의 심사결정 공단부담액의 100분의 10범위이다.

▶ 가감지급 금액 = 해당 요양기관의 공단부담액 × 가산 또는 감액율, 10원미만 절사한다.

▶ 공단부담액은 평가대상에 직접 해당하는 금액으로 정하되, 필요한 경우 평가대상이 차지하는 요양급여의 비율 등 관련 요소를 고려하여 정할 수 있다.

(3) 급성기뇌졸중을 평가하는 이유

뇌졸중은 인구 고령화 및 만성질환자의 증가로 인해 환자수가 매년 증가하고 있고, 단일질환으로서 심질환에 이어 우리나라 사망원인 2위에 해당하는 위험 질환이다. 또한 생존하더라도 반신마비 등의 심각한 후유장애가 남기 때문에 뇌졸중 재발방지 및 장애를 줄이기 위한 노력이 매우 필요한 질환이다. 건강보험심사평가원은 뇌졸중에 대한 치료가 적절하게 시행되고 있는지를 평가하였고 국민이 병원을 선택할 때 도움을 주고자 평가결과를 공개하고 있다.

3. 평가대상 및 기준

① 급성기뇌졸중의 평가대상은 입원 건이 10건 이상인 상급종합병원 및 종합병원으로 하고 있다

② 대상환자는 급성기뇌졸중으로 주상병이 I60~I63*이면서 증상발생 후 7일 이내 응급실을 통해 입원한 환자(건강보험 및 의료급여)이다.

③ 평가방법 및 평가자료는 청구명세서, 요양기관 제출 조사표, 행정안전부 사망자료 등이다.

〈 표 4-10 〉 평가대상 일반현황

구분		8차 평가		9차 평가	
		기관수	건수	기관수	건수
전체		284(100.0)	29,076(100.0)	233(100.0)	30,900(100.0)
종별	상급종합	41(16.5)	13,323(45.8)	44(18.9)	13,713(44.4)
	종합병원	207(83.5)	15,753(54.2)	189(81.1)	17,187(55.6)
유형별	출혈성	230(92.7)	7,218(24.8)	220(94.4)	7,888(25.5)
	허혈성	248(100.0)	21,858(75.2)	233(100.0)	23,012(74.5)

(1) 평가지표

급성기뇌졸중의 구조(2개지표 영역), 과정(6개지표 영역), 결과(1개지표 영역)의 평가지표 및 모니터링지표(11개)는 다음과 같다.

① 구조 : 2. 전문인력 구성여부(신경과, 신경외과, 재활의학과 전문의)

② 과정 : 6. 금연교육 실시율(의사기록) 3. 연하장애 선별검사 실시율(첫 식이전) 4. 뇌영상검사 실시율(1시간이내) 5. 지질검사 실시율 6. 조기재활 평가율(5일 이내) 7. 정맥 내 혈전용해제(t-PA)투여 고려율 8. 정맥 내 혈전용해제(t-PA)투여율(60분 이내) 9. 항혈전제 퇴원처방률 10. 항응고제 퇴원처방률(심방세동 환자)

③ 결과 : 11. 건당입원일수(입원일수 장기도지표, LI)

〈 표 4-11 〉 급성기 뇌졸중 평가지표(2022년 기준)

9차 평가지료	구분	영역	유형	지표명
9차 평가지료 ○ 공통 ⊙ 허혈성 뇌졸중 ▣ 출혈성 뇌졸중	평가지표 9개	영역		지표명
		구조(2)	○	전문인력 구성여부(신경과, 신경외과, 재활의학과 전문의)
			○	Stroke Unit 운영여부
		과정(6)	○	뇌영상검사 실시율(1시간 이내)
			○	조기재활 평가율(5일 이내)
			○	연하장애 선별검사 실시율(첫 식이 전)
			⊙	정맥 내 혈전용해제(t-PA) 투여율(60ㅂㄴ
			⊙	항혈전제 퇴원처방률
			⊙	항응고제 퇴원처방률(심방세동환자)
		결과(1)	▣	입원 중 폐렴발생률(출혈성)
	모니터링지표(11개)	영역		지표명
		구조(2)	○	구급차 이용률
			○	증상발생 후 응급실 도착시간 중앙값
		과정(5)	○	Stoke scale 실시율(2일 이내)
			○	Functional outcome scale 실시율(퇴원 시)
			⊙	정맥 내 혈전용해제(t-PA)투여율
			○	조기재활치료 실시율
			○	뇌졸중 교육 실시율(의사기록)
		결과(4)	○	입원 30일내 사망률(출혈성/허혈성)
			○	건당 입원일수 장기도지표(LI)
			○	건당 진료비 고가도지표(CI)
			⊙	입원 중 폐렴발생률(허혈성)

(2) 산출기준

구조지표 및 과정지표 항목수에 따라 점수를 부여한 후 각 영역별(구조지표, 과정지표, 과정지표항목수)로 가중치 부여하여 산출한다.

〈 표 4-12 〉 산출기준

영역	내용	점수부여 방식	가중치
구조 지표	– 전문인력 등급	– A등급(3개과 상근) : 100점 – B등급(2개과 상근) : 75점 – C등급(1개과 상근) : 50점 – D등급(없음) : 0점	3.0
과정 지표	– 9개 과정지표 이용, 복합과정점수 산출 – 분자합/분모합 * 100		4.5
과정 지표 항목수	– 결과 산출된 과정지표 항목수 (분모 건 ≥ 5건)	– 8항목 이상 : 100점 – 7항목 : 90점 – 6항목 : 80점 – 4-5항목 : 70점	2.5

(3) 등급기준

등급기준의 평가결과는 5개 등급으로 나누어 공개하며, 등급 숫자가 작을수록 급성기뇌졸중 치료를 잘하는 병원이다.

〈 표 4-13 〉 항목별 등급기준

평가등급	내용
1등급	종합결과가 95점 이상인 기관
2등급	종합결과가 85점 이상 ~ 95점 미만인 기관
3등급	종합결과가 75점 이상 ~ 85점 미만인 기관
4등급	종합결과가 55점 이상 ~ 75점 미만인 기관
5등급	종합결과가 55점 미만인 기관
등급제외	과정지표 10개중 결과 산출이 3개 이하인 기관

(4) 평과결과 공개

평가결과는 이해하기 쉽도록 종합점수를 산출하여 5등급으로 공개하며, 국민의 의료이용 선택과 요양기관의 벤치마킹자료 제공을 위해 지표별 결과 및 전체 평균값을 제공하고 있다.

3) 고혈압 적정성 평가

(1) 개요

고혈압(Hypertension)은 일반적으로 이완기 혈압 90mmHg 이상, 수축기 혈압 140mmHg 이상일 때를 고혈압이라고 정의하고 있다. 혈압은 심장이 수축하여 동맥혈관으로 혈액을 보낼 때의 압력이 가장 높은데 이때의 혈압을 수축기 혈압이라 하고, 심장이 늘어나서 혈액을 받아들일 때의 혈압이 가장 낮은데 이때의 혈압을 이완기 혈압이라고 한다. 이러한 혈압이 여러 가지 이유로 높아진 것을 고혈압이라고 하며 우리나라 성인 인구의 약 15%가 고혈압을 가지고 있는 것으로 추정되고 있다.

따라서 고혈압은 심근경색증, 뇌졸중 등 심각한 합병증의 주요 원인으로, 꾸준한 고혈압 약복용 및 혈압관리가 무엇보다 중요하다. 따라서 건강보험심사평가원은 고혈압 진료환자가 이용하고 있는 의료기관이 지속적으로 고혈압 약을 복용하도록 유도하고, 적정한 처방 등을 통해 고혈압 관리를 잘하고 있는지 평가하여, 그 결과를 공개함으로써 국민의 의료기관 선택을 돕고 있다.

(2) 평가배경

대표적 만성질환 고혈압은 2020년 우리나라 고혈압 진료환자는 941만 명으로, 고혈압 진료환자는 지속적으로 증가하고 있다. 또한 고혈압은 지속적 관리가 무엇보다 중요하며, 고혈압은 심근경색증, 뇌졸중 등 심각한 심 · 뇌혈관질환의 주요 원인으로, 꾸준한 고혈압 약 복용 등 지속적인 관리를 통해 합병증 발생을 줄일 수 있기 때문이다.

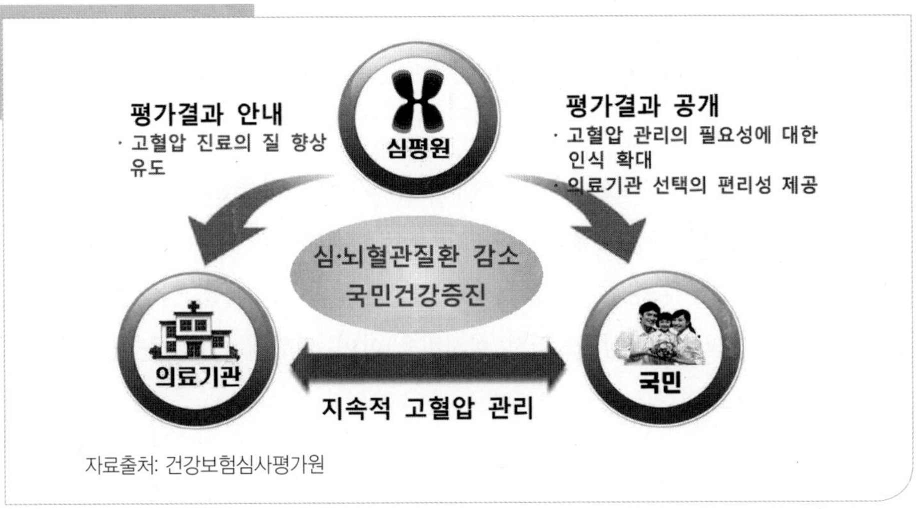

[그림 4-8] 고혈압 평가 배경

(3) 평가목적

고혈압은 대표적 만성질환으로 요양급여에서 차지하는 비중이 크고, 질병으로 인한 입원율이 높은 수준이며, 체계적인 환자관리를 통해 심 · 뇌혈관 질환 발생위험 감소가 필요하다. 또한 고혈압 진료의 질 향상 유도를 통한 합병증 발생 감소 등 국민건강증진에 목적을 두고 있다.

(4) 평가대상

고혈압 진료환자가 이용한 의료기관을 평가(상급종합병원, 종합병원, 병원, 요양병원, 의원, 보건의료원, 보건소, 보건지소)

(5) 평가내용

① 처방지속성 평가 : 의료기관에서 고혈압 진료환자가 지속적으로 방문하여 혈압을 관리하고, 고혈압 약을 처방받을 수 있도록 진료하고 있는지를 평가한다.
② 처방 평가 : 의료기관에서 고혈압이 잘 조절될 수 있도록 적정한 고혈압 약을 처방하고있는지를 평가한다.

(6) 평가기준

① 처방지속성 평가(고혈압 환자의 지속적 관리 평가): 가. 처방일수율 나. 처방지속군 비율

② 처방 평가(고혈압 약 처방의 적정성 평가) : 가. 동일성분군 중복 처방률 나. 이뇨제 병용 투여율 다. 권장되지 않는 병용요법 처방률

고혈압 평가지표는 과정평가 5개(처방일수율, 처방지속군 비율, 혈액검사 실시비율, 요일반검사 실시비율, 심전도검사 실시비율)이며, 의원에 대해서는 평가결과에 따라 가산지급하고 있다.

(7) 평가결과 공개

만성질환은 일차의료기관인 의원에서의 관리가 중요하므로, 고혈압 진료환자가 가까운 지역의 의원에서 지속적으로 관리를 받을 수 있도록 평가결과가 양호한 동네의원을 건강보험심사평가원 홈페이지에 공개하고 있다. 또한 의료기관 별 평가결과를 제공하여 자율적 질 향상 유도와 고혈압관리의 노력을 향상시키고자 평가결과가 양호한 의료기관에 인센티브를 제공하고 있다.

4) 당뇨병 적정성 평가

(1) 평가배경

당뇨병(Diabetes mellitus: DM)은 탄수화물의 섭취로 형성된 혈당량이 정상인 보다 늦게 떨어지는 증후군으로서 체내 탄수화물 대사이상 질병으로 췌장에서 분비하는 인슐린(insulin)이 부족하거나 그 이용률이 나빠서 생기는 질병이다. 당뇨병은 혈액검사로 진단하며, 증상이 없는 경우 8시간 이상 금식 후에 측정한 혈당이 126mg/dL 이상이거나, 경구 당부하 검사 2시간 후 혈당이 200mg/dL 이상인 경우를 당뇨병이라 한다. 한국인의 식생활이 서구화되고 운동부족이나 스트레스의 증가 등으로 당뇨병 환자도 급격히 증가되고 있다. 또한 당뇨병은 직접적인 사인이 되는 빈도는 많지 않으나, 합병증으로 인한 폐해가 극심하므로 중요한 질병이다. 노인이 되어서 처음으로 발증하는 당뇨병은 유전적 소인이 적어 그다지 중증이 되지 않는다. 그러나 중년에 이르러 발증한 당뇨병 환자가 노년기를 맞이하는 경우에는 환자상태에 따라

상병양상의 중증도는 매우 다양하다.

당뇨병의 적정성 평가배경은 당뇨병 환자관리의 질 향상을 통해 뇌졸중을 비롯한 심혈관질환 등의 합병증 발생 위험을 줄이고자 하는데 있다. 당뇨병은 정기적인 의원의 방문, 당뇨병 약 처방 및 처방양상과 검사 시행률 등 당뇨병을 진료하는 기관이 환자 관리를 잘하는지를 평가하고 있다. 우리나라의 당뇨병진료환자는 2013년 약 450만 명, 2018년 약 770만 명으로 지속적으로 증가하고 있는 추세이다.

건강보험심사평가원은 국민이 병원을 선택할 때 도움을 주고자 평가결과를 공개하고 있다.

(2) 평가목적

당뇨병은 심근경색증, 뇌졸중 등 심각한 심뇌혈관질환의 주요원인으로서 꾸준한 당뇨병 약 복용 및 주기적 검사 등의 지속적인 관리를 통해 합병증발생을 줄일 수 있다. 따라서 당뇨병 진료의 질 향상 유도를 통한, 합병증 발생 위험 감소 등 국민건강 증진에 기여함을 목적으로 하고 있다.

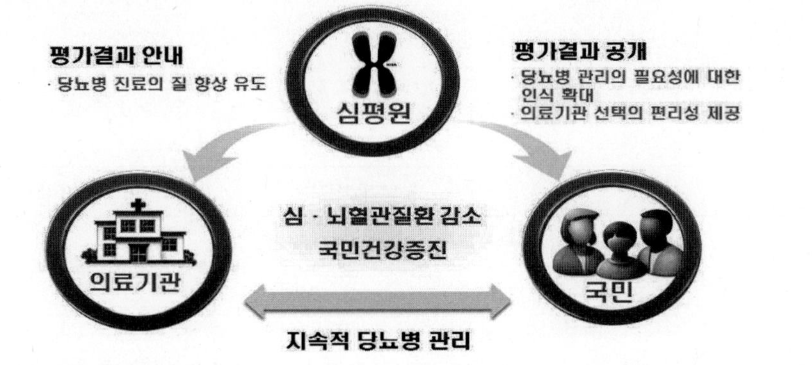

자료출처: 건강보험심사평가원

[그림 4-9] 당뇨병 평가 배경

(3) 평가대상

당뇨병 환자를 진료하는 모든 의료기관을 대상(상급종합병원, 종합병원, 병원, 요양병원, 정신병원, 의원, 보건의료원, 보건소, 보건지소)으로 하고 있다.

(4) 평가내용

① 당뇨병 평가지표는 11개 이며 평가지표 7개지표(분기별 1회 이상 방문 환자 비율, 처방일수율,동일성분군 중복 처방률,4성분군 이상 처방률, 당화혈색소 검사 시행률, 지질 검사 시행률, 안저 검사 시행률)와 모니터링지표 4개로 구성되어 있으며 아래와 같다.

② 당뇨병 평가는 환자의 정기적인 방문을 보기 위한 "외래방문", 약의 꾸준한 복용 정도를 보기 위한 "처방지속성", 당뇨병 약의 처방행태를 보기 위한 "처방", 합병증의 조기 발견 등을 위한 "검사", 4가지 영역에 대해 평가를 하고 있다. 당화혈색소는 최근 2~3개월의 평균 혈당치를 알려주므로 혈당조절 정도를 판단할 수 있는 유용한 검사이다.

당화혈색소(glycated hemoglobin, HbA1c)

당화혈색소란 장기간 동안 혈중 포도당(혈당) 농도를 알기 위해 사용하는 혈색소의 한 형태를 의미하며, 높은 혈중 포도당 상태에 혈색소가 노출되면서 형성된다. 또한 우리 몸의 혈액에는 120일 정도의 수명을 가진 적혈구가 존재하며, 적혈구 안에 있는 혈색소가 포도당과 결합하면서 당화혈색소를 형성한다. 당뇨환자에서 혈당이 잘 조절되지 않을 경우 당화혈색소의 수치가 증가하게 된다. 당화가 일어난 적혈구는 수명이 조금 짧아지기 때문에 당화혈색소 수치는 약 3개월간의 혈중 혈당 농도를 반영한다. 당화혈색소의 정상수치는 4%-5.9%이며, 학회마다 다소 차이는 있으나 최근엔 당뇨환자의 당화혈색소 조절 목표를 6.5%이하로 보고 있다(자료출처: 위키백과 백과사전).

〈 표 4-14 〉 당뇨병 평가지표(2022년 기준)

구분	영역		평가 지표	평가 방향
평가 지표	치료 지속성	외래방문	분기별 1회 이상 방문 환자비율	높을수록 좋은 지표
		처방지속성	처방일수율	
	처방		동일 성분군 중복 처방률	낮을수록 좋은 지표
			4성분군 이상 처방률	
	검사검사		당화혈색소 검사 시행률	높을수록 좋은 지표
			지질 검사 시행률	
			안저 검사 시행률	
모니터링 지표	검사		당뇨병성 신증 선별검사 시행률	높을수록 좋은 지표
	처방		투약일당 약품비	낮을수록 좋은 지표
			기준에 부합되지 않는 병용 처방률	
	결과		당뇨병 입원경험 환자 비율	낮을수록 좋은 지표

(5) 평가결과 공개

평가결과는 의원급 중에서 평가결과가 양호한 동네의원만 공개하고 있다(상급종합병원, 종합병원, 병원은 공개에서 제외).

(6) 검사를 평가하는 이유

당뇨병 환자가 정기적인 검사를 한다면, 심 · 뇌혈관 질환, 심각한 시력상실 등의 합병증을 예방할 수 있기 때문이다. 따라서 특별한 증상이 없더라도, 합병증의 예방 및 조기발견, 치료를 위하여 정기적으로 검사를 실시하는 것이 필요하다.

〈 표 4-15 〉 검사항목

검사항목	내용
당화혈색소 검사 (HbA1c)	• 당화혈색소 수치를 1% 개선하면, 미세혈관 합병증 발생(눈, 콩팥 및 신경계 이상)이 40% 감소 • 당화혈색소는 최근 2~3개월의 평균 혈당치를 알려주므로 혈당조절 정도를 판단할 수 있는 유용한 검사입니다. • 따라서, 1년에 한번 이상은 당화혈색소를 검사하는 것이 좋습니다.
지질검사	• 해로운 콜레스테롤인 'LDL(Low-density lipoproteins) 콜레스테롤'을 조절하면, 심혈관 합병증이 20~50% 감소 • 지질검사(LDL콜레스테롤)는 심혈관 질환의 위험을 알려주므로 1년에 한 번 정도는 검사를 하는 것이 좋습니다.
안저검사	• 당뇨병환자의 눈 합병증을 조기에 발견하여 치료하면, 심각한 시력상실을 50~60%정도 감소 • 눈(망막)의 합병증은 자각 증상이나 통증이 없기 때문에 병의 진행을 방치할 수 있어 심각한 시력상실을 유발할 수 있습니다. 따라서 1~2년에 한 번 정도는 안과에서 안저 검사를 받고 관리하는 것이 좋습니다.

(7) 평가기준

① 치료지속성 평가 (환자의 지속적 관리 평가): 가. 분기별 1회 이상 방문 환자비율 나. 처방일수율

② 처방 평가 (약 처방의 적정성 평가) : 가. 동일성분군 중복 처방률 나. 4성분군 이상 처방률

③ 검사평가(합병증 예방을 위한 검사 시행여부 평가): 가. 당화혈색소 검사 시행률 나. 지질검사 시행률 다. 안저검사 시행률

(8) 평가결과 공개 및 인센티브제공

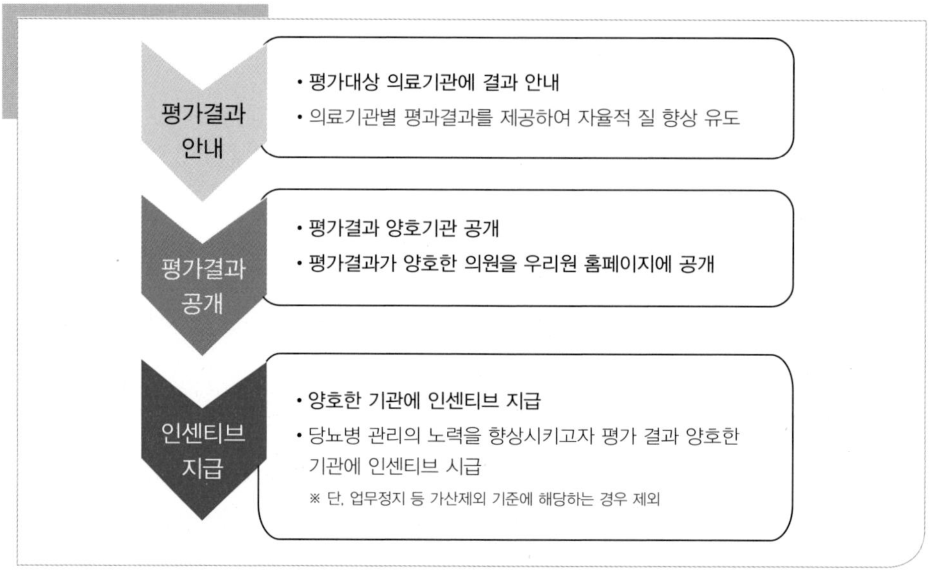

[그림 4-10] 당뇨환자 평가결과 공개 및 인센티브(incentive)제공

5) 만성 폐쇄성폐질환 적정성 평가

(1) 평가배경

만성 폐쇄성폐질환(chronic obstructive pulmonary disease: COPD)은 만성적으로 기류의 상태가 불량한 폐쇄성 폐질환의 한 종류로서 시간이 지남에 따라 상태가 악화되며, 주요 증상으로는 호흡곤란, 기침, 가래 등이 있다. 만성기관지염 환자 중 대다수에게서 만성 폐쇄성폐질환이 나타난다.

따라서 만성 폐쇄성폐질환은 지속적 관리를 통해 질병 악화와 입원을 예방하는 것이 중요한 질환이며, 이에 전체 평가대상 기관의 평가결과를 공개하여 국민의 의료 선택권을 보장하고, 요양기관이 질 향상 할 수 있도록 지원하고자 하는데 있다. 만성 폐쇄성폐질환(Chronic Obstructive Pulmonary Disease, COPD)은 환자관리의 질 향상을 도모하여, 중증으로의 이환을 줄이고 요양급여의 적정성을 제공하고자 만성 폐쇄성폐질환 적정성 평가를 수행하고 있다.

(2) 평가목적

만성 폐쇄성폐질환환자관리의 질 향상을 도모하여, 중증으로의 이환을 줄이고 요양급여의 적정성을 제고하고자 한다.

(3) 평가내용

만성 폐쇄성폐질환을 진단하고 질병의 심한정도와 치료가 잘되고 있는지를 객관적으로 측정하는 "폐기능검사"를 시행하고 있는지, 만성 폐쇄성폐질환환자가 주기적으로 진료 받고 있는지를 보기 위한 "지속방문"과 중요한 치료 약제인 "흡입기관지확장제"를 처방했는지를 평가한다.

(4) 평가대상 기관

만성 폐쇄성폐질환환자를 진료한 모든 의료기관을 대상으로 하며, 만성 폐쇄성폐질환(J43~J44, 단 J43.0은 제외)을 주 또는 제1부상병으로 외래 요양급여비용청구가 발생한 요양기관(종별 : 상급종합병원, 종합병원, 병원, 요양병원, 의원, 보건소, 보건지소, 보건의료원)이다.

(5) 평가기준

평가기준은 3개 평가지표(검사, 치료지속성, 처방)와 모리터링지표3개(결과 2,처방 1)로 하며 다음과 같다.

〈 표 4-16 〉 평가지표 및 모니터링 지표 항목

평가영역		지표명	비고
평가지표	검사	지표1. 폐기능검사 시행률	높을수록 좋음
	치료지속성	지표2. 지속방문 환자비율	
	처방	지표3. 흡입기관지확장제 처방 환자비율	
모니터링지표	결과	지표4. COPD로 인한 입원경험 환자비율	현황분석
		지표5. COPD로 인한 응급실 방문경험 환자비율	
	처방	지표6. 흡입기관지확장제 처방일수율	

(6) 평가결과 공개 및 인센티브제공

평가결과는 5개 등급으로 나누어 공개하며, 등급 숫자가 작을수록 만성 폐쇄성폐질환치료를 잘하는 병원이다.

만성 폐쇄성폐질환(COPD) 적정성 평가 사례

0000병원은 건강보험심사평가원에서 발표한 만성 폐쇄성폐질환(COPD) 적정성 평가에서 1등급을 획득했다고 밝혔다. 만성 폐쇄성폐질환 적정성 평가는 환자 관리의 질적 수준을 향상 시키고, 중증으로의 이환을 줄여 요양급여의 적정성을 제공하기 위해 심평원에서 실시하고 있다. 이번 평가에서 심평원은 2015년 5월부터 2016년 4월까지 1년간 만성 폐쇄성폐질환 환자를 진료한 6,722개의 의료기관을 대상으로 ▲폐기능 검사 시행률 ▲지속방문 환자 비율 ▲흡입기관지 확장제 처방환자 비율 등의 3가지 항목을 평가했다.

이를 바탕으로 의료기관을 1~5등급으로 구분했으며, 종합점수가 80점 이상인 의료기관은 1등급을 획득했다.

0000병원은 각각의 평가항목에서 높은 점수를 획득하여, 이번 적정성 평가에서 1등급을 획득했다. 특히, 폐기능 검사 시행률(전체 평균 62.53%)과 흡입기관지 확장제 처방 환자 비율(전체 평균 71.19%)의 평가 항목에서 각각 91.89%, 97.30%를 보여 전체 의료기관의 평균보다 높은 점수를 얻었다.

만성 폐쇄성폐질환은 폐로 들어오는 나쁜 공기나 가스에 의해 폐에 비정상적인 염증반응이 일어나 기류제한이 진행되는 호흡기질환이다. 이로 인해 손상된 폐는 회복이 힘든 특징을 갖고 있으며 특히 흡연이 주요 원인으로 알려져 있다. (메디팜뉴스 2017.1.26. 보도내용 요약)

6) 폐렴 적정성평가

(1) 평가배경

폐렴(Pneumonia)은 병을 일으키는 세균에 의해 세기관지 이하 부위의 폐조직에 염증반응을 일으키는 질환으로 원인은 세균이나 바이러스, 곰팡이에 의한 감염이 되고 있다고 알려져 있으며, 일반적으로 기침, 가래, 발열이 동반되면서 흉부사진에서 폐렴과 유사한 소견이 있으면 폐렴이란 진단과 더불어 치료를 시작하는 것이 보통이다.

폐렴은 내과부분의 대표적인 질환으로, 특히 노령인구에서 다빈도로 발생하며 항생제 치료에도 불구하고 노인환자의 사망률이 높은 질환이며, 우리나라의 경우 빠른 인구 노령화로 노인인구가 증가 추세이며, 폐렴으로 치료하는 환자수와 진료비도 매년 점진적으로 증가하고 있다. 또한 폐렴 진료영역의 질적 수준을 파악하고, 폐렴진료의 질 개선을 통한 사망률 감소를 위하여 폐렴에 대한 의료의 질 평가가 필요하다.

폐렴은 매우 흔한 질환으로, 특히 노령인구에서 많이 발생하며 항생제 치료에도 불구하고 노인환자의 사망률이 높은 질환입니다. 인구 고령화로 인해 환자수가 매년 증가하고 있고, 우리나라 사망원인 3위에 해당하는 질환이다. 건강보험심사평가원은 폐렴에 대한 치료가 적절하게 시행되고 있는지를 평가하였고 국민이 병원을 선택할 때 도움을 주고자 평가결과를 공개하고 있다.

(2) 평가목적

내과진료의 일반적인 질적 수준을 가늠할 수 있는 대표질환인 폐렴의 진단 및 치료의 질 개선을 통해 생존율을 향상시키고자 하는데 목적이 있다. 또한 폐렴은 매우 흔한 질환으로 적정성 평가를 통해 진단 및 치료의 질을 개선하여 국민 건강증진을 도모하고자 한다.

(3) 평가대상 및 기준

① 평가대상

폐렴으로 입원한 환자가 10건 이상인 상급종합병원, 종합병원, 병원(요양병원 제외)을 대상으로 하고 있다.

② 대상환자 : 「지역사회획득 폐렴*」으로 입원하여 항생제(정맥내)를 3일 이상 투여한 성인환자(만 18세 이상)로 하고 있다(폐렴이 주상병 또는 제1부상병으로 청구된 입원 요양급여비용명세서 중 제외대상이 아닌 환자).

(4) 평가내용

폐렴은 진료과정 부분을 6개 지표로 구분하여 평가를 시행하고 있다.

○ 진료과정 부문 : 적절한 시기에 적절하게 진단되고 치료가 실시되었는지와 재발 감소를 위한 이차예방을 위한 교육이 잘 이루어지는지를 평가하고 있다. 산소포화도검사 실시율, 객담도말검사 처방률, 객담배양검사 처방률, 혈액배양검사 실시율, 중증도 판정도구 사용률로 초기 진단이 잘 시행되는지를 평가한다. 또한 항생제 투여율(8시간 이내)로 초기 치료가 잘 시행되는지를 평가하고 있다. 그리고 금연교육 실시율, 폐렴구균 예방접종 확인율로 이차예방이 잘 이루어지는지를 평가한다.

(5) 평가결과 공개

평가결과는 5개 등급(1~5등급)으로 나누어 공개하고 있으며, 등급 숫자가 작을수록 폐렴 치료를 잘하는 병원이다.

〈 표 4-17 〉 폐렴 평가등급

평가등급	내용
1등급	종합점수가 90점 이상인 기관
2등급	종합점수가 70점 이상~90점 미만인 기관
3등급	종합점수가 50점 이상~70점 미만인 기관
4등급	종합점수가 30점 이상~50점 미만인 기관
5등급	종합점수가 30점 미만인 기관
등급제외	평가대상건수가 10건 미만으로 평가요건을 충족하지 못하여 평가에서 제외되는 기관

(6) 평가기준

평가지표는 대한결핵 및 호흡기학회에서 개발한 총 13개 지표로 평가하며 평가지표 6개, 모니터링지표 7개이다.

〈 표 4-18 〉 평가지표 및 모니터링지표

구분	부문	평가지표
평가 지표	과정 (6)	1. (병원도착 24시간 이내) 산소포화도검사 실시율
		2. (병원도착 24시간 이내) 중증도 판정도구 사용률
		3. (병원도착 24시간 이내) 객담도말검사 처방률
		4. (병원도착 24시간 이내) 객담배양검사 처방률
		5. (혈액배양검사 시행 건 중) 첫 항생제 투여 전 혈액배양 검사 실시율
		6. 병원도착 8시간 이내 항생제 투여율

모니터링 지표	과정(3)	7. 첫 항생제 투여시간의 중앙값
		8. 초기 항생제 선택의 적합성
		9. 항생제 주사 투여일수 중앙값
	결과(4)	10. 건당입원일수 장기도지표(LI)
		11. 건당진료비 고가도지표(CI)
		12. 재입원율(퇴원 30일내)
		13. 사망률(입원 30일내)

(7) 평가결과 공개

평가결과는 이해하기 쉽도록 종합점수를 산출하여 5등급으로 공개하여 국민의 의료이용 선택과 요양기관의 벤치마킹자료 제공을 위해 지표별 결과 및 전체 평균값 제공하고 있다.

7) 천식 적정성 평가

(1) 평가개요

천식은 외래에서 효과적으로 진료가 이루어지는 경우, 질병의 악화와 입원을 예방할 수 있는 대표적인 호흡기 만성질환이다. 따라서 우리원은 천식환자가 꾸준히 방문하여, 천식 치료에 꼭 필요한 폐기능검사와 필수적인 천식약을 처방받을 수 있도록 유도하는 등 의료기관이 천식 관리를 잘하고 있는지 평가하여 그 결과를 공개함으로써 국민의 의료기관 선택을 돕고 있다.

(2) 평가배경 및 목적

천식(asthma)은 알레르기 염증 반응에 의해 기도가 좁아져 기침, 호흡곤란, 가슴이 답답함 느낌, 숨을 쉴 때 쌕쌕거리는 소리(천명음)를 유발하는 질환을 말하며, 알레르기 반응 때문에 발생되는 외인성천식과 기관지가 민감한 사람에게 세균이 침입해 발생되는 내인성천식이 있다. 또한 천식은 폐기관지의 근육이 위축되고 기관지 점막이 부풀어 오르며 기관지샘에서 점액이 과다하게 분비되고, 이때 나온 점액 때문에 기관지가 막혀서 천식발작 증상이 나타난다. 특히 감기에 걸린 이후 천식이 악화되기도 하는데 기침만 하는 경우에는 감기로 오인할 수 있어 주의를 요한다. 따라서 천식은 대표적 호흡기 만성질환으로 적절한 약물 사용과 악화 인자 회피, 청결한 환경관리가 지속적으로 필요하다.

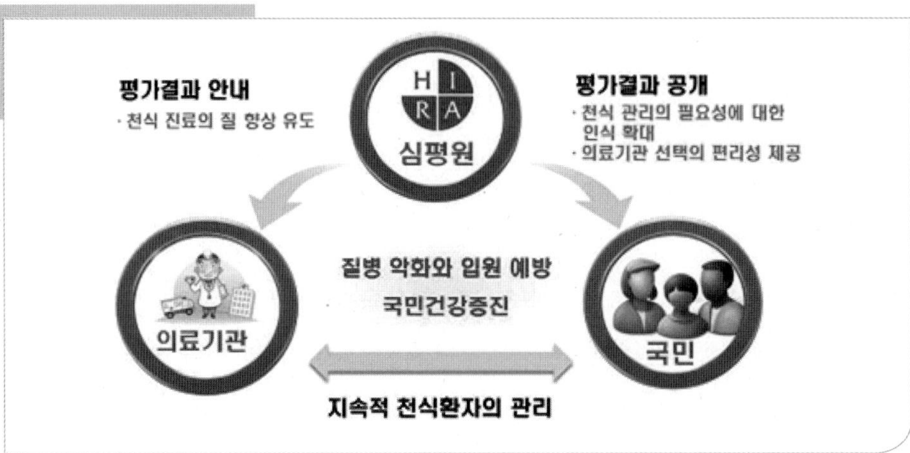

[그림 4-11] 천식평가 배경

(3) 평가대상 및 기관

① 대상기관은 천식환자를 진료한 모든 의료기관을 대상(단 치과 및 한방기관 제외)으로 하고 있다

② 천식 진료 환자가 이용한 의료기관으로 천식(J45,J46)을 주 또는 제1부상병으로 요양기관을 이용한 만 15세 이상 환자로서, 천식약을 사용한 외래 진료가 2회 이상인 환자 또는 전신스테로이드를 사용한 입원 진료가 있고, 천식약을 사용한 외래 진료가 있는 환자이다.

(4) 평가기준

검사 영역(폐기능 확인을 위한 검사 시행여부 평가)을 기준으로 하고 있다.

① 폐기능검사(Pulmonary function test) 시행률 : 치료지속성 영역(지속적인 방문여부 평가)

② 지속방문 환자비율 : 처방 영역(권장되는 천식약 처방여부 평가)

③ 흡입스테로이드 처방 환자비율 ④ 필수약제 처방 환자비율

⑤ 흡입스테로이드 없이 LABA(지속성베타2항진제) 및 SABA(속효성베타2항진제) 처

방 환자비율

⑥ 흡입스테로이드 없이 경구스테로이드 처방 환자비율

(5) 평가기준 및 평가자료

검사 영역(폐기능검사 시행률)은 폐기능을 확인하기 위한 검사 시행여부 평가하며,치료지속성 영역(지속방문 환자비율)은 지속적인 의료기관 방문여부를 평가학, 처방 영역(천식치료 약제 처방 환자비율)은 올바른 천식약 처방 여부를 평가하고 있다.

(6) 평가결과 활용 및 평가결과 공개

의료기관에 평가결과를 안내하여 자율적인 질 향상 유도 평가결과 안내하고, 평가결과가 양호한 의원을 건강보험심사평가원 홈페이지에 공개하고 있다.

8) 의료급여 정신과 적정성평가

(1) 평가배경 및 목적

① 의료급여

의료급여제도는 생활유지능력이 없거나 생활이 어려운 저소득 국민의 의료문제를 국가가 보장하는 공공(적)부조제도로서 건강보험과 함께 국민 의료보장의 중요한 수단이 되는 사회보장제도의 하나이다. 따라서 의료급여는 생활유지능력이 없거나 생활이 어려운 국민들에게 발생하는 의료문제 즉, 개인의 질병, 부상, 출산 등에 대해 의료서비스(진찰 검사, 치료 등)를 제공하는 제도이다.

② 정신질환 수가 건강보험 기준

○ 한국표준질병사인분류항목 중 정신 및 행동장애(F00-F99)와 간질(G40, G41)에 해당하는 질병(이하"정신질환")으로 정신건강의학과 전문의료급여기관(병원 및 종합병원급의 정신건강의학과 포함)에서 진료한 경우에는 1일당 정액수가로 산정한다.

○ 정신질환에 대한 정액수가에는 진찰료 · 입원료 · 투약료 · 주사료 · 정신요법료 검사료 등 환자진료에 필요한 제반비용이 포함되어 있으므로 환자상태에 따라 적절한 진료를 행하여 치료기간을 단축시키도록 노력하여야 한다.

③ 정신질환 입원 수가

○ 정신질환에 대한 입원수가는 1일당 정액수가(식대 포함)로 정신건강의학과 전문의가 상근하는 경우에 산정하며, 정신건강의학과 의사, 정신건강의학과 간호사 및 정신보건전문요원 인력 확보수준에 따른 차등제를 적용하여 산정한다.

○ 정신질환 입원수가는 입원기간에 따라 산정하며, 정신건강의학과 입원진료 후 퇴원 투약비용은 투약 1일당 정액수가에 퇴원일을 제외한 투약일수를 곱하여 산정한다.

④ 평가배경 및 목적

의료급여 정신건강의학과 입원진료의 급여는 일당정액제로 운영되고 있으며, 의료서비스 수준 향상을 위해 의료인력에 따라 수가 차등제를 실시하고 있음에도 의료서비스의 과소제공 우려가 상존하고 있어, 2009년부터 건강보험심사평가원에서 평가를 실시하고 있다.

평가기준에 의한 평가를 한 결과 의료급여 정신과 입원급여를 청구하는 요양기관의 구조 및 의료서비스 영역의 질(Quality)이 개선되었으나 기관 간 수준차이가 여전히 존재하고 있다. 따라서 평가를 통해 의료급여 정신과 입원진료의 질적 수준을 측정하여 해당기관에 결과를 제공함으로써 자율적 질 향상을 유도하고자 하는데 목적이 있다.

의료급여환자의 정신건강의학과 입원료는 1일당 책정된 정액금액만을 환자에게 받도록 하고 있어 의료서비스를 적게 제공할 우려가 있으므로 건강보험심사평가원은 이를 방지하고 서비스 질을 높이고자 평가를 시행하고 있으며, 국민이 병원을 선택할 때 도움을 주고자 평가결과를 공개하고 있다.

(2) 대상기관

의료급여 정신과 입원진료비를 청구한 정신의료기관(의원, 병원, 종합병원)을 대상으로 하고 있다.

(3) 평가 방법 및 지표

평가지표는 총 9개 지표(과정개, 결과 7개)와 모니터링결과지표(환자경험도) 1개로 구성되어 있으며 평가주기는 격년으로 실시하고 있다.

① 구조부문 : 정신의료기관의 인력과 시설로 나누어 종합 평가를 시행하고 있다.

〈 표 4-19 〉 구조부문 평가지표

구분	평가내용
시설	병실 당 정원 수, 전체 병상 중 침대비율, 입원병동 내 대변기 1개당 병상 수, 휴게 공간, 산책 공간, 운동설비를 갖춘 운동공간의 유무 등 시설 수준을 평가하고 있다.
인력	정신건강의학과 의사, 정신건강의학과 간호사, 정신건강의학과 간호인력(간호사, 간호조무사), 정신보건전문요원(정신보건임상심리사, 정신보건간호사, 정신보건사회복지사), 사회복지사 등의 인력 1명당 1일 입원환자 수를 평가하고 있다.

② 과정부문 : 부작용이 적고 재발률 감소에 유리한 경향을 보이는 비정형약물의 처방률(조현병), 정신요법 실시횟수, 개인정신치료 실시횟수, 낮 병동 또는 정신보건센터 등 (위탁)운영 유무 등 정신의료기관에서 제공하는 의료서비스에 대해 평가를 하고 있다.

③ 결과부문 : 조현병 및 알코올장애 환자의 재원·퇴원환자의 입원일수 중앙값, 조현병 및 알코올장애 환자의 퇴원 후 7일 이내 재입원율, 조현병 환자의 퇴원 후 30일 이내 외래 방문율 등 진료결과에 대해 평가하고 있다.

〈 표 4-20 〉 의료급여 정신과 평가지표

<table>
<tr><td rowspan="14">2주기 2차
평가지표</td><td colspan="2">평가지표 9개</td></tr>
<tr><td>영역</td><td>지표명</td></tr>
<tr><td rowspan="2">과정(2)</td><td>정신요법 실시횟수(주당)</td></tr>
<tr><td>개인정신치료 실시횟수(주당)</td></tr>
<tr><td rowspan="7">결과(7)</td><td>재원환자의 입원일수_중앙값(조현병)</td></tr>
<tr><td>재원환자의 입원일수_중앙값(알코올장애)</td></tr>
<tr><td>퇴원환자의 입원일수_중앙값(조현병)</td></tr>
<tr><td>퇴원환자의 입원일수_중앙값(알코올장애)</td></tr>
<tr><td>퇴원 후 30일 이내 재입원율(조현병)</td></tr>
<tr><td>퇴원 후 30일 이내 낮병동 또는 외래방문율(조현병, 알코올장애)</td></tr>
<tr><td>지역사회서비스 연계 의뢰율(조현병)</td></tr>
<tr><td colspan="2">모니터링지표(1개)</td></tr>
<tr><td>영역</td><td>지표명</td></tr>
<tr><td>결과(1)</td><td>환자경험도 조사 실시율</td></tr>
</table>

④ 평가결과 및 공개

가. 평가결과는 5개 등급으로 나누어 공개하고 있으며, 등급 숫자가 적을수록 의료급여 정신과 치료를 잘하는 병원이다.

〈 표 4-21 〉 의료급여 정신과 항목별 평가등급

평가등급	내용
1등급	종합결과가 85점 이상인 기관
2등급	종합결과가 78점 이상 ~ 85점 미만인 기관
3등급	종합결과가 71점 이상 ~ 78점 미만인 기관
4등급	종합결과가 64점 이상 ~ 71점 미만인 기관
5등급	종합결과가 64점 미만인 기관
등급제외	구조부문의 지표개수가 9개 미만인 기관과 진료부문의 지표개수가 6개 미만인 기관

나. 기관별 종합점수에 따라 5등급으로 구분하여 기관별 평가등급, 지표별 평가결과를 건강보험심사평가원 홈페이지에 공개하고 있다.

9) 급성심근경색증 적정성 평가

(1) 배경

급성 심근경색증(Acute Myocardial Infarction)은 관상동맥이 갑자기 막힘으로 인하여 혈액을 공급하는 부위의 심근이 죽어가는 심각한 질환으로, 한국인의 사망원인 중 가장 빠른 속도로 증가하고 있는 질병 중의 하나이며, 주로 혈관벽이 파열되거나 균열이 생기면서 형성되는 혈전에 의해 관상동맥이 갑자기 막혀 발생하는데, 심장이 멈추기도 하고 심장근육의 손상이 광범위하게 발생하여 무엇보다 신속한 치료가 필요한 질환으로 알려져 있다. 또한 심근경색증은 발생 직후 병원에 도착하기 이전에 환자의 1/3은 사망하게 되며, 병원에 도착하여 적절한 치료를 받더라도 사망률이 5~10%에 이르는 무서운 질환으로서 치료 방법에는 혈전용해제 등의 약물을 이용하는 방법과 응급 관상동맥 중재시술(풍선확장술 및 스텐트 삽입술)로 막힌 혈관을 뚫어주는 방법 등이 있다. 그리고 심근경색증은 식생활의 서구화 및 인구의 고령화로 고혈압 등 만성질환자가 증가하면서 심장질환도 매년 증가하는 추세이며, 통계청 발표에 의하면 심근경색증을 비롯한 허혈성심질환이 우리나라 사망원인 2위를 차지하고 있다. 특히 급성심근경색증은 병원도착 전에 사망이 많아 신속한 치료가 필요한 위급한 질환이다. 따라서 급성심근경색증의 관련학회 및 전문가 의견수렴을 통해 질 지표를 보완 · 개발하여 2007년부터 급성심근경색증에 대한 진료의 질적 수준을 평가하고 있다.

또한 경제적 인센티브를 통해 요양기관의 의료서비스 질 향상을 촉진시키고자 2007년 하반기부터 3개년 동안 상급종합병원을 대상으로 가감지급시범사업을 진행하였으며, 그 결과 질 향상의 효과가 뚜렷하게 나타나, 2010년부터는 종합병원까지 확대하여 가감지급사업을 추진하고 있다. 건강보험심사평가원은 급성심근경색증에 대한 치료가 적절하게 시행되고 있는지를 평가하여, 국민이 병원을 선택할 때 도움을 주고자 평가결과를 공개하고 있다.

(2) 목적

급성심근경색증 평가는 의료서비스의 질을 평가하고 그 결과에 따라 경제적 인센티브를 제공함으로써 요양기관의 자율적 질 향상 활동을 유도하고, 진료결과의 효과성을 높이고자 하는데 있다. 또한 평가결과를 공개함으로써 의료서비스를 이용하는 의료소비자에게 보다 합리적인 선택을 할 수 있는 정보를 제공하고, 급성심근경색증의 치료방법과 위험요인 등에 대한 이해도를 높여 보다 합리적인 선택을 할 수 있는 기회를 제공하고자 하는데 있다. 궁극적으로는 급성심근경색증 의료의 질 향상을 통해 국민의 건강증진을 도모하고자 함에 있다.

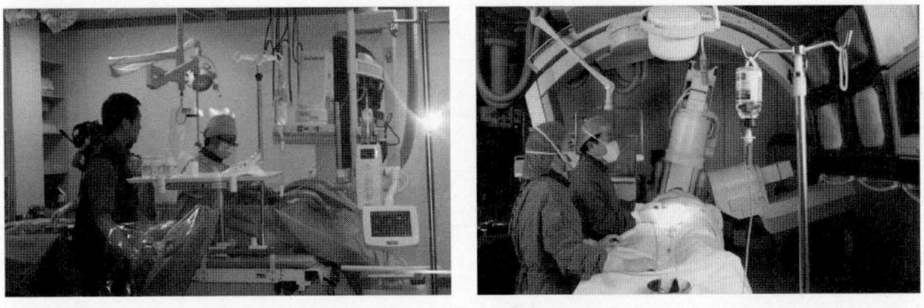

[그림 4-12] 급성심근경색증 치료

(3) 관련근거

국민건강보험법 시행령 제28조(업무)제1항제3호와 법 제63조제1항제2호에 따른 요양급여의 적정성평가 결과의 공개에 명시되어 있다.

(4) 대상기관

상급종합병원 및 종합병원의 응급실을 경유하여 입원한 급성심근경색증 확진 건으로 하고 있다.

(5) 평가지표 및 내용

① **진료량 부문** : 급성심근경색증으로 입원한 환자수를 평가한다.

② **진료과정 부문** : 병원도착 30분 이내 혈전용해제 투여율, 병원도착 90분 이내 일차적 경피적 관상동맥중재술(Prmary PCI) 실시율, 병원도착 시 아스피린 투여율, 퇴원 시 아스피린 처방률, 퇴원 시 베타차단제 처방률을 평가한다.

③ **진료결과 부문** : 사망률(병원 입원기간 중 사망/입원 30일 이내 사망)을 평가한다.

(6) 평가결과

평가결과는 5개 등급으로 나누어 공개하고 있으며, 등급 숫자가 작을수록 급성심근경색증 치료를 잘하는 병원이다.

〈 표 4-22 〉 항목별 평가등급

평가등급	내용
1등급	우수기관
2등급	종합결과가 95점 이상 기관
3등급	종합결과가 90점 이상 ~ 95점 미만인 기관
4등급	종합결과가 85점 이상 ~ 90점 미만인 기관
5등급	종합결과가 85점 미만인 기관
등급제외	평가대상 총 건수 30건 미만, 지표별 10건 미만인 기관

10) 위암 적정성평가

(1) 평가 배경 및 목적

위암(stomach cancer)이란 인체의 장기 중 위에서 발생하는 악성종양으로서 위에서 발생하는 암은 조직의 기원에 따라 위 점막 상피에서 생기는 위선암과 점막하층에서 생기는 기질성 종양, 악성 림프종, 근육 육종 등이 있으며, 위 점막에서 발생하는 선암이 가장 흔하여(90% 이상) 위암이라고 한다. 또한 위암은 한국과 일본 등지에서 가장 많이 발생하는 암종으로 위의 점막에서 발생하고 시간이 지남에 따라 점막하층, 근육층, 장막하층, 장막층으로 침윤하게 되며, 위암이 전이되는 경로는 위 주변의 임파선을 따라 혹은 혈류의 파급에 의해 간, 폐, 뼈 등의 여러 부위로 전이될 수가 있다. 위암의 치료는 무엇보다도 조기발견과 조기근치적출술이 중요하며, 조기위암일 경우에는 치료 후 5년 생존율이 95%에 이른다고 보고되고 있다. 진행된 위암의 경우에는 수술 이외에 항암요법 · 면역요법 등을 실시한다.

그리고 위암은 우리나라 주요 사망원인으로 남자에서는 발병률이 매우 높은 것으로 나타났으며, 이에 위암치료 시 치료과정의 적절성을 평가하고 결과를 feedback하여 의료기관의 진료과정 개선 노력을 유도하고, 진료 변이를 감소시키는 등 위암 진료의 질(Quality)과 효율성을 향상시키고자 하는데 목적이 있다.

건강보험심사평가원에서는 2013년 예비평가 결과 의료기관 간 편차가 큰 것으로 나타남에 따라 진료편차를 감소시키고, 진단과 수술이 정확히 이루어졌는지 또는 적기에 항암치료를 실시하고 있는지 등 위암 진료의 질을 향상시키고자 위암평가를 실시하고 있다.

(2) 평가대상

대상환자는 원발성 위암으로 입원 진료분 수술(내시경절제술 또는 위절제술)한 만 18세 이상 환자를 대상(전체의료기관)으로 하고 있다.

(3) 평가지표

평가지표 : (총15개) 구조지표 1개, 과정지표 7개, 결과지표 3개, monitoring지표 4개 포함하여 평가를 하고 있다.

〈 표 4-23 〉 위암 적정성 평가지표(총 15개)

2주기 1차 평가지료	평가지표(11개)	
	영역	지표명
	구조(1)	전문인력 구성여부
	과정(7)	암 환자 대상 다학제 진료비율
		암 확진 후 30일 이내 수술 받은 환자 비율
		수술환자 중 중증환자 비율
		암 환자 교육상담 실시율
		내시경 절제술 치료 내용 기록 충실률
		불완전 내시경 절제술 후 추가 위절제술 실시율
		수술 후 8주 이내 권고된 보조 항암화학요법 실시율[stage II ~ III]
	결과(3)	수술 사망률(원내 사망 또는 수술 후 90일 이내 사망)
		수술 후 퇴원 30일 이내 재입원율
		입원일수 장기도 지표[LI]
	모니터링지표(4개)	
	영역	지표명
	과정(1)	암 환자 호스피스 상담률
	결과(3)	입원진료비 고가도지표[CI]
		암 환자 사망 전 중환자실 입원율
		암 환자 사망 전 항암화학요법 실시율

자료출처: 건강보험 심사평가원

11) 중환자실 적정성평가

(1) 평가 배경 및 목적

집중치료실(intensive care unit: ICU) 또는 중환자실(critical care unit; ICU)은 병원 시설의 일종으로서 호흡, 순환, 신진 대사 등 기타 심각한 급성 기능 부전 환자의 상태를 24시간 체제로 관리하고 보다 효과적인 치료하는 것을 목적으로 하고 있다.

중환지실은 원래 특정 진료과에 속하지 않고 독립적인 조직 진료과를 불문하고 환자를 관리하는 체제가 일반적이지만, 병원의 운영여건에 따라 진료과 아래에 집중치료실을 설치하는 병원도 있다. 또한 중환자실은 일반병실보다 고도의 환자상태감시 장비, 생명유지 의료장비를 갖추고 있으며, 중환자치료에 다양한 전문지식을 갖춘 전문의사 및 간호사, 약사, 영양사, 재활치료사, 등의 여러 분야의 전문가들이 중환자의 생명을 구하고 중요한 장기들의 손상을 최소화하기 위한 집중치료가 시행되는 곳으로 중환자실 입원실료는 일반환자 입원료와 별도 구분되어 있다.

따라서 우리나라의 중환자실의 질적 수준을 높이고, 병원 간 운영의 격차를 줄이기 위해 중환자실 적정성평가를 실시하고 있다.

(2) 평가대상

만18세 이상 중환자실에서 입원 진료한 종합병원 이상 요양기관(상급종합병원 및 종합병원)을 대상으로 한다.

※ 2019년 기준 평가대상 기관 287기관 중 상급종합병원 42기관(14.6%),종합병원 245기관(85.4%)이었다.

(3) 평가지표

평가지표는 인력 · 시설 · 장비 등 구조부분(4개지표)과 중환자를 진료하는데 필요한 기본과정들을 제대로 수행해 나가는지를 2022년 평가기준 총 14개 평가지표(평가 7개, 모니터링 7개,구조 6개, 과정 3개, 결과 5개)로 구성되었다.

평가지표는 인력 · 시설 · 장비 등 구조부분과 중환자를 진료하는데 필요한 기본과정들을 제대로 수행해 나가는지를 보는 진료과정, 48시간 내 재 입실률을 평가하는 진료결과로 나뉘며, 총 14개 평가지표로 구성되었으며, 아래와 같다.

〈 표 4-24 〉 중환자실 평가지표 내용

구분	평가내용
구조부분	전담의사나 간호사가 보는 환자수가 적정한지, 필요한 전문장비나 시설을 갖추고 있는지, 표준화된 진료지침이나 프로토콜을 가지고 진료를 하는지 등을 평가한다.
진료과정	심부정맥 혈전증 예방요법 실시 환자비율, 표준화사망률 평가 유무를 평가한다.
진료결과	평가하는 지표는 사망률이나 감염률 등이 있지만, 첫 평가인 점과 측정 가능성 등을 고려하여 이번에는 48시간 이내 중환자실에 재 입실한 환자가 얼마나 되는 지를 평가하였다.

〈 표 4-25 〉 중환자실 적정성 평가지표

구분	부문	지표명	지표정의	산출식
평가지표 (7)	구조	1. 전담전문의 1인당 중환자실 병상 수	대상기간 동안 중환자실에 상주하면서 상시 연락이 가능한 중환자실 전담전문의 1인당 병상 수	$\frac{\text{중환자실 병상 수}}{\text{중환자실 전담전문의 수}}$
		2. 병상 수 대 간호사 수의 비	대상기간 동안의 중환자실 병상 수 대 간호사수의 비율	$\frac{\text{중환자실 병상 수}}{\text{간호사수}}$
		3. 중환자실 내 전문 장비 및 시설 구비 여부	중환자 진료를 위해 필요한 전문 진단, 치료 장비 및 설비가 중환자실 내에 구비되어 있는지 유무	각 세부사항별 1점 배정 : 총 6점 만점
		4. 중환자 진료 프로토콜 구비율	중환자 진료 시 표준화된 치료를 위한 프로토콜 유무	$\frac{\text{중환자 진료 프로토콜 구비 수}}{9} \times 100$
	과정	5. 심부정맥 혈전증 예방요법 실시 환자 비율	저용량 Heparin을 포함한 항응고제 투여, 압박스타킹 착용, Pneumatic compression 중 한 가지 이상을 시행했는지 여부	$\frac{\text{심부정맥 혈전증 예방요법을 실시한 환자 수}}{\text{인공호흡기 적용 환자 수}} \times 100$
		6. 표준화 사망률 평가 유무	실측된 연간 실제 사망자수와 중증도에 의해 계산된 연간 예측 사망자수의 비율인 표준화 사망률 평가 유무	해당 사항 없음
	결과	7. 48시간 이내 중환자실 재입실률	중환자실 입실 후 일반 병동으로 전동된 건 중 48시간 이내에 중환자실로 재입실된 환자의 비율	$\frac{\text{일반 병동 전동 후 48시간 이내에 중환자실 재입실된 건}}{\text{중환자실 입실 후 일반 병동으로 전동된 건}} \times 100$

12) 폐암 적정성평가

(1) 평가개요

폐암은 암 사망률 1위이며, 각종 유해환경 및 흡연 등에 따라 폐암 발생률이 증가하는 추세이다. 이에 건강보험심사평가원은 폐암에 대한 치료가 적절하게 시행되고 있는지를 평가하고, 평가대상 의료기관의 폐암 평가 결과를 공개함으로써 국민이 병원을 선택하는데 필요한 정보를 제공하고 있다.

(2) 평가배경 및 목적

암은 우리나라 사망원인 1위의 질병으로 26.5%가 암으로 사망하고 있으며, 폐암은 암 사망률 1위를 차지하고 있다. 이에 폐암 적정성 평가를 통해 요양기관별 평가 결과를 제공하고 자율적인 질 향상을 유도함으로써, 국민에게 보다 질 높은 의료서비스가 제공되도록 하고자 한다.

(3) 평가대상

폐암 평가대상 환자가 발생한 모든 요양기관(상급종합병원,종합병원) 이며, 원발성 폐암으로 수술, 항암화학요법, 방사선치료를 받은 만 18세 이상인 환자이다. 폐암 상병(C34 주 부상병)으로 수술, 항암제, 방사선치료를 청구한 기관을 대상으로 한다.

(4) 평가기준 및 평가자료

평가지표는 총 11개 지표(평가지표 10개, 모니터링지표 1개)이며, 청구명세서를 이용한 평가대상자 선정하고, 요양기관 현황자료 등 행정자료를 이용하여 자료 수집 등으로 평가한다.

〈 표 4-26 〉 폐암 적정성 평가지표

부문	영역	지표
구조(1)	치료대응력	1. 전문인력 구성여부
과정 (8)	진단적 평가 및 기록충실도	2. 암 관련 전문의의 암병기 기록률
		3. 치료 전 병리학적 확정 진단 비율

	수술관련	4. 병리보고서 기록 충실률
		5. 림프절 절제 또는 림프절 샘플링 시행률
	항암 및 방사선치료	6. 수술 후 8주 이내 보조적 항암화학요법 시행률
		7. 제한병기 소세포폐암 환자의 동시병용 항암화학방사선요법 시행률
		8. 방사선치료 기록 비율
		9. 수술불가능 Ⅲ기 비소세포폐암 환자의 동시병용 항암화학방사선요법 시행률
결과 (2)	진료결과	10. 입원일수 장기도 지표[LI]
		11. 입원진료비 고가도 지표[CI]: monitoring

(5) 평가결과 공개 및 통보

국민과 기관이 평가결과를 쉽게 이해하고 활용이 용이하도록 종합점수를 5등급(1~5등급)으로 공개하며, 평가결과 조회는 건강보험심사평가원 홈페이지(http://www.hira.or.kr)→ 병원 · 약국→ 병원평가정보→ 폐암으로 검색하면 된다.

13) 관상동맥우회술 적정성 평가

(1) 평가개요

관상동맥우회술은 심장근육에 혈액을 공급하는 관상동맥이 막힌 경우 다른 부위의 동맥 또는 정맥을 이용하여 막힌 부위를 우회하는 새로운 혈관을 만들어주는 외과적 수술이다. 건강보험심사평가원은 관상동맥우회술을 실시하는 병원을 평가함으로써 국민에게 병원 선택하는데 필요한 정보를 제공하기 위함이다.

(2) 평가배경 및 목적

심장질환은 우리나라 주요 사망원인 2위로 질병의 위험도가 높고 질병 발생률이 지속적으로 증가하고 있다. 또한 허혈성심질환의 치료법으로 경피적관상동맥중재술 실시가 증가 추세에 있으나 광범위한 관상동맥질환 좌심실 기능이 저하된 경우 또는 좌주간지 관상동맥협착 등의 경우에는 관상동맥우회술이 더 권장되고 있으며, 평가를 통해 요양기관의 질적 수준을 측정하여 해당기관에 결과를 제공함으로써 요양기관의 자율적 질 향상을 유도하고 수술 후 합병증 및 사망률 감소 등 진료결과의 향상을 도모하고자 한다.

(3) 평가대상

대상기관은 상급종합병원 및 종합병원 중 관상동맥우회술 청구기관이며, 대상환자는 허혈성심질환 으로 관상동맥우회술을 받은 입원환자이다.

(4) 평가기준 및 평가자료

평가지표는 총14 개 지표 평가지표 6개(①진료량지표: 관상동맥우회술 수술량, 단독 관상동맥우회술 수술량 ②과정지표: 내흉동맥을 이용한 관상동맥우회술률, 퇴원 시 아스피린 처방률③결과지표: 수술 후 출혈이나 혈종으로 인한 재수술률,사망률,재입원율) 모니터링지표 8개)로 평가하고 있다. 평가방법 및 평가자는 진료비청구명세서 의무기록에 근거한 조사표 행정안전부 사망자료 등이다.

14) 유방암 적정성 평가

(1) 평가개요

유방암은 여성에게 있어 가장 많이 발생하는 암으로, 유방암 대한 치료가 적절하게 시행되고 있는지를 평가하고, 평가대상 의료기관의 유방암 평가 결과를 공개함으로써 국민이 병원을 선택하는데 필요한 정보를 제공하고 있다.

(2) 평가배경 및 목적

유방암은 우리나라 여성 암 발생률 1위로, 최근 10여 년간 발생률이 꾸준히 증가하는 추세로 유방암 진단 및 치료에 대한 사회적 관심이 높은 질환이다. 이에 유방암 적정성평가를 통해 요양기관별 평가결과를 제공하고 자율적인 질 향상을 유도함으로써, 국민에게 보다 질 높은 의료서비스가 제공되도록 하고자 한다.

(3) 평가대상

유방암 1~3기로 진단받아 유방절제술을 시행받은 만 18세 이상인 여성 입원환자로 유방암 수술환자가 발생한 전체 요양기관을 대상으로 한다.

(4) 평가기준 및 평가자료

평가지표는 총 10개 지표(평가지표 8개, 모니터링 지표 2개)이며, 요양급여 청구명세서와 요양기관 현황자료 등의 자료로 평가한다.

〈 표 4-27 〉 유방암 적정성 평가지표

부문	영역	지표
구조(1)	치료대응력	1. 전문 인력 구성 여부
과정 (7)	기록충실도	2. 보조치료 환자 동의서 비율
		3. 병리보고서 기록 충실률
	수술	4. 최종 절제연이 침윤성 유방암 음성 비율
		5. 권고된 보조항암화학요법 시행률
	보조요법	6. 표적치료 시행률
		7. AI(aromatase inhibitor) 투여 환자의 골밀도 검사 시행률
		8. 유방전절제술 후 방사선치료 시행률
		9. 입원일수 장기도 지표(LI) (모니터링 지표주)
결과 (2)	-	10. 입원진료비 고가도 지표(CI) (모니터링 지표주))
		11. 입원진료비 고가도 지표[CI]: monitoring

자료출처 : 건강보험심사평가원

(5) 평가결과 공개

유방암은 평가결과를 5개 등급(1~5등급)으로 구분항 공개하고 있으며, 등급 숫자가 작을수록 평가가 우수한 병원이다. 평가결과 조회는 E-평가시스템(http://aq.hira.or.kr) → 평가결과 → 적정성평가 → 평가결과통보서 → 평가결과 통보서함 → 평가항목: 유방암으로 검색하면 된다.

15) 대장암 적정성평가

(1) 평가개요

대장암 치료 과정의 적절성을 평가하고, 의료기관의 대장암 평가 결과를 공개함으로써 국민에게 병원을 선택하는데 필요한 정보를 제공하기 위함이다.

(2) 평가배경 및 목적

암은 우리나라 사망원인 1위의 질병으로 26.5%가 암으로 사망하고 있으며, 대장암은 암 사망률 3위를 차지하고 있으며, 대장암은 매년 발생이 증가추세에 있으며, 사회적 관심이 높은 질환이며, 자율적 질 향상을 위함이다.

(3) 평가대상

평가대상은 대장암 수술환자가 발생한 전체 요양기관이며, 원발성 대장암으로 수술받은 만 18세 이상인 환자이다. 대상상병은 한국표준질병분류 C18~C20(주 부상병 포함)이다.

(4) 평가기준 및 평가자료

평가지표는 총 13개(구조 1개, 과정 9개, 결과 3개)이며, 평가자료는 진료비청구명세서, 요양기관 현황자료 등으로 평가하고 있다.

〈 표 4-28 〉 대장암 적정성 평가지표

부문	영역	지표
구조(1)	치료대응력	전문인력 구성 여부
과정(9)	진단적 평가	암 가족력 확인 비율
		수술 전 정밀 검사 시행률
		수술 후 3개월 내 CEA 검사 시행률
	수술	절제술의 완전성 평가 기록률
		병리보고서 기록 충실률
		국소 림프절 절제 및 검사율
	보조요법	수술 후 8주 이내 권고된 보조 항암화학요법 시행률[Stage II(or IIb) ~ III]
		권고된 보조 항암화학요법 시행률
		수술 후 방사선 치료율[직장암
결과(3)	-	입원일수 장기도 지표[LI]
		입원진료비 고가도 지표[CI] - 모니터링 지표
		수술 사망률

(5) 평가결과 및 조회

평가등급 현황(2020년 기준)은 종합점수 산출 대상 130기관 중 1등급 103기관

(79.2%), 2등급 18기관(13.9%), 3등급 4기관(3.1%), 4등급 3기관(2.3%), 5등급 2기관(1.5%)으로 나타 났다. 평가결과 조회는 건강보험심사평가원 홈페이지(http://www.hira.or.kr) → 병원 · 약국 → 병원평가정보 → 평가항목: 대장암으로 검색하면 된다.

16) 요양병원입원 적정성평가

(1) 평가 개요

요양병원이란 의사나 한의사가 의료를 행하는 곳으로서, 요양환자 30명 이상을 수용할 수 있는 시설을 갖추고 의료서비스 제공을 목적으로 개설된 의료기관을 말하며, 주로 장기요양이 필요한 입원환자에게 의료를 행할 목적으로 개설하는 의료기관(의료법 제 3조 3항)으로 2017년 현재 전국에 약 1,300개 병원이 있다. 다만 일반 병원과 달리 의사 및 간호사의 법정 배치기준 완화와 사회복지사나 물리치료사를 추가 배치토록 한 것이 특징이다. 이에 반해 요양시설은 의료서비스보다는 노인수발 제공을 목적으로 한다.

(2) 요양병원 입원대상

노인성질환, 만성질환자 및 외과적 수술 후 또는 상해후의 회복기간에 있는 자로서 주로 요양을 필요로 하는 자. 다만, 정신질환자(노인성치매 제외) 및 전염성 질환자는 입원 대상으로 하지 아니한다(의료법시행규칙 제28조의 4).

(3) 급여일반 원칙

① 의료법 제3조 제 2항 제3호에 의한 요양병원이 국민건강보험법령의 규정에 의하여 입원진료에 대한 요양급여를 실시한 경우에 적용한다.

② 국민건강보험법 시행령 및 국민건강보험 요양급여의 기준에 관한 규정에 의거 포괄적인 행위가 적용되는 환자와 포괄적인 행위가 적용되지 않는 환자는 별도 기준에 의하여 산정한다(가. 입원 6일 이내에 퇴원환자 나. 낮병동입원환자 다. 한방과 입원환자 라. 치과 입원환자)

③ 장기환자가 입원기간 중 다음에 해당하는 경우 동 기간 동안에는 제3부에 의하여 산 정 할 수 있다(가. 폐렴치료기간 나. 패혈증 치료기간 다. 중환자실 치료기간 라.

외과적 수술 및 동 수술에 따른 관련된 치료기간).

④ 요양급여비용산정과 각종 가감률 금액 산출방법 등은 건강보험요양급여비용 산정지침 제1편 제1부 I 일반기준의 1항 및 2항에 의한다.

(4) 평가 목적 및 필요성

요양병원은 일당 정액 형태의 수가 적용에 따라 자원 투입 비용을 줄이려는 동기가 발생하여 서비스의 과소 제공 가능성이 있는 상황에서, 인구의 고령화 등으로 요양병원 기관수 및 의료비가 해마다 증가되고 있다. 보건복지부는 요양병원 의료서비스의 질(Quality) 하락 및 사회적 이슈화에 따른 조치의 일환으로, '요양병원 입원급여 적정성평가' 추구 조사 실시 및 결과공개를 계획하였으며, 이러한 필요성에 따라 그간 5차례에 걸쳐 평가를 실시한 결과 의료서비스수준은 전반적으로 향상되었으나 요양병원 간 질적(qualitative) 편차는 여전한 것으로 나타났다. 따라서 요양병원의 지속적인 질 향상 노력을 유인하여 기관 간 서비스 편차를 줄이고 서비스의 적정성 유지 및 소비자에게 합리적인 병원 선택 정보를 제공하기 위해 평가를 실시하고 있다.

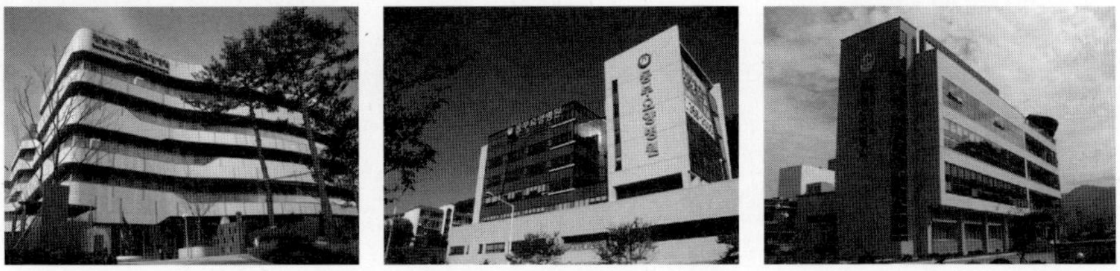

[그림 4-13] 현대시설의 요양병원

(5) 평가대상 및 기관

요양병원 일당 정액수가를 청구하는 모든 요양병원의 건강보험, 의료급여 및 보훈 입원 진료분으로 한다.

(6) 평가기준

평가기준 및 모니터링 지표는 다음과 같다.

〈 표 4-29 〉 요양병원 입원 적정성 평가지표

부문	영역	지표명	비고
구조 부문 (9)	의료 인력 (3)	ㅇ 의사 1인당 환자수	
		ㅇ 간호사 1인당 환자수	
		ㅇ 간호인력(간호사+간호조무사) 1인당 환자수	
	필요 인력 (6)	ㅇ 물리치료사 1인당 환자수	
		ㅇ 약사 재직일수율	
		ㅇ 방사선사(방사선촬영장비 포함) 재직일수율	
		ㅇ 임상병리사(임상검사실 포함) 재직일수율	
		ㅇ 사회복지사 재직일수율	
		ㅇ 의무기록사 재직일수율	
진료 부문 (13)	과정 (5)	ㅇ 65세 이상 노인 중 입원시 MMSE검사 실시 환자분율	제외대상 보완
		ㅇ 유치도뇨관이 있는 환자분율(고위험군/저위험군)	
		ㅇ 당뇨환자 중 HbA1c 검사 실시 환자분율	
		ㅇ 매월 체중측정 환자분율	
	결과 (8)	ㅇ 일상생활수행능력 감퇴 환자분율(치매환자군/치매환자제외군)	제외대상 보완
		ㅇ 방밖으로 나오기 악화 환자분율(치매환자군/치매환자제외군)	
		ㅇ 욕창이 새로 생긴 환자분율(고위험군/저위험군)	
		ㅇ 욕창이 악화된 환자분율_고위험군	
		ㅇ 욕창 개선 환자분율_고위험군	
모니터링 (15)		ㅇ 폐렴 발생률	
		ㅇ 폐렴 환자 당 평균 치료일수	
		ㅇ 일상생활수행능력 개선 호나자분율(전문재활치료군)	
		ㅇ 장기입원(361일 이상) 환자분율	
		ㅇ 7일 미만 입원환자 청구 건수율	
		ㅇ 5% 이상 체중감소 환자분율	
		ㅇ 중등도 이상의 통증 환자분율	
		ㅇ 요실금, 유치도뇨관 삽입환자 중 배뇨조절 프로그램 실시 환자분율	
		ㅇ 일상생활수행능력 개선 환자분율(치매환자군/치매환자제외군)	
		ㅇ 방밖으로 나오기 개선환자분율(치매환자군/치매환자제외군)	추가
		ㅇ 전문재활치료 180일 이상 입원 환자분율	추가
		ㅇ 간호인력의 이직률	구조지표→모니터링
			결과지표→모니터링
		ㅇ 요실금 환자분율_저위험군	고위험군 보완

평가기준 개선내용 : 분익 1 참조

(7) 평가방법

기관별 지표 값에 따라 절대평가(1 5점으로 표준화)로 종합점수를 기준으로 등급분할 및 기관별 평가등급을 부여(5등급)하여 실시한다.

(상기 요양급여 적정성평가 자료참고 : 보건복지부 및 건강보험심사평가원 자료)

▮ 핵심다지기

1 요양급여 적정성평가의 분야별 평가기준 및 대상, 평가영역(항목)에 대하여 알아본다.

(1) 암, 심장질환 등 37개 항목(2022년 기준)이며, 2001년 약제 평가(항생제처방률, 주사제처방률 등)를 시작으로 급성기질환(급성심근경색증, 암 등)에서 만성질환(고혈압, 당뇨병 등)까지 평가영역을 확대하고 있다. ('01) 5개 → ('06) 14개 → ('11) 19개 → ('13) 24개 → ('16) 31개 항목 → ('17) 32개 항목→ ('20) 35개 항목 →('22) 37개 항목과 54개 세부항목으로 구성되어 있다.

(2) 평가영역은 고혈압 · 당뇨병 · 천식 · 대장암 · 위암 · 유방암 · 폐암 · 폐렴 · 혈액투석 · 의료급여정신과 · 요양병원 · 약제급여(6종) · 급성심근경색증 · 관상동맥우회술 · 급성기뇌졸중 · 수술의 예방적 항생제 사용 · 진료량 지표 · 진료결과 · 유소아중이염 항생제 등이 있다.

2 병원별 분야별 평가 대상에 대하여 평가계획을 수립하고 준비한다.

3 담당부서 주관으로 관련부서의 평가준비 회의를 실시한다.

4 직원을 대상으로 요양급여 적정성평가 직종별 교육을 실시한다.

5 요양급여 적정성평가에 대한 영역별 자료를 수집하고 활용한다.

6 건강보험심사평가원의 평가결과를 분석 후 개선방안을 수립하여 시행한다.

7 평가결과를 분석 시 유사규모병원의 자료와 비교분석하여 개선방안을 도출한다.

8 요양급여적정성평가에 대한 향 후 병원의 추진계획을 수립하고 정책에 반영한다.

제5장
응급의료기관 평가

Ⅰ. 응급의료기관 평가 기준 및 계획
Ⅱ. 현지조사방법 및 수행절차
◈ 핵심다지기

Ⅰ. 응급의료기관 평가 기준 및 계획

학습목표

1. 보건복지부주관 응급의료기관 평가제도에 대하여 알 수 있다.
2. 응급의료기관 평가기준 및 평가영역에 대하여 알 수 있다.
3. 응급의료기관 평가계획을 수립하고 평가준비를 수행할 수 있다.

1.응급의료기관 평가

1) 응급의료기관 평가의 개념

(1) 평가개요

보건복지부에서는 응급의료에 관한 법률(제17조)과 관련 응급의료기관에 대한 평가를 매년 전국 응급의료기관(약 430개)을 대상으로 시설 · 장비 · 인력, 서비스 내용 및 결과 등에 대한 응급의료기관 평가를 실시하여 평가결과를 발표하고 있다. 평가내용은 응급의료기관이 갖추어야 할 시설, 인력, 장비를 포함한 구조, 과정, 공공영역에 대하여 이루어지고 있으며, 응급실 전담의사 인력, 응급환자 전용 진료상담실 운영, 응급실 환자 만족 등 모든 영역에서 실시하고 있다.

(2) 목적

응급의료기관 종별 기능의 적정을 기하고 응급의료의 질적 수준을 지속적으로 개선함으로써 응급환자의 사망과 장애를 줄이는 한편 국민의 편익과 알 권리를 충족하고자 함을 목적으로 하고 있다.

(3) 시행배경

응급의료서비스의 질적 수준을 제고하고 원활한 응급의료체계를 구축하기 위함이며, 또한 응급의료기관의 법정기준 준수와 적절한 운영 여부의 평가를 통한 응급의료서비스의 향상을 도모하기 위함이다. 또한 응급의료기관 종별 기능의 적정을 기하고 응급의료의 질적 수준을 향상시키기 위해 2003년부터 응급의료기관을 대상으로 매년 평가를 실시하고 있으며, 그 결과에 따라 응급의료 인프라 개선비용 및 운영비를 지원하고 있다.

(4) 주요 연혁

보건복지부주관 응급의료기관 평가의 주요 연혁은 다음과 같다.

〈 표 5-1 〉 주요 연혁

연도별	주요내용
2003년	권역응급의료센터 평가 실시 및 지역응급의료센터 평가 도입
2004년	권역 및 지역응급의료센터 1,2차 평가 실시 전문응급의료센터 및 지역응급의료기관 평가 도입
2005년	권역응급의료센터 기능수행평가 – 2개소 시범 실시
2006년	권역응급의료센터 기능수행평가 도입 지역응급의료센터 기능수행평가(37개소) 시범 실시
2009년	응급의료기관 평가제도 개선 TF 운영 필수영역의 평가 방식 분리(pass/fail 평가 도입)
2011년	평가결과에 따른 시설 · 장비 개선계획 시행
2013년	2013년부터 응급의료기관 NEDIS 입력충실도 평가확대(시범지표도입)
2014년	응급의료기관 NEDIS 등급제 도입(시범지표)
2017년	응급의료기관 평가 결과에 따른 수가 차등 연동 시작
2018년	응급의료 현황통계 국가통계 포털(KOSIS)공표
2019년	필수영역 평가 방법 개선(인력, 전용사용 수준 등만 평가) 및 가점지표 최종점수 반영 방법 변경

(5) 응급의료기관 평가 및 육성

응급의료기관 종별 기능의 적정을 기하고 응급의료의 질적 수준을 향상시키기 위해 2003년부터 응급의료기관을 대상으로 매년 평가를 실시하고 있으며, 그 결과에 따라 응급의료 인프라 개선비용 및 운영비를 지원하고 있다. 따라서 모든 응급의료기관은 평가결과 등을 반영하여 3년마다 재지정되며 부실하게 운영된 기관은 재지정 대상에서 제외된다.

〈 표 5-2 〉 응급의료기관 평가대상기관 현황

(단위 : 개소)

구분	2008	2009	2010	2011	2012	2013	2014	2015	2016	2017	2018	2019	2020
합계	444	457	463	464	461	430	415	414	414	419	401	399	400
권력응급의료센터	16	16	16	16	21	19	18	18	18	36	36	35	38
전문응급의료센터	4	4	4	4	2	2	2	2	2	3	4	4	5
지역응급의료센터	102	112	117	119	114	116	122	125	128	116	116	125	125
지역응급의료기관	322	326	326	325	324	293	273	269	266	264	249	239	237

자료출처: 보건복지백서(2021)

〈 표 5-3 〉 응급의료기관 평가결과에 따른 국고지원액 (단위 : 개소, 백만 원)

구분	2015		2016		2017		2018		2019		2020	
	개소수	지원액	개소수	지원액	개소수	지원액	개소수	지원액	개소수	지원액	개소수	지원액
계	258	23,961	256	24,998	267	25,053	255	23,440	272	23,915	274	23,410
권역응급의료센터	20	2,896	20	2,896	17	2,735	35	4,750	36	6,330	38	6,640
지역응급의료센터	104	12,739	104	12,739	113	11,910	104	9,448	117	10,160	115	9,825
지역응급의료기관	132	7,851	132	7,851	132	9,900	111	8,157	119	7,425	121	6,945

자료출처: 보건복지백서(2021)

2) 응급의료기관의 분류 및 응급의료체계

(1) 응급의료기관

응급실의 가용자원이나 특수처치 이용 가능성에 따라 응급의료기관을 등급화 하는 것이 보통이다. 국가에서는 각 병원의 응급실을 규정에 따라 평가하여 응급의료기관으로 지정하고, 여기에 지역의 인구나 인근지역과의 균형 등을 고려하여 등급과 함께 합당한 업무를 부여 한다.

응급의료에 관한 법률(제2조)에 의한 응급의료기관이란 의료법 제3조에 따른 의료기관 중에서 이 법에 따라 지정된 ① 중앙응급의료센터 ② 권역응급의료센터 ③ 전문응급의료센터 ④ 지역응급의료센터 ⑤ 지역응급의료기관을 말한다.

응급의료기관은 2021년 1월 기준 전국에 약 403개소, 응급의료시설 수는 114개소로 응급실 운영기관은 총 517개소 였으며, 인구 백만 명당 응급의료기관 수는 7.8개소 나타났다. 응급의료기관 지정현황 및 응급의료에 관한 정보사항은 응급의료포털 E-Gen(http:/www.e-gen.or.kr)사이트를 검색하면 자세한 정보를 알 수 있다.

〈 표 5-4 〉 응급의료기관의 구성 체계

종별	수	지정권자	주요 역할
중앙응급의료센터	1	보건복지부장관	응급의료체계 관리총괄
권역응급의료센터	38	보건복지부장관 (시 · 도지사와 협의)	권역 내 최종 응급진료기관, 중증응급환자 진료
권역외상센터	15	보건복지부장관	권역 내 중증외상환자에 대한 최종 치료
전문응급의료센터	5	보건복지부장관 (시 · 도지사와 협의)	전문응급진료기관
지역응급의료센터	128	시 · 도지사	응급환자 진료
지역응급의료기관	236	시장 · 군수 · 구청장	경증응급환자 및 야간 · 휴일의 일반환자 진료

자료출처 : 보건복지백서(2021)

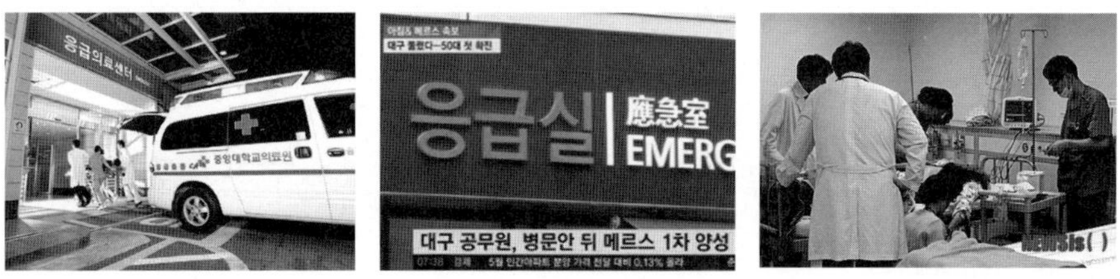
응급실
應急室
EMERG
대구 공무원, 병문안 뒤 메르스 1차 양성

[그림 5-1] 응급의료센터

(2) 응급의료 및 응급의료체계

- 응급의료(emergency medical service)란 외상이나 급환 등, 환자 발생 시에 긴급 진단과 치료를 필요로 하는 모든 분야의 응급질환을 다루는 학문체계를 말한다.

ㅇ 응급의료체계(應急醫療體系)는 적정규모의 지역에서 응급상황 발생 시 효과적이고 신속하게 의료를 제공하기 위해서 인력, 시설, 장비를 유기적으로 운용할 수 있도록 재배치하는 것을 말한다. 즉, 응급환자가 발생하였을 때, 현장에서 적절한 처치를 시행한 후, 신속하고 안전하게 환자를 치료에 적합한 병원으로 이송하고, 병원에서는 응급 의료진이 의료기술과 장비를 집중하여 치료하도록 지원하는 체계를 말한다.

ㅇ 응급의학(emergency medicine)은 급성질환에 걸리거나 부상을 입은 환자를 빨리 치료하는 전문 의학 분야를 말한다.

ㅇ 심폐소생술(Cardiopulmonary Resuscitation: CPR)은 심장의 기능이 정지하거나 호흡이 멈추었을 때 사용하는 응급처치로서 심장마비의 경우 신속히 조치하지 않을시 사망하거나 심각한 뇌손상을 입을 수 있으므로, 환자를 발견한 목격자가 신속히 심폐소생술을 실시하는 것이 필요하다.

(3) 전문응급의료시설

전문 의료진이 요구되는 전문응급의료기관(외상, 화상, 독극물, 뇌졸중, 소아, 심혈관센터)이 있어 적절한 응급처치를 받을 수 있도록 노력하고 있다.

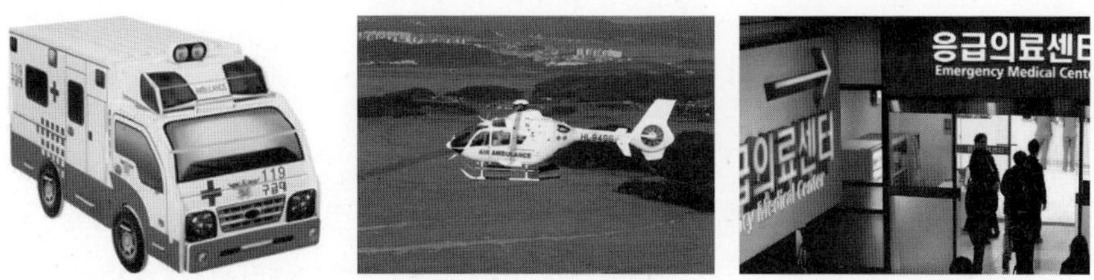

[그림 5-2] 응급의료 환자 수송

(4) 응급의료에 관한 용어 정의

1. "응급환자"란 질병, 분만, 각종 사고 및 재해로 인한 부상이나 그 밖의 위급한 상태로 인하여 즉시 필요한 응급처치를 받지 아니하면 생명을 보존할 수 없거나 심신에 중대한 위해(危害)가 발생할 가능성이 있는 환자 또는 이에 준하는 사람으로서 보건복지부령으로 정하는 사람을 말한다.

2. "응급의료"란 응급환자가 발생한 때부터 생명의 위험에서 회복되거나 심신상의 중대한 위해가 제거되기까지의 과정에서 응급환자를 위하여 행하는 상담 · 구조(救助) · 이송 · 응급처치 및 진료 등의 조치를 말한다.
3. "응급처치"란 응급의료행위의 하나로서 응급환자의 기도를 확보하고 심장박동의 회복, 그 밖에 생명의 위험이나 증상의 현저한 악화를 방지하기 위하여 긴급히 필요로 하는 처치를 말한다.
4. "응급의료종사자"란 관계 법령에서 정하는 바에 따라 취득한 면허 또는 자격의 범위에서 응급환자에 대한 응급의료를 제공하는 의료인과 응급구조사를 말한다.
5. "응급의료기관"이란 「의료법」제3조에 따른 의료기관 중에서 이 법에 따라 지정된 중앙응급의료센터, 권역응급의료센터, 전문응급의료센터, 지역응급의료센터 및 지역응급의료기관을 말한다.
6. "구급차 등"이란 응급환자의 이송 등 응급의료의 목적에 이용되는 자동차, 선박 및 항공기 등의 이송수단을 말한다.
7. "응급의료기관 등"이란 응급의료기관, 구급차 등의 운용자 및 응급의료지원센터를 말한다.
8. "응급환자이송업"이란 구급차 등을 이용하여 응급환자 등을 이송하는 업(業)을 말한다.

(5) 응급환자 및 응급환자 중증도 분류

① 응급환자

「응급의료에 관한 법률」에서 "응급환자"란 응급증상 및 이에 준하는 증상 및 제1호의 증상으로 진행될 가능성이 있다고 응급의료종사자가 판단하는 증상이 있는 자를 말한다.

② 응급환자 중증도 분류

중증도 분류 『중증도 분류(Triage)』란 응급처치와 환자 이송의 우선순위를 결정하기 위하여 환자를 증상별로 구분하는 것을 말한다. 즉 대량 환자발생 시는 한정된 인원으로 많은 환자에게 최선의 의료를 제공하여야 하므로 전문요원이 아니라고 할지라도 환자의 경 · 중을 구분하여 응급처치 및 이송의 우선순위를 부여하는 것이다.

〈 표 5-5 〉 응급환자 중증도 분류

구분	내용
(1) 긴급환자 (Urgent)	수분 혹은 빠른 시간 이내에 치료하지 않으면 사망하거나 신체에 치명적인 영향이 초래되는 환자들로서 아래와 같이 분류할 수 있다. ① 기도와 호흡에 관한 문제 환자 ② 심정지 ③ 피가 모자랄 정도의 출혈 ④ 개방성 흉부 또는 복부좌상 ⑤ 심한 두부손상이나 의식감소를 동반한 두부손상 ⑥ 주요 또는 합병증이 있는 화상 ⑦ 긴장성 기흉 ⑧ 심장압전(Pericardial Tamponade) ⑨ 합병증이 심각한 의학적 환자 : 중독, 합병증을 동반한 당뇨, 심질환, 임신 등
(2) 응급환자 (Emergent)	수 시간 이내에 치료하지 않으면 사망 혹은 합병증 발생률이 높은 환자들로서 다음과 같이 분류할 수 있다. ① 척추손상이 동반된 배부손상 ② 합병증이 없는 화상 ③ 주요 개방성 다발성골절 ④ 안손상 (Eye Injuries) ⑤ 안정성 복부손상예) 악성고혈압, 폐부종, 심막염, 척추압박, 대박작, 급성 간성뇌병증, 급성신부전 등
(3) 비응급환자 (non-Urgent)	수 시간 이후에 치료하여도 생명과 관계가 적다고 판단되는 경증환자들이다. (예) 단순골절, 염좌, 열상, 연조직 손상, 고혈압, 관절염 등
(4) 지연환자	사망하였거나 생존가능성이 없는 환자로 응급실 도착당시 사망환자 등을 말한다.

(6) 특수 및 일반구급차 구비장비 기준

특수 및 일반구급차 구비장비 기준은 다음과 같다.

〈 표 5-6 〉 특수 및 일반구급차 구비장비 기준

구급차 등에 갖추어야 하는 의료장비 · 구급의약품 및 통신장비의 기준(제38조제3항 관련)		
1. 특수구급차		
구분	장비 분류	장 비
가. 환자 평가용 의료 장비	신체검진	가) 환자감시장치(환자의 심전도, 혈중산소포화도, 혈압, 맥박, 호흡 등의 측정이 가능하고 모니터로 그 상태를 볼 수 있는 장치) 나) 혈당측정기 다) 체온계(쉽게 깨질 수 있는 유리 등의 재질로 되지 않은 것) 라) 청진기 마) 휴대용 혈압계 바) 휴대용 산소포화농도 측정기

나. 응급 처치용 의료 장비	1) 기도 확보 유지	가) 후두경 등 기도삽관장치(기도삽관튜브 등 포함) 나) 기도확보장치(구인두기도기, 비인두기도기 등)
	2) 호흡 유지	가) 의료용 분무기(기관제 확장제 투여용) 나) 휴대용 간이인공호흡기(자동식) 다) 성인용 · 소아용 산소마스크(안면용 · 비재호흡 · 백밸브) 라) 의료용 산소발생기 및 산소공급장치 마) 전동식 의료용 흡인기(흡인튜브 등 포함)
	3) 심장 박동 회복	자동제세동기(자동심장충격기, Automated External Defibrillator)
	4) 순환유지	정맥주사세트
	5) 외상 처치	가) 부목(철부목, 공기 또는 진공부목 등) 및 기타 고정장치(경추 · 척추보호대 등) 나) 외상처치에 필요한 기본 장비(압박붕대, 일반거즈, 반창고, 지혈대, 라텍스장갑, 비닐장갑, 가위 등)
다. 구급 의약품	1) 의약품	가) 비닐 팩에 포장된 수액제제(생리식염수, 5%포도당용액, 하트만용액 등) 나) 에피네프린(심폐소생술 사용용도로 한정한다) 다) 아미오다론(심폐소생술 사용용도로 한정한다) 라) 주사용 비마약성진통제 마) 주사용 항히스타민제 바) 니트로글리세린(설하용) 사) 흡입용 기관지 확장제
	2) 소독제	가) 생리식염수(상처세척용) 나) 알콜(에탄올) 또는 과산화수소수 다) 포비돈액
라. 통신 장비		다음의 어느 하나의 장비를 갖추어야 한다. 다만,「119구조 · 구급에 관한 법률」에 따른 119구조대 및 119구급대의 구급차에 대해서는 소방관계 법령에서 따로 정할 수 있다. 가) 법 제15조에 따라 구축한 응급의료정보통신망 나) 「전파법」에 따라 할당받은 주파수를 사용하는 기간통신서비스의 이용에 필요한 무선단말기기

구급차 등에 갖추어야 하는 의료장비 · 구급의약품 및 통신장비의 기준(제38조제2항 관련)		
2. 일반구급차		
구분	장비 분류	장 비
가. 환자 평가용 의료 장비	신체 검진	가) 체온계(쉽게 깨질 수 있는 유리 등의 재질로 되지 않은 것) 나) 청진기 다) 휴대용 혈압계 라) 휴대용 산소포화농도 측정기
나. 응급 처치용 의료 장비	1) 기도 확보 유지	기도확보장치(구인두기도기, 비인두기도기 등)
	2) 호흡 유지	가) 성인용 · 소아용 산소마스크(안면용 · 비재호흡 · 백밸브) 나) 의료용 산소발생기 및 산소공급장치 다) 전동식 의료용 흡인기(흡인튜브 등 포함)
	3) 순환유지	정맥주사세트
	4) 외상 처치	외상처치에 필요한 기본 장비(압박붕대, 일반거즈, 반창고, 지혈대, 라텍스 장갑, 비닐장갑, 가위 등)
다. 구급 의약품	1) 의약품	가) 비닐 팩에 포장된 수액제제(생리식염수, 5%포도당용액, 하트만용액 등) 나) 에피네프린(심폐소생술 사용용도로 한정한다.) 다) 아미오다론(심폐소생술 사용용도로 한정한다.)
	2) 소독제	가) 생리식염수(상처세척용) 나) 알콜(에탄올) 또는 과산화수소수 다) 포비돈액

(7) 응급의료관리료(Management of Emergency Care)

① 응급의료관리료는 응급의료에 관한 법률에 의거 응급의료센터 및 응급의료기관에 내원한 환자 중 초일에 한하여 산정한다(응급의료관리료는 중앙응급의료센터, 권역응급의료센터와 분야별전문응급의료센터, 지역응급의료센터 및 지역응급의료기관의 수가는 다름).

② 응급의료관리료는 진찰료와 함께 산정할 수 있으며, 종별 및 야간가산율은 적용되지 않는다.

③ 응급의료관리료는 응급증상 및 응급증상에 준하는 증상인 환자에게만 산정한다.

④ 응급실 내원자 중 응급증상에 해당되지 않는 경우에는 응급의료관리료를 전액 환자가 부담한다(100 : 100항목).

3) 응급의료기관 평가 법적근거 및 평가방법

응급의료에 관한 법률 17조 및 제25조, 시행규칙 8조에 의하면 응급의료기관등에 대한 평가의 법적근거는 다음과 같다.

(1) 평가의 법적 근거

① 보건복지부장관은 응급의료기관 등의 시설 · 장비 · 인력, 업무의 내용 · 결과 등에 대하여 평가를 할 수 있다. 이 경우 평가 대상이 되는 응급의료기관 등의 장은 특별한 사유가 없으면 평가에 응하여야 한다.

② 보건복지부장관은 제1항에 따른 응급의료기관등의 평가를 위하여 해당 응급의료기관등을 대상으로 필요한 자료의 제공을 요청할 수 있다. 이 경우 자료의 제공을 요청받은 응급의료기관등은 정당한 사유가 없으면 이에 따라야 한다.

③ 보건복지부장관은 응급의료기관등에 대한 평가 결과를 공표할 수 있다.

④ 보건복지부장관은 제1항에 따른 응급의료기관 등에 대한 평가 결과에 따라 응급의료기관 등에 대하여 행정적 · 재정적 지원을 할 수 있다.

⑤ 제1항 및 제3항에 따른 응급의료기관 등의 평가방법, 평가주기, 평가결과 공표 등에 관하여 필요한 사항은 보건복지부령으로 정한다.

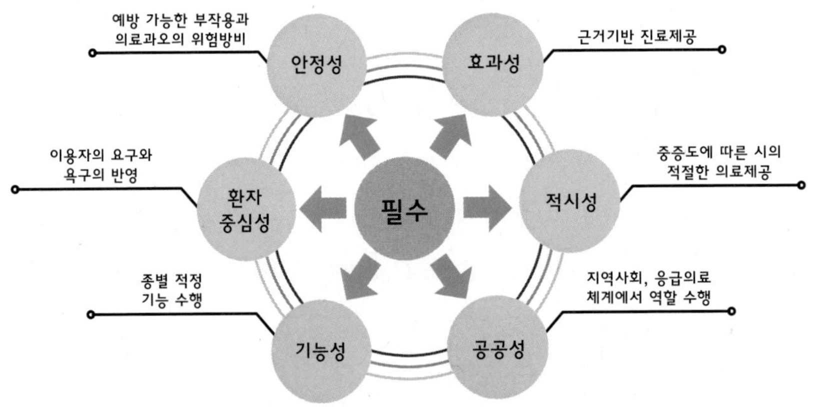

[그림 5-3] 응급의료기관 평가항목

(2) 평가항목

응급의료기관 평가 항목은 ①안전성(안전관리의 적절성, 전원의 안전성, 중증응급환자 진료의 적정성) ②효과성(전담의료인력의 적절, 응급시설 운용의 적절성) ③환자중심성(이용자 편의성, 환자 만족도 조사) ④적시성(응급실 운영의 효율성) ⑤기능성(중증응급환자 책임진료) ⑥공공성 등을 평가하고 있다.

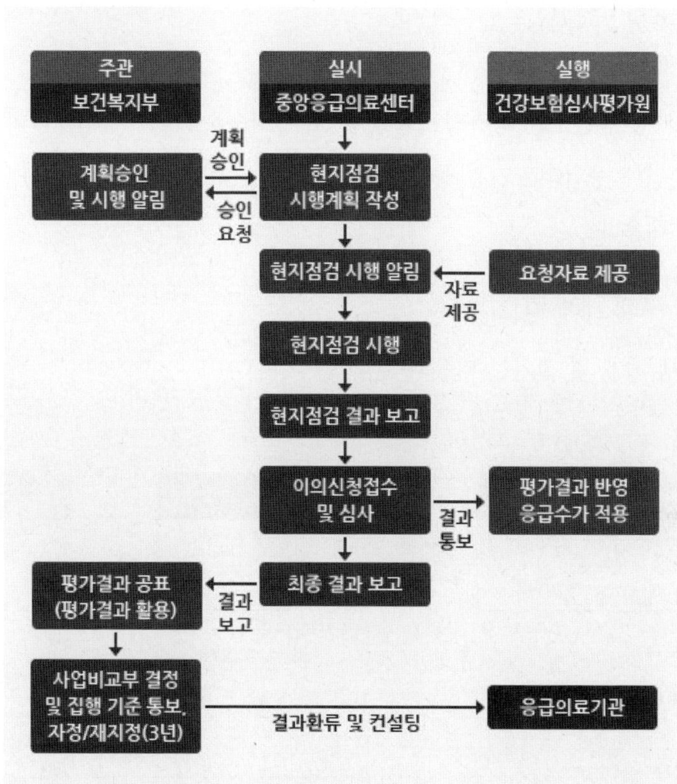

[그림 5-4] 응급의료기관 평가 추진체계

(3) 평가방법 및 평가주기

① 보건복지부장관이 법 제17조제1항의 규정에 따라 실시하는 응급의료기관 등에 대한 평가는 서면평가와 현지평가로 구분한다.

② 제1항의 규정에 의한 평가 중 서면평가는 매년 모든 응급의료기관 등을 대상으로 실시하고, 현지평가는 서면평가 결과의 확인이 필요하거나 응급의료기관 등

의 요구 등이 있는 경우에 실시한다.

③ 응급의료기관 등에 대한 평가의 기준 · 방법 및 절차 등에 필요한 세부적인 사항은 보건복지부장관이 정한다.

④ 보건복지부장관은 필요하다고 인정하는 경우에는 응급의료기관 등에 대한 평가를 관계 전문기관에 의뢰하여 실시할 수 있다.

⑤ 보건복지부장관은 법 제17조제3항에 따라 응급의료기관 등별로 다음의 내용을 공표할 수 있다.

1. 평가 종합 등급
2. 평가영역별 또는 평가지표별 등급 또는 점수
3. 그 밖에 응급의료기관 등의 업무 개선을 위하여 공표가 필요하다고 판단되는 내용

(4) 평가 수행 체계 및 절차

평가 수행 체계 및 절차는 다음과 같다.

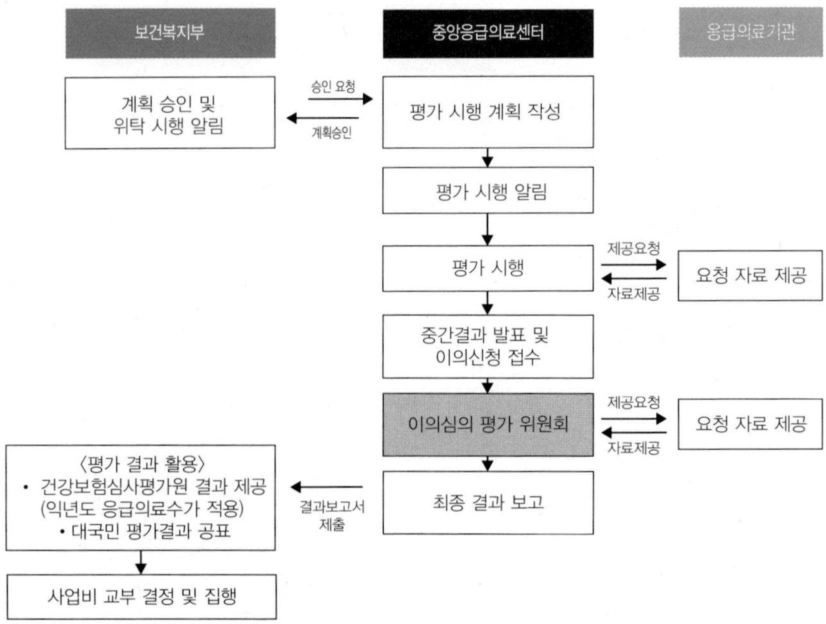

자료출처 : 응급의료기관평가안내서(보건복지부. 2022)

[그림 5-5] 평가 수행 체계 및 절차

(5) 평가대상기관 및 평가과정

① 평가대상기관

202X년 6월 30일 기준으로 지정된 응급의료기관(응급의료센터 및 응급의료기관) 전체를 대상기관으로 한다.

② 평가과정

평가 대상기관 유형

응급의료기관 평가는 [응급의료에 관한 법률]에 의해 지정한 권역응급의료센터, 전문응급의료센터, 지역응급의료센터, 지역응급의료기관에 대해 실시한다.

③ 각 평가 대상 기관에 따라 평가방법의 차이

응급의료기관 평가는 평가대상기관 유형에 따라 평가기준 및 지표가 다르게 적용되며, 서면평가, 현지평가, 국가응급환자진료정보망(National Emergency Department Information System : NEDIS) 등록 자료에 대한 평가를 실시한다.

국가응급환자진료정보망(NEDIS)
국가응급환자진료정보망(NEDIS)은 전국의 응급의료기관으로부터 전송되는 진료관련 정보를 실시간으로 수집하여 선진국형 응급의료체계구축 기반마련 및 응급의료에 관한 연구와 정책수립의 기초자료 제공을 위하여 전국 응급의료기관에 공통적으로 적용되는 실시간 응급진료정보 수집 시스템을 말한다.

(6) 평가 준비 기간, 준비 내용

평가대상기관에 평가 안내서를 공개한 후 약 2주일 동안 평가에 필요한 자료를 준비토록 하며, 준비내용은 평가서에 기재된 평가지표별 증빙자료(제출자료) 준비하면 된다.

(7) 평가 방법 및 절차

① 평가표 작성

가. 필수영역(시설, 인력, 장비) 및 구조영역 1(응급환자 전용 진료 상담실 운영), 구조영역-시범 2(응급 의료 정보 전담 인력 운영), 과정영역-시범 4(응급실 미등록환자 관리 적절성), 공공영역 3(응급실 환자 만족도 조사) 지표에 대한 통합평가표

나. 통합 응급의료정보 인트라넷(http://portal.nemc.or.kr)의 기능수행평가시스

템에 구축된 필수영역 → 현지평가 자료등록을 통하여 현지평가 웹 입력 기간에 사전 입력함.

다. 구조영역-시범 3(응급실 간호사 인력의 전문성, 별첨 1,2), 과정영역-시범 1(중증응급환자의 전원 부적절 지연율, 별첨 5), 과정영역-시범 2(중증응급환자의 초진의사 수준, 별첨 6), 과정영역-시범 3(중증응급환자의 협진의사 수준, 별첨 6), 예비조사 2(비상진료체계 구축현황, 별첨 12) 지표에 대한 응급의료기관 자가기입평가표는 중앙응급의료센터 홈페이지 공지사항(http://www.nemc.or.kr)에서 다운로드 받아 작성 후 전자메일(nemc2014@naver.com)에 첨부하여 제출한다.

○ 평가표입력 및 작성지침은 중앙응급의료센터 홈페이지의 공지사항(http://www.nemc.or.k에서 다운로드 받아서 확인 후 작성한다.

② 현지 평가

가. 필수영역, 구조영역, 과정영역 3(응급실 환자 분류 적절성), 과정영역-시범 4(응급실 미등록환자 관리 적절성), 공공영역 1(병상정보의 신뢰도), 공공영역 3(응급실 환자 만족도 조사) 지표 현지평가

나. 현지평가단이 평가대상기관을 방문하여 기 작성 · 등록된 현지평가 웹 입력사항의 사실 여부를 확인하며, 평가대상기관은 평가에 필요한 증빙자료를 현지에서 확인할 수 있도록 준비(원본대조를 필하여야 함)

다. 현지평가단이 웹 입력 내용을 검토 · 수정하여 확정 후 수정사항 및 현지 미충족 사항을 기재한 현지조사표를 현지평가단과 해당기관장의 날인을 받아 취합함

라. 과정영역 9(응급전용 중환자실의 응급실 경유환자 이용율), 과정영역 10(응급전용 입원실의 응급실 경유환자 이용률)번 지표 현지평가

마. 현지평가단이 응급전용 중환자실/입원실 전체 입원환자 명단(201x년 x월~201x년 x월)에서 무작위로 50건(표본집단)을 추출하여, 추출된 환자의 병록번호, 내원일시 또는 입 · 퇴원 일시를 표기하여 취합한다.

③ 의무기록 현지 평가

가. 과정영역 1(중증응급질환자의 전원의 적절성), 과정영역-시범 1(중증응급환자전원 부적절 지연율), 과정영역-시범 2(중증응급환자의 초진의사 수준), 과정영역-시범

3(중증응급환자의 협진의사 수준), 공공영역 2(NEDIS 입력충실도) 지표, 공공영역-시범 1(NEDIS 등급) 의무기록평가

나. 중앙응급의료센터에서 NEDIS를 통하여 일련번호, 의무기록번호, 내원일시가 기재된 지표별 목록을 추출한다.

다. 현지평가 시기 추출된 목록을 평가대상기관에서 제시하고 해당되는 의무기록 원본을 현지에서 열람하여, 선별 및 평가를 진행한다.

라. 평가 후 해당기관장 확인 절차 없이 평가 결과 취합한다.

④ 제출자료 평가

가. 공공영역 4(대외교육훈련 실시량), 공공영역 5(재난지원태세의 적절성) 지표

평가안내서에 별첨한 서식을 참고하여 2부씩 작성하여 중앙응급의료센터로 우편 제출한다.

나. 예비조사 2(비상진료체계 구축현황)번 지표

자가기입평가표(별첨12)는 중앙응급의료센터 홈페이지 공지사항(http://www.nemc.or.kr에서 다운로드 받아 작성 후 전자메일(nemc2014@naver.com)에 첨부하여 제출한다.

⑤ NEDIS(국가응급환자진료정보망) 등록자료 평가

가. 과정영역 2(중증응급질환의 응급실 재실시간), 과정영역 4(응급실 병상 포화지수), 과정영역 5(중증응급환자 구성비), 과정영역 6(최종 치료 제공율), 과정영역7(중증응급환자의 비치료 재전원율), 과정영역 8(중증응급환자 중 전입환자 수용비) 지표 NEDIS 평가

나. NEDIS 입력충실도 평가(공공2) 결과 완성도 90% 미만 또는 일치도 80% 미만인 경우 배점을 받을 수 없다.

다. NEDIS 등록자료의 진료정보를 통하여 중앙응급의료센터에서 측정 대상사례군 전체에 대한 지표 값을 도출한다.

핵심다지기

1 응급의료기관평가제도와 평가기준 및 영역에 대하여 알아본다.

응급의료에 관한 법률(제17조)과 관련 응급의료기관에 대한 평가를 보건복지부 주

관으로 매년 전국에 있는 응급의료기관을 대상으로 시설 · 장비 · 인력 · 서비스 내용 및 결과 등에 대한 응급의료기관평가를 실시하고 평가결과를 발표하고 있다.

응급의료기관 평가는 의료서비스의 질 · 시설 · 장비 · 인력부문에 있어 법적기준 충족여부를 평가하는 '필수영역(54개 지표)'과 응급의료서비스의 질(급성심근경색환자 대상 재관류 요법의 적절성, 급성뇌혈관질환자 대상 뇌영상 검사의 신속성, 급성기 3대 중증응급실환자의 응급실 재실시간 등)을 평가하는 '구조과정 공공영역(26개 지표)'을 기준으로 평가하고 있다.

응급의료기관평가

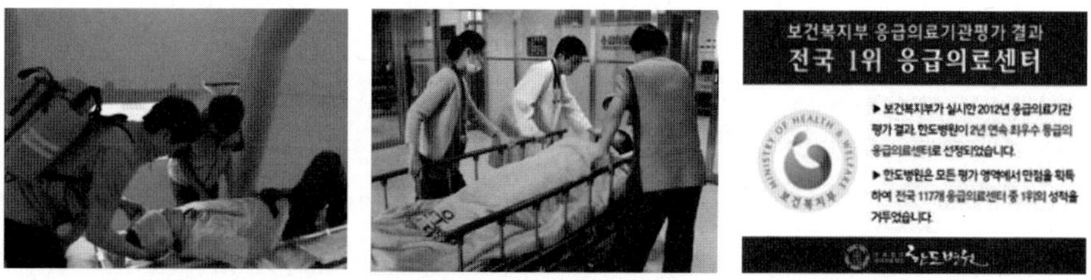

[그림 5-6] 응급의료기관평가 및 평가결과(사례)

2 응급환자의 중증도 분류 및 응급의료기관의 분류를 해본다.

(1) 응급환자의 중증도 분류에는 (1)긴급환자(Urgent) (2) 응급환자(Emergent) (3) 비응급 환자(non-Urgent) (4) 지연환자가 있다.

(2) 응급의료기관의 분류(5종)에는 ① 중앙의료센터 ② 권역응급의료센터 ③ 전문응급의료센터 ④ 지역응급의료센터 ⑤지역응급의료기관으로 분류하고 있다.

3 응급의료에 관한 법률의 목적에 대하여 알아본다.

국민들이 응급상황에서 신속하고 적절한 응급의료를 받을 수 있도록 응급의료에 관한 국민의 권리와 의무, 국가 · 지방자치단체의 책임, 응급의료제공자의 책임과 권리를 정하고 응급의료자원의 효율적 관리에 필요한 사항을 규정함으로써 응급환자의 생명과 건강을 보호하고 국민의료를 적정하게 함을 목적으로 한다.

4 응급실 내원수단 현황 통계에 대하여 자료를 조사해본다.

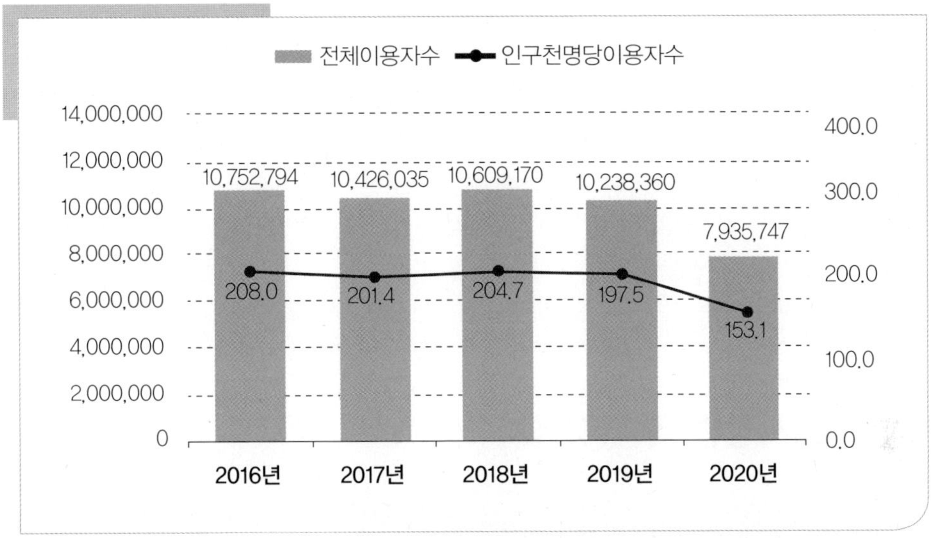

[그림 5-7] 응급실 이용자 현황

5 보건복지부 주관 응급의료기관 평가계획을 수립하고 준비한다.

6 주관부서 주관으로 관련부서 회의를 실시하고 평가영역별로 수검준비를 한다.

(1) 주관부서는 병원의 조직과 여건에 따라 기획실 또는 총무팀, 원무팀에서 주관을 하며 관련부서는 진료부, 응급실, 간호부, 진료지원실, 원무팀, 총무팀, 시설팀 등이다.

(2) 수검을 앞두고 평가준비가 완료되면 주관부서 주관 모의평가를 사전에 실시한다.

7 응급의료기관 평가기준에 대한 자료를 수집·활용한다.

자료는 응급의료에 관한 법률과 시행령, 시행규칙 및 응급의료포털 E-Gen(http:/www.e-gen.or.kr)사이트를 활용한다.

II. 현지조사방법 및 수행절차

학습목표

1. 응급의료기관 평가의 현지조사방법 및 수행절차에 대하여 알 수 있다.
2. 응급의료기관 평가 결과분석을 하고 개선방안을 수립하여 실행할 수 있다.

1. 현지조사방법 및 수행절차

1) 현장 조사 방법(영역별, 지표별)

(1) 필수영역

- 시설 : 평면도 및 각종 시설 확인, 환자분류 결과물 등
- 인력: 검사실 근무표, 방사선실 근무표, 중환자실 및 입원실 근무표, 응급실 근무표(의사, 간호사, 응급구조사, 운전기사, 청원경찰), 면허증 또는 자격증(의사, 간호사, 응급구조사, 운전기사), 전담근무와 당직업무 증빙자료(급여명세서, 진료기록, 인사기록, 의료보험 납부 내역 등)
- 장비: 장비대장 및 장비확인, 위탁계약서(청원경찰, 구급차), 구급차 출동 및 처치기록지, 구급차 운행일지 확인 등

(2) 구조영역

응급실 의사인력 및 간호인력의 전문성 및 병상 당 면적의 적절성 등에 대한 평가

(3) 과정영역

응급실 진료결과 지표에 대한 결과

(4) 공공영역

- ㅇ 응급의료기관의 공공성에 대한 평가지표에 대한 결과
- ㅇ 응급실 내원환자 수 현황 등

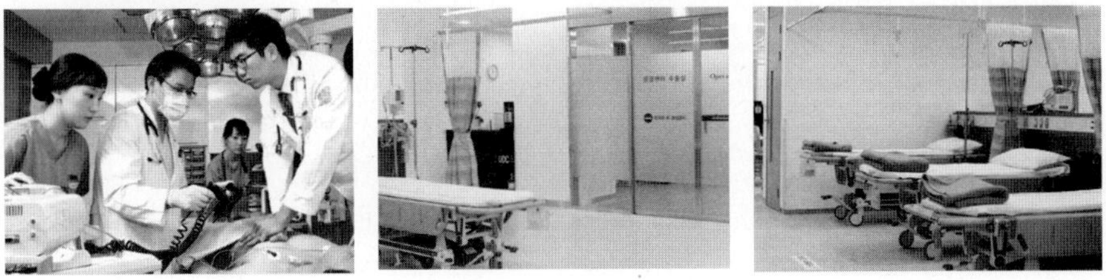

[그림 5-7] 응급의료기관 평가준비

2) 기관 별 업무

- 보건복지부 : 응급의료기관 평가 주관 및 평가결과 활용 (지원 등)
- 중앙응급의료센터 : 평가(현지평가 및 서면평가) 수행, 평가위원회 및 평가단 구성 · 운영
- 응급의료기관 평가위원회 : 평가 전반의 자문, 평가결과 이의신청에 대한 조정

3) 평가 수행 절차

(1) 평가계획 보고 및 승인요청(중앙응급의료센터 → 보건복지부)

(2) 평가계획 승인 및 시행 위탁(보건복지부 → 중앙응급의료센터)

(3) 평가대상기관 선정 및 통보(중앙응급의료센터 → 응급의료기관장)

(4) 평가대상기관 설명회 및 평가단 교육 실시

(5) 평가실시(현지평가 · 의무기록평가 · 제출자료 평가 등)

(6) 평가결과 통보 및 이의신청(중앙응급의료센터 → 중간결과 개별기관 통보 → 이의신청 → 응급의료기관 평가위원회 조정 · 심의)

(7) 최종 평가결과 보고(중앙응급의료센터 → 보건복지부)

(8) 최종 평가결과 환류(중앙응급의료센터 → 응급의료기관장)

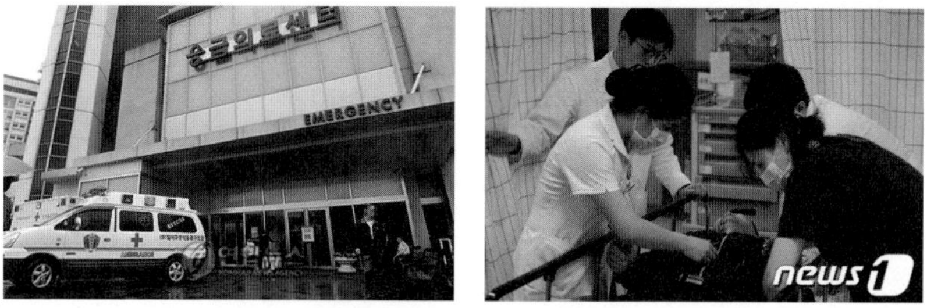

[그림 5-8] 응급의료기관 평가

4) 평가결과 활용

(1) 평가주기는 평가지표에 따라 상반기와 하반기에 따라 평가를 실시한 후 다음 해 상반기에 운영지원금을 지원하는 체계이다.

(2) 평가결과를 토대로 행정적 · 재정적 지원을 하는데 필요한 근거자료로 활용 또한 응급의료기관의 발전에 필요한 각종 자료로 활용하고 있다.

- 행정적 조치 : 지정취소 권고 및 신규지정(취약지역 포함) 등
- 재정적 조치 : 국고보조금으로 운영지원금 지원

2. 평가영역 및 지표

1) 필수영역

〈 표 5-7 〉 필수영역

구분	필수영역	권역센터	전문센터		지역센터	지역기관	2014년 변경사항
			화상	외상			
시설	1. 별도의 전담건물	○					없음
	2. 환자분류소	○	○	○	○		없음
	3. 소생실	○	○	○			없음

시설	4. 간호사실	○	○	○			없음
	5. 응급환자진료구역	○	○	○	○	○	없음
	6. 검사실	○	○	○	○	○	없음
	7. 방사선실	○	○	○	○		없음
	8. 수술실	○	○	○			없음
	9. 중환자실	○	○	○			없음
	10. 입원실	○	○	○			없음
	11. 회의실	○	○	○			없음
	12. 도서실	○					없음
	13. 원무행정실	○	○	○	○	○	없음
	14. 의사당직실	○	○	○	○	○	없음
	15. 보호자대기실	○	○	○	○	○	없음
	16. 주차장	○	○	○	○	○	없음
	17. 환부세척실		○				없음
	18. 수술실 및 처치실		○	○			없음
	19. 멸균처치실		○				없음
	20. 화상처치실		○				없음
	21. 처치실				○	○	없음
	22. 응급의료정보센터('14년 미평가)	○					없음
인력	1. 의사	○	○	○	○	○	
	2. 간호사	○	○	○	○	○	
	3. 응급구조사	○	○	○			
	4. 운전기사	○	○	○			
	5. 청원경찰	○	○	○			
장비	1. 제세동기	○	○	○	○	○	없음
	2. 인공호흡기	○	○	○	○	○	없음
	3. 주입기	○	○	○	○	○	없음
	4. 이동 X-선 촬영기	○	○	○	○		없음
	5. 초음파검사기	○		○	○		없음
	6. 식도위내시경	○					없음

장비	7. 산부인과진찰대	○		○	○		없음
	8. 환자감시장치	○	○	○	○	○	없음
	9. 이동 환자감시장치	○	○	○	○		없음

– 평가대상 인력: 의사, 간호사, 응급구조사, 운전기사, 청원경찰

2) 구조 · 과정 · 공공영역 : 배점 및 가중치

기능수행평가 지표는 *진료기능영역 7개 항목과 *공공기능영역 4개 항목 등 총 11개로 구성되어있다.

- ■ 진료기능영역의 경우 ① 급성심근경색 환자에서 재관류 요법의 적절성 ② 뇌졸중환자에서 뇌영상검사의 신속성 ③ 뇌경색 환자에서 재관류 요법의 적절성(시범지표) ④ 활력징후 이상 환자의 모니터링 적절성 ⑤ 중증 응급질환자의 응급실 평균 재실기간 ⑥ 중증 응급질환자의 입원률 ⑦ 외상환자의 중증도 보정 사망률 등을 평가하게 된다.

기능수행평가 지표는 *진료기능영역 7개 항목과 *공공기능영역 4개 항목 등 총 11개로 구성되어 있다.

- ■ 진료기능영역의 경우 ① 급성심근경색 환자에서 재관류 요법의 적절성 ② 뇌졸중환자에서 뇌 영상검사의 신속성 ③ 뇌경색 환자에서 재관류 요법의 적절성(시범지표) ④ 활력징후 이상 환자의 모니터링 적절성 ⑤ 중증 응급질환자의 응급실 평균 재실기간 ⑥ 중증 응급질환자의 입원률 ⑦ 외상환자의 중증도 보정 사망률 등을 평가하게 된다.
- ■ 공공기능영역 평가 4개 항목에는 ① 응급환자 진료정보망 입력 충실도 ② 자원정보의 충실도 ③ 대외 교육, 훈련의 실시량 ④ 재난 지원 태세의 적절성 등이 포함되어 있다.

〈 표 5-8 〉 구조 · 과정 · 공공영역 : 배점 및 가중치

구분	평가지표		배점	권역센터		전문센터		지역센터		지역기관		평가방법
	지표구분	지표명		가중치	점수	가중치	점수	가중치	점수	가중치	점수	
구조영역	정규지표	1. 응급환자 전용 진료상담실 운영	10	0.4	4	0.3	3	0.4	4	0.5	5	현지평가
		2. 응급실 전담 의사 인력의 적절성	10	0.6	6	0.6	6	0.6	6	1.6	16	현지평가
		3. 응급실 전담 응급의학전문의 인력의 적절성	10	1.2	12	1.2	12	1.3	13	2.4	24	현지평가
		4. 응급실 전담 간호사 인력의 적절성	10	0.6	6	0.6	6	0.6	6	1.6	16	현지평가
		5. 보호자대기실의 편리성	10	×	×	×	×	×	×	0.5	5	현지평가
		6. 24시간 검사 가능한 인력배치	10	×	×	×	×	×	×	0.9	9	현지평가
		7. 금속혈액가온주입기 장비운영	10	×	×	×	×	×	×	0.4	4	현지평가
	시범지표	1. 응급실병상 당 면적의 적절성	–	–	–	–	–	–	–	–	–	현지평가
		2. 응급의료 정보 전담 인력운영	–	–	–	–	–	–	–	×	×	현지평가
		3. 응급실 간호사 인력의 전문성(신규지표)	–	–	–	–	–	–	–	–	–	현지평가
총점			70		28		27		29		79	

구분	평가지표		배점	권역센터		전문센터		지역센터		지역기관		평가방법
	지표구분	지표명		가중치	점수	가중치	점수	가중치	점수	가중치	점수	
과정영역	정규지표	1. 중증응급질환자의 전원의 적절성	10	0.8	8	0.7	7	1.4	14	×	×	의무기록 현지평가
		2. 중증응급질환자의 응급실 재실시간	10	0.5	5	0.4	4	0.7	7	×	×	NEDIS
		3. 응급실 환자 분류 적절성	10	0.4	4	0.3	3	0.7	7	×	×	현지평가
		4. 응급실병상 포화지수(신규지표)	10	0.5	5	0.4	4	0.6	6	×	×	NEDIS
		5. 중증응급환자 구성비(신규지표)	10	0.5	5	0.4	4	0.5	5	×	×	NEDIS
		6. 최종 치료제공율(신규지표)	10	0.5	5	0.5	5	0.6	6	×	×	NEDIS
		7. 중증급환자의 비치료재전원율(신규지표)	10	0.6	6	0.4	4	0.7	7	×	×	NEDIS
		8. 중증응급환자 중 전입환자수용비(신규지표)	10	0.4	4	0.4	4	0.5	5	×	×	NEDIS
		9. 응급전용 중환자실의 응급실 경유환자 이용율	10	0.7	7	0.5	5	×	×	×	×	현지평가
		10. 응급전용 입원실의 응급실 경유환자 이용율	10	0.6	6	0.5	5	×	×	×	×	현지평가
		11. 전문응급의료센터의 외상화상환자 이용지표	10	×	×	0.7	7	×	×	×	×	NEDIS
		12. 전문응급의료센터의 외상화상환자 입원율	10	×	×	0.7	7	×	×	×	×	NEDIS
	시범지표	1. 중증응급환자 전원 부적절 지연율(신규지표)	–	–	–	–	–	–	–	–	–	의무기록 현지평가
		2. 중증응급환자의 초진의사 수준(신규지표)	–	–	–	–	–	–	–	–	–	의무기록 현지평가
		3. 중증응급환자의 협진의사 수준(신규지표)	–	–	–	–	–	–	–	×	×	의무기록 현지평가
		4. 응급실 미등록환자 관리 적절성	–	–	–	–	–	–	–	×	×	현지평가
총점			120		55		59		57		0	

구분	평가지표		배점	권역센터		전문센터		지역센터		지역기관		평가방법
	지표구분	지표명		가중치	점수	가중치	점수	가중치	점수	가중치	점수	
공공영역	정규지표	1. 병상정보의 신뢰도	10	0.4	4	0.5	5	0.5	5	1.1	11	현지평가
		2. NEDIS 입력충실도	10	0.5	5	0.6	6	0.6	6	×	×	의무기록 현지평가
		3. 응급실 환자만족도 조사	10	0.2	2	0.3	3	0.3	3	1.0	10	현지평가
		4.대외 교육훈련 실시량	10	0.3	3	×	×	×	×	×	×	제출자료 평가
		5. 재난지원태세의 적절성	10	0.3	3	×	×	×	×	×	×	제출자료 평가
	시범지표	1. NEDIS 입력충실도(지역기관)	–	×	×	×	×	×	×	–	–	의무기록 현지평가
		2..NEDIS 등급(신규지표)	–	–	–	–	–	–	–	–	–	의무기록 현지평가
총점			50		17		14		14		21	

■ 필수영역 인력부문

(1) 의 사

[정 의]

○ 응급실 전담의사란 응급실 전담근무 명령을 받은 의사로서 응급실에 내원하는 환자의 초진, 응급처치 및 최종 진료과 선택 등의 임무를 수행한다.

○ 병원당직의사란 응급실에서 전담으로 근무하지는 않으나 응급실 근무표에 의해 당직업무를 하는 의사를 말한다.

[인정기준]

1. 전년도 내원환자 수에 따라 각 다음의 기준을 따른다.

① 10,000명 이상인 경우 : 전담의사 2인 이상, 24시간 응급실 전담의사 또는 병원당직의사 중 1인 이상 근무

② 10,000명 미만인 경우 : 전담의사 1인 이상, 24시간 응급실 전담의사 또는 병원당직의사 중 1인 이상 근무

2. 응급실 근무표를 작성하여 응급실 전담의사와 병원당직의사가 24시간 응급실에 상주하여야 완전당직으로 인정한다. 응급실에 상주하여 근무 시 외래진료 · 수술 또는 병원 내 입원환자의 진료 등 타부서 업무를 겸하지 않아야 한다. 단 병원 내 응급환자 발생에 의하여 부득이하게 병동, 중환자실에서 예정되지 않은 진료를 행한 경우는 예외로 인정한다.
3. 응급실 전담의사는 외래진료 · 수술 또는 병원 내 입원환자의 진료 등 타부서 업무를 겸하지 않아야 인정한다.
4. 전문의 또는 수련의(인턴 또는 타과 레지던트)가 미리 정해진 근무표에 의해 단위기간(14일) 이상 응급실 근무를 하면 응급실 전담의사로 인정한다.
5. 평가 대상기간의 최종일로부터 마지막 8개월 동안 상시 법정인력 기준을 충족하여야 인정한다. 단, 부득이한 병가, 단기연수 및 채용공백을 감안, 2개월(61일) 공백은 인정하되, 동기간 중에도 상주인력 기준은 유지해야한다.

[증빙자료]

○ 의사면허증 사본과 전문의 자격증 사본 ○ 응급실 전담 전문의 근무표

○ 재직증명서(사직한 경우 경력증명서) ○ 타과 전문의의 경우 응급실 근무명령서

(2) 간호사

[정 의]

○ 응급실 전담근무를 명령 받은 간호사로서 응급실 환자의 간호업무 이외의 타부서 업무를 공유하지 않는 간호사를 말한다.

[인정기준]

1. 전년도 내원환자 수에 따라 각 다음의 기준을 따른다.
   ① 10,000명 이상인 경우 : 전담간호사 5인 이상, 24시간 전담간호사 2인 이상 상주
   ② 10,000명 미만인 경우 : 전담간호사 5인 이상, 24시간 전담간호사 1인 이상 상주

2. 전담간호사 인력은 타부서 업무를 공유하지 않아야 인정하며 24시간 동안 근무 편성 기준에 따라 매 근무 시 기준 인원 이상이 근무해야 인정한다.
3. 일용직, 시간제간호사 및 간호조무사는 제외한다.
4. 평가 대상기간의 최종일로부터 마지막 8개월 동안 상시법정 인력 기준을 충족하여야 인정한다. 단, 부득이한 병가, 단기연수 및 채용공백을 감안, 2개월(61일) 공백은 인정한다.

[증빙자료]

○ 간호사면허증 사본　　○ 응급실 간호사 근무표(지정기간)
○ 재직증명서(퇴직시 경력증명서)　　○ 응급실 근무명령서

〈 표 5-9 〉 응급의료기관 평가지표(2022년 기준)

평가영역	평가지표: 지표명	평가지표: 세부지표명	구분	자료원	측정방법: 현지평가	측정방법: 서면평가	비고
필수	1. 인력		정규	웹 사전등록자료	○	○	충족(PASS)/ 미충족(FAIL)
	2. 응급전용 중환자실 전용 사용 수준		정규	웹 사전등록자료			충족(PASS)/ 미충족(FAIL)
	3. 응급전용입원실 전용 사용수준		정규	웹 사전등록자료			
	7. 시설의 적절 운용		정규		○	○	충족(PASS)/ 미충족(FAIL)
안정성	1. 진정 처치의 안정성		시범	표본추출자료	○		
	2. 충수돌기염에서 CT촬영률		시범	표본추출자료	○		
효과성	1-2. 전담전문의		시범	웹 사전등록자료	○	○	국고보조금 지원 활용
기능성	1. 응급환자 책임진료 및 전용 병상의 적절운영	1-1) 소아중증응급환자 진료 제공률	시범	표준등록체계			미시행
		1-2) 중환자실 운용의 적절성	현황	웹 사전등록자료 표준등록체계			평가결과 (전용 사용률) 필수영역과 연동
		1-3) 입원실 운용의 적절성	현황	웹 사전등록자료 표준등록체계			
공공성	1. 아동학대 선별도구 FIND 사용률		시범	표본추출자료	○		

자료출처 : 응급의료기관평가기준집(보건복지부)

3. 응급의료기관 평가 결과활용

(1) 지원에 대한 근거자료 활용은 응급의료기관 평가 후 필수영역 기준을 충족하고 질적인 측면에서 우수한 기관에 대하여 재정적 지원을 하고 있다.

(2) 응급의료기관 평가 등급 및 해당 지표에 대한 평가결과를 건강보험 심사평가원에 제공하여 응급의료기관 진료수가 연동에 활용하고 있다.

(3) 평가결과를 국민들이 쉽게 인지할 수 있도록 분야별 등급 등을 공개하여 의료기관들이 자율적으로 개선할 수 있도록 동기제공을 부여하고 있다.

(4) 상세한 평가결과(지표별 전체 등급 및 지역 내 등급 등)를 평가시스템에서 각 기관이 직접 확인할 수 있도록 환류(feedback)하여 의료기관들이 자율적인 개선과 근거자료로 활용할 수 있도록 제고하고 있다.

(5) 종합등급에 따른 수가 가 · 감산 항목은 다음과 같다.

종합등급	응급의료관리료	(중증)응급환자 진료구역 관찰료 응급전용 중환자실 관리료
A	+10%가산	+20%가산
B	0%	0%
C	−10%가산	−20%가산

(6) 재정지원은 평가 종합등급에 따라 응급의료기금으로 교부하는 보조금 및 응급의료 수가의 차등 적용한다.

(7) 행정처분은 필수영역인 법정 지정기준 미충족 기관에 대해 과태료 부과한다.

(8) 대국민공표는 평가 결과를 국민들이 알기 쉽게 공개하여 국민들의 응급실 선택을 위한 정보로 활용한다.

(9) 정책근거제공은 응급의료기관의 법정 지정기준 충족 여부 및 응급의료 질적 수준에 대한 현황 자료를 정기적으로 제공한다.

❙ 핵심다지기

1 응급의료기관 평가시 현지조사 및 수행절차에 대하여 알아본다.

2 응급실 운영 우수병원을 방문하여 운영실태조사를 하고 자료를 수집한다.

3 수검준비가 완료되면 수검 주관부서 주관 병원자체 모의평가를 실시해본다.

시설, 인력, 장비와 기록 등 전반에 걸쳐 모의평가를 실시하여 미비사항과 문제점을 보완한다.

4 수검지정 일정에 평가 후 결과를 분석하고 개선방안과 향후 운영에 대한 보고서를 작성 경영진에게 보고 후 실행한다.

5 응급의료수가항목에 대하여 산정기준과 지침에 의거 수가산정이 잘되고 있는지 확인한다.

6 신년도 사업계획에 시설, 장비, 인력 등에 대하여 개선과 보완사항이 있는지 점검한다.

제6장
병원수련환경평가

Ⅰ. 수련환경평가제도
Ⅱ. 수련환경평가 계획
 및 수행
◈ 핵심다지기

Ⅰ. 수련환경평가제도

학습목표

1. 대한병원협회주관 수련환경평가제도에 대하여 알 수 있다.
2. 수련환경평가의 기준 및 평가항목에 대하여 알 수 있다.

1. 수련환경평가제

1) 수련환경제도의 개념

(1) 1997년 의료보험제도가 시행되면서 의료수요가 급격히 증가함에 따라 의료기관 증설 현상이 나타나고, 의료의 수요와 공급이 급격히 증가하는 과정에서 의료기관으로서의 요건을 적정하게 구비하지 못하여 의료의 질이 저하되는 병원이 나타나게 될 경우 그 피해가 전체 병원에 파급되기 때문에 의료계의 자율적인 관리가 필요하다는 의견이 대두되었다.

따라서 1980년 대한병원협회를 중심으로 병원의 윤리성 제고와 함께 환자에게 적정진료 보장의 중요성에 대한 인식이 확산되면서 병원인 스스로 자정노력이 필요하다는 공감대가 형성되어 대한병원협회 제21차 정기총회에서 병원인의 생활이념과 행동 강령인 "병원윤리강령"이 개정됨과 동시에 병원의 진료수준을 향상시킬 것을 목적으로 "병원표준화사업"의 도입이 만장일치로 채택되었으며, 심사병원의 부담을 경감하기 위하여 "수련병원실태조사와 병원표준화심사"를 통합하여 실시하게 되었고, 2003년도에 "수련병원실태조사 및 병원신임평가"로 명칭을 변경하여 병원신임평가를 실시해오다가 보건복지부에서 전공의의 수련환경 개선 및 지위 향상을 위한 법률이 제정 · 공포되면서 명칭을 수련환경평가로 변경하여 2017년도부터 수련환경평가를 실시하고 있다.

(2) 전공의의 수련환경 개선 및 지위 향상을 위한 법률의 목적(제 1조)

이 법은 전공의의 수련환경 개선 및 지위 향상을 위하여 필요한 사항을 규정함으로써 전공의의 권리를 보호하고 환자안전과 우수한 의료인력의 양성에 이바지함을 목적으로 한다.

(1) 병원수련환경평가의 배경

대한병원협회에서는 보건복지부의 위탁을 받아 전공의의 수련환경 개선 및 지위 향상을 위한 법률(제 14조 수련환경평가)에 의거 전공의 수련병원을 대상으로 2017년부터 수련환경평가를 실시하고 있다.

따라서 수련환경평가는 전문기관의 평가에 대한 전통과 신뢰가 없던 상황 하에서 QA(Quality Assuranc)활동의 모태가 되었으며, 의료공급의 양적확대위주 정책에서 국민건강의 질적 향상을 위하여 병원계 차원의 자율적인 의료의 질 향상에 기여하고 있다.

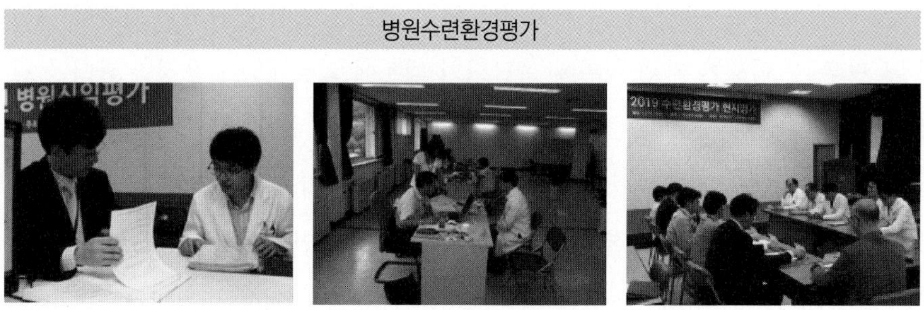

[그림 6-1] 병원수련환경평가

(2) 병원수련환경평가의 목적

전공의의 수련환경 개선 및 지위 향상을 위한 법률(전공의법) 따라 수련병원 등 지정 및 수련환경평가를 운영하는데 필요한 세부사항을 정함을 목적으로 한다.

(3) 수련환경평가사업의 발전단계

수련환경평가사업의 발전단계는 다음과 같다.

〈 표 6-1 〉 수련환경평가사업의 발전단계

연도별	추진사업	비고
1963년	수련병원 지정을 위한 심사	
1980년	대한병원협회 중점사업 시행	
1981년	병원표준화심사 및 수련병원실태조사 통합	표준화사업 실시
1998년	병원표준화심사 개정 협의	
2003년	병원표준화심사에서 병원신임평가로 개정	
2012년	병원신임평가 시범평가 실시	
2013년	병원신임평가 개정안 확정 및 평가실시	
2017년	병원수련환경평가 실시	보건복지부 주관 병원협회 위탁실시

(4) 전공의 및 인턴,레지던트

"전공의(專攻醫)"란 수련병원이나 수련기관에서 전문의(專門醫)의 자격을 취득하기 위하여 수련을 받는 인턴 및 레지던트를 말한다.

① "인턴"이란 의사 면허를 받은 사람으로서 일정한 수련병원에 전속(專屬)되어 임상 각 과목의 실기를 수련하는 사람을 말한다.

② "레지던트"란 인턴과정을 이수한 사람(가정의학과의 경우에는 의사 면허를 받은 사람) 또는 보건복지부장관이 이와 동등하다고 인정한 사람으로서 일정한 수련병원 또는 수련기관에 전속되어 전문과목 중 1과목을 전공으로 수련하는 사람을 말한다.

2) 수련환경평가에 대한 관련 법률

(1) 관련근거: 전공의의 수련환경 개선 및 지위 향상을 위한 법률(2019.7.16. 시행)

(2) 수련환경평가(법 제14조)

① 보건복지부장관은 매년 수련병원등별로 제13조에 따른 수련병원등 및 수련전문과목의 지정기준 유지 여부, 제9조에 따른 수련규칙 이행 여부, 제11조의2에

따른 폭행등 예방 및 대응지침의 준수 여부, 의료법령에 따른 전공의 수련 교과 과정 제공 여부 등 보건복지부령으로 정하는 항목에 관한 평가(수련환경평가)를 실시하여야 한다.

② 보건복지부장관은 수련환경평가를 위하여 수련병원등 관계 기관 · 단체의 장에게 필요한 자료의 제출 또는 의견의 진술을 요청할 수 있다. 이 경우 요청을 받은 자는 정당한 사유가 없으면 이에 따라야 한다.

③ 국가는 수련환경평가의 결과에 따라 수련병원등별로 행정적 · 재정적 지원을 달리 할 수 있다.

④ 보건복지부장관은 제13조에 따라 수련병원등 및 수련전문과목을 지정하는 경우에 수련환경평가의 결과를 반영하여야 한다.

⑤ 수련환경평가의 기준 · 방법 등에 필요한 사항은 보건복지부령으로 정한다.

(2) 수련환경평가 항목(시행규칙 제7조)

① 법 제14조 제1항에서 "보건복지부령으로 정하는 항목"이란 다음 각 호의 항목을 말한다.

1. 법 제9조에 따른 수련규칙 이행 여부에 관한 사항
2. 법 제10조에 따른 수련계약의 체결、작성 및 보관 등에 관한 사항
3. 법 제13조에 따른 수련병원등의 지정기준 유지 여부에 관한 사항
4. 의료법령에 따른 전공의 수련교과과정 제공 여부
5. 전공의의 수련조건 및 처우 등에 관한 사항
6. 그 밖에 보건복지부장관이 수련환경 개선을 위하여 특히 필요하다고 인정하는 사항

② 법 제14조 제1항에 따른 수련환경평가를 위한 평가 기준은 다음 각 호의 기준에 따른다.

1. 평가 항목의 이행 정도
2. 수련환경의 적정성 수준
3. 전공의의 만족도 수준
4. 수련환경의 개선 정도

③ 보건복지부장관은 수련환경평가를 실시하는 경우에는 보건복지부장관이 정하는 바에 따라 평가단을 구성하여 실시하되, 서면조사 또는 현지조사의 방법에 따라 실시하여야 한다.

④ 보건복지부장관은 수련환경평가를 실시한 경우에는 보건복지부장관이 정하는 바에 따라 그 실시 결과를 수련병원등의 장에게 알려야 한다.

⑤ 수련병원등의 장은 제4항에 따라 통보받은 수련환경평가의 실시 결과에 이의가 있는 경우에는 보건복지부장관이 정하는 바에 따라 이의 신청을 할 수 있다.

⑥ 보건복지부장관은 수련환경의 개선을 위해 필요하다고 인정되는 경우에는 수련환경평가 결과를 보건복지부 홈페이지에 게시할 수 있다.

⑦ 제1항부터 제6항까지의 규정에 따른 수련환경평가의 평가항목, 평가기준, 평가방법 및 이의 신청 등에 필요한 세부사항은 보건복지부장관이 정한다.

(4) 수련환경평가위원회(법 제15조)

① 보건복지부장관은 수련환경에 관한 다음 각 호의 사항을 심의하게 하기 위하여 보건복지부에 수련환경평가위원회를 둔다.

1. 수련환경 개선 및 전공의의 지위 향상을 위한 정책 및 제도에 관한 사항
2. 전공의종합계획에 관한 사항
3. 전문의 자격 인정 및 수련 교과 과목에 관한 사항
4. 제9조에 따른 수련규칙 항목 및 표준안에 관한 사항

4의2. 제11조의2에 따른 폭행등 예방 및 대응지침에 관한 사항

5. 제8조제2항에 관한 사항

5의2. 제12조의2제1항에 따른 지도전문의의 지정취소 및 업무정지에 관한 사항

6. 제13조에 따른 수련병원등 및 수련전문과목의 지정 및 제14조에 따른 수련환경평가에 관한 사항
7. 전공의의 파견 수련 및 이동수련 등에 관한 사항
8. 그 밖에 전공의 수련과 관련하여 위원회에서 심의가 필요하다고 보건복지부장관이 인정하는 사항

② 위원회는 위원장 1명을 포함하여 15명 이내의 위원으로 구성한다.

(5) 업무의 위탁(법 제18조)

보건복지부장관은 다음 각 호의 업무를 대통령령으로 정하는 바에 따라 관련 기관에 위탁할 수 있다.

1. 제9조제2항에 따른 수련규칙 제출의 접수
2. 제13조에 따른 수련병원등 및 수련전문과목의 지정 및 제14조에 따른 수련환경평가를 위한 자료조사
3. 제15조의 수련환경평가위원회 운영 지원을 위한 업무

3) 수련환경평가의 대상 및 내용

(1) 수련환경평가의 대상

인턴 및 레지던트 수련병원에 [군]을 분류하여 현지평가 및 서류평가를 실시한다.

(2) 수련병원(기관) 군 분류 기준

수련환경평가에 대한 병원(기관) 군 분류 기준은 다음과 같다.

① 수련환경평가 대상 수련병원 군 기준

〈 표 6-2 〉 수련환경평가 대상 수련병원 군 기준

수련종별	인턴 및 레지던트 수련병원			인턴 수련병원	인턴 및 가정의학과 레지던트 수련병원	단일 전문과목 레지던트 수련병원	수련기관
평가군	A	B	C	D	D	단과 C	기관

〈평가군 분류 기준〉

A군 : 내과, 외과, 산부인과, 소아청소년과를 포함하여 13개 과목 이상의 수련전문과목 신청 병원
B군 : A군을 제외한 6개 과목 이상 수련전문과목 신청 병원
C군 : 5개 과목 이하의 수련전문과목 신청 병원
D군 : 인턴 수련 신청 병원, 인턴 및 가정의학과 레지던트 수련 신청 병원
단과C군 : 단일 전문과목(결핵과, 안과, 재활의학과, 정신건강의학과 중 1개 과목) 레지던트 신청 병원
기관 : 직업환경의학과 및 예방의학과 수련 신청 기관(의과대학 등)

② 평가문항 체계 및 구성

평가문항은 아래와 같이 5개 체계(병원운영체계, 수련지원체계, 수련규칙 이행, 수련전문과목, 인턴수련환경), 11개 부문으로 구성되어 있다.

<table>
<tr><th>체계</th><th>부문</th><th>작성 해당 평가군</th></tr>
<tr><td rowspan="2">병원 운영체계</td><td>병원현황</td><td>A, B, C, D, 단과C</td></tr>
<tr><td>수련병원 지정기준</td><td>A, B, C, D</td></tr>
<tr><td rowspan="2">수련지원체계</td><td>수련교육현황</td><td>A, B, C, D, 단과C</td></tr>
<tr><td>모자병원/통합병원(선택)</td><td>모자병원/통합병원</td></tr>
<tr><td rowspan="2">수련규칙이행</td><td>수련시간 계측 및 관리체계</td><td>A, B, C, D, 단과C, 기관</td></tr>
<tr><td>인턴 · 레지던트 수련규칙 이행</td><td>A, B, C, D, 단과C, 기관</td></tr>
<tr><td rowspan="3">수련전문과목</td><td>수련전문과목별 지정기준</td><td>A, B, C, D, 단과C, 기관</td></tr>
<tr><td>수련전문과목 공통문항</td><td>A, B, C, D, 단과C</td></tr>
<tr><td>수련전문과목별 평가</td><td>A, B, C, D, 단과C, 기관</td></tr>
<tr><td rowspan="2">인턴수련환경</td><td>인턴 순환수련 실적 및 계획</td><td>A, B, C, D</td></tr>
<tr><td>인턴수련환경평가</td><td>A, B, C, D</td></tr>
</table>

자료출처: 대한병원협회

〈 표 6-3 〉 수련환경평가 평가부문 구조

<table>
<tr><th>대분류</th><th>중분류</th><th>소분류</th><th>부문명</th></tr>
<tr><td rowspan="6">진료
지원
부서</td><td rowspan="4">1. 병원운영
체계</td><td>A. 조직관리</td><td>병원현황, 조직경영관리, 인적자원관리, 고객만족관리, 의료사회사업, 재난관리</td></tr>
<tr><td>B. 시설관리</td><td>시설안전, 설비시스템, 소독 및 세탁, 의료폐기물</td></tr>
<tr><td>C. 환자안전관리</td><td>질 관리, 감염관리, 심폐소생술관리</td></tr>
<tr><td>D. 진료지원</td><td>간호, 약제, 영양, 의무기록/의료정보</td></tr>
<tr><td rowspan="2">2. 수련지원
체계</td><td>E. 특수진료지원</td><td>분만실, 신생아실, 인공투석실(HD, PD), 수술실, 중환자실, 재활의료부문, 마취부문, 영상의학부문, 진단검사부문, 병리부문, 응급진료부문, 핵의학부문</td></tr>
<tr><td>F. 수련행정</td><td>의학도서실, 수련교육부문</td></tr>
<tr><td>진료
부서</td><td>3. 진료부서
체계</td><td>G. 진료부서</td><td>26개 전문과목</td></tr>
</table>

자료출처: 대한병원협회

(3) 현지평가 평가반 구성

현지평가 평가반 구성은 아래와 같이 구성하여 실시하고 있다.

〈 표 6-4 〉 현지평가 평가반 구성

구분	평가반장	학회위원	간호위원	행정위원
A, B, C군	1	1~4	1	1
D군, 단과 C군	1	1	1	1
기관군	-	1	-	1
서류평가대상병원의 신규신청과목	-	1	-	1

(4) 평가위원별 평가분담내역

평가위원별 평가부문의의 분담내역은 다음과 같다.

〈 표 6-5 〉 평가위원별 평가분담

구분	평가부문
평가반장	의료사회사업, 질 관리, 감염관리, 심폐소생술관리, 약제, 영양, 의무기록/의료정보, 의학도서실
학회위원	26개 진료과목, 특수진료지원(재활의료부문~핵의학부문)
간호위원	중환자실, 분만실, 신생아실, 인공투석실, 수술실, 간호, 소독 및 세탁
행정위원	병원현황, 조직현황관리, 인적자원관리, 고객만족, 재난관리, 시설안전, 설비시스템, 의료폐기물, 수련교육부문

(5) 수련환경평가 진행일정

〈 표 6-6 〉 수련환경평가 진행일정(실례)

월	내용	비고
5월	평가서 작성(전산입력)	

<table>
<tr><td>6월</td><td rowspan="2">현지평가실시
(6~7월 병원별 지정일정)</td><td>현지대상 입력자료 정정신청</td><td></td></tr>
<tr><td rowspan="2">7월</td><td>현지대상 1차 이의신청</td><td></td></tr>
<tr><td></td><td>서류대상 입력자료 정정신청</td><td></td></tr>
<tr><td>8월</td><td colspan="2">서류평가실시</td><td rowspan="2">수련환경평가 결과분석</td></tr>
<tr><td>9월</td><td colspan="2">수련환경평가 결과 통보 및 이의신청(2주 이내)</td></tr>
<tr><td>10월, 11월</td><td colspan="2">다음연도 전공의 정원책정</td><td></td></tr>
</table>

(6) 수련환경평가 방법

병원수련환경평가 방법은 현지평가와 서류평가로 실시하고 있다.

(7) 평가결과의 활용

심사결과는 심사반의 현지 확인 및 기타 관련정보, 전년도 심사 시 지적된 기준 미달 사항에 대한 시정, 적정진료보장 활동 실적, 시정을 요하는 기준 미달사항 또는 결격 사항을 검토하여 심사평가기준에 제시된 심사문항별 배점기준을 적용하여 결과를 계량화한다.

(8) 수련환경평가 결과 이의신청

수련환경평가 결과 이의신청이 있을 경우에는 다음과 같이 실시하면 된다.

① 1차 이의신청

가. 내용 : 현지평가 후, 평가위원의 평가사항 이의 제기

나. 방법 : 관련 서류 첨부하여 공문으로 신청

다. 기간 : 현지평가 익일로부터 2주 이내 실시한다.

② 2차 이의신청

가. 내용 : 결과 통보 후, 평가결과 이의 제기

나. 방법 : 관련 서류 첨부하여 공문으로 신청

다. 기간 : 평가 결과 통보 후 2주 이내 실시한다.

❙ 핵심다지기

1 대한병원협회주관 수련환경평가제도에 대하여 알아본다.

2 수련환경평가의 평가항목에 대하여 알아보고 관련 업무를 수행한다.

3 수련환경평가 대상병원의 분류 [군별]에 대하여 알아본다.

4 대상병원은 대한병원협회 수련환경평가센터에서 공지한 자료를 준비하여 신청한다.

대한병원협회에서 공지한 평가기준 및 평가항목에 대하여 숙지하고 자료를 준비한다.

5 수련환경평가 수검을 준비하고 평가일정의 의거 평가를 받는다.

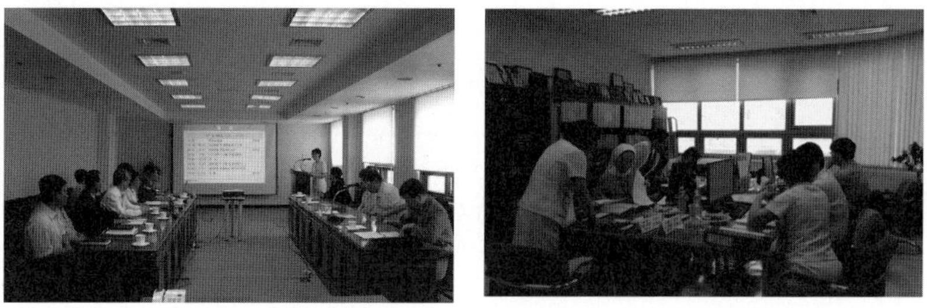

[그림 6-2] 수련환경평가

6 대한병원협회에서 통보한 평가결과통보서를 분석 후 미비사항을 개선한다.

7 전문의의 수련 및 자격 인정 등에 관한 규정에 대하여 알아보고 관련 업무를 수행한다.

전문의의 수련 및 자격 인정 등에 관한 규정

제1조(목적) 이 영은 「의료법」 제77조제1항 및 제4항에 따라 전문의의 수련, 자격 인정 및 전문과목에 관하여 필요한 사항을 규정함을 목적으로 한다.

제2조(정의) 이 영에서 사용하는 용어의 뜻은 다음 각 호와 같다.

1. "전공의(專攻醫)"란 수련병원이나 수련기관에서 전문의(專門醫)의 자격을 취득하기 위하여 수련을 받는 인턴 및 레지던트를 말한다.
2. "인턴"이란 의사 면허를 받은 사람으로서 일정한 수련병원에 전속(專屬)되어 임상 각 과목의 실기를 수련하는 사람을 말한다.
3. "레지던트"란 인턴과정을 이수한 사람(가정의학과의 경우에는 의사 면허를 받은 사람) 또는 보건복지부장관이 이와 동등하다고 인정한 사람으로서 일정한 수련병원 또는 수련기관에 전속되어 전문과목 중 1과목을 전공으로 수련하는 사람을 말한다.
4. "수련병원"이란 「전공의의 수련환경 개선 및 지위 향상을 위한 법률」 제13조제1항에 따라 지정된 의료기관을 말한다.
5. "수련기관"이란 「전공의의 수련환경 개선 및 지위 향상을 위한 법률」 제13조제1항에 따라 지정된 의과대학, 의학전문대학원 또는 보건관계기관을 말한다.
6. "모병원(母病院)"이란 제7호에 따른 자병원(子病院)과 전공의의 수련에 관한 약정을 체결하여 자병원에 전공의를 파견하는 수련병원을 말한다.
7. "자병원"이란 모병원과 전공의의 수련에 관한 약정을 체결하여 모병원으로부터 전공의를 파견 받아 수련시키는 수련병원을 말한다.

제3조(전문의의 전문과목) 전문의의 전문과목은 내과, 신경과, 정신건강의학과, 외과, 정형외과, 신경외과, 흉부외과, 성형외과, 마취통증의학과, 산부인과, 소아청소년과, 안과, 이비인후과, 피부과, 비뇨기과, 영상의학과, 방사선종양학과, 병리과, 진단검사의학과, 결핵과, 재활의학과, 예방의학과, 가정의학과, 응급의학과, 핵의학 및 직업환경의학과로 한다.

제4조(수련) ① 의사로서 전문의가 되려는 사람은 일정한 수련병원 또는 수련기관에서 이 영에 따른 수련을 받아야 한다. 다만, 제18조제1항제2호에 해당되는 사람은 그러하지 아니하다.

② 제1항의 수련기관에서 수련을 받을 수 있는 전문과목은 예방의학과 및 직업환경의학과로 한정한다.

③ 제1항에도 불구하고 보건복지부장관은 전문과목이 신설되는 경우에는 해당 전문과목에 대하여 제1항의 수련을 이수한 사람이 최초의 전문의의 자격 인정을 받을 때까지의 기간에 한정하여 의사로서 보건복지부장관이 인정하는 보건기관 또는 의료기관에서 보건복지부령으로 정하는 바에 따라 해당 전문과목을 전공한 사람을 신설되는 전문과목에 대한 수련을 마친 사람으로 인정할 수 있다.

④ 모병원은 자병원에 전공의를 파견하여 수련하게 할 수 있다.

⑤ 수련병원은 전공의에게 다양한 보건의료환경 및 임상사례 등을 경험하게 하기 위하여 보건복지부장관의 인정을 받아 공통된 전문과목에 대하여 다른 수련병원과 공동으로 통합수련과정을 운영할 수 있다.

⑥ 제5항에도 불구하고 수련병원 또는 수련기관의 장은 다음 각 호의 구분에 따라 수련연도를 변경할 수 있다. 이 경우 수련병원 또는 수련기관의 장은 그 사실을 보건복지부장관에게 보고하여야 한다.

1. 전공의의 임용대상자가 없거나 전공의의 해임·사직 등의 사유로 발생한 결원을 충원하는 경우: 9월 1일부터 다음 해 8월 31일까지로 수련연도 변경
2. 전공의의 휴가 또는 휴직 등 부득이한 사유로 수련연도 중 일부 기간에 수련을 하지 못한 경우: 해당 수련연도가 끝난 후에 그 수련하지 못한 기간에 상당하는 기간만큼 추가 수련을 하는 방법으로 수련연도 변경

⑥ 제4항에 따른 전공의의 파견을 위한 모병원과 자병원의 인정기준, 파견 수련기간 등 모 병원과 자병원의 운영과 제5항에 따른 통합수련과정의 운영에 필요한 사항은 보건복지부령 으로 정한다.

제5조(수련기간) ① 전공의의 수련기간은 인턴 1년, 레지던트 4년(가정의학과의 경우 인턴과정 없이 레지던트 3년)으로 한다. 다만, 다음 각 호의 어느 하나에 해당하는 경우 전공의의 수련기간은 다음 각 호의 구분에 따른 기간으로 한다.

1. 군의 의무장교(醫務將校)로서 현역복무를 마치고 예비역 병적에 편입된 사람이 해당 전역연도에 수련을 받으려는 경우: 인턴 또는 레지던트 수련기간에서 2개월을 제외한 기간
2. 「농어촌 등 보건의료를 위한 특별조치법」에 따른 공중보건의사의 의무를 이행한 사람이 의무이행 완료연도에 수련을 받으려는 경우: 인턴 또는 레지던트 수련기간에서 2개월을 제외한 기간
3. 여성 전공의가 수련기간 중에 출산한 경우: 인턴 또는 레지던트 수련기간에서 3개월을 제외한 기간

② 제1항에도 불구하고 전문과목에 따라 수련기간을 다르게 할 필요가 있을 때에는 보건복지부령으로 정하는 바에 따라 레지던트의 수련기간을 연장하거나 단축할 수 있다.

③ 제13조에 따라 수련병원 또는 수련기관이 변경된 경우에는 해당 전공의가 다른 수련병원 또는 수련기관에서 수련을 받게 되기까지 걸리는 기간은 2개월의 범위에서 제1항에 따른 수련기간에 포함하여 계산한다.

④ 제1항 각 호에 따라 제외되는 기간과 제3항에 따라 수련기간에 포함하는 기간을 합한 기간은 연간 4개월을 초과할 수 없다.

⑤ 수련연도는 3월 1일부터 다음 해 2월 말일까지로 한다. 다만, 제1항제1호 및 제2호의 경우 첫해의 수련연도는 5월 1일부터 다음 해 2월 말일까지로 한다.

⑦ 제6항제2호에 따른 추가 수련의 대상, 방법, 기간 등은 보건복지부령으로 정한다.

제8조(전공의의 정원) 수련병원 또는 수련기관에서 수련시킬 전문과목별 전공의의 정원은 각 수련병원 및 수련기관 별로 보건복지부장관이 정한다.

제9조(수련과정) ① 전공의의 수련과정에 관하여는 보건복지부장관이 정하는 바에 따른다.

② 보건복지부장관은 매년 전공의가 제1항에 따른 수련과정을 이수(履修)하였는지 평가할 수 있다.

③ 수련병원 또는 수련기관의 장은 전공의가 제1항에 따른 수련과정을 이수한 경우 보건복지부령으로 정하는 바에 따라 수료증을 발급하여야 한다.

제10조(국공립병원 등의 전공의에 대한 보수) 국공립의 수련병원 또는 수련기관에서 수련 중인 전공의에게는 해당 수련병원 또는 수련기관의 예산의 범위에서 국가공무원 5급 또는 6급에 준하는 보수를 지급한다.

제11조(수련병원 또는 수련기관의 장의 권한) ① 수련병원 또는 수련기관의 장은 제8조에 따른 정원의 범위에서 보건복지부령으로 정하는 바에 따라 전공의를 임용하고 전공의의 수련에 관하여 지도·감독한다.

② 수련병원 또는 수련기관의 장은 전공의가 수련에 적당하지 아니하다고 인정될 때에는 그 전공의를 해임할 수 있다.

제12조(수련 관련 기록의 작성·비치 등)

③ 수련병원 또는 수련기관의 장은 다음 각 호의 서류를 작성·비치하여야 한다.

1. 제9조제1항에 따른 수련과정에 관한 수련 기록
2. 전공의의 수련에 관한 각종 회의록
3. 전공의의 수련과 관련된 학술집회 기록
4. 전공의의 임용 및 해임 등에 관한 기록

③ 보건복지부장관은 수련 상황을 감독하는 경우 필요할 때에는 특별시장·광역시장·특별자치시장·도지사 또는 특별자치도지사에게 수련 상황을 확인하게 할 수 있다.

제16조(시정명령 등) ① 보건복지부장관은 수련병원 또는 수련기관이 다음 각 호의 어느 하나에 해당하면 보건복지부령으로 정하는 바에 따라 기간을 정하여 그 시정을 명할 수 있다.

④ 수련병원 및 수련기관의 장은 제3항 각 호의 서류를 소속 전공의의 수련을 마친 날부터 5년간 보관하여야 한다.

제13조(수련병원 등의 변경) 수련병원 또는 수련기관의 장(제1호의 경우 보건복지부장관을 포함한다)은 다음 각 호의 어느 하나에 해당하는 사유가 발생한 경우에는 다른 수련병원 또는 수련기관의 장에게 소속 전공의를 수련시켜 줄 것을 요청할 수 있다.

1. 「전공의의 수련환경 개선 및 지위 향상을 위한 법률」 제13조에 따라 지정이 취소된 경우
2. 수련병원 또는 수련기관의 일부 진료과가 「전공의의 수련환경 개선 및 지위 향상을 위한 법률 시행령」 제4조에 따른 전문과목별 지정기준에 미달되어 해당 전문과목에 대한 전공의의 정원을 조정할 사유가 발생한 경우
3. 그 밖에 부득이한 사유로 수련 중인 전공의가 해당 수련병원 또는 수련기관에서 수련을 계속하기 어렵다고 인정되는 경우

제14조(전공의의 의료기관 개설 등 금지) 전공의는 의료기관을 개설하거나 다른 의료기관 또는 보건관계 기관에 근무할 수 없다. 다만, 제13조에 따라 해당 전공의의 수련병원 또는 수련기관이 변경되는 과정에서 다른 수련병원이나 수련기관에 임용된 경우는 겸직으로 보지 아니한다.

제15조(수련병원 등에 대한 지시와 감독 등) ① 보건복지부장관은 수련병원 또는 수련기관의 장에게 전공의의 수련에 필요한 지시를 하거나 연도별 수련과정 이수 등 수련 상황을 감독할 수 있다.

2. 제8조에 따른 전공의의 정원을 초과하여 전공의를 임용한 경우
4. 제12조제3항 또는 제4항을 위반하여 같은 조 제3항 각 호의 서류를 작성·비치하지 아니하거나 보관하지 아니한 경우
5. 제15조에 따른 보건복지부장관의 지시를 위반한 경우

② 보건복지부장관은 수련병원 또는 수련기관이 제1항에 따른 시정명령을 받고 그 기간 안에 이행하지 아니하면 다음 각 호의 조치를 할 수 있다.

제15조(수련병원 등에 대한 지시와 감독 등) ① 보건복지부장관은 수련병원 또는 수련기관의 장에게 전공의의 수련에 필요한 지시를 하거나 연도별 수련과정 이수 등 수련 상황을 감독할 수 있다.

③ 보건복지부장관은 수련 상황을 감독하는 경우 필요할 때에는 특별시장·광역시장·특별자치시장·도지사 또는 특별자치도지사에게 수련 상황을 확인하게 할 수 있다.

제18조(전문의 자격의 인정) ① 전문의의 자격 인정을 받을 수 있는 사람은 다음 각 호의 어느 하나에 해당되는 사람으로서 보건복지부장관이 실시하는 전문의 자격시험에 합격한 사람으로 한다.

1. 의사로서 이 영에 따른 수련과정을 이수한 사람
2. 의사로서 보건복지부장관이 인정하는 외국의 의료기관에서 소정의 인턴과정 및 레지던트과정을 이수한 사람
3. 제4조제3항에 따라 의사로서 보건복지부장관이 수련을 마친 사람으로 인정한 사람

② 보건복지부장관은 제1항에 따른 전문의 자격시험을 보건복지부장관이 정하여 고시하는 의료 관련 법인으로 하여금 실시하게 할 수 있다.

③ 전문의 자격시험의 방법, 응시절차, 그 밖에 필요한 사항은 보건복지부령으로 정한다.

제19조(자격증의 발급) 보건복지부장관은 제18조에 따른 전문의 자격시험에 합격한 사람에게는 그 합격자 발표일부터 2개월 이내에 전문과목의 종별에 따라 전문의 자격증을 발급한다.

제20조(전문과목의 표시) 전문의는 진료과목 표시판에 진료과목 외에 "전문과목"이라는 글자와 전문과목의 명칭을 표시할 수 있다.

제21조(업무의 위탁) ① 보건복지부장관은 다음 각 호의 업무를 의료 관계 단체에 위탁할 수 있다.

1. 제5조제6항 각 호 외의 부분 후단에 따른 수련연도 변경 사실 보고의 접수
3. 제8조에 따른 전공의의 정원책정을 위한 자료조사
5. 제15조제1항에 따른 수련과정 이수 등 수련 상황 확인을 위한 자료조사

② 보건복지부장관은 제1항에 따라 업무를 위탁하는 경우에는 수탁기관, 위탁업무의 세부 내용 등 위탁에 필요한 사항을 정하여 고시하여야 한다.

II. 수련환경평가 계획 및 수행

학습목표

1. 수련환경평가계획을 수립할 수 있다.
2. 수련환경평가를 준비하고 업무를 수행할 수 있다.
3. 수련환경평가를 수검 후 평가결과를 분석하여 보고할 수 있다.
4. 수련환경평가결과 개선방안을 수립하여 실행할 수 있다.

1. 수련환경평가 계획 및 준비

1) 수련환경평가 서류평가 제출서류

수련환경평가 서류평가 대상병원 제출서류 안내사항은 다음과 같다.

(1) 서류 제출 방법

① 공통 제출서류와 수련 신청과목별 제출서류를 분리하여 제출 한다.

② 수련 신청과목별 제출서류는 과목별로 분리하여 제출(과목별 바인딩(Binding)) 하며, 제출서류에 반드시 소속 전문의 및 전공의를 표시한다.

(2) 공통 제출서류

① 전속전문의 급여 지급내역

- 모든 서류평가 대상병원 공통
- 202x년도 6월 급여 지급내역(건강보험료 납입내역 등의 현 소속을 증빙할 수 있는 서류로 대체 가능)

② 전공의 수첩(기록부) 내용 확인서(〈붙임 2〉 참고)

- 대상 : 현재 수련 중인 모든 전공의(레지던트)
- 목적 : 전공의 수첩(기록부)의 작성 상태 및 연차별 수련교과과정 이수 점검

- 수련병원별 작성(과목 취합)

(3) 수련 신청과목별 제출서류

① 전속전문의 현황 관련 문항(전산 반영)

- 평가년도 수련환경평가서에 작성된 전속전문의 현황에 변동이 있을 경우(예, 사직, 휴직, 해외연수 등)

② 전공의 수련 현황표

- 상세 수련시간 확인서류로 전공의 개인이 측정하고 전공의 대표 및 병원 수련 책임자(담당자)가 확인한 서류

③ 전공의 수첩(기록부) 사본

- 확인 대상 : 현재 수련 중인 레지던트 3, 4년차(일부 연차 현원이 없는 경우, 최고 2개 연차가 해당되며, 1년차는 대상에서 제외됨.)

④ 논문 실적 관련 문항(포스터, 구연, 초록 등)

- 평가 년도 병원수련환경평가서 문항 작성 근거 서류 제출
- 논문(포스터, 구연, 초록 등) 표지 사본 문항별 각 1부 제출(5건 이상인 경우, 최대 5부 제출)있음.

⑤ 학술활동 참여 실적 관련 문항

- 평가년도 병원수련환경평가서 문항 작성 근거 서류 제출
- 학술활동 참여 증빙서류(영수증, 스티커, 명찰 등) 사본 문항별 각 1부

(4) 기타

서류평가 중, 과목별 평가위원이 문항별 근거자료를 요청할 수 있으므로 이에 대한 협조를 사전에 요청한다(과목별 평가일 추가 공지).

2) 병원수련환경평가 현지평가 준비사항

(1) 평가 진행순서(기준 안)

병원수련환경평가 진행순서는 다음과 같다.

〈 표 6-7 〉 평가 진행순서

진행 시간	진행 내용	비고
09:00	평가 장소 집결	
09:00 ~ 09:10	평가위원 소개 및 평가 대상병원 측 인사	
09:10 ~ 09:30	병원 현황 소개 및 평가 관련 사항 안내	
09:30 ~ 12:00	병원 순회 및 위원별 평가 진행 I	평가 관련 시설 확인 필수
12:00 ~ 13:00	중식	가급적 원내 시설 이용
13:00 ~ 16:30	병원 순회 및 위원별 평가진행 II	평가 관련 시설 확인 필수
16:30 ~ 17:00	평가위원 의견종합(평가사항 작성)	
17:00 ~ 17:30	총평	

주) 평가위원별 평가 순서는 평가반과 평가 대상병원 간 협의에 의해 진행 가능함.

(2) 준비사항

① 병원현황 보고

수련병원실태조사 주요내용을 양식에 따라 보고한다(하단 양식 참고).

② 전공의 수련규칙 보고

원내 수련규칙의 각 항목(수련시간 계측방법 포함)에 대하여 보고하여야 하며, 각 위원에게 1부씩 배부하여야 한다.

③ 전공의 교육수련 프로그램 및 전공의 대장

전문의의 수련 및 자격인정 등에 관한 규정 및 동 규정 시행규칙의 적합 여부 및 교육수련 프로그램에 의한 수련 실시여부 확인한다.

④ 전공의 수첩(기록부)

학회위원에 의해, 전공의 수첩(기록부) 상의 전공의 수련내용 확인한다.

⑤ 전문의 현황 및 급여대장

평가 당일 기준으로 전속전문의 현황 및 대상 전문의의 평가 전월 급여대장(또는 인사발령 기록)을 비치한다.

⑥ 전공의 개인별 수련현황표 및 근무표

수련규칙 이행여부 평가 시 수련시간 계측을 확인할 수 있는 근거자료를 준비한다.

⑦ 현장 준비

- 각 부문별 현장평가가 효율적으로 이루어질 수 있도록 준비한다.

〈의무기록의 충실성 및 완결성〉 평가문항 준비 관련

- 학회 평가위원이 관련 문항을 평가할 수 있도록 의무기록/의료정보실에서 내과계, 외과계 퇴원환자 명단 및 수술대장 중 재원기간이 10~20일인 의무기록 리스트를 준비한다.
- 병원 사정상 의무기록/의료정보실 현장평가가 어려운 경우, 평가 장소에 해당 의무기록을 준비한다(전산확인 가능).

⑧ 수련병원 실태조사서 1부 : 신규신청병원만 해당

⑨ 전산 평가 관련 준비 사항

평가위원별 PC 준비를 한다(웹사이트 접속을 위해 인터넷 사용 필수).

⑩ 기타

- 평가위원 중식은 가급적 원내 시설 이용하도록 한다.
- 사무용 필기도구, 병원 안내표, 구내번호 등을 구비한다.
- 평가위원의 평가문항 확인이 이루어지지 않은 문항은 '불인정'으로 간주되어 감점이 될 수 있으므로, 수검 시 필히 모든 평가문항을 확인하였는지 평가위원을 통해 확인하도록 한다.

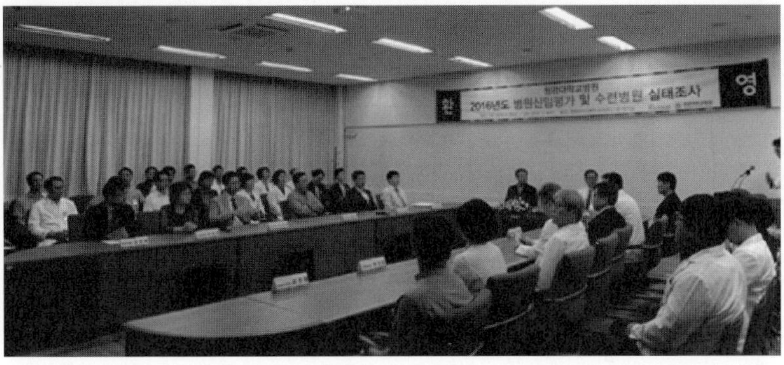

[그림 6-3] 병원수련환경평가 수검준비 회의

(3) 병원수련환경평가 성적 반영(수련병원 지정 및 전공의 정원책정의 기초자료)

당해 연도 병원수련환경평가 성적이 기준 점수 미달인 경우 전공의 정원 감원 또는 미 책정될 수 있음.

(4) 병원수련환경 인정 관련(현지평가 대상병원)

당해 연도 현지평가 성적(병원운영체계 및 수련지원체계) 종합점수가 70% 이상 시 신임 2년(서류평가 대체 1년), 80% 이상 시 신임 3년(서류평가 대체 2년)을 인정함(단, 신규 신청병원의 경우 수검연한 5년 동안 현지평가 후 신임 여부를 결정함).

※ 허위자료 제출을 포함하여 수련병원 지정기준 미달 시, 현지평가 대상병원은 신임연한 적용에서 제외하고, 서류평가 대상병원은 기존 신임연한이 철회됨.
(자료출처: 대한병원협회 수련환경평가본부)

❖ 평가 실시 계획

수련환경평가의 평가 실시계획은 다음과 같다.

〈 표 6-8 〉 평가실시계획

<table>
<tr><th>월</th><th colspan="4">내용</th></tr>
<tr><td rowspan="3">5월</td><td colspan="2">평가서 안내(확인)</td><td colspan="2">5.3(월) ~ 5.9(일)</td></tr>
<tr><td colspan="2">평가서 작성(전산입력)</td><td colspan="2">5.10(월) ~ 6.9(수)</td></tr>
<tr><td colspan="2">전공의 만족도 조사</td><td colspan="2">5.10(월) ~ 6.6(일)</td></tr>
<tr><td rowspan="2">6월</td><td rowspan="3">현지조사</td><td>입력자료 정정기간</td><td colspan="2">해당병원(기관) 평가일 7일 전부터 평가 전일까지</td></tr>
<tr><td>현지조사 실시</td><td colspan="2">6.24(목) ~ 7.23(금)</td></tr>
<tr><td rowspan="2">7월</td><td>이의 신청</td><td colspan="2">수검 익일로부터 2주 이내</td></tr>
<tr><td rowspan="3">서면조사</td><td>입력자료 정정기간</td><td colspan="2">7.19(월) ~ 7.25(일)</td></tr>
<tr><td rowspan="2">8월</td><td>서면조사 실시</td><td>7.26(월) ~ 8.6(금)</td><td rowspan="6">수련환경평가
결과 분석</td></tr>
<tr><td>이의 신청</td><td>조사 종료 후 2주 이내</td></tr>
<tr><td rowspan="3">9월</td><td colspan="3">수련환경평가 1차 결과 통보</td></tr>
<tr><td colspan="2" rowspan="2">수련환경평가 결과에
대한 이의신청</td><td>수련지원체계, 인턴 수련환경, 수련규칙 :
결과 통보 받은 날로부터 2주 이내</td></tr>
<tr><td>수련전문과목별 평가 : 결과 통보 받은 날로부터 1주 이내</td></tr>
<tr><td>10, 11월</td><td colspan="3">202X년도 전공의 정원 책정</td></tr>
<tr><td>12월</td><td colspan="4">202X년도 수련환경평가 최종 결과 및 2022년도 수련병원(기관) 지정 통보</td></tr>
</table>

* 위 일정은 상황에 따라 변경될 수 있음

(5) 수련환경평가 업무 절차

수련환경평가위원회 사무국은 다음 각 호의 순서에 따라 수련환경평가 업무를 수행한다.

1. 수련병원(기관) 지정 신청 접수
2. 수련환경평가 계획 수립 및 현지 서류평가 진행
3. 평가 수행 후 이의신청(1차) 접수 및 심의 진행
4. 평가 결과 산출
5. 결과 통보 및 그에 대한 이의신청(2차)
6. 수련병원(기관) 및 수련 전문과목 지정 결과 통보
7. 수련환경평가 결과에 따른 보완사항 관리

(6) 수련병원(기관) 지정 신청 접수(제출서류)

수련병원(기관) 및 수련전문과목 지정 신청은 수련병원(기관)으로 지정받고자 하는 의료기관의 장(또는 의과대학, 의학전문대학원 또는 보건관계기관의 장)은 매년 지정하는 날까지 필요한 서류를 서면으로 제출하여야 한다. 다만, 수련병원 실태조서 등은 전산 입력으로 갈음할 수 있다.

1. 수련병원(기관) 지정 신청서
2. 수련병원등 실태조서
3. 의료기관 개설허가증 사본(의료기관에 한함)
4. 기관의 설립 또는 설치를 증명할 수 있는 서류 사본(의과대학, 의학전문대학원 및 그 밖의 보건관계기관에 한함)
5. 전속전문의 현황
6. 의료기관 인증서(의료기관에 한함)
7. 기타 지정 신청에 필요하다고 판단하는 서류

(7) 수련환경평가 시행 계획 수립

「수련환경평가위원회」는 매년 평가 대상병원 수, 평가위원 수 등을 고려하여 시행 계획을 수립하며, 수련환경평가 시행 시기는 현지평가와 서류평가를 실시한다.

① 현지평가

수련환경평가 현지평가는 매년 6월 셋째 주부터 6주간 시행함을 원칙으로 한다. 다만, 천재지변, 국가적 재난 상황 등이 발생하여 평가 시기를 조정할 필요가 있다고 판단되는 경우 수련환경평가위원회의 심의 및 보건복지부장관의 승인을 거쳐 현지평가 실시 일정을 조정할 수 있다.

② 서류평가수련환경평가 서류평가 일정은 매년 8월 둘째 주부터 2주간 시행함을 원칙으로 한다. 서류평가 평가 항목은 1. 수련병원 등 지정기준 2. 수련전문과목 3. 수련규칙 이행여부 등이 있다.

(8) 수련환경평가위원, 평가반 구성 및 운영

① 평가위원의 자격 및 역할

구분	자격 및 역할
평가반장	– 자격 : 평가반장 유경험자, A군 수련병원의 책임지도전문의 또는 지도전문의 경력 20년 이상인 자 – 역할 : 인턴수련환경평가, 위원 간 의견 조율 및 최종 보고서 작성(팀평가 주도) 등
학회위원	– 자격 : 수련병원에 재직 중인 지도전문의 중 병원 평가 유경험자, 26개 전문과목학회에서 추천한 자, 수련교육부장 유경험자 – 역할 : 수련 전문과목 영역 평가, 수련지원체계 및 수련규칙 이행 여부 평가*(전공의 면담, 의무기록 확인 등) 등
행정위원	– 자격 : 수련병원에 재직 중인 자로서 병원행정 10년 이상(수련 행정 3년 이상 포함) 유경험자 및 이와 동등한 자격이 있는 자 – 역할 : 평가단 및 평가대상병원 일정 조율, 평가계획서 작성 및 회람, 식사, 숙소 및 기타 행정사항 담당 / 병원 현황, 수련병원 지정기준 충족 여부 평가, 수련규칙 이행여부 평가 등

② 전공의 보조위원의 역할은 아래와 같다.

구분	자격 및 역할
전공의 보조위원	– 자격 : 현재 수련 중인 전공의 – 역할 : 수련규칙 이행 여부 현지 평가 시 학회위원의 업무 중 전공의 면담, 수련규칙 이행 및 의무기록(EMR 등) 확인 등 보조

③ 평가반 구성

평가반은 평가반장 1인(단과C군 및 기관은 제외)과 행정위원 1인을 반드시 포함하여 구성하되, 학회위원은 평가 대상병원의 수련 신청 전문과목 수 및 수련 신청 과목을 고려하여 배정한다.

〈 표 6-9 〉 수련신청군별 학회위원 수

구분	수련신청 군						
	A군	B군	C군	D군	D+가정 의학과	단과 C군	기관
본 평가	4	3	4	1	2	2	1
수련규칙 이행여부 평가	3	3	-	-	-	-	-

㈜ 학회 평가위원이 3인 이상 배정되는 경우 내과계 및 외과계 평가위원을 가급적 1인 이상 포함하여 배정한다.

(9) 현지평가 수행 일정 통보

① 사무국은 평가위원에게 평가 수행 2주 전 평가 대상 병원(기관) 및 일정을 유선 또는 서면으로 통보한다.

② 평가 일정 조정 및 통보 등과 관련한 사항은 수련환경평가 통합시스템을 통하여 처리할 수 있다.

(10) 평가위원 준수 사항

① 평가위원은 「수련환경평가위원회」를 대표하여 평가를 수행함에 있어 평가 지침을 사전에 숙지하여 평가방법의 일관성을 유지하여 객관적이고 공정한 평가를 수행하여야 한다.

② 학연, 지연, 개인적 친분관계 등에 영향을 받지 않고, 평가와 관련하여 어떠한 외부의 청탁도 받아서는 안 된다.

③ 평가위원으로서 평가와 관련한 부당한 요청을 하거나 이익을 제공 받지 않는다.

④ 평가 과정에서 습득한 정보 및 평가 결과를 누설할 수 없으며, 수련병원(기관)의 자료는 평가 목적 외에는 사용하지 않는다. 수련병원(기관)의 자료는 허가를 받은 경우에만 취득할 수 있으며 이 경우 반드시 사무국에 보고하여야 한다.

■ 평가 진행순서(기준 안)

병원수련환경평가 진행순서는 다음과 같다.

〈 표 6-10 〉 평가 진행순서

진행 시간	진행 내용	비고
09:00	평가 장소 집결	
09:00 ~ 09:10	평가위원 소개 및 평가 대상병원 측 인사	
09:10 ~ 09:30	병원 현황 소개 및 평가 관련 사항 안내	
09:30 ~ 12:00	병원 순회 및 위원별 평가 진행	평가 관련 시설 확인 필수
12:00 ~ 13:00	중식	가급적 원내 시설 이용
13:00 ~ 16:30	병원 순회 및 위원별 평가진행	평가 관련 시설 확인 필수
16:30 ~ 17:00	평가위원 의견종합(평가사항 작성)	
17:00 ~ 17:30	총평	

(11) 수련환경평가 항목 및 방법

① 수련환경평가 항목 확정 및 공표

「수련환경평가위원회」는 매년 수련환경평가 시행 전까지 당해 연도 수련환경평가 기준을 확정하여 공표한다.

② 수련환경평가 항목 구성

수련환경평가는 2022년 기준 5개 체계 11개 부문으로 구성되며, 지정 신청 병원(기관)의 신청내역에 따라 평가항목이 달라질 수 있다.

〈 표 6-11 〉 수련환경평가 체계 및 평가 부문

체계	평가항목	세부항목 및 설명
병원운영체계	병원현황	병원의 일반적인 현황 조사
	수련병원 지정기준	전공의법에 따른 수련병원 지정기준 유지 여부
수련지원체계	수련교육현황	수련교육부문, 수련계약서, 수련규칙, 의무기록부문, 의학도서실 부문, 질향상,안전보건 및 재해보상 등
	모자병원/통합병원(선택)	모자수련병원, 통합수련병원

체계	평가항목	세부항목 및 설명
수련규칙이행평가	수련규칙 이행여부 평가	수련시간 계측 및 관리체계, 인턴 수련규칙이행 여부 평가, 레지던트 수련규칙 이행 여부 평가(26개 전문과목)
수련전문과목	전문과목별 지정기준	전문과목별 지정 기준 수련전문과목 공통평가 수련전문과목별 평가 - 수련기관평가, 수련교육프로그램평가, 전문의평가, 의무기록평가, 기타
	수련전문과목 공통 문항	
	수련전문과목별 평가	
인턴 수련환경	인턴 순환수련 실적 및 계획	인턴 순환수련 실적 및 계획, 인턴 수련환경평가
	인턴수련환경 평가	
전공의 만족도 조사	전공의 만족도 조사	수련환경, 수련프로그램, 수련규칙 등에 대한 전공의 만족도

③ 병원운영체계 구성

A. 병원현황

- 병원운영체계 문항은 지정신청을 위한 필수 제출 서류인 ' 수련병원 등 실태조서 (전공의법 시행규칙 제4조(수련병원등의 지정신청) [별지 제2호])'를 갈음하는 자료임
- 수련환경평가를 위한 자료 수집에 목적을 두며, 평가 점수 및 결과에 반영되지 않음

B. 수련병원 지정기준

- 전공의법 제4조(수련병원등의 지정기준)등 확인
- 수련병원 지정기준 충족 여부 평가

〈 표 6-12 〉 병원운영체계 구성

병원 운영체계	
A. 병원현황	조직 / 진료과, 진료부서 및 기타시설 / 시설현황 병원 종사자 현황 / 의사, 전공의 배치현황 / 간호인력 배치현황 병실 및 병상현황(전문과목별, 병실별, 기타) 병상당 인력 현황 / 과별 환자 진료실적 / 기타 진료통계 요약 대차대조표 / 요약 손익계산서 / 간호사 관련 세부 사항 영양과 / 약제 / 의무기록실 / 의학도서실 / 응급실 물리치료실 / 중앙공급실 / 의료사회사업 / 수술실 전공의 급여 / 각종위원회 구성

병원 운영체계	
B. 수련병원 지정기준	B-1. 인턴 수련병원 지정기준
	B-2. 레지던트 수련병원 지정기준

〈 표 6-13 〉 수련지원체계 구성

병원 운영체계	
A 수련교육현황	A-1. 수련교육 부문
	A-2. 수련 계약서
	A-3. 수련 규칙
	A-4. 의무기록 부문
	A-5. 의학도서실 부문
	A-6. 질향상, 안전보건 및 재해보상
B. 모자병원/통합병원(선택)	B-1. 모자수련병원
	B-2. 통합수련병원

(12) 수련환경평가서 작성 및 제출

① 수련환경평가서 작성 및 제출 기한

수련병원(기관) 지정 신청 병원(기관)은 지정한 날까지 수련환경평가 해당 항목에 대하여 평가서를 작성하여 제출하여야 한다. 수련환경평가서 작성 및 제출에 관한 업무는 수련환경평가 통합시스템을 통하여 처리할 수 있다.

② 수련환경평가서 작성 기준

수련환경평가서 작성 시 실적 및 현황 등의 기준은 각 항목별 기준에 따른다.

③ 진료실적 및 인력. 현황제출

진료실적은 평가 전년도 1년간의 진료실적을 기준으로 작성(1.1 ~ 12.31)하되, 병원 회계기준이 이와 상이할 경우 병원 회계기준에 따라 작성할 수 있다. 인력 및 시설 현황은 평가년도 5월 1일 기준으로 작성한다.

④ 논문실적 및 학술활동

실적논문실적은 평가 전년도 1년간의 논문실적을 기준으로 작성하며, 게재 예정

논문은 포함하지 않는다. 학술활동 실적은 평가 전년도 3월 1일부터 평가년도 2월 말일까지의 실적을 기준으로 작성한다.

⑤ 수련규칙 이행 여부

- (인턴) 평가 전년도 6월 1일부터 평가년도 5월 말일까지의 수련시간 계측 자료를 토대로 작성하되, 「수련환경평가위원회」에서 인정하는 경우 평가 대상 기간은 달리 정할 수 있다.
- (레지던트) 평가 전년도 3월 1일부터 평가년도 2월 말일까지의 수련시간 계측 자료를 토대로 작성하되, 「수련환경평가위원회」에서 인정하는 경우 평가 대상 기간은 달리 정할 수 있다.

⑥ 기타

서류평가 중, 과목별 평가위원이 문항별 근거자료를 요청할 수 있으므로 이에 대한 협조를 사전에 요청한다(과목별 평가일 추가 공지).

(13) 수련환경평가 결과 통보

「수련환경평가위원회」는 수련환경평가를 실시한 경우 해당 병원(기관)에 그 결과를 서면으로 통보하여야 한다. 다만, 수련전문과목으로 지정 신청한 과목의 평가 결과는 필요한 경우에 한하여 서면으로 통보할 수 있다.

(14) 이의신청 절차 및 처리. 결과통보

수련환경평가를 수검한 병원(기관)은 통보받은 수련환경평가 결과에 대하여 이의를 제기하고자 하는 경우 관련 근거 자료를 첨부하여 정해진 기한 내에 서면으로 신청하여야 한다.

① 수련환경평가 수행 후 이의신청(1차)

이의신청 기간은 현지평가 익일로부터 2주 이내, 서류평가 종료 후 2주 이내 신청하여야 하며, 해당 기간 내 이의신청이 접수되지 않을 경우 평가사항에 대한 이견이 없는 것으로 간주한다. 이의신청 결과 통보 및 반영은 평가위원 및 학회에서 검토된 의견에 따라 이의신청 수용 여부 및 불수용 사유를 해당 병원(기관)에 통보하고, 수정된 평가사항은 즉시 반영한다.

② 수련환경평가 결과에 대한 이의신청(2차)

이의신청 기간은 수련환경평가 결과를 통보받은 날로부터 2주 이내, 수련전문과목별 평가는 결과를 통보받은 날로부터 1주 이내 신청하여야 한다. 해당 기간 내 이의신청이 접수되지 않을 경우 평가 결과에 대한 이견이 없는 것으로 간주한다.

③ 이의신청 방법

이의신청 방법은 평가 결과에 대한 이의를 제기하고자 하는 병원(기관)은 이의신청 사항에 대한 소명자료를 첨부하여 제출하여야 한다.

④ 이의신청 결과 통보

「수련환경평가위원회」심의 결과에 따라 이의신청 수용 여부 및 불수용 사유를 해당 병원(기관)에 통보하고, 이의신청 사항이 수용된 경우 그 결과를 반영한 수련환경평가 결과를 재통보한다.

(15) 수련환경평가 결과의 활용

① 수련환경평가 각 부문별 결과는 수련병원(기관) 지정, 인턴 및 수련전문과목별 레지던트 정원 책정, 현지평가 신임 연한 결정 등에 활용될 수 있다.

〈수련환경평가 부문별 결과 활용 범위〉

체계	평가항목	결과 활용
병원운영 체계	병원현황	병원의 일반적인 현황 파악
	수련병원 지정기준	수련병원 지정
수련지원 체계	수련교육현황	신임 인정 연한 결정
	모자병원 / 통합병원(선택)	신임 인정 연한 결정
수련규칙 이행평가	수련규칙 이행여부 평가	전공의법에 따른 수련규칙 이행 여부 확인 과태료 등 행정처분의 근거로 활용
수련전문 과목	전문과목별 지정기준	수련전문과목별 지정
	수련전문과목 공통 문항	신임 인정 연한 결정
	수련전문과목별 평가	수련전문과목별 전공의 정원 책정
인턴 수련환경	인턴 순환수련 실적 및 계획	신임 인정 연한 결정
	인턴수련 환경 평가	
전공의 만족도 조사	전공의 만족도 조사	수련환경, 수련프로그램, 수련규칙 등에 대한 전공의 만족도 모니터링

② 수련병원 신임 연한 결정 기준 등

현지평가 수검 연한이 3년 이상인 수련병원은 수련환경평가 결과 중 수련지원체계 및 인턴 수련환경 부문 결과 기준 배점의 80% 이상 획득한 경우 2년간(3년 신임), 80% 미만 70% 이상을 획득한 경우 1년간(2년 신임) 서류평가로 대체할 수 있다. 또한 신규 수련병원, 인턴 수련병원에서 인턴 및 레지던트 수련병원으로 격상 신청하는 경우 그 시점으로부터 최초 3년 간 현지평가 수검 대상이 되며, 3년 째 현지평가 결과에 따라 신임 연한을 결정한다.

▎핵심다지기

1 대한병원협회주관 병원수련환경평가의 기준 및 평가항목에 대하여 알아본다.

2 평가기준에 의한 병원수련환경평가계획안을 수립한다.

3 병원수련환경평가에 대한 관련부서 회의를 실시한다.

4 대한병원협회 수련환경평가센터에서 공지한 자료를 준비하여 신청한다.

5 수련환경평가 수검을 준비하고 평가일정의 의거 평가를 받는다.

6 평가결과통보서를 분석 후 이의신청사항이 있을시 이의신청을 한다.

제7장
의료 질 평가

Ⅰ. 의료 질 평가 개념 및 평가계획
Ⅱ. 의료 질 평가 내용 및 지표
◈ 핵심다지기

Ⅰ. 의료 질 평가의 개념 및 계획

학습목표

1. 의료 질 평가 제도와 기준 및 평가항목에 대하여 알 수 있다.
2. 의료 질 평가의 항목별 산정에 대한 계획을 수립할 수 있다.

1. 의료 질 평가

1) 의료 질 평가의 개념

(1) 의료 질 평가

의료의 질을 높이는 데 기여한 의료기관을 지원하여 국민이 수준 높은 의료 혜택을 제공받을 수 있도록 의료의질평가와 관련 6개 영역(환자안전, 의료질, 공공성,전달체계 및 지원활동, 교육수련, 연구개발)의 53개 지표(2022년기준)의 평가를 통해 우수한 의료기관에게 '의료 질 평가지원금'을 지급하고 국민이 양질의 의료혜택을 받을 수 있도록 하기 위한 평가제도를 말한다.

〈 표 7-1 〉 의료 질 평가 추진내역

일정	추진내용	비고
2014.3	의료 질 평가지원금 도입	
2015.7	의료 질 평가 공고 및 평가계획 설명회	
2015.7	평가수행 및 결과통보	
2015.9	의료 질 평가지원금 산정	
2015.11	의료 질 평가 심의위원회	1차
2016.1	의료 질 평가 심의위원회 및 2016년 평가지표 선정	2차
2016.3	의료 질 평가 심의위원회(영역별, 지표별가중치)	3차
2017. 4	의료 질 평가 심의위원회(영역별, 지표별가중치)	4차
2022. 4	의료질평가지원금 산정을 위한 기준고시	

(2) 의료 질 평가지원금제도

환자에게 제공하는 의료서비스 수준을 측정하여 양질의 의료서비스를 제공하는 우수한 의료기관에 대해 경제적으로 보상하는 제도로서 의료기관의 자발적 질 향상 유도 및 국민건강 증진 기여하기 위한 제도이다.

(3) 의료의 질 개념

협의의 의료 질, 공익적 가치 실현, 종별 기능에 맞는 역할 수행, 우수한 의료 인력의 육성 및 새로운 의료기술의 연구 · 개발이다. 협의로는 바람직한 건강결과의 가능성을 높이는 의료기술의 우수성을 향상하는데 있다.

(4) 기본방향

의료의 질을 종합적으로 평가하여 기관별 차등 보상하며, 의료기관 이용고객의 만족도를 향상하는데 있다.

(5) 의료 질 평가에 활용되는 평가

의료기관 인증, 요양급여 적정성평가, 전국병원감염감시체계, 상급종합병원 지정 · 평가, 응급의료기관 평가, 환자안전평가, 병원수련환경평가 등이 있다. 따라서 의료의 질을 종합적으로 평가하여 기관별로 차등 보상한다.

(6) 평가 목적

① 목적

국민에게 수준 높은 의료서비스를 제공할 목적으로 의료의 질을 높이는데 기여한 의료기관을 지원하기 위함으로 하고 있다.

② 관련근거

보건의료기본법 제52조

- 국민건강보험요양급여의 기준에 관한 규칙 제8조제2항부터 제5항까지
- 건강보험 행위 급여 · 비급여 목록표 및 급여상대가치점수(보건복지부고시 제2018-270호)
- 의료질평가지원금 산정을 위한 기준(보건복지부 고시 제2022-83호)

- 건강보험 행위 급여 비급여 목록표 및 급여 상대가치점수(보건복지부 고시 제2022-81호)

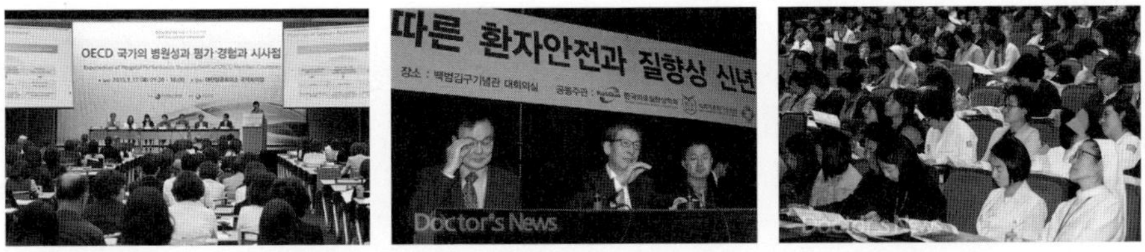

[그림 7-1] 의료의 질 관리 세미나 및 교육

2) 평가대상

(1) 평가(적용)대상

「의료법」 제3조제2항제3호 바목에 따른 의료기관 중 종합병원으로서 202X년 7월 1일부터 202X년 6월 30일(1년) 동안 12개월의 진료 실적이 있는 의료기관(단, 설립 형태 변경 등으로 요양기호 변경 시 변경 전후 동일성이 인정되는 경우 진료 실적 포함)을 대상으로 한다.

▮ 핵심다지기

1 의료 질 평가(의료 질 평가지원금제도)에 대하여 알아본다.

의료의 질을 높이는 데 기여한 의료기관을 지원하여 국민이 수준 높은 의료 혜택을 받을 수 있도록 하기 위하여 의료 질 평가지원금 산정을 위한 평가의 원활한 시행에 필요한 사항을 정함을 목적으로 하며, 적용대상은 종합병원을 적용대상으로 한다.

2 의료질평가에 활용되는 평가에 대하여 알아본다.

의료기관 인증, 요양급여 적정성평가, 전국병원감염감시체계, 상급종합병원 지정 · 평가, 응급의료기관 평가, 병원수련환경평가, 환자안전평가 등이 있다.

3 평가영역 및 평가지표에 대하여 알아본다.

(1) 평가영역 : 환자안전, 의료질, 공공성, 의료전달체계, 교육수련, 연구개발(6개영역)

(2) 평가지표 : 영역별 세부영역과 목표설정, 세부목표에 맞는 평가지표 선정(53개 지표)가 있다.

4 평가대상에 대하여 알아본다.

「의료법」 제3조제2항제3호 바목에 따른 의료기관 중 종합병원으로 하고 있지만 확대시행될 예정이다.

Ⅱ. 의료 질 평가 지표 및 평가

학습목표

1. 선정된 목표에 따라 의료의 질 향상 평가지표를 관리할 수 있다.
2. 의료 질 평가 결과를 분석하여 질 향상 및 개선방안을 도출할 수 있다

1) 평가영역 및 평가지표

(1) 평가영역 및 평가지표

① 평가영역 : 환자안전, 의료질, 공공성, 의료전달체계, 교육수련, 연구개발(6개 영역)

② 평가지표 : 영역별 세부영역과 목표설정, 세부목표에 맞는 평가지표 선정(53개 지표)

☞ 적정성 평가, 인증평가, 응급의료기관 평가 등 기존 평가 자료를 최대한 활용하며,관상동맥수술, 뇌졸중, 혈액투석, 대장암, 폐암은 평가지표에 포함됨

(2) 수가적용

① 수가항목: 가-22 의료 질 평가지원금(각 분야별 등급별 수가)

② 수가구분: 입원일당, 외래일당수가로 적용

〈 표 7-2 〉 영역별 가중치 및 지표

<table>
<tr><th>영역(지표개수)
가중치%</th><th>가중치</th><th>지표명</th></tr>
<tr><td rowspan="7">환자안전
(14)
37%</td><td rowspan="2">상</td><td>의료기관 인증, 입원환자당 간호사수 및 경력간호사 비율</td></tr>
<tr><td>입원환자당 의사수, 중환자실</td></tr>
<tr><td rowspan="2">중</td><td>수술의 예방적 항생제 사용, 항생제 처방률,
환자안전관리체계 운영, 신생아중환자실</td></tr>
<tr><td>음압공조 격리병상 설치 여부, 감염관리체계 운영</td></tr>
<tr><td rowspan="2">하</td><td>환자안전학습보고체계 운영 여부, 주사제 처방률
의약품 중복처방 예방률</td></tr>
<tr><td>결핵 초기검사 실시율</td></tr>
<tr style="display:none"><td></td></tr>
<tr><td rowspan="3">의료질
(8)
18%</td><td>중</td><td>혈액투석, 만성폐쇄성폐질환, 천식, 폐렴,
급성기뇌졸중, 관상동맥우회술, 마취</td></tr>
<tr><td>하</td><td>연명의료 자기결정 존중비율</td></tr>
<tr><td>없음</td><td>환자경험 (시범)</td></tr>
<tr><td rowspan="4">공공성
(8)
20%</td><td rowspan="2">상</td><td>응급의료의 적정성</td></tr>
<tr><td>분만실 운영</td></tr>
<tr><td>중</td><td>중환자실 운영 비율, 간호 · 간병통합서비스 참여
의료급여 환자 비율, 소아중증질환 환자수
희귀난치질환 구성비, 중증도 보정 평균재원일수</td></tr>
<tr><td>없음</td><td>중증외상환자 치료 (시범)</td></tr>
<tr><td rowspan="5">전달체계 및
지원활동
(7)
11%</td><td rowspan="2">상</td><td>진료협력체계 운영 및 회송률, 입원 전문진료질병군 비율</td></tr>
<tr><td>외래 경증질환 비율</td></tr>
<tr><td>중</td><td>입원시 상병(POA) 보고체계 운영, 외래환자 대비 입원환자 비</td></tr>
<tr><td>하</td><td>전국의료관련감염감시체계 참여, 항생제내성 감시체계 참여 여부</td></tr>
<tr><td>없음</td><td>전자의무기록시스템(EMR)인증여부 (시범)</td></tr>
<tr><td rowspan="5">교육수련
(9)
8%</td><td rowspan="2">상</td><td>전공의 수 대비 적정 지도전문의 확보, 전공의 확보율, 지도전문의 수 대비 적정 진료실적</td></tr>
<tr><td>수련환경 모니터링</td></tr>
<tr><td>중</td><td>전공의 수련교육위원회 구성 및 운영,
전공의 의견 및 건의사항 처리 이행여부,
전공의 학술활동 지원</td></tr>
<tr><td>하</td><td>전공의 수련 및 포상규정</td></tr>
<tr><td>없음</td><td>전공의 인권침해에 대한 대응조치 이행</td></tr>
</table>

연구개발 (4) 6%	상	의사당 임상시험심사위원회(IRB)주관 연구책임자 수, 의사당 지식재산권 수
	중	임상시험센터 설치 여부
		연구비 지출 여부

※ 지표별 세부 산출기준 및 가중치(%) 등은 일부 변경될 수 있음.

〈 표 7-3 〉 입원 및 외래 일당 수가 적용

구분	의료 질, 공공성, 전달체계	교육수련	연구개발
입원일당 수가	등급에 따른 차등수가 (5개)	등급에 따른 차등수가 (3개)	등급에 따른 차등수가 (3개)
외래일당 수가	상동	상동	상동

(3) 평가방법 및 가중치

① 영역별로 가중치는 환자안전 37%, 의료질 18%, 공공성 20%, 전달체계 및 지원활동 11%, 교육수련 8%, 연구개발 6%로 구성되었다.

② 지표별 가중치는 균등배분을 원칙으로 하되 "상" 및 "하"그룹을 제한적으로 설정되었다.

- 영역가중치를 영역의 지표수로 균등 배분한 지표별 가중치를 "중"그룹으로 설정
- "중"그룹 가중치를 제외한 영역가중치를 "상" 및 "하"그룹으로 가중치 배분

〈 표 7-4 〉 평가방법 및 가중치 내역

(단위: 개, %)

평가영역	환자안전	의료질	공공성	전달체계 및 지원활동	교육수련	연구개발	합계
지표수(개)	14	9	9	8	9	4	53
가중치(%)	37	18	20	11	8	6	100

(4) 평가방법–평가등급

① 의료질평가지원금 평가지표 세부기준 에 따른 6개 영역(환자안전, 의료질, 공공성, 의료전달체계, 교육수련, 연구개발)의 53개 평가지표값 산출

② 세부 평가방법 에 따라 6개 영역의 53개 평가지표별 값을 표준화하여 가중치 적용 후 평가점수 산출(평가점수가 높은 의료기관을 우수한 기관으로 함)

③ 평가점수에 따른 등급화

④ 산출된 평가지표값 기관별 통보

2) 평가기준 및 절차

(1) 평가기준

① 평가영역은 환자안전, 의료질, 공공성, 의료전달체계, 교육수련 및 연구개발 등을 포함하여야 한다.

② 제1항에 따른 평가영역별 평가지표는 별표 1과 같다.

③ 평가영역별 · 평가지표별 가중치, 평가지표별 값 표준화, 평가방법 및 등급화 등 세부평가방법은 별표 2와 같다.

(2) 평가절차

① 보건복지부장관은 평가지표, 평가방법 등 의료 질 평가의 연도별 세부시행계획을 시행일 6개월 전까지 공고하여야 한다.

② 제2조에 따른 의료기관의 장은 의료 질 평가를 위해 필요한 자료를 공고에서 지정한 날까지 보건복지부장관에게 제출하여야 한다.

③ 보건복지부장관은 의료기관의 장이 제출한 자료 등을 바탕으로 의료 질 평가를 실시하고, 그 결과를 시행일 2개월 전까지 해당 의료기관의 장에게 통보하여야 한다.

의료의 질 평가 실시 사례

OO병원이 의료 질 평가에서 최상위 등급인 1등급을 획득했다. OO병원은 최근 보건복지부의 '202X년 의료 질 평가'에서 '최상위 1등급'을 받았다고 24일 밝혔다.

'의료 질 평가'는 의료기관이 환자에게 제공하는 의료서비스의 수준을 측정, 의료기관 별로 평가 및

등급화하는 제도이다. 평가결과 우수한 의료기관에게는 '의료 질 평가지원금'이 지급된다. 전국 322개 종합병원을 대상으로 실시한 이번 '의료 질 평가'에서 00병원은 총 5개 영역 중 ▷의료 질과 환자안전 ▷공공성 ▷의료전달체계 영역에서 1등급 중에서도 최상위 등급인 '1-가' 등급을 받았다. 또한 교육 및 수련, 연구개발 영역에서도 높은 평가를 받았다.

000병원장은 환자에게 맞춤형 의료서비스 제공하고 환자안전을 위해 적극적인 노력을 펼쳐왔다"며 "앞으로도 양질의 의료서비스를 제공할 수 있도록 최선을 다하겠다."고 말했다.

(3) 자료의 제출

① 보건복지부장관은 제4조제2항에 따라 제출된 자료의 사실 여부를 확인하기 위하여 해당 의료기관의 장에게 추가 자료를 요구하거나 현장조사를 실시할 수 있다.

② 의료기관의 장이 제1항에 따라 요구받은 자료의 제출을 거부하거나 허위자료를 제출한 경우 또는 그 밖에 정당한 사유 없이 의료 질 평가를 위한 요구에 응하지 아니한 경우에는 해당 의료기관을 의료 질 평가지원금 지급대상에서 제외할 수 있다.

(4) 이의신청

① 제4조제3항에 따른 평가결과에 이의가 있는 의료기관의 장은 보건복지부장관에게 이의신청을 할 수 있다.

② 제1항에 따른 이의신청은 평가결과를 통보받은 날로부터 14일 이내에 하여야 한다.

③ 보건복지부장관은 제1항에 따른 이의신청을 받은 경우 제7조에 따른 의료 질 평가 심의위원회의 심의를 거쳐 그 결과를 의료기관의 장에게 통보하여야 한다.

(5) 평가영역별 평가지표 및 평가 자료

① 평가영역별 평가지표

「의료 질 평가지원금 평가지표 세부기준」(붙임1 참조)에 따른 6개 영역(의료 질과 환자안전, 공공성, 의료전달체계, 교육수련, 연구개발)의 53개 평가지표 값을 산출한다.

② 평가 자료

가. 의료기관인증평가, 요양급여 적정성 평가, 전국의료관련감염감시체계, 항생제 내성 감시체계, 응급의료기관평가, 수련환경평가 관련 지표는 해당 평가자료

를 활용한다.

나. 환자안전전담인력 구성 여부, 결핵 초기검사 실시율, 간호 · 간병통합서비스 참여는 의료기관평가인증원, 질병관리본부, 국민건강보험공단에 신고된 자료를 활용한다.

다. 임상시험센터 설치 여부는 식품의약품안전처장의 임상시험 실시기관 지정현황(의약품 · 의료기기) 공고를 활용한다.

라. 전문의, 간호사, 병상 등 인력 및 시설 관련 지표는 건강보험심사평가원, 국민건강보험공단에 신고 된 자료 활용

마. 진료실적 관련 지표는 건강보험심사평가원에 청구된 자료 활용

바. 아래에 해당하는 의료기관의 경우 자료 제출을 필요로 한다.

1) 의료기관에서 제출한 자료로만 평가하는 지표의 기준 충족 의료기관(① ~ ⑤)
   ① 성인(일반) · 소아 중환자실 또는 신생아 중환자실 전담전문의를 배치한 의료기관
   ② 입원 시 상병(POA, Present on admission) 보고체계 관련 전체 질병 대상 진단명 및 진단코드를 관리하는 인력을 배치한 의료기관
   ③ 감염관리 전담인력을 배치한 의료기관
   ④ 진료협력센터를 설치한 의료기관
   ⑤ 연구개발 영역(의사당 임상시험심사위원회(IRB, Institutional Review Board) 주관 연구책임자 수, 의사당 지식재산권 수, 연구비 지출 여부) 관련 실적이 있는 의료기관
2) 현황 미신고 또는 일부 신고, 미인증 등으로 실제 현황과 차이가 있는 의료기관의 경우 자료제출(⑥ ~ ⑩)
   ⑥ 간호관리료 차등제 미신고 또는 일부 신고 의료기관의 경우 실제 현황 자료
   ⑦ 간호 · 간병통합서비스 및 호스피스 수가 가산제, 의료급여 정신건강의학과 입원료 차등제 신고기관의 경우 입원환자 간호관리료 차등제 기준을 적용한 실제 현황 자료(간호 인력을
   ⑧ 「입원환자 안전관리료 병문안 관리기준」에 따른 현황 미신고 기관 중 입원환자 병문안 관리체계를 운영하는 경우 관련 자료
   ⑨ 7개질병군 포괄수가 청구를 하지 않은 기관 중 입원 시 상병(POA, Present on admission) 보고체계를 운영하는 경우 관련 자료
   ⑩ 인증 또는 조건부 인증기관이 아닌 의료기관 중 환자안전보고체계를 운영하는 경우 관련 자료
3) 해당하는 의료기관에 한하여 자료제출(⑪ ~ ⑫)
   ⑪ 설립형태 변경 등으로 요양기관 기호가 변경 된 경우 진료실적 및 인력(간호사) 연계를 요청하는 의료기관
   ⑫ 동일 법인으로 인근 지역에서 복수 의료기관을 운영, 본원–분원 진료특화 및 진료협력 기관으로 지표값 연계가 필요한 의료기관

(6) 평가방법 및 등급화

① 평가 방법

가. 평가지표별 표준화 값에 가중치를 곱하여 점수를 구한다.

나. 의료 질과 환자안전, 공공성, 의료전달체계 영역은 지표별 점수를 더하여 영역별 점수를 산출(소수점 2자리까지)하고 영역별 점수를 더하여 평가점수를 구한다. 교육수련 영역, 연구개발 영역은 각 영역의 지표별 점수를 더하여 영역별 점수(소수점 2자리까지) 및 평가점수를 각각 구한다.

다. 평가점수가 높은 의료기관을 우수한 의료기관으로 한다.

라. 의료 질과 환자안전, 공공성, 의료전달체계 영역의 평가점수가 동점이 나온 경우 의료 질과 환자안전, 공공성, 의료전달체계 순으로 높은 점수를 받은 의료기관을 우수한 의료기관으로 한다.

마. 교육수련 영역의 평가점수가 동점이 나온 경우 전공의 수 대비 적정 지도전문의 확보, 진료실적 대비 적정 지도전문의 확보, 전공의 확보율 순으로 높은 점수를 받은 의료기관을 우수한 의료기관으로 한다.

바. 연구개발 영역의 평가점수가 동점이 나온 경우 의사당 지식재산권 수, 연구전담의사 수, 임상시험 실시 여부 순으로 높은 점수를 받은 의료기관을 우수한 의료기관으로 한다.

사. 설립취지 등 해당기관의 특수성으로 지표 값을 생성하지 못하는 경우 의료 질 평가 심의위원회의 심의를 거쳐 기본 점수를 부여할 수 있다.

아. 그 밖에 보건의료정책에 대한 기여도 등이 인정되는 경우 평가점수에 별도 가산할 수 있다.

ㅇ 「세부 평가방법」(붙임2 참조)에 따라 6개 영역의 53개 평가지표별 값을 표준화하여 가중치 적용 후 평가점수 산출

- 평가점수가 높은 의료기관을 우수한 기관으로 함

ㅇ 평가점수에 따른 등급화

② 등급화

가. 평가점수에 따라 다음과 같이 구분한다. 다만, 의료 질과 환자안전, 공공성, 의

료전달체계 영역은 의료 질과 환자안전 영역의 산출된 지표수가 50% 미만인 경우, 교육수련 영역은 평가점수 값이 없거나 전공의 인권침해에 대한 대응조치 미이행으로 평가된 경우, 연구개발 영역은 평가점수 값이 없는 경우 등급에서 제외한다.

〈 표 7-5 〉 평가영역별 등급화 내역

<table>
<tr><th>평가영역</th><th>근거</th><th colspan="3">등급</th></tr>
<tr><td rowspan="2">의료 질과 환자안전</td><td rowspan="6">평가점수</td><td rowspan="2">1등급</td><td>가</td><td>98.0퍼센타일 이상</td></tr>
<tr><td>나</td><td>90.0퍼센타일 이상 ~ 98.0퍼센타일 미만</td></tr>
<tr><td rowspan="3">공공성</td><td colspan="2">2등급</td><td>80.0퍼센타일 이상 ~ 90.0퍼센타일 미만</td></tr>
<tr><td colspan="2">3등급</td><td>70.0퍼센타일 이상 ~ 80.0퍼센타일 미만</td></tr>
<tr><td colspan="2">4등급</td><td>50.0퍼센타일 이상 ~ 70.0퍼센타일 미만</td></tr>
<tr><td>의료전달체계</td><td colspan="2">5등급</td><td>50.0퍼센타일 미만</td></tr>
<tr><td rowspan="3">교육수련</td><td rowspan="3">평가점수</td><td colspan="2">1등급</td><td>80.0퍼센타일 이상</td></tr>
<tr><td colspan="2">2등급</td><td>50.0퍼센타일 이상 ~ 80.0퍼센타일 미만</td></tr>
<tr><td colspan="2">3등급</td><td>50.0퍼센타일 미만</td></tr>
<tr><td rowspan="3">연구개발</td><td rowspan="3">평가점수</td><td colspan="2">1등급</td><td>80.0퍼센타일 이상</td></tr>
<tr><td colspan="2">2등급</td><td>50.0퍼센타일 이상 ~ 80.0퍼센타일 미만</td></tr>
<tr><td colspan="2">3등급</td><td>50.0퍼센타일 미만</td></tr>
</table>

나. 「의료법 제3조의5」에 의하여 지정된 전문병원의 경우, 의료 질과 환자안전, 공공성, 의료전달체계 영역별 평가점수에 따라 다음과 같이 구분한다. 다만, 의료 질과 환자안전 영역에서 산출된 지표수가 50% 미만인 경우 등급에서 제외한다.

③ 결과 통보 및 이의신청

평가결과는 평가 후 기관별로 평가결과를 통보한다.

④ 이의신청

평가결과에 이의가 있을 경우는 평가결과 통보받은 날로부터 14일 이내 신청가능 (추후 서식 참조)

(7) 자료 제출

자료 제출기관의 경우 「의료 질 평가 관련 평가자료」서식을 작성 후 아래의 증빙 자료 첨부하여 제출하여야 한다.

2022년 의료질평가 자료제출

1. 본 자료를 의료질평가를 위한 평가용 자료로 제출합니다.
2. 본 자료 작성내용은 사실과 다름이 없으며, 제출된 자료의 내용이 허위로 판명되었을 경우 이로 인한 모든 책임은 제출기관에게 있습니다.

요양기관 기호		요양기관명	
주소			
기관장(성명)	(서명 또는 인)		
담당자		담당자 전화번호	

■ 자료제출 목록

– 제출여부를 체크(√)하고 제출자료의 매수(별첨양식 포함)를 기재하여 주시기 바랍니다.

연번	지표명	별첨양식	제출여부	매수
1	입원환자당 경력 반영 간호사수	1		
2	환자안전관리체계 운영	–		
3	음압공조 격리병상 설치 여부	2		
4	감염관리체계 운영	3		
5	환자안전학습보고체계 운영 여부	–		
6	간호 · 간병통합서비스 참여	4-1, 4-2		
7	진료협력체계 운영 및 회송률	–		
8	입원 시 상병(POA) 보고체계 운영	–		
9	의사당 임상시험심사위원회(IRB) 주관 연구 책임자 수	5		
10	의사당 지식재산권 수	6		
11	연구비 지출 여부	7		
12	본원–분원 진료특화 운영	8		
13	의료기관 변경 현황	9		

2022년 의료질평가 자료제출시스템 안내서

아래 제출목록을 참고하여 각 탭을 선택적으로 작성

〈 의료질평가 자료제출시스템 제출목록 〉

탭 구분		화면(웹) 서식	증빙자료	비고
A	입원환자당 경력 반영 간호사수	O	–	
B	시설 현황	–	–	의료기관 확인용
C	전문의 현황	–	–	
D	감염관리체계 운영	O	O	목록을 참고하여 증빙자료 제출
E	입원 시 상병(POA) 보고체계 운영	–	O	
F	의사당 IRB 주관 연구책임자 수	O	O	
G	의사당 지식재산권 수	O	O	
H	연구비 지출 여부	O	O	
I	증빙자료 제출	–	O	기관 정보등록 필수

* 화면경로: 평가조사표관리 〉 의료질평가 〉 의료질평가 자료제출

○ 각 탭의 화면(웹) 서식 작성과 증빙자료 업로드가 완료된 경우, 우측 상단에 위치한 【최종제출】 버튼을 누르면 모든 절차 완료

- 최종제출 시 출력일자가 기재된 접수증 출력 가능(의료기관 확인용

① 일반현황자료 제출 현황

1) 간호관리료 차등제 산정 현황

• 입원환자 간호관리료 차등제 미신고 또는 일부 신고 의료기관
- 간호관리료 차등제 산정 현황 〔별첨양식-1〕
  일반병동 간호사, 의료급여 정신건강의학과 폐쇄병동 간호사 현황

• 간호 인력을 입원환자 간호관리료 차등제 기준으로 적용을 원하는 의료기관
- 간호관리료 차등제 산정 현황 〔별첨양식-1〕
  의료급여 정신건강의학과 폐쇄병동 간호사, 간호·간병통합서비스 병동 간호사, 호스피스 병동 간호사 현황

• 중환자실 입원환자 간호관리료 차등제 미신고 또는 일부 신고 의료기관
- 간호관리료 차등제 산정 현황 〔별첨양식-1〕
  성인(일반) 중환자실 간호사, 소아 중환자실 간호사 현황

2) 중환자실 전담전문의

- 성인·소아 중환자실, 신생아 중환자실 각각 자료 제출
- 중환자실 전담전문의 배치현황 〔별첨양식-2(1)〕
- 중환자실 근무시간표 〔별첨양식-2(2)〕
  (평가대상 기간 중 전담전문의를 교체한 경우 각각 3개월간의 근무가 확인되는 근무표 제출)
- 외래진료 시간표(전체 진료과)
- 중환자실 전담전문의 배치 증빙자료(근무명령서 또는 인사발령 서류 등)
- 중환자실 전담전문의 재직증명서
- 중환자실 전담전문의 원내 부재 시(휴가, 출장 등) 증빙자료(내부 결재서류 등)
- 전담전문의 부득이한 응급 수술 시 증빙자료(간호기록지, 의사경과기록, 수술 기록지, 마취기록지 등)

3) 감염관리 전담인력

- 감염관리 인력배치 현황 〔별첨양식-3〕
- 감염관리실 배치 인력의 재직증명서
- 감염관리실 배치 인력의 직무기술서
- 감염관리실 전담 인력 증빙 서류(인사발령서류, 임명장 등)
- 의료인의 경우 면허증 사본
- 교육 이수증

4) 임상시험심사위원회(IRB) 승인 연구책임자

- 연구책임자 IRB 승인 현황 〔별첨양식-4〕
- 식품의약품안전처장 또는 기관 IRB(공용 IRB 포함) 승인서
- 주관 연구책임자 재직증명서

5) 지식재산권

- 지식재산권 현황 〔별첨양식-5〕
- 국내 특허 등록증
- 국외 특허 출원증명서
- 의료기관 소속 발명인의 재직증명서

6) 연구비 지출

- 연구비 지출 내역 〔별첨양식-6〕
- 의료기관 재무제표(2018년 회계기준 손익계산서)

7) 환자안전학습보고체계 운영 자료

- 인증 또는 조건부 인증기관이 아닌 의료기관 중 적용기준 충족 시 제출
- 의료기관 차원의 환자안전 보고체계 운영계획 자료
  보고대상 정의, 보고절차, 보고방법, 분석방법, 공유방법을 포함한 환자안전 보고체계 운영계획, 환자안전보고 서식
- 직원이 환자안전 보고절차에 따라 보고한 자료
  2018년도 보고된 환자안전 보고 건수 통계(적신호사건, 근접오류, 위해사건 건수 포함)
- 적신호 사건을 관리한 자료

2018년도 적신호사건에 대한 근본원인분석 및 개선활동 수행근거자료(1건 이상), 다만, 적신호 사건이 없는 의료기관인 경우 근접오류에 대해 근본원인 분석 및 개선활동을 수행한 근거자료 제출

- 근접오류를 관리한 자료
  2018년도 근접오류에 대한 고장유형분석(Failure Mode Effect Analysis, FMEA) 및 개선활동 수행 근거자료(1건 이상)
- 위해사건을 관리한 자료
  2018년도 위해사건에 대한 분석 및 개선활동 수행 근거자료(1건 이상)
- 보고된 환자안전 사건에 대한 결과를 경영진에게 보고한 자료
  2018년도 보고된 환자안전 사건에 대한 결과를 경영진에게 보고한 자료
- 보고된 환자안전 사건에 대한 결과를 관련 직원과 공유한 자료
  2018년도 보고된 환자안전 사건에 대한 결과를 관련 직원과 공유한 자료

8) 입원 시 상병(POA) 보고체계 운영 자료

• 전체 질병 대상 진단명 및 진단코드를 관리하는 인력 배치 증빙자료
- 진단명 및 진단코드 관리 규정
- 관리 인력의 직무기술서
- 관리 인력의 재직증명서

• 7개질병군 포괄수가 미청구 기관 중 POA 보고체계 운영 시 제출자료
- 진단명 및 진단코드 관리 규정
- 관리 인력의 직무기술서
- 관리 인력의 재직증명서
- POA 보고체계 적용 확인 가능한 자료(진료기록지, 전자의무기록 등)

9) 의료기관 입원환자 병문안 관리체계 운영 자료

• 「입원환자 안전관리료 병문안 관리기준」에 따른 현황 미신고 기관 중 입원환자 병문안 관리체계를 운영하는 의료기관은 다음 기준을 확인할 수 있는 자료
  (입원환자 안내문, 리플렛, 인쇄책자 또는 책자 파일 등)
- 병문안 허용시간 설정·안내
- 병문안 자제가 필요한 대상 선정·안내
- 외부물품(음식물, 화분, 꽃, 애완동물 등) 반입 금지 안내
- 감염예방 수칙(기침예절, 손씻기 등) 안내

10) 진료협력센터 설치 관련 자료

- 진료 의뢰·회송 전담 인력의 직무기술서
- 진료 의뢰·회송 전담 인력의 재직증명서
- 의료인 면허증 사본
- 진료 의뢰·회송 운영체계 및 절차 등에 관한 병원 내부규정 또는 지침
- 진료협력센터 병·의원 현황

11) 의료기관 변경 현황 자료

- 요양기관 기호 변경 전·후 연계 신청서 [별첨양식-7]
- 요양기관 기호 변경 전·후의 의료기관 개설허가증 사본(변경내역 포함)

12) 본원-분원 진료특화 운영 자료
- 본원-분원 진료특화 지표값 연계 신청서 〔별첨양식-8〕 - 인근지역 확인자료(이동거리 20km 이내면서 자동차 이동시간 30분 이내, 출처 명시) - 평가대상 기간 내 본원-분원 간 진료협력을 수행한 내용 관련 증빙자료 (의료기관 간 협약서, 의료기관 내부 결재문서, 진료의뢰서, 진료회신서 등)

② 「의료 질 평가 관련 평가자료」 작성 시 주의 사항

제출된 자료의 허위작성 또는 누락, 자료 요청 불응 등의 경우 불이익 조치예정이며, 제출 자료에 대한 책임은 제출 기관에 있으므로 정확히 작성하여 반드시 기한 내 제출하여야 한다.

③ 자료제출처: 건강보험심사평가원 평가2실 평가보상부

④ 제출방법

ㅇ 웹 접수 : 건강보험심사평가원 홈페이지를 통한 접수 - 건강보험심사평가원 홈페이지(E-평가자료제출시스템 http://aq.hira.or.kr) -「의료질평가 자료제출」 입력 · 등록, 증빙자료 첨부: 평가일반 ▶ 의료질평가 ▶ 의료질평가 ▶ 자료제출 ㅇ 우편접수 : 등기우편 제출(접수 마감일 18:00까지 도착분에 한함) - 주소 : (우. 26465) 강원도 원주시 혁신로 60(반곡동)건강보험심사평가원 평가관리실 평가보상부 ㅇ 방문접수: 대리인 접수 가능(접수 마감일 18:00까지 도착분에 한함)

(8) 평가영역별 · 평가 지표별 가중치

① 평가영역별 가중치

평가영역	환자안전	의료질	공공성	전달체계 및 지원활동	교육수련	연구개발	합계
지표수(개)	14	9	9	8	9	4	53
가중치(%)	37	18	20	11	8	6	100

② 평가영역별 가중치 그룹 및 지표별 가중치

평가영역	평가지표	가중치 그룹	지표별가중치(%)
의료 질과 환자안전 영역	• 의료기관 인증 여부	상	5.0
	• 입원환자 당 의사 수		4.0
	• 입원환자 당 간호사 수		

<table>
<tr><td rowspan="25">의료 질과
환자안전 영역</td><td>• 성인 · 소아 중환자실 병상 당 의사 수</td><td rowspan="9">중</td><td rowspan="9">약 2.4
(48/20)</td></tr>
<tr><td>• 성인 · 소아 중환자실 병상 당 간호사 수</td></tr>
<tr><td>• 환자안전전담인력 구성 여부</td></tr>
<tr><td>• 입원 시 상병(POA, Present on admission) 보고체계 운영 여부</td></tr>
<tr><td>• 의사당 일평균 외래환자 진찰횟수</td></tr>
<tr><td>• 수술의 예방적 항생제 사용</td></tr>
<tr><td>• 항생제 처방률</td></tr>
<tr><td>• 주사제 처방률</td></tr>
<tr><td>• 의료기관 입원환자 병문안 관리체계</td></tr>
<tr><td>• 음압격리병상 설치 여부</td><td rowspan="11">중</td><td rowspan="11">약 2.4
(48/20)</td></tr>
<tr><td>• 간호 · 간병 · 통합서비스 참여여부</td></tr>
<tr><td>• 유방암</td></tr>
<tr><td>• 위암</td></tr>
<tr><td>• 폐렴</td></tr>
<tr><td>• 중환자실</td></tr>
<tr><td>• 만성 폐쇄성폐질환</td></tr>
<tr><td>• 천식</td></tr>
<tr><td>• 소아중증질환 환자 수</td></tr>
<tr><td>• 희귀난치질환 구성비</td></tr>
<tr><td>• 고위험임신부 입원구성비</td></tr>
<tr><td>• 환자안전학습보고체계 운영 여부</td><td rowspan="5">하</td><td rowspan="5">1.0</td></tr>
<tr><td>• 전국의료관련감염감시체계 참여 여부</td></tr>
<tr><td>• 항생제내성 감시체계 참여 여부</td></tr>
<tr><td>• 감염관리 전담인력 구성</td></tr>
<tr><td>• 결핵 조기검사 실시율</td></tr>
</table>

<table>
<tr><td rowspan="10">공공성 영역</td><td>• 중증상병 해당환자의 재실시간</td><td rowspan="2">상</td><td rowspan="2">1.5</td></tr>
<tr><td>• 신생아 중환자실 전담전문의 배치 여부</td></tr>
<tr><td>• 중증도 보정 평균재원일수</td><td rowspan="8">중</td><td rowspan="8">약 0.9
(7/8)</td></tr>
<tr><td>• 의료급여 입원 중증환자 비율</td></tr>
<tr><td>• 의료급여 외래 경증환자 비율</td></tr>
<tr><td>• 응급실 전담전문의당 내원환자수</td></tr>
<tr><td>• 응급실 전담간호사당 내원환자수</td></tr>
<tr><td>• 중증상병 해당환자 분담률과 구성비</td></tr>
<tr><td>• 분만실 운영 여부</td></tr>
<tr><td>• 신생아 중환자실 입원환자수</td></tr>
<tr><td rowspan="7">의료전달
체계 영역</td><td>• 입원 전문진료질병군 비율</td><td rowspan="2">상</td><td rowspan="2">2.5</td></tr>
<tr><td>• 외래 경증질환 비율</td></tr>
<tr><td>• 성인 · 소아 중환자실 운영비율</td><td rowspan="5">중</td><td rowspan="5">1.0</td></tr>
<tr><td>• 신생아 중환자실 운영비율</td></tr>
<tr><td>• 외래환자 대비 입원환자 비</td></tr>
<tr><td>• 진료협력센터 설치 여부</td></tr>
<tr><td>• 비치료 재전원율</td></tr>
<tr><td rowspan="9">교육수련 영역</td><td>• 전공의 확보율</td><td rowspan="4">상</td><td>0.8</td></tr>
<tr><td>• 전공의 수 대비 적정 지도전문의 확보</td><td rowspan="2">2.6</td></tr>
<tr><td>• 진료실적 대비 적정 지도전문의 확보</td></tr>
<tr><td>• 수련환경 모니터링</td><td>0.8</td></tr>
<tr><td>• 전공의 수련교육위원회</td><td rowspan="2">중</td><td rowspan="2">약 0.3
(1/3)</td></tr>
<tr><td>• 전공의 학술활동 지원</td></tr>
<tr><td>• 전공의 의견 및 건의사항 처리규정</td><td rowspan="2">하</td><td rowspan="2">0.2</td></tr>
<tr><td>• 전공의 수련 및 포상규정</td></tr>
<tr><td>• 전공의 인권침해에 대한 대응조치 이행</td><td colspan="2">없음</td></tr>
<tr><td rowspan="4">연구개발 영역</td><td>• 의사당 임상시험심사위원회(IRB, Institutional Review Board) 주관 연구책임자 수</td><td rowspan="2">상</td><td rowspan="2">2</td></tr>
<tr><td>• 의사당 지식재산권 수</td></tr>
<tr><td>• 임상시험센터 설치 여부</td><td rowspan="2">중</td><td rowspan="2">1</td></tr>
<tr><td>• 연구비 지출 여부</td></tr>
</table>

▮ 핵심다지기

1 의료 질 평가(의료 질 평가지원금제도)에 대하여 알아본다.

의료의 질을 높이는 데 기여한 의료기관을 지원하여 국민이 수준 높은 의료 혜택을 받을 수 있도록 하기 위하여 의료 질 평가지원금 산정을 위한 평가(이하 의료 질 평가)의 원활한 시행에 필요한 사항을 정함을 목적으로 하며, 적용대상은 종합병원을 적용대상으로 한다.

2 의료 질 평가의 평가기준 및 평가영역에 대하여 알아보고 업무를 수행한다.

(1) 평가영역은 6개 영역으로 의료 질과 환자안전, 공공성, 의료전달체계, 교육수련, 연구개발 등이다.

(2) 2022년 기준 53개 지표 평가를 통해 우수한 의료기관에게 '의료 질 평가지원금'을 지급하고 국민이 양질의 의료혜택을 받을 수 있도록 하기 위한 평가이다.

3 의료질평가지표 및 세부적용기준에 대하여 알아보고 관리(운영)에 적극 활용한다.

○의료 질 평가지표 세부기준 요약

영역	지표명	적용 기준	
		세부사항	자료 제출
의료 질과 환자 안전 (27)	01. 의료기관 인증 여부	인증 또는 조건부 인증을 받은 경우 인정	의료기관 평가인증원
	02. 입원환자 당 의사 수	$\frac{\text{전문의 수}}{\text{일평균 입원환자 수}}$ • 전문의 : 의료기관에 상근하는 전문의 (한방, 치과 포함)	심평원
	03. 입원환자 당 간호사 수	$\frac{\text{일반병동 간호사 수}}{\text{일반병동 일평균 입원환자 수}}$ • 간호사 : 입원환자 간호관리료 차등제 기준 적용 간호사, 간호 · 간병통합서비스 병동 및 완화의료 병동 간호사	
	04. 성인 · 소아 중환자실 병상 당 의사 수	$\frac{\text{성인 · 소아 중환자실 전담전문의 수}}{\text{성인 · 소아 중환자실 병상 수}}$	심평원 (의료기관 제출)

05. 성인 · 소아 중환자실 병상 당 간호사 수	성인 · 소아 중환자실 간호사 수 / 성인 · 소아 중환자실 병상 수 • 성인 · 소아 중환자실 간호사 : 성인 및 소아 중환자실 입원환자 간호관리료 차등제 기준 적용 간호사	심평원
06. 환자안전 전담인력 구성 여부	「환자안전법」및 「환자안전법 시행규칙」에 따른 환자안전전담인력 배치기준 충족 시 인정 ※「환자안전법 시행규칙」 제9조 전담인력 • 100병상 이상 500병상 미만 종합병원 : 1명 이상 • 500병상 이상 종합병원 : 2명 이상	의료기관 평가인증원
07. 환자안전학습보고체계 운영 여부	인증기준 중 조사기준 [2.3] 1주기 또는 2주기 조사결과에서 중 '무' 또는 '하'가 없는 경우 인정	
08. 입원시 상병(POA, Present on admission) 보고체계 운영 여부	환자가 입원당시 가지고 있었던 상병을 보고하는 체계를 운영 시 인정(① 또는 ② 충족 시 차등 적용) ① 7개질병군 포괄수가 대상, POA(Present on admission, 입원시 상병) 보고체계 운영 ② 전체 질병 대상 진단명 및 진단코드를 관리하는 인력 배치 ※ POA(Present on Admission): 입원시 상병	심평원 (의료기관 제출)
09. 의사당 일평균 외래환자 진찰횟수	전체 외래환자 수(연인원) / 연간 외래 진료일 수	심평원
10. 수술의 예방적 항생제 사용	요양급여 적정성 평가 결과(5등급 및 등급제외)	적정성 평가
11. 전국병원감염감시체계 참여 여부	전국병원감염감시체계(KONIS, Korean Nosocomial Infections Surveillance System) 참여 시 인정	질병관리 본부
12. 항생제 처방률	요양급여 적정성 평가 결과(5등급 및 등급제외)	적정성 평가
13. 주사제 처방률		
14. 항생제내성 감시체계참여 여부	다제내성균을 감소시키기 위하여 다제내성균 6종 감염증에 대한 질병관리본부의 의료관련 감염병 표본감시체계에 참여 시 인정	질병관리 본부
15. 의료기관 입원환자 병문안 관리 체계	입원환자 병문안 문화 개선을 위한 관리체계를 운영 시 인정	심평원 (의료기관 제출)
16. 음압격리병상 설치 여부	음압공조 격리병상이 설치된 경우 인정 • 음압공조 격리병상: 「국민건강보험법 시행규칙」제12조에 따라 요양기관 현황 신고가 이루어진 음압공조 격리병상(중환자실 및 응급실 내 음압공조 격리병상 포함)	심평원

	17. 간호 · 간병통합서비스 참여 여부	「의료법」제4조의2에 따른 간호 · 간병통합서비스 제공 기관으로 지정된 경우 인정		국민건강보험공단
	18. 대장암 ~ 24. 천식(7개)	요양급여 적정성 평가 결과(5등급 및 등급제외 또는 5등급)		적정성 평가
	25. 소아중증질환 환자수	8세 미만 입원 환자 중 전문진료질병군 입원환자 수		심평원
	26. 희귀난치질환 구성비	$\frac{\text{건강보험 희귀난치성질환자 입원환자 수}}{\text{건강보험 입원환자 수}} \times 100$		
	27. 고위험임신부 입원구성비	$\frac{\text{고위험임신부 입원환자 수}}{\text{임신부 입원환자 수}} \times 100$		
공공성(9)	1. 의료급여 입원 중증환자 비율	$\frac{\text{의료급여 입원 중증질환 환자 수}}{\text{의료급여 입원환자 수}} \times 100$		심평원
	2. 의료급여 외래 경증환자 비율	$\frac{\text{의료급여 외래 재진 경증질환 환자 수}}{\text{의료급여 외래 재진환자 수}} \times 100$		
	3. 응급실 전담전문의당 내원환자수	$\frac{\text{응급실 내원환자 수}}{\text{응급실 전담전문의 수}}$	5등급	응급의료기관평가
	4. 응급실 전담간호사당 내원환자수	$\frac{\text{응급실 내원환자 수}}{\text{응급실 전담간호사 수}}$		
	5. 중증응급환자 구성 표준화지수	중증상병환자 구성 표준화비 + 중증상병환자 구성표준화 대비비 + | 최저값 |		
	6. 중증응급환자 응급실 재실시간	중증상병으로 응급실에 내원한 환자의 응급실 재실시간 • 응급실 재실시간 : (응급실 퇴실시각 − 내원시각)의 평균값		
	7. 분만실 운영 여부	분만실 병상이 설치된 경우 인정		심평원
	8. 신생아 중환자실 입원환자수	신생아 중환자실 입원료 발생 횟수		
	9. 신생아 중환자실	전담전문의 배치 여부 신생아 중환자실 전담전문의 배치 시 인정		심평원 (의료기관 제출)

<table>
<tr><td rowspan="7">의료전달체계(7)</td><td>1. 성인 · 소아 중환자실 운영 비율</td><td colspan="2">$\frac{\text{성인 · 소아 중환자실 병상 수}}{\text{일반 및 정신과폐쇄 병상 수}} \times 100$</td><td rowspan="5">심평원</td></tr>
<tr><td>2. 신생아 중환자실 운영비율</td><td colspan="2">$\frac{\text{신생아 중환자실 병상수}}{\text{일반 및 정신과폐쇄 병상 수}} \times 100$</td></tr>
<tr><td>3. 입원 전문진료질병군 비율</td><td colspan="2">$\frac{\text{전문진료질병군 입원환자 수}}{\text{입원환자 수}} \times 100$</td></tr>
<tr><td>4. 외래환자 대비 입원환자 비</td><td colspan="2">$\frac{\text{입원 연인원}}{\text{외래 연인원}}$</td></tr>
<tr><td>5. 외래 경증질환 비율</td><td colspan="2">$\frac{\text{외래 재진 경증질환 환자 수}}{\text{외래 재진환자 수}} \times 100$</td></tr>
<tr><td>6. 진료협력센터 설치 여부</td><td colspan="2">환자 진료 의뢰 · 회송을 위한 진료협력 센터를 운영 시 인정(의료인 포함 여부에 따라 차등화)</td><td>심평원
(의료기관 제출)</td></tr>
<tr><td>7. 중증응급환자 재전원율</td><td>$\frac{\text{전입된 중증상병환자 중 전송된 환자 수}}{\text{전입된 중증상병환자 수}} \times 100$</td><td>5등급</td><td>응급의료기관평가</td></tr>
</table>

<table>
<tr><td rowspan="8">교육수련(8)</td><td>1. 전공의 수련교육위원회</td><td>① 수련교육위원회 관련 규정 구비
② 수련교육위원회 개최 여부
③ 수련교육위원회 회의 결과 보고 및 조치</td><td rowspan="8">병원신임평가</td></tr>
<tr><td>2. 전공의 확보율</td><td>① 평가년도 인턴 확보율
② 평가년도 레지던트 확보율</td></tr>
<tr><td>3. 전공의 수 대비 적정 지도전문의 확보</td><td>수련병원별 지표(인턴 1인당 전속전문의 수 또는 레지던트 1년차 1인당 지도전문의 수)의 표준정규화 변환에 따른 점수화</td></tr>
<tr><td>4. 진료실적 대비 적정 지도전문의 확보</td><td>수련병원별 지표(전속 또는 지도전문의 1인당 진료실적)의 표준정규화 변환에 따른 점수화</td></tr>
<tr><td>5. 전공의 수련 및 포상규정</td><td>① 전공의 수련(근무) 평가 규정 구비
② 전공의 수련(근무) 평가 실시
③ 전공의 포상제도 규정 구비</td></tr>
<tr><td>6. 전공의 의견 및 건의사항 처리규정</td><td>① 전공의 의견 및 건의사항 수렴 여부
② 전공의 의견 및 건의사항의 결과 처리 여부</td></tr>
<tr><td>7. 전공의 학술활동 지원</td><td>① 전공의 외부 학술활동 지원제도 구비 여부
② 전공의 외부 학술활동 경비 지원 여부</td></tr>
<tr><td>8. 수련환경 모니터링</td><td>① 휴일 사용 현황
② 응급실 교대 근무 형태</td></tr>
</table>

<table>
<tr><td rowspan="5">연구개발(5)</td><td>1. 임상시험센터 설치 여부</td><td>「약사법」또는 「의료기기법」에 따라 식품의약품안전처장으로부터 의약품 등 임상시험 실시기관 또는 의료기기 임상시험기관으로 지정받은 경우 인정</td><td>식품의약품안전처</td></tr>
<tr><td>2. 연구비 지출 여부</td><td>의료기관의 손익계산서 상 연구비를 3천만 원 이상 지출한 경우 인정</td><td rowspan="4">심평원
(의료기관 제출)</td></tr>
<tr><td>3. 연구전담의사 수</td><td>최근 3년간('14.1월~'16.12월) 연구논문실적이 있고, 연구업무 이외에 다른 업무를 겸하지 않는 의사(겸직 미포함)수, 단, 연구업무를 위하여 진료를 하는 경우 이를 연구업무의 연장으로 보고, 진료시간 평균이 주당 4시간을 초과하지 않아야 함</td></tr>
<tr><td>4. 의사당 지식재산권 수</td><td>$\frac{\text{지식재산권 수}}{\text{의사 수}} \times 100$
• 지식재산권: 최근 1년간('16.1~12월) 등록된 국내 특허, 출원된 국외특허 또는 국제특허</td></tr>
<tr><td>5. 임상시험 실시 건수</td><td>최근 1년간('16.1~12월) 「의약품 등의 안전에 관한 규칙」, 「의료기기법 시행규칙」에 따라 임상시험심사위원회(IRB) 승인을 받은 의약품, 의료기기 임상시험 건수</td></tr>
</table>

4 의료 질 평가 우수병원을 방문하여 관리운영 실태를 조사하고 자료를 수집하여 활용한다.

의료의 질 평가 실시 사례

00병원이 의료 질 평가에서 최상위등급인 1등급을 획득했다. 00병원은 최근 보건복지부의 '202X년 의료 질 평가'에서 '최상위1등급'을 받았다고 24일 밝혔다.

'의료 질 평가'는 의료기관이 환자에게 제공하는 의료서비스의 수준을 측정, 의료기관 별로 평가 및 등급화하는 제도이다. 평가결과 우수한 의료기관에게는 '의료 질 평가지원금'이 지급된다. 전국 322개 종합병원을 대상으로 실시한 이번 '의료 질 평가'에서 00병원은 총 5개 영역 중 ▷의료 질과 환자안전 ▷공공성 ▷의료전달체계 영역에서 1등급 중에서도 최상위 등급인 '1-가' 등급을 받았다. 또한 교육 및 수련, 연구개발 영역에서도 높은 평가를 받았다.

000병원장은 환자에게 맞춤형 의료서비스 제공하고 환자안전을 위해 적극적인 노력을 펼쳐왔다."며 "앞으로도 양질의 의료서비스를 제공할 수 있도록 최선을 다하겠다."고 말했다.

5 의료 질 평가에 대한 관련부서 회의를 실시하고 개선계획을 수립 실행한다.

제8장
환자안전관리

Ⅰ. 환자안전의 개념

학습목표
1. 환자안전의 관리에 대한 개념을 알 수 있다.
2. 환자안전관리 활동계획을 수립 할 수 있다.

1. 환자안전의 개념

(1) 개념

환자안전에 대한 필요한 사항을 규정하고 체계적이고 총괄적인 관리를 위하여 환자안전법의 시행에 따라 병원 내 환자안전위원회를 설치 · 운영하고, 환자 안전전담 인력을 두어 입원환자를 대상으로 병동 내 안전사고를 예방하고 환자에게 안전한 의료서비스를 제공하고 있다. 또한 환자안전관리를 위해 가장 핵심이 되는 감염관리 활동을 강화하고 있으며, 의료수가에 환자안전관리료 수가가 신설되어 적용되고 있다. 따라서 병원이나 부서에서 발생할 수 있는 의료안전과 환자안전에 대한 관심과 대책이 필요하다.

또한「보건의료기본법」제4조에 따르면 국가의 책임으로서 "국가는 식품, 의약품, 의료기기 및 화장품 등 건강 관련 물품이나 건강 관련 물품이나 건강 관련 활동으로부터 발할 수 있는 위해를 방지하고, 각종 국민건강을 위해 요인으로부터 국민의 건강을 보호하기 위한 시책을 강구하도록 노력해야한다" 고 규정이 되어있다.

(2) 환자안전법

환자안전에 대한 체계적이고 총괄적인 관리를 위하여 환자안전에 필요한 사항을 규정함으로써 환자의 보호 및 의료 질 향상에 이바지함을 목적(제1조)으로 2015년 1월 28일 공포되어 2016년 7월 29일 시행되었다. 그리고 2020년 1월 9일 환자안전개정법안(일명 제윤이법)이 국회를 통과하였다.

(3) 용어의 정의

① "환자안전사고"란 「보건의료기본법」 제3조제3호의 보건의료이 환자에게 보건의료서비스를 제공하는 과정에서 환자안전에 보건복지부령으로 정하는 위해(危害)가 발생하였거나 발생할 우려가 있는 사고를 말한다.

② "환자안전활동"이란 국가, 지방자치단체, 「보건의료기본법」 제3조제4호의 보건의료기관, 보건의료인, 환자 및 환자의 보호자가 환자안전사고의 예방 및 재발 방지를 위하여 행하는 모든 활동을 말한다.

2. 보건의료인의 책무 및 환자의 권리와 책무

(1) 보건의료기관의 장과 보건의료인의 책무(제4조)

① 보건의료기관의 장과 보건의료인은 환자안전 및 의료 질 향상을 위하여 국가와 지방자치단체의 시책을 따라야 한다.

② 보건의료기관의 장과 보건의료인은 환자안전사고가 발생하지 아니하도록 시설 · 장비 및 인력을 갖추고, 필요한 의무를 다하여야 한다.

③ 보건의료기관의 장과 보건의료인은 환자안전활동에 환자와 환자의 보호자가 참여할 수 있도록 노력하여야 한다.

"환자안전활동"이란 1. 환자안전활동의 보고 2. 환자안전기준의 준수 점검 3. 환자안전지표의 측정 · 점검 4. 그 밖에 환자안전 및 의료 질 향상을 위하여 보건복지부장관이 특히 필요하다고 인정하는 사항을 말한다.

(2) 환자의 권리와 책무(제5조)

모든 환자는 안전한 보건의료를 제공받을 권리를 가지며, 환자와 환자의 보호자는 환자안전활동에 참여하여야 한다.

3. 환자안전종합계획

(1) 환자안전종합계획의 수립(제7조)

① 보건복지부장관은 환자안전 및 의료 질 향상을 위하여 관계 중앙행정기관의 장과 협의하여 환자안전종합계획을 5년마다 수립하고 이를 시행하여야 한다.

② 종합계획에는 다음 각 호의 사항을 포함하여야 한다.

1. 환자안전활동의 기본 목표 및 추진방향
2. 환자안전활동의 추진계획 및 추진방법
3. 환자안전활동의 실태 파악, 제16조에 따른 보고 · 학습시스템의 운영 및 관리
4. 환자안전활동을 위한 기술의 연구 · 개발, 전문인력의 양성 및 지원
5. 제9조에 따른 환자안전에 관한 기준
6. 환자와 환자 보호자의 환자안전활동 참여 방안
7. 그 밖에 보건복지부령으로 정하는 환자안전활동에 필요한 사항

③ 보건복지부장관은 종합계획을 수립하기 위하여 관계 기관 · 법인 · 단체의 장에게 종합계획의 수립에 필요한 자료의 제출을 요청할 수 있다. 이 경우 관계 기관 · 법인 · 단체의 장은 정당한 사유가 없으면 이에 따라야 한다.

④ 보건복지부장관은 종합계획을 확정한 후 지체 없이 국회에 보고하여야 한다.

⑤ 보건복지부장관은 5년마다 환자안전에 관한 백서를 발간하여 공표하여야 한다.

⑥ 종합계획은 「보건의료기본법」 제15조에 따른 보건의료발전계획과 연계하여야 한다.

(2) 환자안전종합계획 내용(시행규칙 제3조)

"보건복지부령으로 정하는 환자안전활동에 필요한 사항"이란 다음 각 호의 사항을 말한다.

1. 환자안전활동에 대한 재원 조성 및 집행에 관한 사항
2. 환자안전활동을 위한 제도적 기반 조성에 관한 사항
3. 환자안전활동에 대한 행정적 · 재정적 지원에 관한 사항
4. 환자안전활동을 위한 국제 협력에 관한 사항

5. 그 밖에 환자안전활동 개선을 위하여 보건복지부장관이 특히 필요하다고 인정하는 사항

4. 환자안전위원회 및 설치운영

(1) 환자안전위원회(제11조)

① 보건복지부령으로 정하는 일정 규모 이상의 병원급 의료기관은 환자안전 및 의료 질 향상을 위하여 환자안전위원회를 설치 · 운영하여야 한다.

② 위원회는 다음 각 호의 업무를 심의한다.

1. 환자안전사고의 예방 및 재발 방지를 위한 계획 수립 및 시행
2. 제12조에 따른 환자안전 전담인력의 선임 및 배치
3. 보건의료기관의 의료 질 향상 활동 및 환자안전체계 구축 · 운영
4. 제14조제1항에 따른 보고를 한 보고자 및 보고내용의 보호
5. 환자와 환자 보호자의 환자안전활동 참여를 위한 계획 수립 및 시행
6. 그 밖에 보건복지부령으로 정하는 환자안전활동에 필요한 사항

③ 위원회의 구성 · 운영과 그 밖에 필요한 사항은 보건복지부령으로 정한다.

(2) 환자안전위원회 설치 및 운영

보건복지부령으로 정하는 일정 규모 이상의 병원급 의료기관은 환자안전 및 의료 질 향상을 위하여 환자안전위원회를 설치 · 운영하여야 한다.

① 설치(대상)기관

• 병상 수가 200병상 이상인 병원급 의료기관으로 하며, 다만 종합병원인 경우에는 100병상 이상 의료기관을 대상으로 한다.

② 구성 및 운영

• 위원장 1명을 포함한 5명 이상 30명 이하의 위원으로 구성하되, 성별을 고려하여야 한다.

• 위원회의 위원장은 보건의료기관의 장으로 하고, 위원회의 위원은 해당 보건의

료기관의 장이 위촉한다.

- 위원장 및 위원의 임기는 3년이며, 위원회는 연 2회 이상 정기적으로 개최하여야 하고, 위원장이 필요하다고 인정하거나 위원의 과반수가 소집을 요구할 때에는 위원회를 개최하여야 한다.

③ 업무

- 환자안전사고의 예방 및 재발 방지를 위한 계획 수립 및 시행
- 환자안전 전담인력의 선임 및 배치
- 보건의료기관의 의료 질 향상 활동 및 환자안전체계 구축 · 운영
- 보고를 한 보고자 및 보고내용의 보호
- 환자와 환자 보호자의 환자안전활동 참여를 위한 계획 수립 및 시행
- 환자안전기준의 준수에 관한 사항
- 환자안전지표의 운영에 관한 사항
- 환자안전사고의 보고 활성화에 관한 사항
- 환자안전활동의 교육에 관한 사항
- 그 밖에 환자안전활동의 향상을 위하여 특히 필요한 사항으로서 보건복지부장관이 정하는 사항

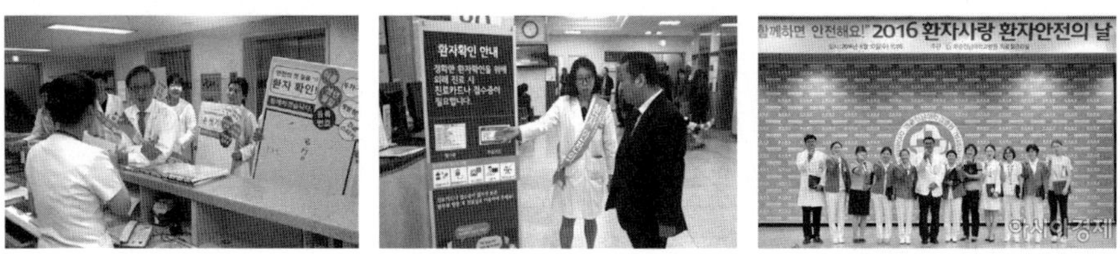

[그림 8-1] 환자안전관리 캠페인

5. 환자안전 전담인력 및 배치

(1) 환자안전 전담인력

보건복지부령으로 정하는 일정 규모 이상의 병원급 의료기관은 환자안전 및 의료 질 향상에 관한 업무를 전담하여 수행하는 환자안전 전담인력을 두어야 한다.

① 수행업무

환자안전 전담인력의 수행업무는 다음과 같다.

1. 환자안전사고 정보의 수집 · 분석 및 관리 · 공유 2. 환자안전사고 예방 및 재발 방지를 위한 보건의료인 교육 3. 환자와 환자 보호자의 환자안전활동을 위한 교육, 환자안전활동 보고, 환자안전기준의 준수 점검 4. 그 밖에 보건복지부령으로 정하는 환자안전활동 등이다.

② 배치

일정 규모 이상의 병원급 의료기관에서는 환자안전 및 의료 질 향상에 관한 업무를 전담하여 수행하는 환자안전 전담인력을 두어야 의료기관의 장은 전담인력을 배치한 경우에는 지체 없이 전담인력 배치현황서(별지 제 1호 서식. 전자문서식 포함)를 보건복지부장관에게 제출하여야 한다.

〈 표 8-1 〉 환자안전 전담인력

구분	전담인력 수
200병상 이상인 병원급 의료기관(종합병원은 제외)	1명 이상
100병상 이상 500병상 미만의 종합병원	1명 이상
500병상 이상의 종합병원	2명 이상

③ 자격기준

의사 · 치과의사 · 한의사 면허 취득 후 5년 이상 보건의료기관에 근무한 사람, 전문의 자격이 있는 사람, 간호사 면허 취득 후 5년 이상 보건의료기관에서 근무한 사람이어야 한다.

④ 전담인력의 교육

전담인력은 환자안전활동에 관한 교육을 정기적으로 받아야 하며(제13조 제1항), 보건복지부장관은 이러한 정기 교육 외에 환자안전을 위하여 필요한 경우에는 전담인력이나 보건의료인에게 환자안전활동에 관한 교육을 받을 것을 명할 수 있다.

⑤ 환자안전전담인력 신고 및 방법

보건의료기관의 장은 전담인력을 선임 및 해임, 그리고 변경할 때마다 전담인력 현황을 신고해야 하며, 환자안전 보고학습시스템 포털(www.kops.or.kr)에 접속하여 온라인으로 신고하시면 된다. 제출서류는 1. 환자안전전담인력 배치현황서 2. 개인정보 제공 및 자격요건검증 동의서 3. 보건의료인 면허증명서 4. 건강보험득실확인서 또는 국민연금가입증명서 4. 교육이수증(전담인력으로 배치되기 전 신규교육이나 보수교육을 받은 경우에만 제출)

* 제출서류 중 보건의료인면허증명서는 보건복지부 홈페이지 면허(자격) 민원 메뉴에서 발급받으실 수 있다.

■ 환자안전법 시행규칙 [별지 제4호서식]

전담인력 배치현황서

<table>
<tr><td>접수번호</td><td colspan="4"></td><td colspan="2">접수일시</td><td colspan="3"></td></tr>
<tr><td rowspan="3">보고자
(의료기관의 장)</td><td colspan="5">의료기관명</td><td colspan="4">요양기관기호</td></tr>
<tr><td colspan="9">대표자 성명</td></tr>
<tr><td colspan="5">주소</td><td colspan="4">(전화번호
:)</td></tr>
<tr><td rowspan="6">환자안전
전담인력
현황</td><td colspan="9">전담인력 : 총 명</td></tr>
<tr><td colspan="9">전담인력 배치 세부 현황</td></tr>
<tr><td rowspan="2">성명</td><td colspan="2">배치 상황</td><td colspan="3">면허(자격) 내용</td><td colspan="2">경 력</td><td rowspan="2">비고</td></tr>
<tr><td>배치일</td><td>배치
해제일</td><td>면허
종류</td><td>면허
번호</td><td>취득
연월일</td><td>근무
기관</td><td>근무
기간</td></tr>
<tr><td></td><td></td><td></td><td></td><td></td><td></td><td></td><td></td><td></td></tr>
<tr><td colspan="10">「환자안전법」 제12조제2항 및 같은 법 시행규칙 제9조제4항에 따라 환자안전 전담인력 배치현황을 위와 같이 보고합니다.</td></tr>
<tr><td colspan="10">년 월 일</td></tr>
<tr><td colspan="6">보고자</td><td colspan="4">(서명 또는 인)</td></tr>
<tr><td colspan="4">보건복지부장관</td><td colspan="6">귀하</td></tr>
<tr><td colspan="10">210㎜×297㎜[백상지 (80g/㎡)]</td></tr>
</table>

6. 환자안전사고 원인

한국소비자원의 자료에 의하면 병원 내 환자안전사고의 원인은 보건의료인의 부주의, '환자관리 미흡', '처치실수' 기타 관리 미흡 '시설관리 소홀' 장비오류, 치료재료 결함 등이 있다고 밝혔으며, 환자안전관리 강화가 요구된다고 하였다.

아울러 병원 내 안전사고로 인한 피해를 예방하기 위해 의료소비자들에게 Δ 거동이 불편한 경우 이동 시 보건의료인과 동행하거나 도움을 요청할 것 Δ 보건의료인이 안내하는 주의사항을 잘 지킬 것 Δ 안전사고가 발생한 경우 지체 없이 사고 사실을 보건의료인에게 알리고 필요한 경우 적절한 치료를 받을 것 등 당부하였다.

환자안전관리 행사 사례

K대학교병원은 안전한 의료환경 조성과 환자안전 문화정착을 위해 2019년 5월 28일 '제8회 환자안전의 날'행사를 개최했다.
의료질향상실에서 주관한 이번 행사는 ▲주요보직자와 함께하는 환자안전 라운딩, ▲환자안전 UCC 경진대회, ▲직원 및 내원환자 대상 교육 및 홍보캠페인 등 다채로운 행사가 진행됐다.
이날 병원장을 비롯한 병원의 주보직자들은 입원실과 검사실, 치료실 등을 돌며 환자와 보호자에게 환자확인, 낙상예방 수칙 등에 대해 설명하고 안전한 병원생활을 위한 환자참여의 중요성을 안내했다. 본관 1층 로비에서는 내원객을 대상으로 환자안전 교육과 홍보 및 참여 캠페인을 진행했다. 홍보물품과 리플릿을 배부하며 환자안전에 대한 교육을 진행했으며, 안전한 병원생활을 위해 손가락 도장을 찍어 약속나무를 완성해 환자안전에 함께 동참해줄 것을 주문했다. 또한 환자안전을 주제로 펼쳐진 UCC경진대회도 펼쳐졌다. 참가팀들은 번뜩이는 아이디어와 재치넘치는 영상을 출품해 참석자들에게 큰 웃음을 선사했으며 이를 통해 환자안전의 중요성을 각인시켰다.

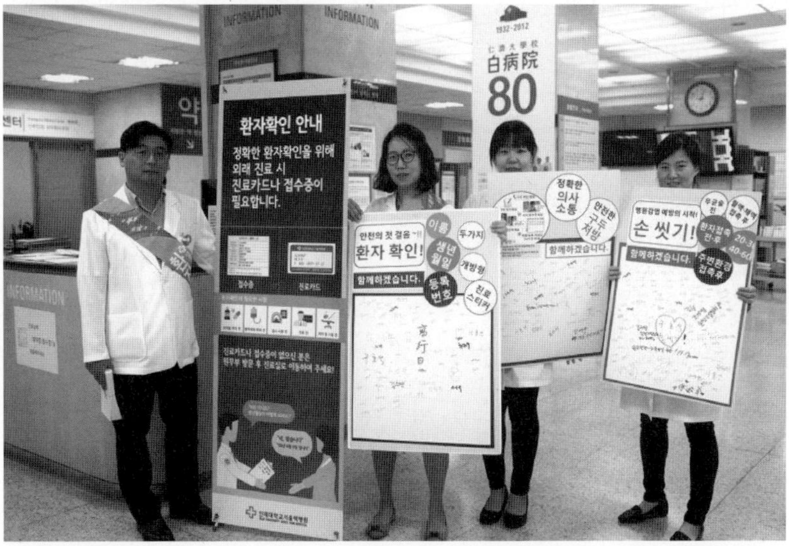
환자확인 안내
정확한 환자확인을 위해 외래 진료 시 진료카드나 접수증이 필요합니다.
1932-2012
白病院
80
안전의 첫 걸음
환자 확인!
함께하겠습니다.
정확한 의사 소통
손 씻기!

7. 병원의 환자안전관리 실무

(1) 조직 및 수행업무

환자안전센터 또는 환자안전팀(QPS)을 조직하여 환자안전관리 업무를 담당하고 있으며 환자안전관리의 수행업무는 1. 환자안전사고 정보의 수집 · 분석 및 관리 · 공유 2. 환자안전사고 예방 및 재발 방지를 위한 보건의료인 교육 3. 환자와 환자 보호자의 환자안전활동을 위한 교육, 환자안전활동 보고, 환자안전기준의 준수 점검 4. 그 밖에 보건복지부령으로 정하는 환자안전활동 등이다. 조직은 주로 병원장 직속으로 조직되고 QPS 전담간호사로 구성되어 운영되고 있다. 또한 환자 및 직원의 안전관리를 위하여 환자안전관리위원회를 조직(설치)하여 운영하고 있다.

(2) QPS센터 및 QPS팀(실)

QPS(Quality Improvement & Patient Safety)는 양질의 의료서비스 제공을 위해 병원 전체 구성원들이 계획적이고 체계적인 방법으로 측정 · 평가 · 활동 수행으로 얻은 의료서비스의 질 관리 성과에 대한 개선활동의 유지 및 관리 지원을 통해 병원에서 지속적이고 효율적인 질 향상 활동을 유지할 수 있도록 조직된 환자안전관리센터(팀)이다. 이를 통해 환자안전에 부정적인 영향을 미치는 사건 및 사고에 대한 관리체계를 구축하여 환자안전 위험요인을 감소시키고 개선 및 예방 전략의 수립 · 실행을 통해 환자가 안전하게 진료 및 치료를 받을 수 있도록 관리하고 있다.

(3) 운영

환자안전에 대한 필요한 사항을 규정하고 체계적이고 총괄적인 관리를 위하여 환자안전법의 시행에 따라 병원 내 환자안전위원회를 설치 · 운영하고, 환자 안전전담인력을 두어 입원환자를 대상으로 병동 내 안전사고를 예방하고 환자에게 안전한 의료서비스를 제공하고 있다. 또한 연 1회 이상 부서별 환자안전관리활동을 중심으로 QPS경진대회를 실시하고 있으며, 병원의 환자안전관리의 주요활동내용은 다음과 같다.

환자안전관리 주요활동사항
• 환자안전사고 정보의 수집·분석 및 관리·공유 • 환자안전사고 예방 및 재발 방지를 위한 보건의료인 교육 • 환자와 환자 보호자의 환자안전활동을 위한 교육, 환자안전활동 보고, 환자안전기준의 준수 점검 • 그 밖에 보건복지부령으로 정하는 환자안전활동 • 위험관리활동 및 임상질지표관리. QPS 홍보활동 • 낙상 발생 및 예방활동 모니터링 및 안전사고 보고(관리) • 의료기관인증 심사용 지표(감염관리) 관리 • 직원 대상 환자안전관리 내, 외부교육 • 부서별 안전점검 및 문제점 개선과 보완 • 사업계획에 의한 계획대비 실적 분석과 개선 활동 등

자료출처:김회창(K의료원 및 S의료원 경영진단보고서 2020.8)

(4) 환자안전사건 보고체계

환자안전사고 발생시 자율보고와 환자안전관리 역량 등을 점검하기 위한 환자안전지표 선정 및 관리를 하고 있다. 또한 환자안전기준에 따른 안전관리 세부 점검과 분석결과에 따른 환자안전 개선활동을 수행하고 있으며, 환자중심 안전문화의 개선활동을 하고 있다. 실례로 S병원의 환자안전사건 보고체계는 다음과 같다.

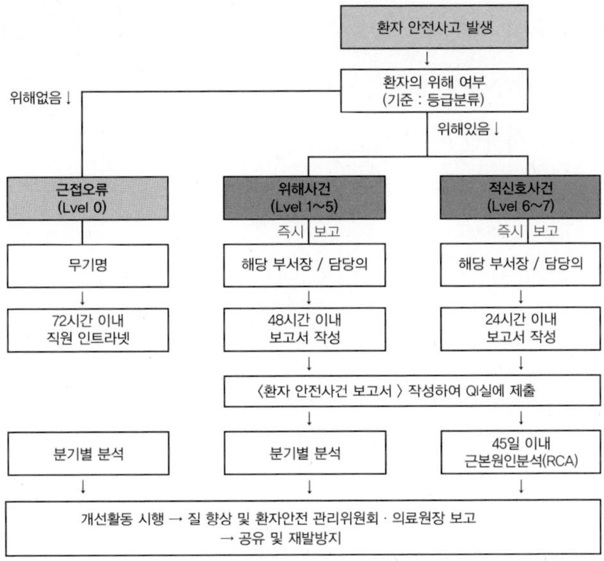

[그림 8-2] S병원의 환자안전사건 보고체계

▌ 핵심다지기

1 환자안전법의 주요 내용 및 병원의 환자안전관리사례에 대하여 알아본다.

환자안전법의 주요내용으로는 1. 환자안전사고 자율보고 2. 환자안전기준 3. 환자안전지표 4. 환자안전 교육 5. 국가환자안전위원회 설치 및 운영 6. 환자안전종합계획 수립 · 시행 7. 환자안전전담인력배치 등이 있다.

환자안전관리 행사 사례
OO의료원은 지난 9일 '제7회 환자 안전의 날'을 맞아 환자 안전 표어 전시회, 직원 대상 안전홍보활동 등 기념행사를 진행했다고 10일 밝혔다. 병원의 경영진들은 이날 각 부서를 순회하며 병동 간호사 및 전공의들과 함께 환자 안전의 날 슬로건 '내가 시작한 환자 안전, 이화의료원의 환자 안전 문화가 됩니다'를 외치며 환자 안전의식을 되새겼다. 또한 2016년 7월부터 시행되는 환자 안전법 소개와 '환자 안전 문화 측정' 특강, 환자 안전 표어 공모전 시상식 및 환자 안전 OX퀴즈도 진행하였다. 병원장은 "환자 안전은 병원 경영에 있어 가장 최우선해야 하는 기본 철칙이자 모든 직원이 지켜야 할 과제"라며 "이번 행사를 통해 환자 안전에 대한 중요성을 다시 한번 인식하고 환자 안전 관리에 대한 서로의 노하우를 공유하는 자리가 되길 바란다"고 말했다.

2 환자안전 전담인력 신고에 대하여 알아보고 관련업무를 수행한다.

「환자안전법」시행('16.7.29)에 맞추어 법 제12조제1항 및「환자안전법 시행규칙」제9조에 근거하여 해당 의료기관은 환자안전 전담인력을 배치 후 '전담인력 배치현황서'를 환자안전 보고학습시스템 운영기관(의료기관평가인증원)에 제출하셔야 한다. 다만, 관련 문서작성과 서류준비에 시간이 소요될 것으로 예상되므로 빠른 시일 내에 준비가 되시는 대로 관련 서류를 제출해 주시면 된다.

3 환자안전사고의 비밀유지와 벌칙에 대하여 알아본다.

(1) 보고자와 보건의료기관 장의 의사에 반하여 보고자 및 보건의료기관의 정보를 공개할 수 없다.
(2) 환자안전사고는 검증일로부터 최대 14일간 내용을 살펴본 후 개인과 의료기관을 식별할 수 있는 정보를 복구가 불가능한 상태로 완전하게 삭제한다.
(3) 환자안전사고의 정보 수집 · 분석 및 주의 경보 발령 등의 업무에 종사하거나 종사하였던 사람은 직무상 알게 된 비밀을 다른 사람에게 누설하거나 직무 외의 목적으로 사용하는 경우에는 3년 이하의 징역 또는 3천만원 이하의 벌금에 처하도록 되어있다.

(4) 보건의료기관의 장이 해당 보건의료기관에 속한 보고자에게 그 보고를 이유로 해고, 전보나 그 밖에 신분이나 처우와 관련하여 불리한 조치를 한 경우에는 2년 이하의 징역 또는 2천만원 이하의 벌금에 처하도록 되어있다.

4 환자안전위원회 설치 및 운영에 대하여 알아보고 수행한다.

(1) 대상기관

병상 수가 200병상 이상인 병원급 의료기관으로, 종합병원인 경우에는 100병상 이상 의료기관을 대상으로 한다.

(2) 구성 및 운영

• 위원장 1명을 포함한 5명 이상 30명 이하의 위원으로 구성하되, 성별을 고려하여야 한다.

• 위원회의 위원장은 보건의료기관의 장으로 하고, 위원회의 위원은 해당 보건의료기관의 장이 위촉하며, 위원장 및 위원의 임기는 3년이다.

(3) 업무

- 환자안전사고의 예방 및 재발 방지를 위한 계획 수립 및 시행
- 환자안전 전담인력의 선임 및 배치
- 보건의료기관의 의료 질 향상 활동 및 환자안전체계 구축 · 운영
- 보고를 한 보고자 및 보고내용의 보호
- 환자와 환자 보호자의 환자안전활동 참여를 위한 계획 수립 및 시행
- 환자안전기준의 준수에 관한 사항
- 환자안전지표의 운영에 관한 사항
- 환자안전사고의 보고 활성화에 관한 사항
- 환자안전활동의 교육에 관한 사항
- 그 밖에 환자안전활동의 향상을 위하여 특히 필요한 사항으로서 보건복지부장관이 정하는 사항

5 환자안전병원의 QPS팀(실)의 조직과 활동사항 및 수행업무에 대하여 알아본다.

6 환자안전사고가 발생할 경우는 "환자안전사고 보고서"를 작성하여 보고한다.

II. 환자안전의 기준 및 평가

학습목표

1. 환자의 안전관리 기준 및 조사항목에 대하여 알 수 있다.
2. 환자의 안전관리 조사기준을 이행하고 평가업무를 수행할 수 있다.
3. 환자안전보고 학습시스템에 의한 의료기관인증평가원에 보고를 할 수 있다.

1. 환자안전의 기준

(1) 환자안전기준(제6조)

① 법 제9조제1항에 따른 환자안전에 관한 기준(환자안전기준)에 포함되어야 할 사항은 다음 각 호의 구분에 따른다.

1. 「보건의료기본법」 제3조제4호에 따른 보건의료기관(이하 "보건의료기관"이라 한다)의 시설 및 장비에 관한 다음 각 목의 사항

가. 입원실, 중환자실, 수술실 및 응급실 등 환자안전과 밀접한 연관이 있는 시설의 운영 및 관리에 관한 사항

나. 환자의 검사, 진단, 치료 및 처치 등에 자주 사용되는 의료기기 등의 관리 및 폐기에 관한 사항

2. 보건의료기관의 관리체계에 관한 다음 각 목의 사

가. 환자안전활동을 담당하는 인력 및 기구에 관한 사항

나. 환자안전활동의 체계적인 수행을 위한 매뉴얼의 작성 및 운영에 관한 사항

다. 환자안전사고의 발생 시 대응 체계에 관한 사항

3. 「보건의료기본법」 제3조제3호에 따른 보건의료인이 하는 보건의료활동에 관한 준수 사항으로는 가. 진단 및 검사 나. 시술, 수술 및 마취 다. 의약품의 처방, 조제, 투약 및 관리 라. 감염병의 예방 및 관리 등이 있다.

4 그 밖에 제1호부터 제3호까지의 규정에 준하는 사항으로서 보건복지부장관이 환자안전사고의 예방 및 관리를 위하여 특히 필요하다고 인정하는 사항

② 보건복지부장관은 환자안전기준을 정하는 경우에는 관계 기관 · 단체 및 전문가 등에게 의견 및 자료의 제출을 요청할 수 있다.

③ 보건복지부장관은 위원회의 심의를 거쳐 환자안전기준을 확정하고, 확정된 환자안전기준을 보건복지부의 인터넷 홈페이지에 게재하여야 한다.

④ 환자안전기준의 변경 절차에 관하여는 제2항 및 제3항을 준용한다. 다만, 해당 변경 내용이 단순하거나 경미하여 위원회의 심의를 거칠 필요가 없다고 보건복지부장관이 인정하는 경우에는 그 심의를 생략할 수 있다.

⑤ 제1항부터 제4항까지에서 규정한 사항 외에 환자안전기준의 수립 · 변경 및 운영 등에 관한 세부 사항은 보건복지부장관이 정한다.

(2) 환자안전관리료

환자안전법에 따라 병원 내 환자안전위원회를 설치 · 운영하고, 환자안전전담인력을 두어 입원환자를 대상으로 병동 내 안전사고를 예방하도록 하는 등 전반적인 환자안전활동을 강화할 경우 '환자안전관리료' 수가(수가항목 가-29.입원환자 1일당)가 적용된다. 또한 요양병원 안전관리 강화를 위해 200병상 이상 6인 이하 병실 환자에게 1일당 1회로 안전관리료를 산정할 수 있다.

(3) 환자안전지표

보건복지부장관은 환자안전 및 의료 질 향상과 관련한 수행 정도를 측정 · 점검할 수 있는 평가기준 등을 제시하는 환자안전지표를 개발하여 보급하여야 한다.

(4) 환자안전사고의 자율보고 및 비밀보장

① 자율보고

"환자안전사고"란 보건의료인이 환자에게 보건의료서비스를 제공하는 과정에서 환자안전에 보건복지부령으로 정하는 위해(危害)가 발생하였거나 발생할 우려가 있는 사고를 말한다. 따라서 환자안전사고를 발생시켰거나 발생한 사실을 알게 된 보건의료인이나 환자 등 보건복지부령으로 정하는 사람은 보건복지부장관에게 그 사

실을 보고할 수 있는데(제14조 제1항), 이러한 자율보고를 할 수 있는 사람은 ① 보건의료인 ② 보건의료기관의 장 ③ 전담인력 ④ 환자 ⑤ 보건의료인 중 어느 하나에 해당하는 사람을 말한다.

이와 같이 환자안전사고를 보고하려는 사람은 다음 환자안전사고 보고서를 보고학습시스템을 통하여 보건복지부장관에게 제출하여야 한다(제14조 제3항, 규칙 제12조 제2항). 재단법인 의료기관평가인증원 사이트에 이러한 보고에 관한 안내 메뉴가 있다. 이러한 자율보고를 환자안전사고를 발생시킨 사람이 한 경우에는 의료법 등 보건의료 관계 법령에 따른 행정처분을 감경하거나 면제할 수 있다(제14조 제2항).

② 자율보고의 비밀 보장

보건복지부장관은 자율보고를 한 보고자의 의사에 반하여 그 보고자의 정보를 공개할 수 없으며, 자율보고를 한 환자안전사고가 발생한 보건의료기관의 경우에는 그 보건의료기관의 장의 의사에 반하여 해당 보건의료기관의 정보를 공개할 수 없도록 되어있다. 또한 보건의료기관의 장은 해당 보건의료기관에 속한 자율보고를 한 보고자에게 그 보고를 이유로 해고, 전보나 그 밖에 신분이나 처우와 관련하여 불리한 조치를 할 수 없도록 되어 있으며. 이를 위반하여 자율보고를 한 보고자에게 불리한 조치를 한 사람은 처벌을 받는다(제18조 제2항). 그리고 환자안전사고의 정보 수집 · 분석 및 주의경보 발령 등의 업무에 종사하거나 종사하였던 사람은 직무상 알게 된 비밀을 다른 사람에게 누설하거나 직무 외의 목적으로 사용하여서는 아니되며, 이를 위반하여 비밀을 누설하거나 직무 외의 목적으로 사용한 사람은 처벌을 받는다(제18조 제1항).

2. 환자안전 보고학습시스템

(1) 의료기관인증평가원의 환자안전 보고학습시스템

환자안전법은 환자를 보호하고 의료의 질 향상을 위해 환자안전에 필요한 사항을 규정하고 있다. 이는 이미 발생한 사건에 대한 비난이 아니라, 환자 및 보호자가 함께 참여하여 사고의 원인과 개선점을 찾고 같은 사고의 재발을 방지하는데 중점을 두고 있다. 의료기관평가인증원은 보건복지부 장관으로부터 환자안전 보고학습시스템 운영 업무를 위탁받아 환자안전사고 접수 및 검증, 환자안전 전담인력 관리 등의 업무를 수행하고 있다. 의료기관평가인증원은 보건복지부 장관으로부터 환자안전 보고학습시스템 운영 업무를 위탁받아 환자안전사고 접수 및 검증, 환자안전 전담인력 관리 등의 업무를 수행하고 있다.

환자안전보고학습시스템(보건복지부고시 제2016-141호)
자율보고 자료 및 환자안전지표 개발을 위한 자료의 접수, 수집, 검증, 분석, 주의경보 발령, 전담인력 변동사항 관리와 관련된 실무 업무 등을 포함한 『환자안전법』 제16조제1항에 따른 환자안전을 위하여 자율보고가 된 환자안전사고에 관한 정보 및 『환자안전법』 제15조에 따라 수집한 자료의 조사·연구와 그 공유에 필요한 업무를 위탁

(2) 보고방법 및 보고서식

① 환자안전사고 보고방법

보고자는 환자안전사고를 발생시켰거나 발생한 사실을 알게 된 보건의료인, 보건의료기관의 장, 전담인력, 환자, 환자보호자 등이다.

② (온라인) 환자안전 보고학습시스템

환자안전 보고학습시스템(www.kops.or.kr)접속 → 메인 화면 가운데 사용자 메뉴얼 클릭 → 환자안전사고 보고 매뉴얼(매뉴얼 확인 후 절차에 따라 진행)

③ (오프라인) 서면, 우편 또는 팩스

환자안전보고서 서식을 다운로드 받아 보고학습시스템 운영기관(의료기관평가인증원)에 이메일, 팩스, 우편 등의 방법으로 접수하시면 된다.

④ 보고서식

환자안전 보고학습시스템(www.kops.or.kr)접속 → 메인화면 상단 '보고하기'클릭 → 화면 하단에 양식 다운로드 → 보고자 유형별 선택을 한다.

환자안전사고 보고서 환자안전법 시행규칙 [별지 제5호서식]

(보건의료인 · 보건의료기관장 · 전담인력 제출용)

※ 해당되는 [ ]에 √표시하며, 작성란이 부족한 경우에는 별지를 이용합니다.

※ 음영란은 「환자안전법」 제14조제2항에 따른 의무보고 시 반드시 작성해야 합니다.

보고서 정보	자료공개여부	[ ]공개 [ ]비공개
	의무보고 대상	[ ]예 [ ]아니오
사고 정보	사고 발생일시	년 월 일 시
	보건의료기관 소재지	[ ]서울 [ ]부산 [ ]대구 [ ]인천 [ ]광주 [ ]대전 [ ]울산 [ ]세종 [ ]경기 [ ]강원 [ ]충북 [ ]충남 [ ]전북 [ ]전남 [ ]경북 [ ]경남 [ ]제주
	보건의료기관 구분	[ ]상급종합병원 [ ]종합병원 [ ]병원 [ ]치과병원 [ ]한방병원 [ ]요양병원 [ ]정신병원 [ ]의원 [ ]치과의원 [ ]한의원 [ ]조산원 [ ]약국 [ ]보건소 [ ]보건지소 [ ]상급종합병원 [ ]종합병원 [ ]한방병원 [ ]요양병원 [ ]그 밖의 기관( ) [ ]치과의원 [ ]한의원 [ ]보건소 [ ]보건지소
	병상 수	[ ]없음 [ ]200병상 미만 [ ]200병상 이상 500병상 미만 [ ]500병상 이상
	사고 발생장소	[ ]외래진료실 [ ]입원실 [ ]중환자실 [ ]응급실 [ ]검사실 [ ]주사실 [ ]처치/시술실 [ ]수술실 [ ]회복실 [ ]원무과 [ ]약제실 [ ]재활 · 물리치료실 [ ]인공신장실 [ ]화장실 [ ]샤워실 [ ]배선실 [ ]복도 [ ]식당 [ ]휴게공간 [ ]주차장 [ ]약국 [ ]그 밖의 장소( )
	관련 직원 (중복선택 가능합니다)	[ ]의사 ([ ]인턴 [ ]일반의 [ ]전공의 [ ]전문의) [ ]치과의사 ([ ]인턴 [ ]일반의 [ ]전공의 [ ]전문의) [ ]한의사 ([ ]인턴 [ ]일반의 [ ]전공의 [ ]전문의) [ ]약사 [ ]한약사 [ ]간호사 [ ]간호조무사 [ ]의료기사([ ]방사선사 [ ]임상병리사 [ ]물리치료사 [ ]작업치료사 [ ]치과기공사 [ ]치과위생사) [ ]보건의료정보관리사 [ ] 간병인 · 요양보호사 [ ]그 밖의 직원( ) [ ]관련 직원 없음
	관련 직원 경력 (관련 직원이 다수일 경우 중복선택 가능합니다)	[ ]1년 미만 [ ]1년 이상 3년 미만 [ ]3년 이상 5년 미만 [ ]5년 이상~10년 미만 [ ]10년 이상
	사고 발생단계	[ ]외래진료([ ]내원 전 [ ]진료대기 중 [ ]진료 중 [ ]진료 후 [ ]진료의뢰) [ ]입원진료([ ]입원전 [ ]치료 및 수술전 [ ]치료 및 수술중 [ ]수술 직후 또는 중환자실 관리 [ ]일반병동치료 [ ]전과 및 전동 [ ]이송 [ ]퇴원 [ ]퇴원 후) [ ]약국 [ ]가정간호 [ ]그 밖의 단계( )
	사고 발견일시	년 월 일 시

구분	내용
사고 발견단계	[ ]외래진료([ ]내원 전 [ ]진료대기 중 [ ]진료 중 [ ]진료 후 [ ]진료의뢰)
	[ ]입원진료([ ]입원전 [ ]치료 및 수술전 [ ]치료 및 수술중 [ ]수술 직후 또는 중환자실 관리 [ ]일반병동치료 [ ]전과 및 전동 [ ]이송 [ ]퇴원 [ ]퇴원 후)
	[ ]약국 [ ]가정간호 [ ]그 밖의 단계( )
발견과정	[ ]관련직원이 문제를 인지 / [ ]환자상태 변화
	[ ]의료기기 · 경보장치 등의 알람 / [ ]내부 점검체계에 의한 발견
	[ ]사전평가(욕창, 자살사정도구 등)를 통한 위험요인 파악
발견자	[ ]의사 ([ ]인턴 [ ]일반의 [ ]전공의 [ ]전문의)
	[ ]치과의사 ([ ]인턴 [ ]일반의 [ ]전공의 [ ]전문의)
	[ ]한의사 ([ ]인턴 [ ]일반의 [ ]전공의 [ ]전문의)
	[ ]약사 / [ ]한약사 [ ]간호사 [ ]간호조무사
	[ ]의료기사 ([ ]방사선사 [ ]임상병리사 [ ]물리치료사 [ ]작업치료사 [ ]치과기공사 [ ]치과위생사)
	[ ]보건의료정보 관리사 / [ ]간병인 · 요양 보호사 / [ ]응급의료종사자 / [ ]자원봉사자
	[ ]다른 환자 / [ ]친인척 / [ ]보호자 / [ ]친구 · 방문자
	[ ]그 밖의 경우( )
사고 종류 (중복선택 가능합니다)	[ ]행위 측면
	[ ]검사 [ ]수술 [ ]처치 · 시술 / [ ]마취 · 진정 [ ]수혈 / [ ]분만 [ ]약물
	[ ]결과 측면
	[ ]감염 / [ ]낙상 / [ ]화상
	[ ]관리 측면
	[ ]상해 [ ]진료재료(소모품) [ ]환자의 자살 · 자해 / [ ]식사 · 영양 [ ]탈원 · 실종 · 유괴 / [ ]의료장비 · 기구 [ ]행정
	[ ]그 밖의 종류( )
위해정도	[ ]근접오류(Near miss) / [ ]위해없음(None) / [ ]경증(Mild)
	[ ]중등증(Moderate) / [ ]중증(Severe) / [ ]사망(Death)
사고 발생 후 환자에 대한 조치사항 (중복선택 가능합니다)	[ ]조치
	[ ]기관 내 전과나 전동, 전원, 외래환자의 경우 응급실 방문/입원 등
	[ ]보존적 치료 [ ]처방변경 [ ]수술, 시술 [ ]교육 [ ]재조제 / [ ]추가 검사 [ ]전문심장소생술(ACLS) [ ]산소투여, 인공호흡기 치료 등 [ ]재불출 [ ]협진 / [ ]투약치료 [ ]수혈 [ ]심리치료 [ ]단순처치 [ ]기록
	[ ]그 밖의 조치( )
	※ 사고발생부터 조치까지의 기간 / [ ]30분 이내 [ ]30분 이상 ~ 1시간 이내 [ ]1시간 이상 ~ 6시간 이내 [ ]6시간 이상 ~ 12시간 이내 [ ]12시간 이상 ~ 24시간 이내 [ ]24시간 이상 [ ]알 수 없음
	[ ]미조치

	내부보고 여부	[ ]보고 수행	[ ]보고 미수행	
	환자설명 여부	[ ]설명 수행	[ ]설명 미수행	[ ]알 수 없음

환자정보	생년월일	년 월 일	연령대	[ ]1개월 미만 [ ]1개월 이상 12개월 미만 [ ]1~4세 [ ]5~9세 [ ]10~19세 [ ]20~29세	[ ]30~39세 [ ]40~49세 [ ]50~59세 [ ]60~69세 [ ]70~79세 [ ]80세 이상
	성별	[ ]남자 [ ]여자			
	환자 진료과목				
	사고발생 진료과목 (중복선택 가능합니다)				
	내원 시 진단명 [한국표준질병 사인분류(KCD) 또는 증상				
	사고 전 환자상태 [한국표준질병 사인분류(KCD)				

보건의료기관 정보	요양기관기호		요양기관명		법인명	
	종 별		대표자명		허가 병상 수	
	주 소					
보고자 정보	보고자 구분	[ ]보건의료인 [ ]보건의료기관의 장 [ ]전담인력				
	연 락 처		전자우편			

사고내용
※ 사고발생 당시의 상황, 내용 및 조치사항 등을 육하원칙에 따라 구체적으로 적습니다.
사고원인
※ 사고발생이전 단계에서 선행 기여요인이 무엇인지를 포함하여 사고원인을 구체적으로 적습니다.

기여요인	[ ]직원요인	[ ]환자요인	[ ]업무 · 환경요인
	[ ]기관 · 서비스요인	[ ]외부요인	[ ]그 밖의 요인( )

사고예방 및 재발방지를 위한 개선방안	
국가 수준	
보건의료기관 수준	

「환자안전법」제14조제1항 또는 제2항 및 같은 법 시행규칙 제12조제4항에 따라 위와 같이 환자안전사고를 보고합니다.

년 월 일

보고자 (서명 또는 인)

보건복지부장관 귀하

210㎜×297㎜[백상지 (80g/㎡)]

환자안전사고 보고서 [환자안전법 시행규칙 [별지 제6호서식]

(환자 · 환자보호자 제출용)

※ 해당되는 [ ]에 √표시하며, 작성란이 부족한 경우에는 별지를 이용합니다.

사고 정보	사고 발생일시	년 월 일 시				사고 발견일시	년 월 일 시			
	보건의료기관 소재지	[ ]서울	[ ]부산	[ ]대구	[ ]인천	[ ]광주	[ ]대전	[ ]울산	[ ]세종	[ ]경기
		[ ]강원	[ ]충북	[ ]충남	[ ]전북	[ ]전남	[ ]경북	[ ]경남	[ ]제주	

사고 정보	보건의료기관 구분	[ ]상급종합병원	[ ]종합병원	[ ]병원	[ ]치과병원
		[ ]한방병원	[ ]요양병원	[ ]정신병원	[ ]의원
		[ ]치과의원	[ ]한의원	[ ]조산원	[ ]약국
		[ ]보건소	[ ]보건지소	[ ]그 밖의 기관( )	
	사고 발생 장소	[ ] 외래진료실	[ ]입원실	[ ]중환자실	[ ]응급실
		[ ] 검사실	[ ]주사실	[ ]처치/시술실	[ ]수술실
		[ ] 회복실	[ ]원무과	[ ]약제실	[ ]재활 · 물리치료실
		[ ] 인공신장실	[ ]화장실	[ ]샤워실	[ ]배선실
		[ ] 복도	[ ]식당	[ ]휴게공간	[ ]주차장
		[ ] 약국	[ ]그 밖의 장소( )		
	위해 정도	[ ]근접오류(Near miss)	[ ]위해없음(None)	[ ]경증(Mild)	
		[ ]중등증(Moderate)	[ ]중증(Severe)	[ ]사망(Death)	
	사고 종류 (중복선택 가능합니다)	[ ]행위 측면			
		[ ]검사 [ ]수술 [ ]처치 · 시술	[ ]마취 · 진정 [ ]수혈	[ ]분만 [ ]약물	
		[ ]결과 측면			
		[ ]감염	[ ]낙상	[ ]화상	
		[ ]관리 측면			
		[ ]상해 [ ]진료재료(소모품) [ ]환자의 자살 · 자해	[ ]식사 · 영양 [ ]탈원 · 실종 · 유괴	[ ]의료장비 · 기구 [ ]행정	
		[ ]그 밖의 종류( )			

환자정보	생년월일	년 월 일	연령대	[ ]1개월 미만 [ ]1개월 이상 12개월 미만 [ ]1~4세 [ ]5~9세 [ ]10~19세 [ ]20~29세	[ ]30~39세 [ ]40~49세 [ ]50~59세 [ ]60~69세 [ ]70~79세 [ ]80세 이상
	성 별	[ ]남자 [ ]여자			
	환자 진료과목				
	사고발생 진료과목				
	진단명				
보고자 정보	보고자 구분	[ ]환자		[ ]환자 보호자	
	연락처		전자우편		

사고내용
※ 사고발생 당시의 상황, 내용 및 조치사항 등을 육하원칙에 따라 구체적으로 적습니다.
사고예방 및 재발방지를 위한 개선방안
「환자안전법」제14조제1항 및 같은 법 시행규칙 제12조제4항에 따라 위와 같이 환자안전사고를 보고합니다.
년 월 일
보건복지부장관 귀하
210㎜×297㎜[백상지 (80g/㎡)]

3. 환자안전관리에 대한 의료수가 적용

(1) 입원환자 안전관리료는 아래와 같은 조건을 모두 갖춘 요양기관에서 환자안전활동을 실시하는 경우에 요양급여를 인정하며, 입원환자 입원 1일당 1회 산정함(보건복지부고시 2017-170호)

가. 대상기관「환자안전법」 제11조 · 제12조 및 동법 시행규칙 제5조 · 제9조제1항에 해당하는 의료기관으로 전담인력을 배치하고, 환자안전위원회를 설치 · 운영하는 기관

나. 위 '가'항에 해당하는 기관은 다음 각 호의 활동을 시행하여야 함.

1) 환자안전위원회는「환자안전법」제11조제2항 및 동법 시행규칙 제8조에 명시된 업무를 시행하여야 하며, 위원회 구성은 동법 시행규칙 제6조를 따름

2) 전담인력은「환자안전법」제12조제2항 및 동법 시행규칙 제9조제4항에 따른 업무를 시행하여야 하며, 환자안전활동에 대한 연간 계획을 수립하고 관리하여야 함

3)「환자안전법」제9조 및 동법 시행령 제6조에 따른 환자안전기준 준수를 위해 아래의 (가), (나)를 포함한 체계적인 활동을 시행하여야 함

(가) 입원환자 병문안 관리 규정을 자체적으로 수립하고 이를 시행하여야 함

(나) 입원기간 동안 낙상, 욕창 예방 및 관리 등을 시행하여야 함

(2) 요양병원 입원환자 안전관리료는 다음의 요건을 모두 충족하는 경우 요양급여하며, 입원환자 입원 1일당 1회 산정함(보건복지부고시 2019-183호)

가. 대상기관 「환자안전법」제11조 · 제12조를 준수하고「의료법」제58조 ? 제58조의3에 따라 '인증' 또는 '조건부인증' 등급을 받은 200병상 이상 요양병원

나. 산정기준

1) 환자안전위원회는 「환자안전법」 제11조제2항 및 같은 법 시행규칙 제8조에 명시된 업무를 시행하여야 하며, 위원회 구성은 같은 법 시행규칙 제6조를 따름.

2) 전담인력은 「환자안전법」 제12조제2항 및 같은 법 시행규칙 제9조제4항에 따른 업무를 시행하여야 하며, 환자안전 활동에 대한 연간 계획을 수립하고

관리하여야 함.

(3) 입원환자 안전관리료 산정을 위한 전담인력 기준은 아래와 같이함(보건복지부 고시 제2017-170호).

가. 전담인력은「환자안전법」시행규칙 제9조제2항에 따라 다음 각 호중 하나에 해당하는 자격을 갖추어야 함.

1) 의사 · 치과의사 또는 한의사 면허를 취득한 후 5년 이상 보건의료기관에서 근무한 사람

2)「의료법」제77조에 따른 전문의 자격이 있는 사람

3) 간호사 면허를 취득한 후 5년 이상 보건의료기관에서 근무한 사람

나. 전담인력은「환자안전법」제13조 및 동법 시행규칙 제10조에 따라 환자안전활동에 관한 교육을 매년12시간 이상 정기적으로 받아야 함. 다만, 새로 배치된 경우에는 6개월 이내에 24시간 이상 이수하여야 함.

다. 대상기관은「환자안전법」시행규칙 제9조제3항에 따라 위의 '가' 및 '나'항을 모두 만족한 전담인력을 해당기관에 배치하여야 함.

1) 500병상 이상 종합병원급: 2명 이상

2) 100병상 이상~ 500병상 미만 종합병원급: 1명 이상

3) 200병상 이상 병원급: 1명 이상

라. 현황신고

1)「환자안전법」제11조 및 12조에 따른 환자안전위원회 구성 · 운영 및 전담인력 배치현황은 의료기관평가인증원에 신고하여야 한다.

4. 환자안전관리 평가 및 문항

■ 환자안전전담인력 구성 여부

(1) 적용기준

ㅇ「환자안전법」 제12조 및「환자안전법 시행규칙」 제9조에 따른 환자안전전담인력 배치기준을 충족 시 인정
ㅇ 환자안전전담인력 배치기준
 – 100병상 이상 500병상 미만의 종합병원: 1명 이상
 – 500병상 이상의 종합병원: 2명 이상
ㅇ 병상 수
–「의료법 시행규칙」[별지 제17호서식] 의료기관 개설허가증에 기재된 허가병상
※ 의료기관평가인증원의 신고 자료 및「국민건강보험법 시행규칙」 제12조에 따른 요양기관 현황 신고 자료 활용

☞ 환자안전전담인력 신고 현황이 사실과 다른 경우 의료기관평가인증원에 수정 신고함

(2) 기준시점

ㅇ 환자안전전담인력 수: 평가계획 공고일 전년도 12월 말 기준
ㅇ 병상 수: 평가계획 공고일 전년도 12월 말 기준

■ 환자안전학습보고체계 운영 여부

(1) 적용기준

「의료법」 제58조의3제1항에 따른 의료기관 인증기준 중 조사기준 [2.3] 2주기 조사결과 '하'가 없는 경우 인정한다.

(2) 조사목적 및 평가항목

■ 3주기 의료기관평가 인증기준

[환자안전사건 관리]

기준 7.3

의료기관 차원의 환자안전사건을 관리한다.

조사목적

의료기관은 잘못된 부위 시술 및 수술, 투약오류, 자살, 낙상, 수혈부작용 등의 환자안전 관련 사건을 예방하기 위하여 적절한 보고체계를 수립하고, 원인분석 및 개선활동을 효율적으로 수행할 수 있도록 관리한다. 또한 의료기관은 적신호사건 발생 시 환자에게 관련 정보를 제공하고, 주의경보 발령 시 내용에 대해 직원과 공유하여 환자안전문화 형성을 위해 노력한다.

조사항목

	조사항목	구분	조사결과
1	[필수] 의료기관 차원의 환자안전사건 관리절차가 있다.	S	□상 □중 □하
2	[필수] 직원은 환자안전사건에 대한 정의와 보고절차를 알고 있다.	P	□상 □중 □하
3	[필수] 보고된 환자안전사건을 분석한다.	P	□상 □중 □하
4	[필수] 분석결과에 따라 개선활동을 수행한다.	P	□상 □중 □하
5	[필수] 환자안전사건에 대한 결과를 경영진에게 보고한다.	P	□상 □중 □하
6	[필수] 환자안전사건에 대한 결과를 관련 직원과 공유한다.	P	□상 □중 □하
7	적신호사건 발생 시 환자와 보호자에게 관련 정보를 제공한다.	P	□상 □중 □하
8	환자안전주의경보 발령 시 관련 직원과 공유한다.	P	□상 □중 □하

기준의 이해

등급분류	1~6: 필수, 7: 시범, 8: 정규

1) [필수] 의료기관 차원의 환자안전사건 관리 절차가 있다.(※ 참고: 환자안전법)
   - ㅇ 환자안전사건 정의 * 예시: 적신호사건, 근접오류, 위해사건
   - ㅇ 환자안전사건 보고절차: 보고자, 시기, 방법
   - ㅇ 환자안전사건 분석
   - ㅇ 분석결과에 따라 우선순위를 정하여 개선활동 수행
   - ㅇ 경영진 보고 및 관련 직원 공유
   - ㅇ 적신호사건 발생 시 관련 정보 제공: 진료과정에서 발생한 내용, 치료계획 등
   - ㅇ 환자안전 주의경보 발령 시 관련 직원 공유
2) [필수] 직원은 환자안전사건에 대한 정의와 보고절차를 알고 있다.
3) [필수] 보고된 환자안전사건 재발방지 및 예방을 위해 환자안전사건을 분석한다.
   - ㅇ 사건 유형 분석
   - ㅇ 근본 원인 분석(Root Cause Analysis, RCA)
     - 적신호사건: 절차에 따라 정해진 기간 내 시행
4) [필수] 환자안전사건 분석결과에 따라 개선활동을 수행한다.

5-6) [필수] 절차에 따라 보고된 환자안전사건에 대한 결과를 경영진에게 보고하고, 관련 직원과 공유한다.

7) 의료기관은 적신호사건 발생 시 환자 및 보호자에게 환자의 진료과정에서 발생한 내용, 치료계획 등에 대한 정보를 제공한다.
8) 의료기관은 국가에서 발령하는 환자안전 주의경보 및 의료기관 차원에서 선정한 환자안전 주의경보를 관련 직원과 공유한다.

(3) 환자안전지표(관련기준13.1)

ME	지표명	설명	
1	환자 확인율	정의	– 환자 확인시행 시점의 환자 확인을 관찰한 건수중에서 두 가지 이상의 환자 정보를 이용하여 환자 확인을 시행한 건수의 비율
		분자	– 두 가지 이상의 환자 정보를 이용하여 환자 확인을시행한 건수
		분모	– 환자 확인 시행 시점의 환자 확인 총 관찰 건 수
		조사 방법	– 분기별 평일 1일 이상, 5개 장소*에서 표본 조사 * 응급실, 병동, 외래, 중환자실, 검사실별 각각 10건 이상 – 표본수: 전년도 일평균 재원환자의 10% 이상이면서 최소 50건
2	구두 처방 후 24시간 이내의 사처방 완수율	정의	– 구두처방이 허용되는 상황*에서 24시간이내 의사 처방완수 건수**의비율 * 구두처방이허용되는상황 : '응급상황 및 수술 시술중 등'과 같이 처방이 제한된 상황 ** 처방완수 건수: 의사가 처방을 작성하거나 전산에 입력한 건 수
		분자	– 구두처방후24시간이내에의사처방완수건수
		분모	– 구두처방이허용되는상황에서총구두처방건수 * 구두처방근거자료(예; 구두처방기록지등)가없는경우분모에서제외
		조사 방법	– 분기별평일중1일선택, 구두처방건전수조사
3	수술전 Time out 시행률	정의	– 수술실에서수술절개직전(또는마취유도전)에Time out을시행한건수의비율 * Time out 이란 수술 절개직전(또는마취유도전)에 수술팀원(수술의사, 마취의사 또는 마취간호사, 수술실 간호사)이 함께 환자, 수술부위, 수술명 등에 대해 구두로 확인하는 것을 의미함
		분자	– 수술절개직전(또는마취유도전) Time out 시행건수
		분모	– 수술절개직전(또는마취유도전)에Time out을 시행해야하는 총 수술건수 * 국소마취는 분모에서 제외
		조사 방법	– 모니터링 방법 : 직접관찰 – 표본수: 전년도 일평균 수술 건수의 50% 이상(단, 최소30건)
4	낙상발생 보고율 [1,000재원일당]	정의	– 1,000 재원일당 낙상 발생 보고 건수의 비율 * 낙상이란 갑작스럽고 비의도적인 자세 변화로몸의 위치가본래의 위치보다 낮아지거나 바닥에 떨어지는 사고를 의미함
		분자	– 낙상 발생보고 건수 * 동일한 환자에게서 여러번 발생한 경우에도 각각 분자에 포함
		분모	– 총재원일수(분기별일일재원환자수를모두합한수)
		조사 방법	– 분기별낙상발생보고 전체건수

<table>
<tr><td rowspan="4">5</td><td rowspan="4">손위생 수행률</td><td>정의</td><td>– 손위생 수행 시점에 손위생을 관찰한 건수중에서
손위생을 수행한 건수의 비율
* 손위생 수행시점
① 환자 접촉 전
② 청결/무균처치 전
③ 체액/분비물에 노출된 위험이 있는 행위를 하고 난 후
④ 환자 접촉 후
⑤ 환자 주변 접촉 후</td></tr>
<tr><td>분자</td><td>– 손위생 수행건수</td></tr>
<tr><td>분모</td><td>– 손위생 수행시점의 손위생 총관찰 건수</td></tr>
<tr><td>조사
방법</td><td>– 분기별 평일1일이상, 5개장소*에서 표본조사
* 응급실, 병동, 외래, 중환자실, 검사실별 각각 10건이상
– 표본수: 전년도 일평균재원 환자의10% 이상이면서 최소50건</td></tr>
<tr><td rowspan="4">6</td><td rowspan="4">욕창발생 보고율
[1,000재원일당]</td><td>정의</td><td>– 1,000재원일당 욕창이 발생한 보고건수의 비율</td></tr>
<tr><td>분자</td><td>– 욕창발생 보고건수
* 입원시점의 욕창은 분자에서 제외
* 동일환자에게서 발생한 모든욕창은 발생시마다 각각 분자에포함</td></tr>
<tr><td>분모</td><td>– 총 재원일수(분기별일일재원 환자 수를 모두 합한 수)</td></tr>
<tr><td>조사
방법</td><td>– 분기별 욕창발생보고 전체건수</td></tr>
<tr><td rowspan="4">7</td><td rowspan="4">중심 정맥관
관련혈류 감염
발생률
[1,000기구
–명–일당]</td><td>정의</td><td>– 1,000기구–명–일당 중심정맥관 삽입후 혈류 감염의 발생 건수
* 혈류감염이 발생한 환자의 심장내부나 심장부근 또는 큰혈관중의 하나에 2일을 초과하여 중심정맥관을 가지고 있었고감염일 또는 그 전날 중심정맥관을 가지고 있었던 경우(삽입일을 1일로 계산함).</td></tr>
<tr><td>분자</td><td>– 중심정맥관을 사용하는 환자의 혈류 감염발생 건수
– 동일한 환자에게서 발생한 혈류감염은 감염시마다 각각 분자에 포함</td></tr>
<tr><td>분모</td><td>– 중심정맥관을 사용한 일일 재원환자 수의 합</td></tr>
<tr><td>조사
방법</td><td>– 조사대상: 중환자실에 재원한 환자
– 조사기간: 분기별</td></tr>
</table>

8	요로 카테터 관련요로 감염 발생률 [1,000기구–명–일당]	정의	– 1,000기구–명–일당 요로카테터 삽입 후 요로감염의 발생건수 * 요로감염으로 진단을 받은 환자가 2일을 초과하여 요로카테터를 가지고 있었고 감염일 또는 그 전날 요로카테터를 가지고 있었던 경우
		분자	– 요로카테터를 사용하는 환자의 요로감염발생 건수 – 동일한 환자에게서 발생한 요로감염은 감염시마다 각각 분자에 포함
		분모	– 요로카테터를 사용한 일일 재원환자 수의 합
		조사 방법	– 조사대상: 중환자실에 재원한 환자 – 조사기간: 분기별
9	인공호흡기관련 폐렴발생률 [1,000기구–명–일당]	정의	– 1,000기구–명–일당 인공호흡기를 사용하는 환자중 폐렴 발생 건수 * 폐렴이 발생한 환자가 2일을 초과하여 인공호흡기를가지고 있었고 감염일 또는 그 전날 인공호흡기를 가지고 있었던 경우
		분자	– 인공호흡기를 사용하는 환자의 폐렴 발생 건수 – 동일한 환자에게서 발생한 폐렴 감염시마다 각각 분자에포함
		분모	– 인공호흡기를 사용한 일일 재원환자 수의 합
		조사 방법	– 조사대상: 중환자실에 재원한 환자 – 조사기간: 분기별

지표는 전국병원감염감시(KONIS,KoreanNosocomialInfectionSurveillance)매뉴얼참고
자료출처: 의료기관인증평가원

▌핵심다지기

1 환자의 안전기준에 대하여 알아보고 관련 업무를 수행한다.

2 의료기관인증평가원의 환자안전 보고학습시스템에 대하여 알아본다.

3 환자안전사고가 발생할 경우는 “환자안전사고 보고서”를 작성하여 보고한다.

4 환자안전관리에 대한 의료기관의 의료수가(병원, 요양병원) 적용에 대하여 알아본다.

5 입원환자 안전관리료 산정을 위한 전담인력기준에 대하여 알아보고 업무를 수행한다.

6 의료기관인증원에서 실시하고 있는 환자안전평가문항에 조사해본다.

제9장
고객만족도조사

Ⅰ. 고객관리서비스 활동

학습목표 | 1. 고객관리서비스 활동계획을 수립하고 실행할 수 있다.

1. 고객응대 및 상담

1) 고객응대의 개념

(1) 고객

고객(顧客)은 경제에서 창출된 재화와 용역을 구매하는 개인이나 가구를 일컫는다. 따라서 병원의 내부고객은 의사, 간호사, 의료기사, 원무행정직원, 주차지원요원, 관리부서 지원요원 등 병원의 직원으로 경영활동에 영향을 미치는 모든 사람, 조직이 포함되며 나 이외의 사람을 고객으로 명명할 수 있다. 병원의 외부고객은 환자, 환자의 보호자인 가족, 병원을 선택하는 데 조언한 이웃, 친지, 지역사회, 협력업체나 기관 등이 있다.

(2) 고객만족

고객만족(customer satisfaction : CS)의 개념은 "제공한 상품과 용역 서비스에 대한 고객의 기대에 부응함으로써 그것이 고객의 사회적, 심리적, 물질적 만족감을 주고, 고객의 지속적인 재구매 활동과 수평적 인간관계를 형성하는 커뮤니케이션 사이클(cycle)"이라고 정의할 수 있다. 즉 의료서비스를 포함하여 병원이 제공하는 상품 및 서비스에 대한 환자의 사전 기대보다 사용 실감이 크거나 높은 것을 의미한다. 따라서 순간의 만족으로 끝나는 것이 아니라 그것이 지속적으로 유지될 때 비로소 진정한 고객만족이라고 할 수 있다. 고객만족을 실현하기 위해서는 기본적으로 3요소가 필요하다.

첫째, 하드웨어(hardware)부문은 매장의 시설, 인테리어, 분위기 연출 등을 말한다.

둘째, 소프트웨어(software)부문은 그 매장에서 취급하는 상품, 서비스 프로그램, A/S시스템, 부가서비스 체계 등이 있다.

셋째, 휴먼웨어(humanware) 부문은 매장에서 일하고 있는 사람들이 보이는 서비스 마인드와 접객 서비스 행동, 매너 등을 말한다. 고객만족(CS)의 3요소에는 제품, 서비스, 기업이미지 및 신뢰성 요소가 있다.

〈 표 9-1 〉 고객만족(CS)의 3요소

3요소	내용
제품	직접적인 품질, 기능, 가격, 디자인, 편리성
서비스	구매편리성, 종업원의 복장, 언어, 용모, A/S, 정보제공 서비스
기업이미지	사회공헌과 참여의 긍정적 이미지

환자만족에 영향을 미치는 요인으로는 의사, 간호사, 접수직원, 검사직원, 의료장비, 진료절차 및 편의성, 진료비, 대기시간, 환경 등이 있을 수 있다.

(3) 고객만족경영(Customer Satisfaction Management)

병원이 제공하는 진료서비스, 기업이미지 등에 대하여 고객의 만족을 얻기 위해 정기적, 정량적으로 만족도를 조사하고 그 결과에 기초해서 불만족스러운 점을 신속히 개선하여 고객의 만족을 제고하는 경영활동을 말한다. 고객만족경영의 실체는 기업이 실현하고자 하는 제품의 가치에 대하여 고객이 만족하는 상태를 만들어 충성고객의 확보를 추구하는 경영방식 및 전략이다.

(4) 고객관리의 목표

고객관리의 목표는 첫째 환자 및 내원객에게 편리함을 주는 것이며, 편리함이란 창구직원이 밝고 명랑한 표정으로 친절한 응대, 시간적으로 빠른 업무수행, 편리한 이용절차 등이 있다. 또한 업무프로세스는 병원위주보다 고객위주의 프로세스가 되어야 한다.

둘째, 환자 및 내원객에게 신뢰감을 주어야 하며, 환자로 하여금 그 자신이 건강유지와 질환치료 및 진료비용에 대한 신뢰감을 가질 수 있도록 관련된 정보를 안내, 게시, 상담 등의 방법으로 충분히 제공하여야 한다.

셋째, 지역사회와 원활한 친화관계를 유지하여야 하며, 지역사회와 함께 발전하는 병원이 되어야 한다. 이렇게 하기 위해서는 지역사회 참여활동과 지역주민을 위한 봉사활동 등이 있어야 한다.

(5) 의료서비스의 특성

의료서비스의 특성에는 무형성, 가변성, 소멸성, 비분리성이 있다.

① 무형성(Intangibility) : 의료서비스의 특징 중 가장 대표적인 것으로 눈으로 보거나 만질 수 없다는 것이다.

② 가변성(Variability) : 서비스의 수준이나 질이 항상 같지는 않다는 것이다.

③ 소멸성(Perishability) : 일반제품과 달리 의료서비스는 재고를 저장할 수 없다는 것이다.

④ 비분리성(Inseparability) : 의료서비스의 생산과 동시에 소비가 이루어지며 동시성 혹은 불가분성이라고 한다.

(6) 서비스 모니터링의 목적

① 조직 전반의 품질향상과 혁신에 대한 근거자료를 제공한다.

② 응대의 품질과 제공된 정보의 정확성을 측정한다.

③ 업무프로세스의 일관성과 효과성에 기여한다.

④ 피드백에 대한 구체적인 예를 보여줌으로써 코칭을 지원한다.

⑤ 의료의 질과 고객만족도를 평가하는 계기가 된다.

⑥ 전사적 관점에서 전략을 실행하도록 지원한다.

(7) 모니터링의 요소

모니터링의 요소에는 ㅇ대표성 ㅇ객관성 ㅇ차별성 ㅇ신뢰성 ㅇ타당성 ㅇ유용성이 있다.

(8) 고객민원상담

원무창구에서 고객민원상담을 효율적으로 수행하기 위해서는 봉사에 대한 개념, CS능력, 보건의료지식, 각종 보험관련 지식, 병원의 환자진료 및 이용절차, 기초의학 지식 등 전문지식을 갖추어야 한다.

2) 고객관리 서비스 활동

병원에서 주로 행하여지는 고객관리 서비스 활동은 다음과 같은 활동 등이 있다.

(1) CRM(Customer Relation Management: 고객관계관리 활동)

고객정보를 효과적으로 이용하여 고객과의 관계를 유지 · 확대 · 개선함으로써 고객의 만족과 충성도를 제고하고 기업 및 조직의 지속적인 운영, 확장 발전을 촉구하고 고객의 제반 프로세스 및 활동을 개선하고 고객을 만족시키는 경영기법이다. 즉, 경영의 모든 부문을 고객의 입장에서 생각하고 고객을 만족시켜 기업을 유지하고자 하는 신경영기법이다.

CRM 구축과정
① 현황평가 → ② CRM전략수립 → ③ CRM인프라 구축 → ④ 고객분석 및 CRM시행 → ⑤ CRM 프로그램활용 → ⑥ 결과평가 및 피드백

① 병원의 CRM이 중요한 이유

안정적인 고객과 거래처 확보의 기초가 되며, 고객의 구매 행동양식의 변화와 추이를 분석하고 예측할 수 있는 자료로 활용할 수 있다. 또한 고객의 정보를 어떻게 관리해 내는가에 '기업의 승패'가 달려있다고 할 수 있다. 따라서 CRM 은 고객 데이터의 세분화를 통하여 신규고객을 획득하고, 우수고객 유지하며, 고객가치를 증진할 수 있으며, 잠재고객의 활성화, 평생고객 관리와 같은 사이클에 의해 체계적으로 관리하고, 유도하여 마케팅을 실시하는 것이라 축약할 수 있다.

② 잠재고객확보가 중요한 이유

잠재고객은 다른 경쟁업자들의 관심을 받지 못하는 상태이므로 우리가 조금만 관심을 가지고 관리하면 우리에게 마음을 주게 된다. 따라서 잠재고객을 확보하여 신규 고객을 창출하는 것이 사업의 운영과 존속을 확신할 수 있다.

(2) CEM ; Customer Experience Management : 고객경험관리)

기업이나 재품과 관련된 경험을 전략적으로 관리해 고객 경험을 이해를 바탕으로 기업 내부를 고객 중심적으로 혁신해 나가는 경영전략을 말하며, 고객 경험관리는 고객관계관리(CRM)의 다음단계로 고객과의 관계를 중심으로 데이터베이스를 구축하는 CRM과 달리 고객이 어떻게 생각하고 느끼는지 파악하기 위해 매장 방문, 구매, 후 이동 등 거래 단계별로 고객이 무엇을 보고 느끼는지 파악해 이를 토대로 고객 경험 데이터베이스를 구축하는 것이 핵심이다.

CEM 범위는 ① 고객 세분화와 타겟 고객 선정 ② 혁신 ③ 포지셔닝 ④ 브랜딩 전략 ⑤ 서비스 등 다양한 영역에서 적용이 가능하며, 이 이론은 콜롬비아 비즈니스 스쿨의 번드 슈미트 교수(Bernd.Schmitt)가 그의 저서《CRM을 넘어 CEM으로》에서 처음 소개하였다.

(3) CS(Customer Satisfaction)활동

고객의 욕구(Needs)와 기대(Expect)에 부응하여 그 결과로서 상품과 서비스의 재구입이 이루어지고 아울러 고객의 신뢰감이 연속적으로 이루어지는 고객만족을 의미한다. 그리고 제공한 상품과 용역서비스에 대한 고객의 기대에 부응함으로써 그것이 고객에게 사회적, 심리적, 물질적 만족감을 주고, 고객의 지속적인 재 구매활동과 수평적 인간관계를 형성하는 커뮤니케이션 사이클이라고 할 수 있다. 고객만족을 결정하는 3가지요소는 제품, 서비스, 기업이미지이다.

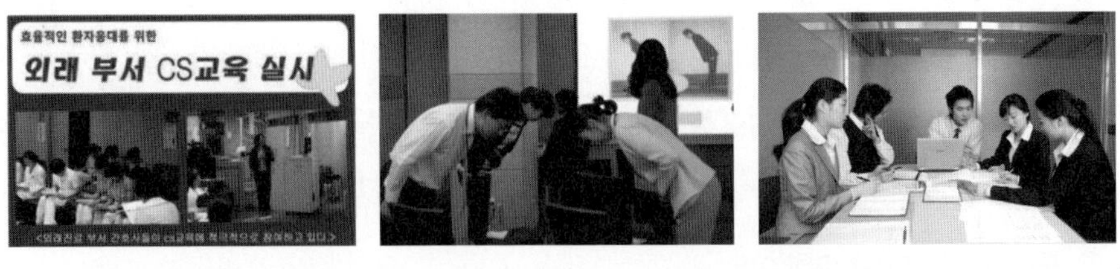

[그림 9-1] 병원의 CS교육

(4) MOT(Moments of Truth)

의료서비스에 대한 고객의 인식은 짧은 순간에 이루어지며, 따라서 직원과 고객이 대면하는 순간, 상호작용이 이루어지는 순간에 의료의 질이 인식되는 것을 MOT라 한다. MOT는 "Moments of Truth"의 약자로 진실의 순간 또는 결정적 순간을 의미하며, 즉 고객이 기업의 종업원 또는 특정 자원과 접촉하는 순간으로 그 서비스의 품질에 대한 인식에 영향을 미치는 상황으로 정의할 수 있다. MOT는 스페인의 투우 용어에서 비롯된 것으로 투우사가 급소를 찌르는 순간을 의미하여 "피하려고 해도 피할 수 없는 순간, 실패가 허용되지 않는 순간"을 의미한다. 고객이 조직의 어떤 일면과 접촉하는 접점으로 서비스를 제공하는 조직과 그 품질에 대해 어떤 인상을 받는 순간을 말한다. 즉 고객과 서비스 요원이 만나는 15초 동안의 짧은 순간에 만족과 불만족이 결정된다는 것이다. MOT는 스칸디나비아(SAS)항공사의 얀 칼슨(Jan Carlson)사장에 의해서 도입되었으며, 그는 승객의 만족도를 향상시키기 위해 비행기에 탑승 때부터 내릴 때까지 승무원과 승객이 만나는 접점을 분류하여 승객들이 만족감과 불편감에 대해서 분석을 하여 서비스 품질경영의 신화를 이루었으며, SAS항공에 MOT를 도입하여 1년 만에 적자에서 흑자로 전환시켰다.

(5) 표준진료지침(Critical Pathway : CP)

특정 진단명의 진료순서와 치료의 시점 등을 사전에 정해둔 표준화된 주 진료과정을 말하며, 즉 환자에게 제공하는 진료내용을 표준화한 계획으로 진료경로는 시작과 종료가 있는 일련의 과정을 의미한다(표준 진료지침서, 핵심진료경로, 주 임상경로, 주 진료경로 등으로 개발사용).

(6) Six Sigma(통계적 기법활용 품질혁신 운동)

1987년 모토로라에서 처음 도입한 품질혁신운동으로서 경영목적을 달성하기 위해 각 부문에서 발생하고 있는 업무실수 및 제품불량을 통계적으로 관리, 개선하는 활동이다.

(7) QI 경진대회

QI경진대회는 병원의 의료의 질 관리활동과 서비스개선활동의 일환으로 QI실이 주관하여 매년 정기적으로 경진대회를 실시하여 우수부서와 직원을 시상하고 있으며, 실제적으로 의료의 질 향상에 많은 기여를 하고 있다,

(8) 고객만족도조사

병원이용고객을 대상으로 이용절차, 편의성, 진료결과, 시설 및 환경, 직원의 친절성 등을 조사하는 것이다. 또한 고객만족도는 건강의 구성요소 중 하나지만 바람직한 결과 여부를 측정하는 지표 중의 하나이다. 실증적 연구결과에 의하면 고객(환자)의 만족도가 의료의 질 관리에 중요한 영향을 미치는 것으로 보고되고 있다. 따라서 고객만족도가 높은 환자의 경우 의료서비스를 지속적으로 이용하게 되고 만족을 주는 공급자와의 관계를 계속 유지하려 하며, 자신의 치료과정에 참여하여 의료공급자와 협조하려는 경향이 높다.

(9) 전화응대 모니터링

전화응대 서비스의 문제점을 파악하고 개선방안을 수립하고자 고객 접점부서를 대상으로 전화응대 모니터링을 실시하는 것을 말한다. 전화응대의 3원칙은 신속성, 정확성, 친절성이다.

(10) 고객 소리함(VOC)운영

고객의 의견에 대한 피드백을 통하여 서비스향상과 업무프로세스 개선에 목적을 두고 실시하고 있다. 업무처리 절차 및 흐름도는 ① 고객 소리함 설치 운영(외래, 병동, 검진센터, 대기실 등) → ② 수거 → ③ 관련부서 분석 및 보고 → ④ 불편, 불만사항 개선 및 서비스향상 →⑤ 감사카드 발송 및 친절직원 시상 등이다.

친절직원 칭찬 고객 모두가 행복한 그날까지 정성을 다해 모시겠습니다.	
작성일자	202X년 월 일
작성자	□환자 □보호자 □기타
병원등록번호	
성명	
연락처	
친절한 직원을 칭찬해주세요 o 칭찬직원 o 근무부서 o 내용 : 내용을 적으신 후 [열린 소리함]에 넣어주세요	
앞선 의술 더 큰 사랑 서울아산병원	

제안 · 불편 · 건의 고객님의 소중한 의견에 귀를 기울이겠습니다.	
작성일자	202X년 월 일
작성자	□환자 □보호자 □기타
병원등록번호	
성명	
연락처	
제안 · 불편 · 건의사항을 적어주세요 o 내용 : 내용을 적으신 후 [열린 소리함]에 넣어주세요	
앞선 의술 더 큰 사랑 서울아산병원	

[그림 9-2] 칭찬카드 및 제안 · 불편 · 건의카드

(11) 직원실명제

직원실명제(實名制)는 사람들이 특정한 공간에서 활동할 경우에 자신의 실제 이름을 드러내게 하는 제도로서, 병원에서는 주로 직원실명제, 서비스실명제, 간호실명제 등이 있다. 따라서 병원은 업무처리의 투명성과 신뢰성을 높이기 위해 직원들의 사진 및 이름을 객실 앞에 부착하여 환우 및 보호자로 하여금 신원을 확인할 수 있도록 하고 있으며, 또한 내원고객에 대한 편안함과 친절도를 높이기 위해 서비스 및 직원실명제를 실시하고 있다. (예 : 정성을 다하겠습니다. 김승현)

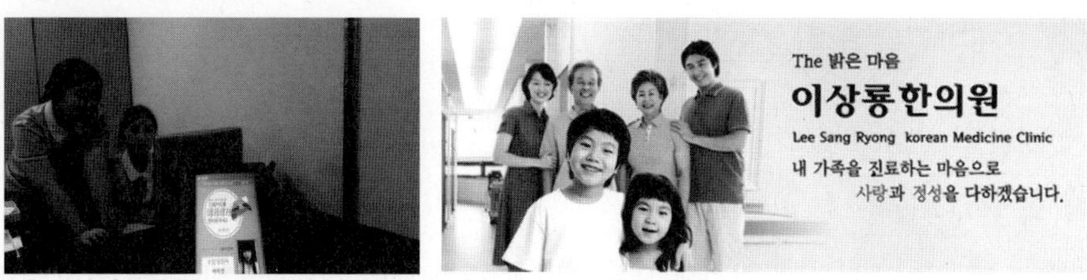
The 밝은 마음
이상룡 한의원
Lee Sang Ryong korean Medicine Clinic
내 가족을 진료하는 마음으로
사랑과 정성을 다하겠습니다.

[그림 9-3] 직원실명제

(12) 비즈니스실

내원환자가 처음 내원하였을 때 서비스제공 및 이용불편의 해소방안의 일환으로 최근 일부 대형병원에서는 원무접수창구실 옆에 고객용 비즈니스실을 운영하여 내원고객의 만족도를 향상하고 있다. 비즈니스실에서 제공하는 업무는 팩스, 컴퓨터사용(PC), 병원 각종양식, 사무용품 등록 관련서류 등 서비스를 제공하고 있다.

3) 고객유지

고객유지는 고객만족을 통하여 이룰 수 있다. 서비스에 대한 만족은 반복적인 구매행동에 중요한 요인으로 제시된다. 고객만족은 병원을 이용하는 고객들이 계속적으로 이용할 수 있게 하여 지속적인 경쟁우위를 유지하기 위한 필수적인 요인이다. 따라서 병원에서 고객에게 가치를 증대시키지 않는 요소는 모두 제거하고 가치를 증대시킬 수 있는 요소를 제공하여야 한다. 기존고객과의 관계마케팅을 이용 지속적인 고객가치의 증대를 위하여 물리적 상호작용에서 전화중심의 콜센터, 더 나아가 인터넷 상담을 시행한다. 최근에는 자체정보시스템과 웹기능을 이용하여 보다 발전된 고객센터를 설치하여 고객서비스개선을 통한 충성고객을 확보하기 위한 전략을 마련하고 있다.

병원의 신환유치 활동사례
① 신환고객 상시접수 및 진료실시 ② 신환고객 우선접수창구 개설 ③ 예약고객 예약시간 전 신환고객 진료 ④ 건강강좌, 홍보행사 참여 강화 ⑤ 병원의 무료진료사업 확대 ⑥ 동문회지, 각종언론매체 출연 홍보 ⑦ 원내발간 소식지 홍보 ⑧ 협력업체 및 기관관계강화 ⑨ 대외협력 및 MOU 확대 ⑩ 건강진단 후 유질환자 사후 관리 강화 ⑪ 전문센터 및 특수클리릭 활성화(특성화) 등

4) 고객만족을 통한 경쟁력 강화방안

고객만족을 통한 병원의 경쟁력을 강화하는 측면에서 검토할 수 있는 업무특성은 다음과 같다.

첫째, 외래는 병원의 이미지와 업무능력에 대한 MOT가 결정되는 최 일선의 접점 업무를 수행 한다.

둘째, 임상처치 및 행정처리 정보에 필요한 모든 정보를 수집, 입력, 관리하는 과정이다.

셋째, 다양한 절차에 따라 진료서비스가 제공되며 그 절차의 대부분은 진료비 수납업무와 관련이 된다.

넷째, 접수 및 수납, 진료, 검사, 투약창구 등 서비스가 제공되는 장소가 많고 들려야하는 동선이 길다.

다섯째, 고객이 최대로 만족하는 수준의 의료서비스를 제공하기 어려운 현실적인 제약이 많을수록 보유하고 있는 총체적 역량을 집약하여 진료를 포함한 모든 업무과정이 편리하고 신속하게 진행될 수 있도록 업무체계를 구축하여 고객중심의 진료를 지향하는 병원이라는 평가를 받을 수 있다는 측면에서 무엇보다 그 중요성이 강조되고 있다.

핵심다지기

1 병원에서 실행되고 있는 고객관리 서비스 활동에 대하여 알아보고 수행한다.

병원에서 주로 행하여지는 고객관리 서비스 활동은 다음과 같은 활동 등이 있다.

① CRM(Customer Relation Management: 고객관계관리 활동) ② CS(Customer Satisfaction)활동 ③ MOT(Moments of Truth) ④ 표준진료지침(Critical Pathway : CP) ⑤ 6 Sigma(통계적 기법활용 품질혁신 운동) ⑥ QI경진대회 ⑦ 고객만족도조사 전화응대 모니터링 ⑧ 고객 소리함(VOC)운영 ⑨ 직원실명제 등이 있다.

〈 표 9-2 〉 고객응대요령

	고객응대요령
1	환자의 심리상태를 이해하고 환자입장에서 응대한다.
2	업무를 정확하고 신속하게 처리한다.
3	성의 있게 듣고 친절하게 설명한다.
4	단정한 몸가짐과 상냥한 표정으로 응대한다.
5	민원인과의 언쟁발생이 없도록 유의한다.

6	창구의 번잡을 피하기 위하여 상황에 맞게 적절히 응대한다.
7	창구에 먼저 온 순서대로 한 사람씩 응대한다.
8	상대의 성격에 맞는 대응을 한다.

2 고객관리자가 갖추어야할 조건에 대하여 알아보고 실행한다.

고객관리자는 병원을 위해서는 병원의 지속적인 운영과 발전에 필요한 적정이윤을 확보하는데 기여해야 하고, 고객인 환자에게는 진료서비스를 제공받는 과정에 불편이 없도록 모든 편의를 제공해야 하는 동시에 의료서비스를 생산하는 주체인 의료진이 진료하는데 불편함이 없도록 효과적으로 지원하는 역할을 완벽하게 수행해야한다.

3 병원의 MOT 중 고객접점서비스에 대하여 조사하고 MOT의 3요소를 알아본다.

고객과 접점의 직원이 만나는 곳, 고객이 혼자 이동하는 접점 등, 다양한 장소에서 병원의 만족도가 결정된다. 최근 고객들은 만족과 불만족을 결정짓는 시간은 15초보다 더 짧아졌다고 한다. 따라서 고객접점서비스는 고객만족도를 높여 병원의 재방문율을 높이고 궁극적으로는 수익성을 증대시키는 것이 그 목적이다.

구분	내용
하드웨어 (Hardware)	주차, 간판의 청결성, 병원분위기, 쾌적성, 안내시스템, 대기실 의자 등의 시설과 관련된 부분
소프트웨어 (Software)	간판, 병원안내서, 고객의 불만 처리 체계, 대기시간, 이용편리성, 접점과 접점간의 연결 등 Process와 관련된 부분
휴먼웨어 (Humanware)	환자가 병원입구에 들어서면서부터 돌아간 이후 사후관리까지 모든 과정에 관여하는 관련된 부분, 직원의 친절, 상세한 설명 등

4 병원에서 시행하는 CS활동 중 친절다짐운동 사례에 대하여 알아보고 실행해 본다.

(1) A병원 직원의 친절다짐운동

직원 친절다짐운동(사례)

▣ 우리는 고객 최우선주의 실천을 위해 친절다짐운동을 시작하겠습니다.
▣ 친절다짐(운동) : 진행자가 선창하고 직원들은 밑줄 친 부분을 복창하면서 인사(고개 숙이며)합니다.

- ㅇ 우리는 고객에게 항상 밝은 표정으로 ———— <u>정성을 다하겠습니다.</u>
- ㅇ 우리는 내원 고객이 불편하지 않도록 ———— <u>편안히 모시겠습니다.</u>
- ㅇ 우리는 고객이 이해가 쉽도록 ———— <u>설명을 잘하겠습니다.</u>
- ㅇ 우리는 ㅇㅇ병원(센터)의 ———— <u>홍보대사가 되겠습니다.</u>
- ㅇ 우리는 서로 돕고 협력하여 ———— <u>명랑한 직장을 만들겠습니다.</u>
- ㅇ 오늘도 즐겁고 ———— <u>좋은 하루 되십시오.</u>

(2) B병원의 직원의 인사 및 전화예절(사례)

<table>
<tr><th colspan="4">직원 인사 및 전화예절(사례)</th></tr>
<tr><td colspan="3">인 사</td><td>안녕하십니까?</td></tr>
<tr><td rowspan="4">전화 받을 때</td><td rowspan="2">병원 내</td><td>받을 때</td><td>정성을 다하겠습니다. 원무과(팀) OOO입니다.</td></tr>
<tr><td>끝날 때</td><td>수고하십시오.(또는 감사합니다.)</td></tr>
<tr><td rowspan="2">검진 센터</td><td>받을 때</td><td>편안히 모시겠습니다. 건강증진센터(00실) OOO입니다.</td></tr>
<tr><td>끝날 때</td><td>수고하십시오.(또는 감사합니다.)</td></tr>
<tr><td colspan="3">전화를 걸을 때</td><td>벨이 울리고 상대방이 받으면 먼저 자기 신분을 밝힌다.
(예 : 안녕하십니까? 원무과(팀) OOO입니다.)
단, 인사는 상황에 따라 사용합니다.</td></tr>
</table>

- ㅇ 항상 밝고 명랑하게 먼저 인사하는 것을 생활화합시다.
- ㅇ 전화벨이 울리면 3회 이내에 받는 것을 생활화합시다.
- ㅇ 작은 것 하나의 실천이 우리병원이 새롭게 발전하는 도약의 계기가 됩니다.

자료출처: (1) (2) S병원 및 B병원 경영진단보고서(김회창)

아침 친절다짐운동 및 인사

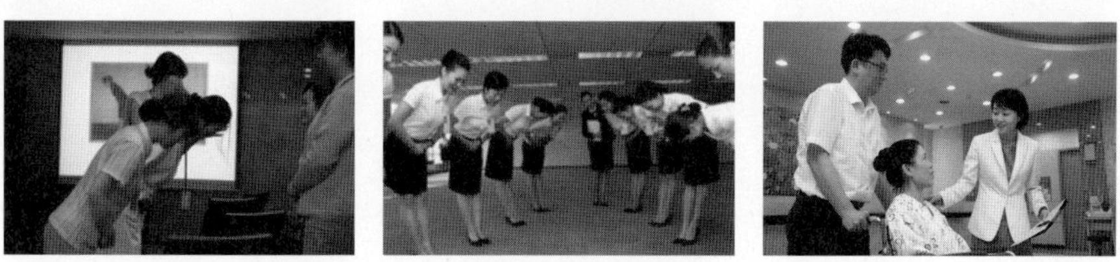

[그림 9-4] 친절다짐운동 및 인사

5 병원의 서비스개선활동 사례를 분석 후 개선방안을 도출 후 실행한다.

(1) 서울아산병원의 고객의 눈높이로 원스톱 서비스 창구 오픈

처음 방문한 환자를 위해 진료예약 및 등록, 외부영상저장(CD), 진료상담, 고객 맞춤형 통합서비스 등의 기능을 한곳에서 처리해주는 통합서비스창구가 2014년 8월 4일 동관 1층에 오픈하여 병원의 업무는 물론 개인 비즈니스 업무까지 한 자리에서 처리하여 내원고객으로부터 좋은 반응을 얻고 있다.

고객의 눈높이 서비스창구

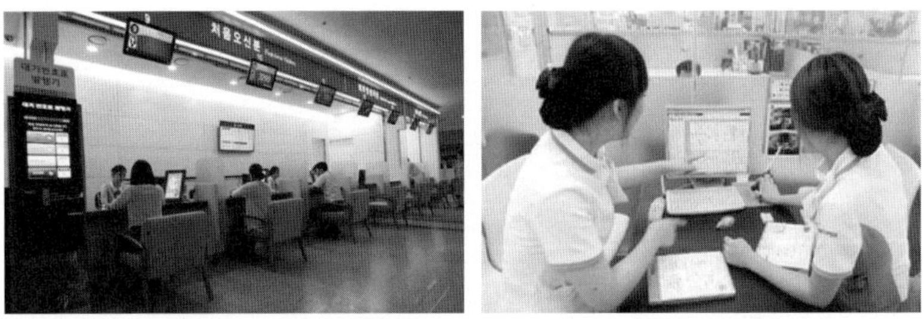

[그림 9-5] 고객의 눈높이 서비스 창구

II. 고객만족도조사 및 분석

학습목표 | 1. 고객만족도조사를 실시하고 분석 후 개선방안을 도출할 수 있다.

1. 고객만족도 조사

1) 고객만족도조사

고객이 어느 상품을 구입했을 때 구입한 상품과 서비스에 어느 정도 만족하고 있는가를 중요시하는 마케팅 수법. 상품에 대한 고객의 만족도, 또는 소비자만족도라고 한다. 상품의 품질과 성능만이 아니라 점원의 서비스, 애프터서비스 등도 포함된다. 종합적인 의미로는 상품의 공급부터 고객이 기대한 만족도, 실제로 느낀 만족이 어느 정도 높은가 하는 것이다. CST가 높다면 고객에 의한 동일 상품의 구매율도 높아진다. 미국에서는 고객만족의 정도를 수치화해서 CST(고객만족도)라고 하는 형태로 복수의 상품비교가 행해지고 있다.

2) 고객만족도지수(CSI : Customer Satisfaction Index)

고객만족지수는 현재 생산, 판매되고 있는 제품 및 서비스 품질에 대해 해당제품을 직접사용해보고 이 제품과 관련된 서비스를 받아 본 고객이 직접 평가한 만족수준의 정도를 모델링에 근거하여 측정, 계량화한 것이다.

고객만족은 다양한 속성이 복합된 개념으로 다양한 속성을 단일 또는 복합지수로 구성하여 종합적인 고객만족 수준을 나타내는 지표가 고객만족 지수이다. 기업 및 병원의 고객만족도 조사에는 한국 생산성본부에서 시행하고 있는 NCSI와 한국능률협회에서 시행하고 있는 KCSI 등이 있다.

(1) NCSI(National Customer Satisfaction Index : 국가고객만족지수)

서비스 품질을 고객이 직접 사용해보고 평가한 만족수준의 정도를 모델링에 근거하여 측정, 계량한 지표이다. 한국 생산성본부와 미시간 대학(University of Michigan이 공동으로 개발하였다. NCSI의 최소측정 단위는 개별기업이 생산하는 제품 또는 제품군(Product Line)이며, 측정결과는 개별기업(Company level), 산업별(Industry level), 경제 부문별(Economic sector level) 그리고 국가(National level) 단위로 발표된다. 따라서 국내외에서 생산, 국내 최종소비자에게 판매되고 있는 제품 및 서비스에 대해 해당제품을 직접 사용한 경험이 있는 고객이 직접 평가한 만족수준의 정도를 모델링에 근거하여 측정, 계량화한 지표를 의미한다.

(2) KCSI(Korean Customer Satisfaction Index)

KCSI는 한국 산업의 산업별 상품과 서비스에 대한 고객들의 만족 정도를 나타내는 종합지수를 말한다. 한국능률협회컨설팅(KMAC)이 1992년 12개 산업에 대한 고객만족도 조사를 시작한 이래로 약 105개 산업에 대해 매년 조사 · 발표를 하고 있다. KCSI는 경제성장의 양적 성장을 평가하는 국내총생산(GDP) 등의 생산성 지표와는 달리 질적 성장을 평가하는 지표로 분리되며, 조사 결과를 통해 각 기업은 시장에서 자사의 경쟁력을 파악하는 것은 물론이거니와 고객이 불만을 가진 상품 · 서비스 등의 문제점들을 개선하도록 유도해 소비자의 권익을 보호하고 고객지향적인 경영활동을 가능케 하고, 나아가 국내 산업의 질적 성장을 유도하고 기업별 경쟁을 촉진하는데 목적이 있다.

3) 고객만족 지수의 개발

국가경쟁력의 차원에서나 기업경쟁력의 차원에서도 고객만족 지수를 개발할 필요성이 있다. 주로 다음과 같은 3가지 이유에서 고객만족 지수를 개발할 필요가 있다.

첫째, 고객만족의 관리차원에서 조직에 대한 고객의 평가를 주기적, 정기적으로 파악할 필요가 있으며, 이를 위해 조사와 관리가 용이한 지표를 개발할 필요가 있다.

둘째, 다양한 속성을 가진 고객만족도를 하나의 복합된 지표로 산출하여 정보를 종합할 필요가 있다.

셋째, 고객의 평가결과를 다른 유사조직과 비교 · 평가할 필요가 있으며, 기업은 고객만족에 대한 평가의 결과를 비교함으로써 해당 조직의 위상을 파악하거나 서비스가 우위인 조직을 벤치마킹을 할 수 있는 기회를 활용할 수 있다.

2. 환자만족도조사

환자만족도는 진료의 결과, 과정, 구조를 총체적으로 반영할 수 있는 척도이며, 진료의 비용, 용이성, 진료의 기술적이고 인간적인 면, 진료성과를 포함한 다차원적인 개념이 반영된 지표라고 있다. 도나베리언은 의료의 질을 구성하는 요소 중에서 대인관계 부문과 쾌적성을 평가하는 조사가 환자만족도라고 하였다. 따라서 환자만족도가 의료의 질적 수준을 평가하는 지표가 될 때, 질 관리의 지표로 사용되어 질 향상활동으로 이어지게 된다. 환자만족도는 의료서비스 평가 및 개선에 대한 정보원으로서 의료소비자들의 역할이 중요해지면서 의료기관의 경영과 질 향상활동에 있어 중요한 활동영역으로 대두되고 있다.

환자만족도조사는 의료서비스를 포함하여 병원이 제공한 상품 및 서비스에 대하여 이용고객에게 만족도를 조사하는 것으로서 조사방법으로는 면접조사와 전화조사 및 우편설문 등이 있다. 조사항목은 진료서비스, 간호서비스, 이용절차의 편리성, 시설과 환경, 직원의 친절성, 일반서비스 등의 항목으로 이루어진다.

▣ 환자만족 측정 시 이용할 수 있는 항목

환자만족 측정 시 이용할 수 있는 항목
① 접근성 및 편리성 ② 자원의 활용가능성 ③ 진료의 지속성 ④ 의료의 효과 및 결과 ⑤ 재정 ⑥ 인간적인 태도 ⑦ 정보의 수집 및 제공 ⑧ 주변의 쾌적함 ⑨ 의료의 질

1) 환자만족도 조사의 목적

고객의 요구를 파악하고 도출된 문제점들에 대한 개선(안)을 마련하여 대고객서비스 향상을 도모하고자 입원 및 외래환자를 대상으로 만족도 조사를 실시한다.

업무절차 및 흐름도
① 환자만족도 설문조사계획 수립 ② 설문조사요원 모집 및 사전교육 ③ 환자만족도 설문조사 실시 ④ 설문결과 코딩 및 통계분석 ⑤ 조사결과 보고서 작성 및 책자제작 ⑥ 설문내용 통보 및 개선안 마련 시행

(1) 환자 만족도의 중요성

환자 만족도의 중요성은 다음과 같다.

① 공급자중심에서 소비자중심으로 의료시장의 환경 변화

② 고객의 가치관 및 선호도 변화

③ 의료의 질(Quality of care)과 의료의 결과(outcomes)에 대한 강조

④ 경쟁시장 내에서의 핵심역량 강화 및 제공서비스 결과에 대한 수준평가

⑤ 환자가 실제 느끼는 서비스의 질에 대한 객관적인 평가지표

⑥ 환자의 치료순응도 및 병원 재이용 의사, 타인 권유 의사와 직접적인 관련성

⑦ 의료서비스 개선 및 경영의 질적인 향상을 위한 아이디어로 활용 가능하므로 매우 유용한 정보임

(2) 환자만족도 조사의 구성요소와 조사방식

설문지를 구성하는 데 가장 어려운 점 중의 하나가 질문을 작성하는 것으로서 질문은 특별한 사실에 대하여 명백하고 정확하게 물어야 하지만 그렇다고 너무 전문적이어서는 안 된다. 질문내용이 이해하기 쉽고 정확해야 하며 너무 국한된 면에 치우치지 말아야 한다. 또한 불쾌감을 주는 것은 피해야 한다.

따라서 일반적인 환자만족도를 파악하기 위해 행하는 설문조사를 보면 대기시간, 진료과정의 편의성, 직원들의 친절도, 편의시설의 여부, 진료결과에 대한 만족도 등이 포함되어 있다. 그러나 환자들이 한번 간 병원을 다시 찾는 가장 중요한 요인은 의료진의 실력과 태도요인이 높으며, 또한 진료결과에 대한 경쟁우위와 환자와의 대화를 통한 신뢰관계의 구축이야말로 가장 중요한 역할은 의사가 맡게 된다. 따라서 의사의 환자에 대한 태도변화가 환자만족의 가장 중요한 요체라고 할 수 있다. 병원에서 다른 서비스를 아무리 많이 해도 실력 있고 친절한 의사를 보유하지 못하면 환자를 재방문하게 하는데 큰 효과를 기대할 수 없다. 따라서 중소병원의 경우 전문병

원화, 차별화 등도 좋은 방안이 될 수 있고 의사들의 친절과 상세한 설명, 짧은 대기 시간 등과 함께 가정간호, 야간진료, 전화상담 등 차별화된 서비스를 적극 제공한다면 큰 효과를 기대할 수 있을 것이다. 평범하게 만족한 고객은 주변에 다른 경쟁병원이 조금 더 양질의 서비스를 제공하면 쉽게 흔들리지만 매우 만족한 고객은 거의 변화가 없으며 이러한 현상은 병원간의 경쟁이 심할수록 더욱 뚜렷이 나타나게 된다.

(3) 환자만족도 조사방법

환자만족도 조사는 보통 면접조사, 전화조사, 우편설문 등으로 실시하며, 이러한 세 가지 방법을 혼합하여 만족도를 평가한다.

〈 표 9-3 〉 만족도 조사방식과 내용

조사방법	내용
초점그룹	6~12명 경험자가 의료서비스에 대하여 집단토의
1:1면담	의료기관 경영자, 직원 또는 조사원(면담원)이 환자와 직접 면담
설문조사	내원 및 재원조사, 전화조사, 우편조사 등
체험	의료기관 경영자 또는 직원이 병원서비스를 직접 체험

가. 고객만족도 조사를 위한 다양한 방법의 장단점을 고려하여 의료기관의 특성과 상황에 맞게 선택
나. 고객만족도 조사를 통해 고객(환자, 보호자, 직원 등)의 불만이나 문제점을 파악

① 면담조사(interviewing method)

면접원이 조사 대상자를 직접 방문하여 조사를 실시하는 기법으로 응답자를 직접 방문하여 현장에서 내용을 묻고 대답하는 여론 조사 방법이다. 면담조사는 정확하고 믿을 수 있는 조사 방법이지만 훈련된 면접원 확보가 필요하고 비용과 시간이 많이 들며, 소득이 높은 층이나 소득이 낮은 층에 접근하기 어렵거나 집에 없어 대표로 할 표본 유지가 어렵다. 즉 면접조사는 미리 훈련된 조사원이 지정된 조사내용을 방문하거나 면접하여 설문지를 작성하는 방법이다. 따라서 유능한 조사원을 확보하여 충분한 훈련을 실시한 경우에는 가장 좋은 조사법이다. 면접조사법에는 자기식과 타기식이 있다.

② 전화조사(telephone survey)

전화를 이용한 조사 방법. 질문과 응답을 전화를 통하여 주고받아 결과를 설문지에 동시 기입하는 방법이다. 면접조사법에 비해 시간과 비용을 크게 절감할 수 있고, 신속하고 효율적으로 정보를 획득할 수 있으며 면접이 어려운 경우도 조사할 수 있을 뿐만 아니라 전화와 컴퓨터를 이용하면 전화 걸기와 질문, 응답을 자동화할 수 있다는 장점이 있다. 이 방법의 커다란 한계는 표본 추출 때에 나타나는 모집단의 불완전성이다. 전화를 갖고 있지 않는 가구도 있으며, 전화 소유자라도 중복 혹은 누락될 수 있고, 이사를 한 경우 전화번호가 바뀌는 등의 문제가 있다.

③ 우편조사(mail survey)

설문지를 조사 대상자에게 우송하고 응답된 설문지의 우송을 요청하는 조사 방법. 조사 대상은 대개 전화번호부, 주소록, 납세자 명부, 자동차 구입자 명부 등과 같은 목록을 통해 선택되므로 응답자 분포가 넓고, 편중되지 않는다는 장점이 있다. 그 외에도 면접자가 존재하지 않고 서면으로 질문이 제시되므로 주관적인 편견이 제거된다는 점, 조사 규모가 클수록 경비가 절약된다는 점도 이 방법의 장점이다. 그러나 목록이 없거나 새로 작성하는 데 비용이 많이 들면 이 조사를 실시할 수 없으며, 조사를 하더라도 불완전하여 효용이 떨어지고, 일반적으로 회수율이 낮다는 점이 이 방법의 한계이다.

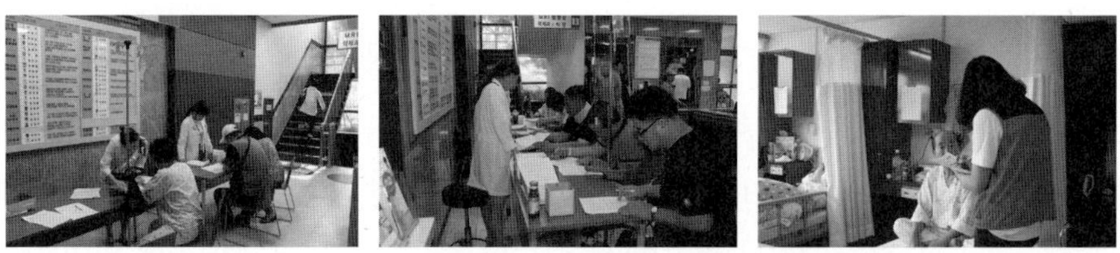

[그림 9-6] 환자만족도 조사

(4) 환자만족도 조사에 이용되는 방법

일반적으로 환자만족도 조사에 이용되는 방법들로는 병원의 운영여건에 따라 적절한 한 가지 또는 여러 가지 방법을 혼합하여 사용할 수 있다. 그러나 조사방식의 선택과 결과의 분석 및 해석에 유의할 필요가 있으며, 또한 3~6개월 단위로 정기적으로 만족도 조사를 실시하여 분야별 만족도 수준의 변화를 모니터링하는 것이 중요하다.

〈 표 9-4 〉 환자만족도 조사의 구성요소

구분	서비스 내용	비고
의료서비스	진료서비스의 질, 간호, 검사, 영양, 약제서비스의 질, 의료서비스의 다양성, 의료진의 친절도, 진료결과의 만족도	
접객서비스	대기시간(입원 및 외래), 예약서비스, 불만처리의 신속성, 대응 성, 접수 및 안내직원의 친절도, 병원시설의 쾌적성, 편의성, 시설의 배치 및 동선, 휴식 공간 및 편의시설, 주차시설	
병원이미지	지역사회 공헌도, 무료진료 프로그램 등	
종합적 만족도	전반적 만족도, 재이용 의사, 타인에게 추천의사	

① 이중 부정

부정어를 사용한 질문은 주의를 하여야 하며, 부정어를 잘못 사용하면 응답자의 혼동을 유발 할 수 있다. 따라서 설문을 작성할 때에는 적절한 형용사를 사용하여 비교적 쉽게 이해할 수 있도록 써야 한다.

② 중복질문

중복질문이란 한 질문 속에 두 가지 응답을 요구하는 것을 의미한다. 만일 간호사가 동시에 친절하고 유능하거나 동시에 친절하지 않고 유능하지 않다면 하나의 응답이면 충분하다. 만일 간호사가 친절하지만 유능하지 못하거나 유능하지만 친절하지 못한다면 답변이 두 개가 필요하다. 이러한 경우에는 원래 질문을 두 개의 질문으로 구분하는 것이 좋다.

③ 전문적인 용어

환자만족도 설문에 전문용어, 제목, 성명 및 약어를 사용하는 경우가 있는데 전문용어와 응답자가 이해하지 못하면 답변을 못하거나 대충 응답할 수 있기 때문이다. 이를 방지하기 위해 이러한 용어에 가능한 간단한 설명이나 예를 덧붙여 주는 것이 도움을 줄 수 있다.

④ 부적절한 질문 및 애매모호한 질문

부적절한 질문 및 애매모호한 질문은 삼가하여 설문지를 작성하여야 한다.

⑤ 불쾌한 질문

불쾌한 질문은 응답자로 하여금 그 질문을 회피하거나 무시하게 만들 수 있으므로 문항작성에 유의하여야 한다.

(5) 환자만족의 구성요소와 조사내용

〈 표 9-5 〉 환자만족의 구성요소와 조사내용

구분	내용	비고
설문조사	외래 및 입원, 퇴원환자조사, 전화조사, 우편조사	
면담	영자 또는 직원이 환자와 직접 면담	
초점그룹	6~12명의 환자와 집중 토의	
체험	병원직원이 직접 환자체험	

(6) 환자만족도 조사대상 항목

〈 표 9-6 〉 환자만족도 조사대상 항목(1)

의료의 기술적인 측면	진료관련 프로세스	입원서비스
• 의료기술 수준 • 의료장비 및 시설 • 치료 및 수술가능범위 • 치료 후 성과(치유정도) • 치료 후 사후관리 요령안내	• 수속절차 편리성 • 수납절차 편리성 • 진료절차 편리성 • 검사절차 편리성 • 수술절차 편리성 • 희망날짜/진료/입원 가능	• 입원 생활 안내 • 입원 수속 절차의 편리성 • 병실 환경의 청결성 • 침상과 환자복의 청결성 • 급식 서비스 • 입원실 내 편의시설

〈 표 9-7 〉 환자만족도 조사대상 항목(2)

직원(의사, 간호사, 기타직원)	대기시간, 시설환경 등 기타
• 환자에 대한 배려 • 면담 용이성 • 치료 관련 설명 • 응급상황 시 조치 • 직원의 친절 및 신속 정확성	• 진료, 검사, 투약, 수술, 수납 대기시간 • 교통편의, 표지판, 청결, 주차시설, 대기시설, 휴게시설 • 예약 편리성, 예약시간 준수, 예약에 대한 안내 • 원외 처방전 발급 대기시간, 편리성, 설명

(7) 고객만족도 조사 결과

활용고객만족도 조사 결과 활용은 첫째, 의료서비스 질의 간접적인 평가지표로 사용되며, 둘째, 질의 개선이 필요한 영역 발견하여 CQI 팀을 구성하고 질 향상 활동을 하도록 하며, 셋째, 병원의 전 직원들에게 고객만족도 조사 결과를 공유하여 각 부서 및 직원들이 각자의 위치에서 질 개선 활동을 하도록 동기 부여를 하도록 하며, 넷째, 고객 지향적(customer-focused) 조직문화 정착에 활용하도록 한다.

(8) 설문지 작성

환자만족도에 대한 정량적 방법의 대표적인 방법은 설문지를 이용하는 것으로서 설문지의 작성을 위해 우선 환자들과 면담과 같은 정성적 방법에 기초하여 사전자료를 수집하여야 한다.

① 설문 목적 및 협조 요청

설문지 앞부분에 설문의 목적을 알리고 협조를 구하는 내용을 간략히 기술한다.

② 설문 내용

- 설문조사를 통해 반드시 알아야 할 정보에 초점을 맞추어 설문내용을 논리적으로 전개한다.
- 흥미를 끌 수 있는 질문을 앞부분에, 복잡한 질문일수록 마지막에 배치한다.
- 효과를 직접 측정하는 내용과 효과에 영향을 미치는 요인에 대한 내용을 모두 작성한다.

③ 일반사항

파악하고자 하는 효과에 영향을 미치는 일반사항들을 조사한다.

④ 설문지 실시과정

면접원 선발 및 교육, 설문 수집 및 관리, 자료 검토 및 코딩 준비(미 응답문항 검토, 이상이 있는 설문지에 대한 대책 수립)코딩, 데이터 입력, 분석용 데이터 파일 완성(변수 변환,변수 계산, 코딩 오류 확인), 데이터 분석(데이터 유형: 명목척도, 순서척도, 등간척도, 비율척도)

⑤ 설문문항의 종류

설문문항의 종류에는 개방형 질문(자유응답형 질문), 폐쇄형 질문(양자택일형과 다중택일형, 평가형, 서열형)이 있다.

가. 개방형 질문

응답자가 할 수 있는 응답의 형태에 제약을 가하지 않고 자유롭게 표현하는 방법이다.

나. 폐쇄형 질문

연구자가 사전에 응답할 항목을 제시해놓고 그 중에 택하게 하는 방식이다. 이외에도 다수의 항목을 선택하는 경우도 있으며, 항목을 제시하고 중요도나 선호도 순으로 순위를 매기는 경우도 있다.

⑥ 환자만족도 조사대상 선정

가. 표본 추출법(sampling method)

전체 모집단의 어떤 정보를 얻기 위해 혹은 어떤 사실을 확인하기 위한 방법의 하나로 모집단 전체를 조사하는 것이 아니라 그 일부만을 조사하는 것을 표본추출법(標本抽出法)이라고 한다.

이 방법은 비용 면에서나 시간적으로 많은 유리한 점이 있으나 전체를 조사하지 않기 때문에 필연적으로 오차를 수반하는 문제를 가지고 있는데, 이를 표본오차라고 한다.

표본추출법은 모집단에서 조사 대상인 표본을 선정하는 방법으로 크게는 유의 추출법(purposive sampling method)과 무작위 추출법(random sampling method)으로 구분한다.

㉮ 유의 추출법(有意推出法)

유의 추출법은 조사 설계자의 경험 및 지식을 토대로 모집단을 잘 대표한다고 판단되는 조사 대상을 모집단에서 직접 추출하는 방식으로, 추출이 잘되면 대표성은 높지만 그 조사 결과의 정밀도를 객관적으로 평가할 수는 없다. 이 방법에 의한 대표적인 표본 추출법이 할당 법(quota sampling)이다.

㉯ 무작위 추출법(無作爲推出法)

무작위 추출법은 모집단에서 뽑힐 확률을 동등하게 설계되도록 한 추출법으로 조사 담당자의 주관이 개입되지 못하므로 객관적인 조사가 이루어질 수 있다. 또한 통계학적으로 표본오차 또는 그 정밀도를 계산할 수 있어 그에 따라 표본의 크기를 결정할 수 있다. 무작위 추출법에는 추출 방법에 따라 단순 무작위 추출법, 다단 무작위 추출법, 층화 추출법 등이 있다.

▣ 고객만족도조사 및 직원의견조사 설문지(사례)

1. 외래환자 고객만족도 조사

안녕하셨습니까?
본 조사는 0000병원의 외래환자를 대상으로 서비스 만족도 조사를 시행합니다. 귀하께서 응답하신 자료는 서비스 개선에 귀중한 자료로 활용되오니 성심껏 응답(체크)하여 주시기 바랍니다. 감사합니다.

202X . 5.
0000 컨설팅팀

* 다음 질문에 해당하는 사항을 √표 하여 주십시오.

1. 이 병원을 처음 어떻게 알고 이용하시게 되었습니까?

① 예전부터 알고 있던 병원이어서 ② 주변사람의 소개로
③ 타병원에서 의뢰하여 ④ 병원직원의 소개로

2. 이 병원을 선택하신 이유는 무엇입니까? (3가지만 선택하여 주십시오)

① 의료진의 실력을 신뢰하여 ② 최신시설과 의료장비를 보유해서
③ 신체검사 지정병원이어서 ④ 병원직원이 친절해서
⑤ 거리가 가깝거나 교통이 편리하여 ⑥ 치료비가 싸서
⑦ 응급환자로 실려와서 ⑧ 치료효과가 좋아서
⑨ 아는 직원이 있어서 ⑩ 기타 (　　　)

3. 이 병원을 오실 때 주로 이용하시는 교통수단은 무엇입니까?

① 걸어서 ② 버스 ③ 지하철 ④ 택시 ⑤ 자가용 ⑥ 기타 (　　)

4. 병원의 진료절차(접수, 수납, 진료, 검사)에 만족하셨습니까?

① 매우 불만족 ② 불만족 ③ 보통 ④ 만족 ⑤ 매우만족

5. 병원 진료절차에 불만족 하셨다면 그 이유는 무엇입니까? (2가지만 선택)

① 절차가 복잡하다. ② 대기시간이 길다. ③ 동선이 복잡하다.
④ 안내가 미흡하다. ⑤ 표시물을 보고 찾기가 어렵다.
⑥ 기타 ( )

6. 병원의 시설, 환경, 편의시설에 대해서 만족하셨습니까?

① 매우 불만족 ② 불만족 ③ 보통 ④ 만족 ⑤ 매우만족

7. 병원의 시설, 환경, 편의시설에 불만족 하셨다면 그 이유는 무엇입니까?

① 주차시설 ② 시설노후 ③ 환경 미흡
④ 편의시설 부족 ⑤ 기타( )

8. 의료진의 기술과 전문성(실력)에 대해서 만족하셨습니까?

① 매우 불만족 ② 불만족 ③ 보통 ④ 만족 ⑤ 매우만족

9. 의료진의 치료결과에 대해서 만족하셨습니까?

① 매우 불만족 ② 불만족 ③ 보통 ④ 만족 ⑤ 매우만족

10. 직원의 친절, 설명, 관심도에 대해 만족하셨습니까?

설문 내용	매우 불만족	불만족	보통	만족	매우 만족
1) 의사					
2) 간호사					
3) 원무직원					
4) 채혈실 직원					
5) 영상의학과 방사선사					
6) 물리치료 직원					
7) 안내직원, 주차요원					

11. 병원의 전반적인 의료서비스 제공에 대해 100점 만점에 몇 점을 주시겠습니까?

0 --- 10 --- 20 --- 30 --- 40 --- 50 --- 60 --- 70 --- 80 --- 90 --- 100점

12. 귀하께서는 이 병원을 앞으로도 계속 이용하시겠습니까?

① 매우 그렇지 않다 ② 그렇지 않다 ③ 잘 모르겠다
④ 그렇다 ⑤ 매우 그렇다

13. 이 병원의 이용을 다른 가족이나 친척 친지에게 추천하시겠습니까?

① 매우 그렇지 않다 ② 그렇지 않다 ③ 잘 모르겠다
④ 그렇다 ⑤ 매우 그렇다

14. 기타 건의 및 제안, 불편 및 불만, 칭찬사항 등이 있으시면 간략하게 적어 주시기 바랍니다.

설문에 성심껏 응답하여 주신데 대하여 감사드립니다.

2. 입원환자 고객만족도 조사

안녕하십니까?
본 조사는 0000병원의 입원환자를 대상으로 서비스 만족도 조사를 시행합니다. 귀하께서 응답하신 자료는 서비스 개선에 귀중한 자료로 활용되오니 성심껏 응답(체크)하여 주시기 바랍니다. 감사합니다.

202X . 5.
0000 컨설팅팀

* 다음 질문에 해당하는 사항을 √표 하여 주십시오.

1. 이 병원을 처음 어떻게 알고 이용하시게 되었습니까?
   ① 예전부터 알고 있던 병원이어서 ② 주변사람의 소개로
   ③ 타병원에서 의뢰하여 ④ 병원직원의 소개로

2. 이 병원을 선택하신 이유는 무엇입니까? (3가지만 선택하여 주십시오)
   ① 의료진의 실력을 신뢰하여 ② 최신시설과 의료장비를 보유해서 ③ 신체검사 지정병원이어서 ④ 병원직원이 친절해서 ⑤ 거리가 가깝거나 교통이 편리하여 ⑥ 치료비가 싸서 ⑦ 응급환자로 실려와서 ⑧ 치료효과가 좋아서 ⑨ 아는 직원이 있어서 ⑩ 기타(　　)

3. 병원의 진료절차(접수, 수납, 진료, 검사)에 만족하셨습니까?
   ① 매우 불만족 ② 불만족 ③ 보통 ④ 만족 ⑤ 매우만족

4. 병원 진료절차에 불만족 하셨다면 그 이유는 무엇입니까? (2가지만 선택)
   ① 절차가 복잡하다. ② 대기시간이 길다. ③ 동선이 복잡하다.
   ④ 안내가 미흡하다. ⑤ 표시물을 보고 찾기가 어렵다. ⑥ 기타 (　　)

5. 병원의 시설, 환경, 편의시설에 대해서 만족하셨습니까?

① 매우 불만족 ② 불만족 ③ 보통 ④ 만족 ⑤ 매우만족

6. 병원의 시설, 환경, 편의시설에 불만족 하셨다면 그 이유는 무엇입니까?

① 주차시설 ② 시설노후 ③ 환경 미흡

④ 편의시설 부족 ⑤ 기타( )

7. 귀하의 담당의사는 하루에 몇 번이나 회진을 하러 방문합니까?

① 0회 ② 1회 ③ 2회 ④ 3회 이상

8. 의료진의 기술과 전문성(실력)에 대해서 만족하셨습니까?

① 매우 불만족 ② 불만족 ③ 보통 ④ 만족 ⑤ 매우만족

9. 의료진의 치료결과에 대해서 만족하셨습니까?

① 매우 불만족 ② 불만족 ③ 보통 ④ 만족 ⑤ 매우만족

10. 입원실을 드나드는 배식원과 청소원은 귀하의 요구를 잘 들어 주었습니까?

① 매우 그렇지 않다 ② 그렇지 않다 ③ 잘 모르겠다

④ 그렇다 ⑤ 매우 그렇다

11. 직원의 친절, 설명, 관심도에 대해 만족하십니까?

설문 내용	매우 불만족	불만족	보통	만족	매우 만족
1) 의사					
2) 간호사					
3) 원무직원					
4) 채혈실 직원					
5) 영상의학과 방사선사					
6) 물리치료 직원					
7) 안내직원, 주차요원					

12. 병원에서 제공하는 식사에 대하여 만족하셨습니까?

① 매우 불만족 ② 불만족 ③ 보통 ④ 만족 ⑤ 매우만족

13. 병실의 청결상태에 대해서 만족 하십니까??

① 매우 불만족 ② 불만족 ③ 보통 ④ 만족 ⑤ 매우만족

14. 이 병원의 입원진료비에 대하여 만족하십니까?

① 매우 불만족 ② 불만족 ③ 보통 ④ 만족 ⑤ 매우만족

15. 병원의 전반적인 의료서비스 제공에 대해 100점 만점에 몇 점을 주시겠습니까?

0 --- 10 --- 20 --- 30 --- 40 --- 50 --- 60 --- 70 --- 80 --- 90 --- 100점

16. 귀하께서는 다시 입원하실 일이 있다면 이 병원에 입원하시겠습니까?

① 매우 그렇지 않다 ② 그렇지 않다 ③ 잘 모르겠다

④ 그렇다 ⑤ 매우 그렇다

17. 입원하지 않겠다면 그 이유는 무엇입니까?

① 의료진의 실력이 좋지 않아서 ② 진료비가 비싸서
③ 의사들이 불친절해서 ④ 간호사들이 불친절해서
⑤ 직원들이 불친절해서 ⑥ 병원시설장비가 좋지 못해서
⑦ 교통이 불편해서 ⑧ 치료결과가 좋지 않아서
⑨ 기타 ( )

18. 이 병원의 이용을 다른 가족이나 친척 친지에게 추천하시겠습니까?

① 매우 그렇지 않다 ② 그렇지 않다 ③ 잘 모르겠다
④ 그렇다 ⑤ 매우 그렇다

19. 기타 건의 및 제안, 불편 및 불만, 칭찬사항 등이 있으시면 간략하게 적어 주시기 바랍니다.

3. 병원의 경쟁력 강화를 위한 직원 의견 조사

안녕하십니까?
본 조사는 병원의 경쟁력 강화를 위하여 직원 여러분의 의견을 수렴하기 위한 목적으로 시행합니다. 조사 결과는 병원의 발전전략을 수립하는데 귀중한 자료로 활용됩니다.
해당항목에 ν 표기 또는 기재해주시고 식당에 비치된 설문지함에 넣어 주시기 바랍니다. 감사합니다.

202X . 5.
0000 컨설팅팀

Ⅰ. 리더십

1. 우리병원의 설립이념, 그리고 미션(Mission)과 비전(Vision)을을 알고 계십니까?
   ① 알고 있다.　　② 알고 있지만 외우지는 못한다.
   ③ 모른다.　　④ 알 필요성을 느끼지 못한다.

2. 우리병원은 비전을 달성하기 위하여 경영전략을 수립하고, 목표를 정하여 실천하고 있다고 생각하십니까?
   ① 전략도 없고 목표도 없다.
   ② 전략 및 목표는 수립하지만 실천하지 않는다.
   ③ 전략 및 목표를 수립하고 실천하는 편이다.
   ④ 전략 및 목표를 수립하고 체계적으로 실천하고 있다.
   ⑤ 기타 (　　　　　　)

3. 우리병원 중간 관리자를 포함한 경영층의 리더쉽은?

1) 경영체계

① 경영전략을 수립하고 체계적으로 경영하고 있다. (　　)
② 체계적이기 보다는 그때그때 상황에 따라 경영하고 있다. (　　)
③ 관행적으로 경영하고 있다. (　　)
④ 주먹구구식으로 경영하고 있다고 할 수 있다. (　　)

2) 의사결정과정 (각각 1문항 선택)

(1)	① 결재과정이 복잡하고 비효율적이다.	( )
	② 결재과정이 단순하고 효율적이다.	( )
(2)	① 경영층을 중심으로 일방적이다.	( )
	② 회의체를 중심으로 합리적이다.	( )
(3)	① 직원 의견이 반영되지 않고 있다.	( )
	② 직원 의견이 반영되고 있다.	( )

3) 직원육성정도 (각각 1문항 선택)

(1)	① 원내 외 연수 교육이 활발하다.	( )
	② 원내 외 연수 교육이 미흡하다.	( )
	③ 원내 외 연수 교육이 거의 없다.	( )
(2)	① 경영층 및 중간간부가 직원육성에 힘쓰고 있다.	( )
	② 경영층 및 중간간부가 직원육성에 관심이 없다.	( )

Ⅱ. 현 병원의 진료수준

1. 국내 최고수준의 병원을 100점으로 할 때, 우리 병원의 현재 진료수준은 몇 점 정도 된다고 생각하는지요?

   0 --- 10 --- 20 --- 30 --- 40 --- 50 --- 60 --- 70 --- 80 --- 90 --- 100점

2. 우리 병원이 타 병원에 비해서 진료가 특화 전문화 되어있고, 경쟁력이 우수하다고 생각하는 분야 5가지를 골라 체크해 주십시오.

   ① 소화기질환 ② 심장질환 ③ 호흡기알레르기질환
   ④ 내분비질환 ⑤ 신장질환 ⑥ 신경질환
   ⑦ 정신질환 ⑧ 피부질환 ⑨ 외과질환
   ⑩ 정형외과질환 ⑪ 재활의학질환 ⑫ 신경외과질환

⑬ 흉부외과질환 ⑭ 이비인후과질환 ⑮ 산과질환
⑯ 부인과질환 ⑰ 안과질환 ⑱ 비뇨의학과질환
⑲ 통증질환 ⑳ 소아질환 ㉑ 치과질환
㉒ 기타 ( )

3. 귀하의(직원)의 가족이나 친지 친구들이 질병이 발생하였을 때, 우리 병원에서 진료 받기를 적극 권장 하시겠습니까?
① 적극 권장 ② 권장하지 않음 ③ 타 병원을 권장
④ 진료과에 따라 권장여부가 다름 ⑤ 기타 ( )

4. 위 응답에서 우리병원을 권장하지 않거나 타 병원을 권장하는 이유는?
① 진료과장의 의술을 신뢰하지 못하기 때문에
② 진료과장이 불친절하기 때문에
③ 간호사 등 직원들이 불친절하기 때문에
④ 진료비가 비싸기 때문에
⑤ 시설, 장비가 안 좋기 때문에
⑥ 기타 ( )

Ⅲ. 우리 병원의 역량강화방안

1. 우리 병원이 국내(지역) 최고의 병원이 되기 위해 가장 먼저 해야 할 일은 무엇이라고 생각하십니까? 다음 보기 중 3가지를 골라 체크해 주십시오. (우선순위 1~3까지 번호 기재 요망)
① 병원이용 절차의 개선 ② 우수한 의료인력 확보 및 육성
③ 특화된 진료 분야의 개발 ④ 협진 시스템 강화
⑤ 대내외 홍보 및 마케팅 ⑥ 최신시설 및 장비도입
⑦ 의료기관과의 네트워크 강화 ⑧ 기타( )

ㅇ 우선순위 번호기재 : 1순위( ), 2순위( ), 3순위( )

2. 우리 병원의 내부적 역량 강화를 위해 가장 먼저 해야 할 일은 무엇이라고 생각하십니까? 다음 보기 중 3가지를 골라 체크해 주십시오.
(우선순위 1~3까지 번호 기재 요망)

① 조직체계 및 역할 정립 ② 내부 일체감 형성
③ 비전달성을 위한 전략수립 ④ 직원의 업무 능력 향상
⑤ 의사소통 활성화 ⑥ 경영층의 확고한 의지와 리더십
⑦ 기타( )

ㅇ 우선순위 번호기재 : 1순위( ), 2순위( ), 3순위( )

3. 우리 병원이 특화해서 발전시켜야 할 진료 분야를 5가지 골라서 우선순위별로 번호를 기입해 주십시오.

① 소화기질환 ② 심장질환 ③ 호흡기알레르기질환 ④ 내분비질환
⑤ 신장질환 ⑥ 신경질환 ⑦ 정신질환 ⑧ 피부질환
⑨ 외과질환 ⑩ 정형외과질환 ⑪ 재활의학질환
⑫ 신경외과질환 ⑬ 흉부외과질환 ⑭ 이비인후과질환
⑮ 산과질환 ⑯ 부인과질환 ⑰ 안과질환
⑱ 비뇨의학과질환 ⑲ 통증질환 ⑳ 소아질환 ㉑ 치과질환
㉒ 기타 ( )

ㅇ 우선순위 번호기재 : 1순위( ), 2순위( ), 3순위( ), 4순위( ), 5순위( )

Ⅳ. 직원의 만족도 및 요구도

1. 우리 병원 직원의 병원에 대한 만족도 점수는 100점 만점에 몇 점 정도 되는지요?

0 --- 10 --- 20 --- 30 --- 40 --- 50 --- 60 --- 70 --- 80 --- 90 --- 100점

2. 직원의 만족도를 높이기 위해서 개선해야 할 사항을 3가지만 골라 우선순위 별로 기입해 주십시오.

① 복지후생 ② 직원 육성 ③ 공정한 인사평가

④ 급여수준 ⑤ 업무수행 방법 ⑥ 객관적인 승진, 보상제도

⑦ 기타 ( )

ㅇ 우선순위 번호기재 : 1순위( ), 2순위( ), 3순위( )

3. 우리 병원 직원의 만족도가 낮다면 그 이유는 무엇일까요?(4가지 모두 골라서 우선순위별로 기재)

① 불합리한 업무수행 방법 ② 직원육성 미흡(교육, 연수)

③ 복지후생 미흡 ④ 낮은 급여수준

ㅇ 우선순위 번호기재 : 1순위( ), 2순위( ), 3순위( ), 4순위( )

Ⅴ. 응답자 일반사항

ㅁ직종 : ① 의사직 ② 간호직 ③ 보건직 ④ 사무직 ⑤ 기능직

ㅁ근속년수 : ① 3년 미만 ② 5년 미만 ③ 10년 미만 ④ 10년 이상 ⑤ 20년 이상

설문에 성심껏 응답하여 주신데 대하여 감사드립니다.

(9) 환자의 권리와 편의 평가 항목

① 불만 및 고충처리 체계

가. 평가목적 : 의료기관은 환자 및 환자 가족의 불만 및 고충사항을 처리할 수 있는 체계를 갖추고 적절히 운영하여야 함

나. 조사항목 : 병원이용객 고충처리체계, 고충유형분석 및 개선활동

② 입원서비스에 대한 환자경험조사 내용

입원 중 간호사의 의료서비스, 입원 중 의사의 진료서비스, 병원환경, 병원 내 기타 서비스, 퇴원절차, 병원에 대한 전반적인 평가, 일반적인 질문 등

③ 외래서비스에 대한 환자경험조사 내용

예약 및 접수 절차, 의사의 진료서비스, 검사 및 처방, 병원 내 환경 및 기타, 병원에 대한 전반적인 평가, 일반적인 질문 등

(10) 평가척도

① 글을 이용한 평가 척도 : 매우불만, 조금불만, 보통, 조금 만족, 매우 만족

② 숫자를 이용한 평가 척도 : 1-2-3-4-5

③ 그림을 이용한 평가 척도 등이 있다.

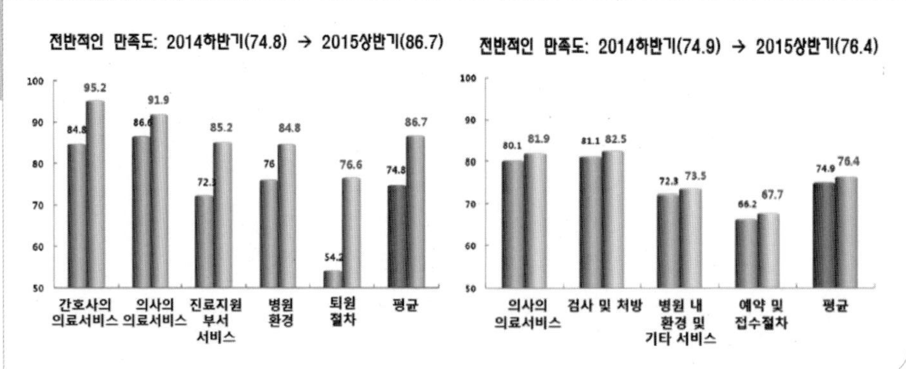

[그림 9-7] 환자만족도조사 평가

3. 고객만족도 평가시스템

1) 고객만족도 평가시스템(Customer Satisfaction Evaluation System)

CS평가 시스템은 고객만족에 기여한 내부 경영활동의 과정(Process)과 결과(Result)를 고객관점에서 평가하는 기법이다. 또한 CS평가시스템은 고객이 만족한 정도를 측정함은 물론, 평소의 업무 속에서 고객만족을 위해 노력한 내부 활동에 대해서도 평가할 수 있는 균형 잡힌 평가방식을 의미한다.

2) 고객만족도의 효과

(1) 고객의 충성도를 높여 재 내원(구매) 고객을 확보할 수 있다.

(2) 비용을 절감할 수 있고, 최대의 광고효과를 가져온다.

(3) 시장우위를 가져와 타 기업의 진입을 막을 수 있다.

(4) 불만족한 고객도 잘 활용하면 기업의 성장에 큰 도움이 된다.

환자와 의료진 간의 소통과 공감의 장인 '더 Dream(드림), 공감' 전시회 사례

서울아산병원은 최근 환자와 의료진간의 소통과 공감의 장인 '더 Dream(드림), 공감' 전시회를 열었다고 전해왔다.

이번 전시는 환자들이 병원을 이용하면서 생길 수 있는 불편함을 고객경험 중심으로 개선하고, 이렇게 변화된 사례들을 환자와 의료진이 함께 공감할 수 있는 카툰형식으로 재구성했다.

특히 병원에 처음 방문한 환자들이 친근감을 느끼고 편하게 진료를 받을 수 있도록 안내하는 '첫 방문 고객 동행서비스' 등 다양한 고객경험 중심의 서비스를 만화로 표현함으로써, 환자들은 의료진의 노력을 알게 되고 의료진들은 환자들의 불편사항을 공감하는 기회를 가졌다.

이외에도 다짐 · 개선 · 칭찬 등 다양한 주제로 구성된 이번 전시는 서울아산병원이 고객들의 목소리를 반영해 개선된 사례를 보여주며, '환자와 소통하는 병원', '환자경험을 중요하게 생각하는 병원'으로 거듭나는 과정을 이해하기 쉽도록 설명했다.

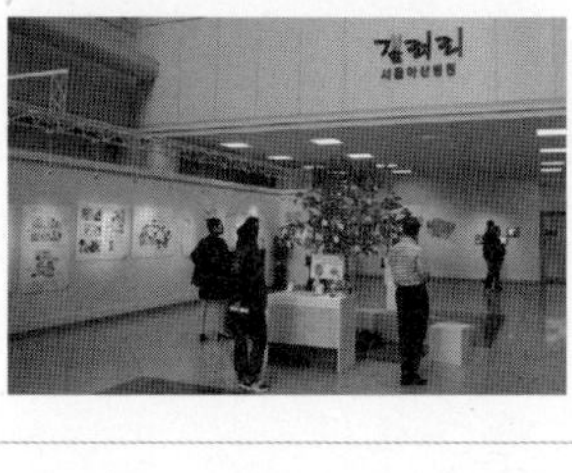

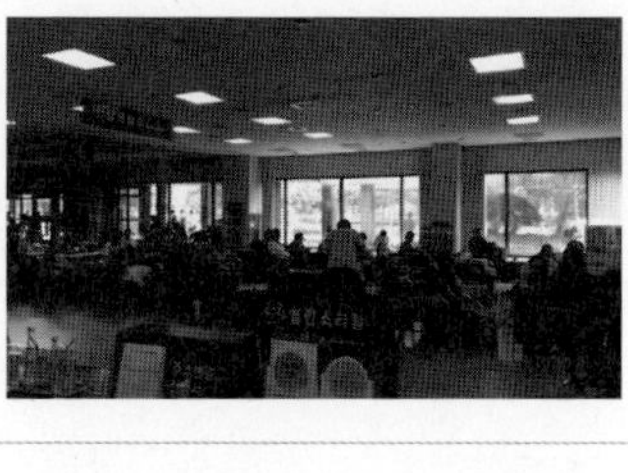

❙ 핵심다지기

1 고객만족도 조사에 대하여 알아본다.

2 고개만족도조사계획을 수립하고 설문서 문항을 개발한다.

3 병원의 외래환자 및 입원환자와 직원을 대상을 만족도조사를 실시한다.

4 고객만족도조사를 분석 후 경영진에게 보고 후 개선방안을 도출한다.

5 고객만족도조사결과를 간부회의 시 발표하고 미비사항을 개선한다.

6 환자 및 보호자를 대상으로 고객만족도가 향상되었는지 모니터링 한다.

Ⅲ. 개인정보보호 및 의무기록 열람

학습목표
1. 개인정보보호법에 의한 내원고객의 개인정보보호를 관리할 수 있다.
2. 의무기록의 열람 및 사본발급 절차에 대하여 업무를 수행할 수 있다.

1. 개인정보보호

1) 개인정보보호법

개인정보보호법(個人情報保護法)은 개인정보 보호를 위한 법체계를 일원화하고 개인의 권익 보호를 강화하기 위한 법으로 2011년 3월 29일 제정되었다. 개인정보보호법은 각종 컴퓨터 범죄와 개인의 사생활 침해 등 정보화 사회의 역기능을 방지하기 위한 목적으로 제정된 법률이며, 이 법의 보호대상인 개인정보는 주민등록, 신원조회, 병역사항 및 각종 납세자료 등 개인 신상에 관한 모든 정보를 포함한다.

(1) 목적

이 법은 개인정보의 처리 및 보호에 관한 사항을 정함으로써 개인의 자유와 권리를 보호하고, 나아가 개인의 존엄과 가치를 구현함을 목적으로 한다.

(2) 개인정보 및 개인정보처리자

① "개인정보"란 살아 있는 개인에 관한 정보로서 성명, 주민등록번호 및 영상 등을 통하여 개인을 알아볼 수 있는 정보를 말한다.

② "개인정보처리자"란 업무를 목적으로 개인정보파일을 운용하기 위하여 스스로 또는 다른 사람을 통하여 개인정보를 처리하는 공공기관, 법인, 단체 및 개인 등을 말한다.

(3) 개인정보 보호 원칙

① 개인정보처리자는 개인정보의 처리 목적을 명확하게 하여야 하고 그 목적에 필요한 범위에서 최소한의 개인정보만을 적법하고 정당하게 수집하여야 한다.

② 개인정보처리자는 개인정보의 처리 목적에 필요한 범위에서 적합하게 개인정보를 처리하여야 하며, 그 목적 외의 용도로 활용하여서는 아니 된다.

③ 개인정보처리자는 개인정보의 처리 목적에 필요한 범위에서 개인정보의 정확성, 완전성 및 최신성이 보장되도록 하여야 한다.

④ 개인정보처리자는 개인정보의 처리 방법 및 종류 등에 따라 정보주체의 권리가 침해받을 가능성과 그 위험 정도를 고려하여 개인정보를 안전하게 관리하여야 한다.

⑤ 개인정보처리자는 개인정보 처리방침 등 개인정보의 처리에 관한 사항을 공개하여야 하며, 열람청구권 등 정보주체의 권리를 보장하여야 한다.

⑥ 개인정보처리자는 정보주체의 사생활 침해를 최소화하는 방법으로 개인정보를 처리하여야 한다.

⑦ 개인정보처리자는 개인정보의 익명처리가 가능한 경우에는 익명에 의하여 처리될 수 있도록 하여야 한다.

⑧ 개인정보처리자는 이 법 및 관계 법령에서 규정하고 있는 책임과 의무를 준수하고 실천함으로써 정보주체의 신뢰를 얻기 위하여 노력하여야 한다.

(4) 안전조치의무

개인정보처리자는 개인정보가 분실 · 도난 · 유출 · 변조 또는 훼손되지 아니하도록 내부 관리계획 수립, 접속기록 보관 등 대통령령으로 정하는 바에 따라 안전성 확보에 필요한 기술적 · 관리적 및 물리적 조치를 하여야 한다.

(5) 개인정보의 목적 외 이용 · 제공 제한

개인정보처리자는 개인정보를 제15조 제1항에 따른 범위를 초과하여 이용하거나 제17조제1항 및 제3항에 따른 범위를 초과하여 제3자에게 제공하여서는 아니 된다.

(6) 개인정보의 폐기

① 진료를 위한 목적으로 수집된 개인정보는 의료법에서 보관하도록 명시된 기간 동안 보관할 수 있다(진료기록부 10년, 수술기록 10년, 진단서 부본 3년 등).

② 의료법에서 명시된 보존기간이 지난 개인정보는 원칙적으로 폐기하여야 한다.

- 환자의 개인정보를 폐기하여야 하는 시점(진료기록이 최종 작성된 후 10년이 경과) 이후에도 개인정보를 계속 보관하려면 정보주체로부터 별도의 동의가 필요하다.

(7) 개인정보 관련법률

개인정보 관련 법률에는 개인정보보호법, 의료법, 국민건강보험법 등이 있다.

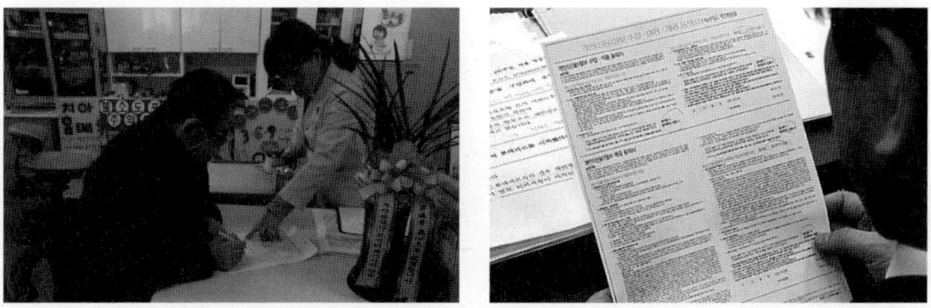

[그림 9-8] 개인정보동의서 작성

2) 의무기록 열람 및 사본제출

(1) 의무기록 열람(의료법 제 21조)

① 의료인이나 의료기관 종사자는 환자가 아닌 다른 사람에게 환자에 관한 기록을 열람하게 하거나 그 사본을 내주는 등 내용을 확인할 수 있게 하여서는 아니 된다.

② 의료인이나 의료기관 종사자는 다음의 어느 하나에 해당하면 그 기록을 열람하게 하거나 그 사본을 교부하는 등 그 내용을 확인할 수 있게 하여야 한다. 다만, 의사 · 치과의사 또는 한의사가 환자의 진료를 위하여 불가피하다고 인정한 경

우에는 그러하지 아니하다.

1. 환자의 배우자, 직계 존속 · 비속 또는 배우자의 직계 존속이 환자 본인의 동의서와 친족관계임을 나타내는 증명서 등을 첨부하는 등 보건복지부령으로 정하는 요건을 갖추어 요청한 경우
2. 환자가 지정하는 대리인이 환자 본인의 동의서와 대리권이 있음을 증명하는 서류를 첨부하는 등 보건복지부령으로 정하는 요건을 갖추어 요청한 경우
3. 환자가 사망하거나 의식이 없는 등 환자의 동의를 받을 수 없어 환자의 배우자, 직계 존속 · 비속 또는 배우자의 직계 존속이 친족관계임을 나타내는 증명서 등을 첨부하는 등 보건복지부령으로 정하는 요건을 갖추어 요청한 경우
4. 「국민건강보험법」에 따라 급여비용 심사 · 지급 · 대상여부 확인 · 사후관리 및 요양급여의 적정성 평가 · 가감지급 등을 위하여 국민건강보험공단 또는 건강보험심사평가원에 제공하는 경우
5. 「의료급여 법」에 따라 의료급여 수급권자 확인, 급여비용의 심사 · 지급, 사후관리 등 의료급여 업무를 위하여 보장기관(시 · 군 · 구), 국민건강보험공단, 건강보험심사평가원에 제공하는 경우
6. 「형사소송법」에 따른 경우
7. 「민사소송법」에 따라 문서제출을 명한 경우
8. 「산업재해보상보험법」에 따라 근로복지공단이 보험급여를 받는 근로자를 진료한 산재보험 의료기관(의사를 포함한다)에 대하여 그 근로자의 진료에 관한 보고 또는 서류 등 제출을 요구하거나 조사하는 경우
9. 「자동차손해배상보장법」에 따라 의료기관으로부터 자동차보험진료수가를 청구 받은 보험회사 등이 그 의료기관에 대하여 관계 진료기록의 열람을 청구한 경우
10. 「병역법」에 따라 지방병무청장이 징병검사와 관련하여 질병 또는 심신장애의 확인을 위하여 필요하다고 인정하여 의료기관의 장에게 징병검사대상자의 진료기록 · 치료 관련 기록의 제출을 요구한 경우
11. 「의료사고 피해구제 및 의료분쟁 조정 등에 관한 법률」에 따른 경우 등

③ 의료인은 다른 의료인으로부터 진료기록의 내용 확인이나 환자의 진료경과에

대한 소견 등을 송부할 것을 요청받은 경우에는 해당 환자나 환자 보호자의 동의를 받아 송부하여야 한다. 다만, 해당 환자의 의식이 없거나 응급환자인 경우 또는 환자의 보호자가 없어 동의를 받을 수 없는 경우에는 환자나 환자 보호자의 동의 없이 송부할 수 있다.

④ 진료기록을 보관하고 있는 의료기관이나 진료기록이 이관된 보건소에 근무하는 의사 · 치과의사 또는 한의사는 자신이 직접 진료하지 아니한 환자의 과거 진료 내용의 확인 요청을 받은 경우에는 진료기록을 근거로 하여 사실을 확인하여 줄 수 있다.

⑤ 의료인은 응급환자를 다른 의료기관에 이송하는 경우에는 지체 없이 내원 당시 작성된 진료기록의 사본 등을 이송하여야 한다.

(2) 보고와 업무 검사 등(의료법 61조)

① 보건복지부장관 또는 시장 · 군수 · 구청장은 의료기관이나 의료인에게 필요한 사항을 보고하도록 명할 수 있고, 관계 공무원을 시켜 그 업무 상황, 시설 또는 진료기록부 · 조산기록부 · 간호기록부 등 관계 서류를 검사하게 하거나 관계인에게서 진술을 들어 사실을 확인받게 할 수 있다. 이 경우 의료인이나 의료기관은 정당한 사유 없이 이를 거부하지 못한다.

② 관계 공무원은 권한을 증명하는 증표 및 조사기간, 조사범위, 조사담당자, 관계 법령 등이 기재된 조사명령서를 지니고 이를 관계인에게 내보여야 한다.

(3) 기록 열람 등의 요건(의료법 시행규칙 제13조 2)

① 환자의 배우자, 직계 존속 · 비속 또는 배우자의 직계 존속(친족)이 환자에 관한 기록의 열람이나 그 사본의 발급을 요청할 경우에는 다음 각 호의 서류를 갖추어 의료기관 개설자에게 제출하여야 한다.

1. 기록 열람이나 사본 발급을 요청하는 자의 신분증(주민등록증, 여권, 운전면허증 그 밖에 공공기관에서 발행한 본인임을 확인할 수 있는 신분증) 사본
2. 가족관계증명서, 주민등록표 등본 등 친족관계임을 확인할 수 있는 서류
3. 환자가 자필 서명한 별지 제9호의2서식의 동의서. 다만, 환자가 만 14세 미만의 미성년자인 경우에는 제외한다.

4. 환자의 신분증 사본. 다만, 환자가 만 17세 미만으로 주민등록증이 발급되지 아니한 경우에는 제외한다.

② 환자가 지정하는 대리인이 환자에 관한 기록의 열람이나 그 사본의 발급을 요청할 경우에는 다음 각 호의 서류를 갖추어 의료기관 개설자에게 제출하여야 한다.

1. 기록열람이나 사본발급을 요청하는 자의 신분증 사본
2. 환자가 자필 서명한 동의서 및 위임장. 이 경우 환자가 만 14세 미만의 미성년자인 경우에는 환자의 법정대리인이 작성하여야 하며, 가족관계증명서 등 법정대리인임을 확인할 수 있는 서류를 첨부하여야 한다.
3. 환자의 신분증 사본.

③ 환자의 동의를 받을 수 없는 상황에서 환자의 친족이 환자에 관한 기록의 열람이나 그 사본 발급을 요청할 경우에는 서류를 갖추어 의료기관 개설자에게 제출하여야 한다.

④ 환자가 본인에 관한 진료기록 등을 열람하거나 그 사본의 발급을 원하는 경우에는 본인임을 확인할 수 있는 신분증을 의료기관 개설자에게 제시하여야 한다.

(4) 환자진료기록 열람 및 사본 제출 허용 불가범위

의료법 제21조에 열거되지 않는 법 규정에 따른 환자기록열람 및 사본발급은 환자 본인의 동의 없이는 허용을 불가 한다.

- 의료법 제61조(보고와 업무검사), 소비자기본법 제77조(검사와 자료제출), 국민건강보험법 제 97조(보고와 검사), 형사소송법 제198조(준수사항)

(5) 환자진료기록 열람 및 사본발급 비용 관련사항

① 환자제공을 위한 필름복사, 스캔복사, CD복사, Monitoring Data복사, Video Tape복사, Diskette복사, 진료기록부 복사 비용은 실비로 환자가 부담한다.

② 다만, 국가 · 지방자치단체 · 요양기관 · 보험업법에 의한 보험요율 산출기관 그 밖의 공공기관 및 공공단체가 공단 또는 심사평가원에 제공하는 자료에 대하여서는 사용료 · 수수료 등을 면제한다.

진료기록 열람 및 사본발급 동의서 [의료법 시행규칙 [별지 제9호의2서식]		
환자 본인	성 명	연락처
	생년월일 (외국인등록번호)	
	주 소	
신청인	성 명	환자와의 관계
	생년월일 (외국인등록번호)	연락처
	주 소	
열람 및 사본발급 범위	열람하려는 내용 및 사유	
	사본을 발급 받으려는 내용 및 사유	

본인(또는 법정대리인)은 상기 신청인(　　　　)이 「의료법」 제21조제2항 및 같은 법 시행규칙 13조의2에 따라 본인의 진료기록 등을 열람하거나 사본을 발급받는 것에 대하여 동의합니다.

년　　월　　일

본인(또는 법정대리인)　　　　(자필서명)

비고: 환자 본인이 만 14세 미만의 경우에는 법정대리인이 작성합니다.

진료기록 열람 및 사본발급 위임장 [별지 제9호의3서식]		
수임인	성명	전화번호
	생년월일(외국인등록번호)	위임인과의 관계
	주소	
위임인	성명	전화번호
	생년월일(외국인등록번호)	
	주소	

위임인은 「의료법」제21조제2항 및 같은 법 시행규칙 제13조의2에 따라 「진료기록 등 열람 및 사본발급 동의서」에 기재된 사항에 대하여 일체 권한을 상기 수임인에게 위임합니다.

년　　월　　일

위임인　　(자필서명)

핵심다지기

1 개인정보보호법의 정의와 목적 및 처벌규정에 대하여 알아본다.

개인정보보호법은 개인정보의 처리 및 보호에 관한 사항을 정함으로써 개인의 자유와 권리를 보호하고, 나아가 개인의 존엄과 가치를 구현함을 목적으로 한다. 국가행정기관, 지방자치단체, 공공단체 등 공공기관은 보유하고 있는 개인정보를 본래의 목적 외로 이용하거나 제공할 수 없고, 이를 위반할 경우에는 3년 이하의 징역이나 1,000만 원 이하의 벌금형에 처하게 된다. 또한, 부당하게 개인정보를 제공받아 사용한 자도 2년 이하의 징역 또는 700만원 이하의 벌금형 처벌을 받는다.

2 의무기록의 열람 및 사본발급 절차에 대하여 알아보고 수행한다.

(1) 외래 의무기록 열람 및 사본발급 절차

① 진료과 접수(원무창구)→ ② 담당의사 면담(해당 진료과)→ ③ 사본발급 신청서 작성(해당 진료과)→ ④ 수수료 수납(원무과)→ ⑤ 사본발급/구비서류제출(사본발급창구)

(2) 병동(재원) 의무기록열람 및 사본발급절차

① 담당의사 면담(해당 병동)→ ② 사본발급 신청서 작성(해당 병동)→ ③ 수수료 수납(원무과)→ ④ 사본발급/구비서류제출(사본발급창구)

3 의무기록열람 시 구비서류에 대하여 알아보고 업무를 수행한다.

(1) 구비서류(의료법 시행규칙 제 13조 2 기록열람 등의 요건)

사본발급신청자	신청자 신분증	동의서	가족관계증명서	위임장	환자신분증 사본
환자본인	0				
환자의 친족(배우자, 직계존속 및 비속, 배우자의 직계존속)	0	0	0	0	0
환자가 지정하는 대리인	0	0		0	0

(2) 환자의 동의를 받을 수 없는 경우 기록 열람 · 사본 발급 요청 시 구비서류

[별표 2의2]

환자의 동의를 받을 수 없는 경우 기록 열람 · 사본 발급 요청 시 구비서류(제13조의2 제3항 관련)

구분	구비서류
환자가 사망한 경우	1. 기록 열람이나 사본 발급을 요청하는 자의 신분증 사본 2. 가족관계증명서, 주민등록표 등본 등 친족관계를 확인할 수 있는 서류 3. 가족관계증명서, 제적등본, 사망진단서 등 사망사실을 확인할 수 있는 서류
환자가 의식불명 또는 의식불명은 아니지만 중증의 질환 · 부상으로 자필서명을 할 수 없는 경우	1. 기록 열람이나 사본 발급을 요청하는 자의 신분증 사본 2. 가족관계증명서, 주민등록표 등본 등 친족관계를 확인할 수 있는 서류 3. 환자가 의식불명 또는 중증의 질환 · 부상으로 자필서명을 할 수 없음을 확인할 수 있는 진단서
환자가 행방불명인 경우	1. 기록 열람이나 사본 발급을 요청하는 자의 신분증 사본 2. 가족관계증명서, 주민등록표 등본 등 친족관계를 확인할 수 있는 서류 3. 주민등록표 등본, 법원의 실종선고 결정문 사본 등 행방불명 사실을 확인할 수 있는 서류
환자가 의사무능력자인 경우	1. 기록 열람이나 사본 발급을 요청하는 자의 신분증 사본 2. 가족관계증명서, 주민등록표 등본 등 친족관계를 확인할 수 있는 서류 3. 법원의 금치산 선고 결정문 사본 또는 의사무능력자임을 증명하는 정신건강의학과 전문의의 진단서

4 부서장은 정기적으로 직무교육 시 개인정보보호(법)에 대하여 직원들에게 교육한다.

제10장
병원감염관리

Ⅰ. 감염병의 개념 및 종류

학습목표 | 1. 감염병의 개념과 법정감염병을 군별로 구분할 수 있다.

1. 감염병의 개념

1) 감염병의 정의

질병은 감염성 질환과 비감염성 질환으로 크게 구별되고 있으며, 병원체의 감염으로 발생한 질병을 감염성 질환이라고 하고 이 질환이 감염성을 가지고 새로운 숙주에게 감염을 시켜 질병이 발생하는 것을 감염병이라고 한다. 즉 "감염병"이란 환자를 통하여 여러 사람의 새로운 환자를 발생시킬 수 있는 질병을 의미하며, 세계보건기구가 국제공중보건의 비상사태에 대비하기 위하여 감시 대상으로 정한 질환으로서 보건복지부장관이 고시하는 감염병을 말한다.

2) 감염병 예방의 목적

감염병의 예방 및 관리에 관한 법률 제1조에 의하면 국민 건강에 위해(危害)가 되는 감염병의 발생과 유행을 방지하고, 그 예방 및 관리를 위하여 필요한 사항을 규정함으로써 국민 건강의 증진 및 유지에 이바지함을 목적으로 한다.

3) 감염병 관리역량 강화

국내 발생 급성감염병의 대부분은 퇴치되거나 감소 추세를 보이고 있으나, 1990년대 이후 기후변화 및 국제교류가 증가하면서 신종 · 재출현 감염병의 발생 및 확산 가능성이 증가되고 있으며, 결핵 등 일부 감염병의 국내 유행도 지속되고 있는 상황이다. 특히, 2003년 중증급성호흡기 증후군(SARS)과 2009년 신종인플루엔자 A(H1N1), 2014년 에볼라, 2015년 중동호흡기증후군(MERS), 2016년 지카 바이러스, 2020년 신종 코로나바이러스 19의 유행 사례는 신종 감염병이 세계적으로 동시에 유행된 사례로 엄청난 사회 · 경제적 타격을 가져왔으며, 유행에 대비한 예방 · 관리 시스템 정비의 필요성을 다시금 확인한 사례이다. 이러한 감염병 유행은 과거 단순한 질병역학의 차원을 넘는 국가경제와 국제 보건의 중요한 문제이므로 평상시 위기대비 역량강화 및 발생 시 즉각적인 대응 등 전반적인 관리역량을 강화하고 있다.

또한 2015년에는 중동호흡기증후군(MERS) 및 2020년 신종 코로나바이러스 19의 국내 유입 · 확산으로 인한 국가적 비상사태를 경험하면서 유행에 대비한 예방 · 관리시스템 정비 필요성을 다시금 확인하였다. 이와 같이 감염병 유행은 국가경제와 국제 보건의 중요한 문제이므로 신종감염병 대응을 위한 국가방역체계 개편 방안을 마련하여 시행 중에 있다.

4) 감염병의 생성과정

감염병이 유행하기 위해서는 병원체, 환경, 숙주의 3요소가 상호 관련하여 있어야 한다. 일반적으로 감염병의 생성과정을 세분해 보면 ① 병원체 ② 병원소 ③ 병원소로부터 병원체의 탈출 ④ 전파 ⑤ 새로운 숙주의 침입 ⑥ 숙주의 감수성의 6개 요소가 연쇄적으로 작용하여 일어나게 된다. 따라서 이 6개 요소 중 어느 한 과정만 차단되어도 감염병은 발생되지 않는다.

〈 표 10-1 〉 감염병의 생성과정 6대 요소

<table>
<tr><th colspan="3">감염병의 생성과정</th></tr>
<tr><th>감염원</th><th>감염경로</th><th>숙주집단</th></tr>
<tr><td colspan="3">① 병원체 → ② 병원소→ ③ 병원소로부터 병원체의 탈출→ ④ 전파 → ⑤ 새로운 숙주의 침입 → ⑥ 숙주의 감수성</td></tr>
</table>

5) 병원체 및 병원소

(1) 병원체(Causative agent)

병원체는 질병발생에 꼭 있어야 할 필수조건으로 감염병을 일으키는 생물병원체와 관련되는 주요 병원체의 종류는 다음과 같다.

① 세균(Bacteria)

세균은 육안으로 관찰할 수 없는 미소한 생물로서 우리 환경의 어디에나 존재한다. 세균을 일으키는 질병으로는 콜레라, 장티푸스, 디프테리아, 결핵, 나병, 백일해, 페스트, 원형의 구균(폐렴균, 임균, 포도상 구균, 연쇄상 구균 등) 등이 있다.

② 바이러스(Virus)

세균보다 더 미세한 생물로서 DNA나 RNA 중 어느 한쪽만을 가지고 있으며, 증식은 숙주세포에 의존하고 있다. 바이러스가 일으키는 질병에는 홍역, 폴리오, 유행성이하선염, 일본뇌염, 광견병, 후천성면역결핍증, 간염 등이 있다.

(2) 병원소(Reservoir)

병원소라 일종의 감염원으로 병원체가 증식하며 생존을 계속하여, 다른 숙주에게 전파될 수 있는 상태로 저장되는 장소를 말하며 종류는 인간병원소(환자, 보균자), 동물병원소, 토양이 있다.

① 환자

가. 현성감염자(apparent infection)

뚜렷한 임상증상을 나타내는 현성환자를 말하며 역학적인 면에서 질병에 이환되어 있는 것을 쉽게 인지할 수 있어 관리가 수월하다. 그러나 홍역의 경우는 현성감염자만 감염원으로 작용하지만 감염성은 아주 강한 특징이 있다.

나. 불현성 감염(inapparent infection)

어떤 질병에 감염되어 숙주 내에서 병원성 미생물은 증식을 하나 임상적인 증상이 나타나지 않는 무증상자로서 미생물학 및 면역학적 방법에 의해서만 발견이 가능하다.

다. 혼합감염

2종이상의 병원균이 함께 침입되어 있는 경우를 말한다.

라. 자가감염

자기 자신이 가지고 있는 병원체에 자신이 다시 감염되는 것을 말한다.

② 보균자(Carrier)

병원체를 체내에 가지고 있으면서 임상적인 증상이 없이 병균을 배출하여 전염원으로 작용하는 감염자를 말한다. 보균자는 환자보다도 역학적으로 중요한 병원소가 되는 경우가 많기 때문에 감염병 관리상 중요한 대상이다. 즉 보균자는 별다른 증상이 없어 행동이 자유롭고 활동영역도 제한이 없으며 자타가 경계하지 않기 때문에 전파기회가 많고, 상당히 많은 질병들에서 보균자의 수가 환자의 수보다 일반적으로 더 많아 전염원으로 크게 작용할 수 있기 때문이다.

가. 잠복기 보균자 : 발병 전 보균자라고도 하며 임상증상이 나타나기 전인 잠복기간 중에 병원체를 배출하는 경우이다(디프테리아, 홍역, 유행성 이하선염, 폴리오).

나. 회복기 보균자 : 병후 보균자라고도 하며 질병에 이환되었다가 임상증상이 전부 소실되었는데도 불구하고 계속 병원체를 배출하는 경우이다(장티푸스, 파라티푸스, 디프테리아, 이질).

다. 건강보균자 : 불현성 감염보균자라고도 하며 병원체에 의해 감염을 받고도 처음부터 전혀 증상을 나타내지 않으며, 건강자와 다름없지만 병원체를 지속으로 배출하는 경우이다(디프테리아, 폴리오, 일본뇌염).

6) 전파

병원소로부터 배출된 병원체는 새로운 숙주까지 매체에 의해 운반되는데 이것을 전파라고 한다. 병원소에서 성공적으로 탈출한 병원체는 새로운 숙주에게 감염을 일으켜야 계속적인 성장 · 증식이 가능하기 때문에 병원체에 따라 새로운 숙주에 도달하기 위해서 독특한 방법을 사용한다. 전파에는 직접전파와 간접전파가 있고 간접전파는 활성 전파체와 비활성 전파체로 구별된다.

(1) 직접전파(Direct transmission)

병원체가 매개체에 의한 중간역할 없이 병원소에서 직접적으로 새로운 숙주에게 전파되는 경우를 말하는데 성병과 같이 육체적 접촉에 의한 전파와 감기 · 홍역 · 결핵 등으로 인한 기침이나 재채기 및 대화를 통한 비말감염(droplet infection)도 직접전파에 속한다. 감기, 폐렴, 디프테리아, 유행성이하선염, 홍역, 결핵 등이 해당되며 신체접촉을 통해서는 임질, 매독 같은 성병이 전파될 수 있다. 또한 태반을 통한 수직감염도 직접전파의 한 형태이다.

(2) 간접전파(Indirect transmission)

간접전파란 병원체가 어떤 중간 매개체를 통해 새로운 숙주에게 운반되는 과정을 말하며 간접전파가 성립하려면 균이 어느 정도 숙주 밖의 자연환경에서 견딜 수 있는 능력이 있어야 하고, 동시에 소량으로 감염을 일으킬 수 있어야 한다. 간접전파에는 활성매개전파와 비활성매개전파로 구분할 수 있다. 감염병관리에 있어서 전파경로를 확실히 파악하여 차단한다면 질병발생을 감소시킬 수 있다.

① 활성매개체 전파(Animate vehicle borne, anthropod borne transmission)

절지동물, 패류, 담수어, 개구리, 뱀 등이 매개역할을 하는 생물학적 전파를 말한다. 주로 파리, 모기, 벼룩 등 절지동물에 의한 매개로 전파되는 것이 대부분이다. 또한 활성매개에 의해서 전파되는 질병은 매개역할을 하는 절지동물인 매개충의 활동범위가 한정되어 있고 매개충이 살기에 적당한 계절이나 기온이 있으므로 여기에 따라 그 범위가 지역적 · 계절적으로 한정되어 있는 것이 특징이다.

② 비활성매개전파(Vehicle borne transmission)

비활성매개전파란 우유, 물, 공기, 식품과 토양과 같은 무생물에 의해 전파되는 것을 말하며, 특히 주사기, 침, 수건, 장난감, 수술기구, 식기, 침구류, 의복, 서적 등 전파 수단으로써만 역할을 하는 물체를 개달물(介達物 : formite)이라고 하며 이와 같은 전파는 개달물에 의한 감염이라고 한다. 특히 안질, 트라코마 등은 개달물에 의한 감염이 잘되는 질병이다.

(3) 공기전파(Airborne transmission)

비말전파로서 재채기, 기침, 대화할 때에 전염원인 환자의 입과 코에서 비산한 비말의 수분이 증발하면 그 미소잔류물이 공기 중에 부유하는데 이것을 흡입함으로써 성립되는 경우를 공기전파라 한다. 공기전파에는 토양이나 생활환경으로부터 비산된 오염먼지에 의해서 전파되는 경우도 있다. 병원체를 내포하고 있는 미소잔류물을 비말핵이라고 하는데, 이 비말핵이 감수성 보유자의 흡기에 의해서 폐등에 들어가서 감염이 성립되는 전파를 비말전파라 하고, 대화중에 배출되는 포말에 의한 전파를 포말전파라고 한다(Q열, 브루셀라병, 앵무새병, 히스토플라즈마병, 결핵 등).

2. 법정감염병

우리나라의 감염병은 "감염병의 예방 및 관리에 관한 법률"에 의거 2020년 1월 1일 부터는 국가 감염병 분류체계가 변경되어 제1급감염병, 제2급감염병, 제3급감염병, 제4급감염병, 기생충감염병, 세계보건기구 감시대상 감염병, 생물테러감염병, 성매개감염병, 인수(人獸)공통감염병 및 의료관련감염병 등으로 분류하여 규정하고 있다. 이들 감염병에 대해서는 국가나 지방자치단체가 환자의 발생신고의무, 예방접종실시, 방역사업 등의 규정을 두어 발생과 유행을 방지하기 위한 행정적 관리를 하고 있다.

1) 감염병의 종류

1) 감염병의 종류

감염병의 분류에는 제1급감염병, 제2급감염병, 제3급감염병, 제4급감염병, 기생충감염병, 세계보건기구 감시대상 감염병, 생물테러감염병, 성매개감염병, 인수(人獸)공통감염병 및 의료관련감염병 등이 있다(감염병의 예방 및 관리에 관한 법률 제2조).

(1) "제1급감염병"이란 생물테러감염병 또는 치명률이 높거나 집단 발생의 우려가 커서 발생 또는 유행 즉시 신고하여야 하고, 음압격리와 같은 높은 수준의 격리가 필요한 감염병으로서 다음 각 목의 감염병을 말한다. 다만, 갑작스러운 국내

유입 또는 유행이 예견되어 긴급한 예방 · 관리가 필요하여 질병관리청장이 보건복지부장관과 협의하여 지정하는 감염병을 포함하며 다음과 같다.

가. 에볼라바이러스병 나. 마버그열 다. 라싸열 라. 크리미안콩고출혈열 마. 남아메리카출혈열바. 리프트밸리열 사. 두창 아. 페스트 자. 탄저 차. 보툴리눔독소증 카. 야토병 타. 신종감염병증후군 파. 중증급성호흡기증후군(SARS) 하. 중동호흡기증후군(MERS) 거. 동물인플루엔자 인체감염증 너. 신종인플루엔자 더. 디프테리아

(2) "제2급감염병"이란 전파가능성을 고려하여 발생 또는 유행 시 24시간 이내에 신고하여야 하고, 격리가 필요한 다음 각 목의 감염병을 말한다. 다만, 갑작스러운 국내 유입 또는 유행이 예견되어 긴급한 예방 · 관리가 필요하여 보건복지부장관이 지정하는 감염병을 포함하며 다음과 같다.

가. 결핵(結核) 나. 수두(水痘) 다. 홍역(紅疫) 라. 콜레라 마. 장티푸스 바. 파라티푸스 사. 세균성이질 아. 장출혈성대장균감염증 자. A형간염 차. 백일해(百日咳) 카. 유행성이하선염(流行性耳下腺炎) 타. 풍진(風疹) 파. 폴리오 하. 수막구균 감염증 거. b형헤모필루스인플루엔자 너. 폐렴구균 감염증 더. 한센병 러. 성홍열 머. 반코마이신내성황색포도알균(VRSA) 감염증 버. 카바페넴내성장내세균속균종(CRE) 감염증 서. E형간염

(3) "제3급감염병"이란 그 발생을 계속 감시할 필요가 있어 발생 또는 유행 시 24시간 이내에 신고하여야 하는 다음 각 목의 감염병을 말한다. 다만, 갑작스러운 국내 유입 또는 유행이 예견되어 긴급한 예방 · 관리가 필요하여 보건복지부장관이 지정하는 감염병을 포함하며 다음과 같다.

가. 파상풍(破傷風) 나. B형간염 다. 일본뇌염 라. C형간염 마. 말라리아 바. 레지오넬라증 사. 비브리오패혈 아. 발진티푸스 자. 발진열(發疹熱) 차. 쯔쯔가무시증 카. 렙토스피라증 타. 브루셀라증 파. 공수병(恐水病) 하. 신증후군출혈열(腎症侯群出血熱) 거. 후천성면역결핍증(AIDS) 너. 크로이츠펠트-야콥병(CJD) 및 변종크로이츠펠트-야콥병(vCJD) 더. 황열 러. 뎅기열 머. 큐열(Q熱) 버. 웨스트나일열 서. 라임병 어. 진드기매개뇌염 저. 유비저(類鼻疽) 처. 치쿤구니야열 커. 중증 열성혈소판감소증후군(SFTS) 터. 지카바이러스 감염증

(4) "제4급감염병"이란 제1급감염병부터 제3급감염병까지의 감염병 외에 유행 여부를 조사하기 위하여 표본감시 활동이 필요한 다음 각 목의 감염병을 말하며 다음과 같다.

가. 인플루엔자 나. 매독(梅毒) 다. 회충증 라. 편충증 마. 요충증 바. 간흡충증 사. 폐흡충증아. 장흡충증 자. 수족구병 차. 임질 카. 클라미디아감염증 타. 연성하감 파. 성기단순포진 하. 첨규콘딜롬 거. 반코마이신내성장알균(VRE) 감염증 너. 메티실린내성황색포도알균(MRSA) 감염증 더. 다제내성녹농균(MRPA) 감염증 러. 다제내성아시네토박터바우마니균(MRAB) 감염증머. 장관감염증 버. 급성호흡기감염증 서. 해외유입기생충감염증 어. 엔테로바이러스감염증 저. 사람유두종바이러스 감염증

(5) "기생충감염병"이란 기생충에 감염되어 발생하는 감염병 중 보건복지부장관이 고시하는 감염병을 말한다.

(6) "세계보건기구 감시대상 감염병"이란 세계보건기구가 국제공중보건의 비상사태에 대비하기 위하여 감시대상으로 정한 질환으로서 보건복지부장관이 고시하는 감염병을 말한다.

(7) "생물테러감염병"이란 고의 또는 테러 등을 목적으로 이용된 병원체에 의하여 발생된 감염병 중 보건복지부장관이 고시하는 감염병을 말한다.

(8) "성매개감염병"이란 성 접촉을 통하여 전파되는 감염병 중 보건복지부장관이 고시하는 감염병을 말한다.

(9) "인수공통감염병"이란 동물과 사람 간에 서로 전파되는 병원체에 의하여 발생되는 감염병 중 보건복지부장관이 고시하는 감염병을 말한다.

(10) "의료관련감염병"이란 환자나 임산부 등이 의료행위를 적용받는 과정에서 발생한 감염병으로서 감시활동이 필요하여 보건복지부장관이 고시하는 감염병을 말한다. 우리나라에서 발생되는 의료관련감염병에는 VRSA/VISA, VRE, MRSA, MRPA, MRAB, CRE 등이 있다.

3. 급성감염병 및 만성감염병

급성감염병이란 발생률이 높고 유병률이 낮은 것을 의미하며, 만성감염병이란 발생률이 낮고 유병률이 높은 것이 역학적 특징이다.

2020년도 신고된 법정감염병 환자는 총 145,966명이었고, 인구 10만 명당 발생률은 218.6명으로 2019년 154,496명(인구 10만 명당 308명)에 비하여 신고가 8.5% 감소하였다. 지난해보다 증가한 주요 감염병은 제1급감염병 중 신종감염병증후군(코로나바이러스감염증-19)으로 전체 법정감염병 신고 건수의 41.6%(60,727명)를 차지하였다. 감염병 급별로 보면, 제1급감염병은 '19년 1명에서 '20년 60,728명으로 증가하였으며, 제2급감염병은 파라티푸스, 장출혈성대장균감염증, 반코마이신내성황색포도알균(VRSA)감염증, 카바페넴내성장내세균속균종(CRE) 감염증이 증가하였으나, 수두 등 13개 감염병은 감소하여 전년 대비 47.4% 감소하였다.

C형간염, 비브리오패혈증 등의 증가로 인해 전년 대비 4.0% 증가하였다.

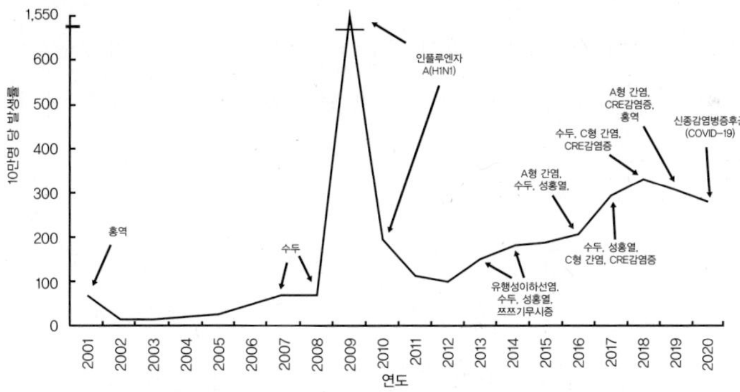

※ 결핵, 후천성면역결핍증은 별도 통계 작성 및 공표하여 제외, 표본감시 감염병 제외

[그림 10-1] 연도별 급성 감염병 발생 현황

1) 급성감염병의 종류

(1) 소화기계 감염병(water borne disease)

소화기계 감염병은 환자나 병원체 보유자의 분변을 통해 병원체가 배설되어 음식이나 식수에 오염되어 경구침입으로 감염을 일으키는 질병을 말한다. 소화기계 감

염병에는 장티푸스, 세균성이질, 콜레라, 장출혈성 대장균 감염증(O157:H7, O157:NM,O26, O111), 파라티푸스, 폴리오, 유행성간염(A형 간염Virus), 세균성 및 아메바성 이질 등이 있다.

(2) 호흡기계 감염병(Air Borne disease)

호흡기계 감염병은 환자나 보균자의 객담, 재채기, 콧물 등으로 배출되어 비말감염과 비말핵감염, 먼지 등으로 인하여 공기감염이 된다. 또한 호흡기계 감염병은 소화기계 감염병과는 달리 환경으로 인한 특별한 관리는 필요 없고 감염원 관리 및 감수성보유자의 예방접종이 중요하다. 호흡기계 감염병에는 디프테리아, 유행성이하선염(볼거리 : Mumps), 백일해, 인플루엔자, 홍역, 풍진(Rubella), 천연두(두창), 중증급성호흡기증후군(Seracute Respiratory Syndrom : SARS), 결핵, 코로나바이러스 19 등이 있다.

(3) 절지(절족)동물 매개 감염병

절지동물에 의해서 인간에게 전파되는 질병으로서 매개 곤충은 페스트(쥐벼룩), 발진티푸스(이), 일본뇌염(모기), 발진열(벼룩), 말라리아(모기), 사상충증(모기), 양충병(진드기), 황열(모기), 쯔쯔가무시병(진드기), 유행성출혈열 (진드기) 등이 있다.

(4) 인수공통감염병(동물매개 감염병 : Zoonosis)

인수공통감염병은 '동물과 사람 간에 상호 전파되는 병원체에 의하여 발생되는 감염병'으로 「감염병의 예방 및 관리에 관한 법률」에 따라 (「가축전염병예방법」에서는 별도관리) 모두 10종이 법정감염병으로 지정 · 관리되고 있다. 제1급감염병 중 탄저, 동물인플루엔자 인체감염증, 중증급성호흡기증후군, 제2급 감염병 중 결핵, 장출혈성대장균감염증, 제3급 감염병 중 일본뇌염, 브루셀라증, 공수병, 변종 크로이츠펠트-야콥병(vCJD), 큐열 등이 있다.

2) 중동호흡기증후군(MERS, Middle East Respiratory Syndrome)

중동호흡기증후군은 코로나바이러스(MERS-CoV) 감염에 의한 급성호흡기 질환으로 감염 시 주로 38℃ 이상의 발열을 동반한 호흡기증상(기침 또는 호흡곤란 등)을 보이며, 사우디아라비아를 비롯한 중동지역에서 집중적으로 발생하여 Middle East Respiratory Syndrome를 줄여 메르스라고 불리고 있다. 신종 베타코로나 바이러스에 의한 감염증으로 2003년 발생한 중증급성호흡기증후군(SARS)과 유사하나 치사율은 30% 정도로 높은 편이다. 메르스는 2012년부터 중동지역 아라비아 반도를 중심으로 나타났으며, 2015년까지 천 명 이상의 감염자와 400명 이상의 사망자가 발생하였다. 또 다른 변종 코로나바이러스가 원인인 사스(SARS)보다 전염성은 떨어지며, 치사율은 30~40%로 사스(약 9.6%)보다 높다. 우리나라는 2015년 메르스 사태로 감염된 사람은 총 186명이며, 그중 38명이 사망해 치사율은 20.4%로 나타났다. 또한 메르스로 인해 총 16,693명이 시설 혹은 자가 격리되었으며 완치되어 퇴원한 환자는 145명이다.

(1) 원인

신종 코로나 바이러스인 MERS-Corona 바이러스가 그 원인 바이러스이다. 유전자 염기서열이 박쥐에서 발견되는 것과 유사하다하여 박쥐를 원인 동물로 보고 있으며, 매개 동물이 낙타일 수 있다는 연구보고도 있다.

(2) 임상적 특성

대부분 환자가 중증급성하기도질환(폐렴)이나 일부는 무증상을 나타내거나 경한 급성상기도질환을 나타나는 경우도 있으며, 주 증상으로는 발열, 기침, 호흡곤란이 있다. 그 외에도 두통, 오한, 인후통, 콧물, 근육통뿐만 아니라 식욕부진, 오심, 구토, 복통, 설사 등이 있다. 합병증은 호흡부전, 폐혈성 쇼크, 다발성 장기 부전 등이 있으며, 신부전을 동반하는 급성신부전 동반 사례가 사스보다 높다. 그리고 기저질환(당뇨, 만성폐질환, 암, 신부전 등)이 있는 경우와 면역기능 저하 자는 MERS-CoV 감염이 높고 예후도 불량하다고 보고되고 있다. 일반적 검사소견 : 백혈구감소증, 림프구감소증, 혈소판감소증, LDH 상승하며, 잠복기는 5일(최소 2일 - 최대 14일)정도 소요되고 있다. 감염경로는 명확한 감염경로는 밝혀지지 않았으나 사우디아라비아 내 낙타 접촉에 의한 감염전파가 되고 사람 간 밀접접촉에 의한 전파(대부분 병원 내 감염, 가족 간 감염)가 된다고 보고되고 있다.

(3) 치료

아직 예방 백신이나 치료약이 개발되어 있지 않으며, 증상에 따른 대증 요법을 시행하기도 한다.

(4) 예방 및 주의사항

사람이 밀집된 공공장소는 최대한 피하고 특히 발열이나 호흡기 증상이 있는 사람과의 접촉을 피하는 것이 좋다. 손으로 눈이나 입 등을 만지는 것을 피하고 손을 자주 씻고 개인위생을 철저히 하도록 한다. 발열이나 기침 등 호흡기 증상이 있는 경우 마스크를 착용하고 가까운 병원의 진료를 받도록 한다.

3) 코로나 바이러스 감염증 19(COVID-19)

코로나바이러스(Coronavirus)는 일반적으로 조류뿐만 아니라 사람을 포함한 다양한 포유류에서도 발견되며 그 종이 다양하고, 바이러스(병원체)의 특성과 숙주에 따라서 호흡기와 소화기 감염병을 모두 유발하는 것으로 알려져 있다. 2019년 12월 중국 우한시에서 발생한 바이러스성 급성호흡기 질환. '우한 폐렴', '신종코로나바이러스감염증', '코로나19'라고도 한다. 신종 코로나바이러스에 의한 유행성 질환으로 호흡기를 통해 감염된다. 감염 후에는 인후통, 고열, 기침, 호흡곤란 등의 증상을 거쳐 폐렴으로 발전하는데 변이형에 따라 증상은 차이가 있다. 아직 정확한 감염원 및 전파 경로가 파악 되고 있지는 않지만 기존 코로나바이러스가 공기 전파가 아닌 비말(침 방울)전파인 것으로 볼 때 이 바이러스 또한 침이나 손을 통해 감염되는 것으로 추정되고 있다. 또한 변이 바이러스가 영국에서 처음 발견된 이후 알파바이러스, 베타바이러스, 감마바이러스, 델타바이러스, 오미크론바이러스 등이 발견되고 있다. 오미크론바이러스는 2021년 남아프리카공화국에서 처음발견된 이후 여러 나라로 확산되고 있는 추세이다.

① 감염 : 코로나바이러스감염증-19는 감염자의 비말(침방울)이 호흡기나 눈·코·입의 점막으로 침투될 때 감염되며, 비말감염은 감염자가 기침·재채기를 할 때 침등의 작은 물방울에 바이러스·세균이 섞여 나와 타인에게 감염되는 것으로 통상 이동거리는 2m로 알려져 있다.

② 증상 및 진단 : 바이러스에 감염되면 약 1~14일(평균 5~7일)의 잠복기를 거친 뒤 발열(37.5도) 및 기침이나 인후통, 호흡곤란 등 호흡기 증상, 폐렴이 주 증상으로 나타나며, 또한 일부 환자에게서는 근육통과 피로감, 설사, 탈수, 기력감퇴, 구토, 식욕부진 증상이 나타나기도 한다.

진단은 의료기관이나 보건소에서 진단시약키트 또는 유전자(PCR)검사로 진단 결과를 알 수 있다.

③ 치료 : 신종 코로나바이러스감염증의 백신은 여러 다국적 제약사에서 개발되어 국가별로 선택 접종되고 있으며, 치료제도 일부제약사에서 개발(Pfizer의 팍스로비드 등)되어 환자로 확진되면 기침 · 인후통 · 폐렴 등 주요 증상에 따라 항바이러스제나 2차 감염 예방을 위한 항생제 투여 등의 대증치료(대증요법)가 이루어지고 있다.

④ 예방 : 확진환자와 접촉을 피하고 감염을 예방하기 위해서는 흐르는 물에 30초 이상 손 씻기를 꼼꼼히 하고, 외출하거나 의료기관에 방문할 때는 마스크 착용 같은 예방 수칙을 지켜야 한다. 세면대가 없는 곳에서 활동할 때는 알코올 손 세정제로 수시로 씻는 것이 좋다고 권고하고 있다. 마스크의 경우 식품의약품안전처가 정하는 보건용 마스크 [KF80(황사용) · KF94 · KF99(이상 방역용)]를 사용하면 되는데, 숫자가 높으면 미세입자가 차단되는 효과가 크지만, 산소투과율이 낮아 숨쉬기가 어려운 단점이 있다. 또한 관련증상이 나타날 경우 질병관리청 콜센터(1339)나 보건소에 상담이 필요하다.

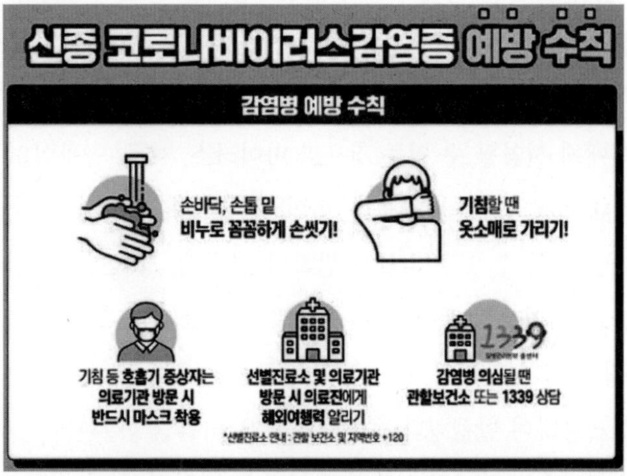

[그림 10-2] 코로나바이러스 예방수칙

4) 우리나라의 신종감염병 관리 실태

지난 2003년부터 고병원성 조류인플루엔자(H5N1) 인체감염증 확진사례가 동남아시아지역을 중심으로 증가함에 따라 세계보건기구(WHO)는 신종인플루엔자의 대유행을 경고하며 각 국가별로 효과적인 대비 · 대응체계 마련을 권고하였다. 이에 우리나라에서는 2006년 신종인플루엔자 대유행 대비 · 대응계획을 처음 수립하였고, 2012년에는 신종인플루엔자 대유행 특성을 분석하여 기본계획 및 세부지침을 수정 · 보완하였다. 또한 국내 조류인플루엔자 발생 시 인체감염 예방관리를 위한 '중앙AI인체감염 대책반'을 구성 · 운영하고 있으며, 매년 시 · 도 및 유관기관 담당자들을 대상으로 신종감염병 위기대응 합동교육 및 훈련을 실시하고 있다. 더불어 국가입원치료병상 및 지역별 거점병원을 운영하고 있으며 전 인구 대비 일정 수준의 항바이러스제 비축량을 유지하는 등 국내 방역 인프라 향상을 위해 노력하고 있다. 또한 2015년에는 중동호흡기증후군(MERS)과 2020년 신종 코로나바이러스(일명 우한 폐렴)의 국내 유입 · 확산으로 이와 같이 감염병 유행은 국가경제와 국제 보건의 중요한 문제이므로 신종감염병 대응을 위한 국가방역체계 개편 방안을 마련하여 시행 중에 있다.

5) 비감염성성질환

(1) 비감염성질환

질병이란 몸의 일부 또는 전체가 계속적으로 장애를 일으켜서 정상적인 기능을 할 수 없는 상태를 뜻하며, 병원체의 침입여부에 따라 질환은 크게 감염성질환과 비감염성질환으로 구분된다. 감염성질환(Infection Disease)은 비인두염(감기), 결핵, 홍역 등으로 타인에게 전염될 수 있는 것으로 바이러스, 세균, 곰팡이, 기생충 등과 같이 병원체가 체내에 침입하면 발생한다. 반면 비감염성질환(Noninfection Disease)은 병원체 없이 일어날 수 있는 것들을 말하며, 고혈압, 당뇨병, 암, 만성호흡기질환, 심장질환, 혈관질환, 아토피 등의 피부질환 등이 포함되며, 일반적으로 발현기간(잠복기)이 긴 특징을 가지고 있다. 이러한 질환들은 생활습관, 유전,환경 등의 요인들이 복합적으로 작용하여 발생한다. 즉, 암과 같은 비감염성질환의 경우 세포내 유전자 변이가 발병원인으로 알려져 있지만 바이러스, 방사선, 악물 등도 암의 원인이 될 수 있다. 또한 비감염성질환은 대부분 생활습관과 환경, 유전과 흡연이나 식습관, 운동부족 등의 위험요인에 의해 발생하고 악화되고 있지만, 명확하게 원인이 밝혀지지 않은 경우도 많다.

(2) 개요

우리나라의 경제 발전, 주거 환경과 영양 상태의 개선, 치료 방법의 발전 등으로 질병 발생이나 감염성질환에 의한 사망률은 감소한 반면, 비감염성질환에 의한 사망률은 꾸준히 증가하고 있다. 2020년 사망원인통계(통계청)를 살펴보면 암, 심장질환, 뇌혈관질환, 당뇨병, 고혈압성질환으로 인한 사망이 전체 사망자 수의 24.0%를 차지하고 있다.

비감염성질환은 높은 사망률과 질병 부담으로 비감염성질환의 관리가 모든 국가의 핵심 주제가 되고 있으며, 비감염성질환의 발생 및 유병은 인구 구조의 노령화, 식생활 습관의 변화 등으로 더욱 심화될 것이다. 따라서 보건복지부는 이들 질병으로 인한 사회 · 경제적 피해를 최소화하고 국민의 건강 수명을 연장시키기 위해 비감염성질환의 사전 예방 및 관리 사업을 강화하는 데 중점을 두고 있다.

(3) 비감염성질환의 특성

비감염성질환(Non-communicable Disease : NCD)은 감염성질환에 반대되는 말로 일반적으로 만성질환으로 알려져 있다. 비감염성질환은 유병기간이 길고, 질환의 진행이 대체로 느린 특징이 있다. 주요 4대 비감염성질환으로는 심혈관질환, 암, 만성호흡기질환, 당뇨병이다(WHO). 따라서 현대 사회에서 감염성질환이 전반적으로 감소하고 있는 데 비하여 비감염성질환이 지속적으로 증가하는 이유는 ①평균 수명의 증가 ②생활양식의 변화 ③산업 기술의 발달로 건강에 대한 위해 요소의 증가 ④진단 기술의 발전 등이다.

그리고 비감염성질환의 증가는 인구의 고령화, 도시 중심 생활환경으로 공해에 대한 노출 증가, 가공식품 위주의 식생활, 만성적인 스트레스와 운동 부족과 같은 개인의 생활 습관 등에 그 원인이 있다.

또한 비감염성 질환의 원인은 매우 복합적인 양상을 나타내며, 식생활 같은 환경적인 요인과 인슐린 대사의 효율성에 대한 생물학적 요인이 서로 관련되어 발생하는 당뇨병을 예로 들 수 있다. 그리고 장기간의 잠복기가 있으며, 발병하기 전의 신체적 요인과 환경적 요인이 서로 접촉하고 반응하는 기간이 길며, 간접흡연에 의한 폐암 발생이 그 예이다.

(4) 비감염성질환

고혈압, 당뇨병, 암, 심장질환, 뇌혈관질환(뇌졸중, 뇌경색 등), 만성호흡기질환 등이 있다.

(4) 비감염성 질환 예방

① 1차 예방 : 원인이 되는 요소들을 찾아내어 미리 제거해 질병을 사전에 방지하는 적극적인 예방을 말한다. 환경적인 요인과 내재적인 요인이 있으며, 환경적요인은 거대환경과 미세환경으로 나뉘는데 거대환경은 인구 전체나 집단 전체가 영향을 받는 환경요소들을 말하고 미세환경은 개인의 환경조건 등을 말한다. 내재적 요인은 유전적인 요소나 내분비물의 불균형이 생기는 질환들로 가장 예방하기가 쉽지 않다.

② 2차 예방 : 질병을 일찍 발견하여 치료, 그 질병을 완전히 치유하거나 경과를 늦추거나 또는 질병에 의한 사망, 불구를 가능한 적게하는 것으로. 조기진단이 중요하다.

(5) 정부의 사업 추진

일차의료 만성질환관리 시범사업은 한국건강증진개발원을 중심으로 고혈압 및 당뇨병 발병 초기부터 동네의원 중심의 지속적이고 포괄적인 관리체계를 구축해 고혈압 및 당뇨병 환자들의 건강수명 연장과 국민 의료비 적정화에 기여하기 위해 마련된 사업이다. 정부에서는 만성질환자 대상자를 기존 고혈압, 당뇨 대상자만이 아니라 만성폐쇄성 폐질환이나 천식, 알레르기, 피부질환, 관절질환 대상자 등으로 폭을 넓혀 사업 확대를 추진하고 있다. 2019년 1월 본격적으로 일차의료 만성질환관리 서비스를 개시하였으며, 사업대상은 일차의료기관 의사 및 케어 코디네이터(간호사, 영양사), 지역의사회로, 동네의원 중심의 고혈압、당뇨병 프로토콜 개발、적용, 케어코디네이터 모델 개발 및 적용, 서비스 제공인력의 역량강화 등이 주요 사업이다. 아울러 환자용 고혈압 및 당뇨병 교육 · 상담 콘텐츠 개발, 지역사회 거버넌스 구축을 위한 보건소 역할 정립 및 사업개발, 일차의료 만성질환관리 추진위원회 및 실행위원회 운영 등을 통해 정식사업까지 기반을 마련 중이다.

6) 만성감염병

감염병 중 급성감염병은 일부 저개발국가를 제외하고는 점점 감소하고 있으나 만성감염병은 이전보다 감소하고는 있지만 새로운 질환의 발견과 더불어 어느 면에서는 증가하는 경향을 보이고 있다. 만성감염병의 특징은 발생률은 낮고 유병율이 높은 역학적 특성을 가지고 있다. 만성감염병의 종류에는 결핵, 한센병, 성병, 후천성면역결핍증, 간염 등이 있다.

최근 우리나라의 질병 발생 양상은 감염성 질환에 의한 사망률이 감소되고 있는 반면 만성질환에 의한 사망률은 급격히 증가하고 있다. 이러한 추세는 인구구조의 노령화, 식생활습관의 변화, 신체활동의 감소 등으로 인해 앞으로도 더욱 심화될 것으로 전망된다. 따라서 이들 질병으로 인한 사회 · 경제적 피해를 최소화하고 국민의 건강수명을 연장시키기 위하여 만성질환의 사전예방 및 관리 사업을 더욱 강화하는데 중점을 둘 계획이다. 정부는 2000년부터 보건소 중심의 고혈압 · 당뇨병 예방관리 시범사업을 추진해 왔으며, 그 성과를 바탕으로 하여 2003년부터는 고혈압 · 당뇨병 예방관리 사업을 전국 보건소로 확대하였다.

❙ 핵심다지기

1 감염병의 정의와 우리나라의 법정감염병에 대하여 알아본다.

(1) "감염병(infectious disease)"은 세균, 스피로헤타, 리케차, 바이러스, 진균, 기생충과 같은 여러 병원체에 의해 감염되어 발병하는 질환이다.

(2) "감염병환자"란 감염병의 병원체가 인체에 침입하여 증상을 나타내는 사람으로서 제11조제5항의 진단 기준에 따른 의사 또는 한의사의 진단이나 보건복지부령으로 정하는 기관의 실험실 검사를 통하여 확인된 사람을 말한다.

(3) "감염병의사환자"란 감염병병원체가 인체에 침입한 것으로 의심이 되나 감염병환자로 확인되기 전 단계에 있는 사람을 말한다.

(4) "병원체보유자"란 임상적인 증상은 없으나 감염병병원체를 보유하고 있는 사람을 말한다.

(5) 법정감염병은 제1급감염병, 제2급감염병, 제3급감염병, 제4급감염병, 기생충감염병, 세계보건기구 감시대상 감염병, 생물테러감염병, 성매개감염병, 인수(人獸)공통감염병 및 의료관련 감염병 등으로 분류하고 있다.

〈 표 10-1 〉 감염병의 분류 및 종류(1~4급)

구분	제1급감염병 (17종)	제2급감염병 (21종)	제3급감염병 (26종)	제4급감염병 (23종)
유형	생물테러감염병 또는 치명률이 높거나 집단 발생 우려가 커서 발생 또는 유행 즉시 신고하고 음압격리가 필요한 감염병	전파가능성을 고려하여 발생 또는 유행시 24시간 이내에 신고하고 격리가 필요한 감염병	발생 또는 유행 시 24시간 이내에 신고하고 발생을 계속 감시할 필요가 있는 감염병	제1급~제3급 감염병 외에 유행 여부를 조사하기 위해 표본감시 활동이 필요한 감염병
종류	가. 에볼라바이러스병 나. 마버그열 다. 라싸열	가. 결핵 나. 수두 다. 홍역 라. 콜레라	가. 파상풍 나. B형간염 다. 일본뇌염 라. C형간염	가. 인플루엔자 나. 매독 다. 회충증 라. 편충증
	라. 크리미안콩고출혈열 마. 남아메리카출혈열 바. 리프트밸리열 사. 두창 아. 페스트 자. 탄저 차. 보툴리눔독소증 카. 야토병 타. 신종감염병증후군 파. 중증급성호흡기증후군(SARS) 하. 중동호흡기증후군(MERS) 거. 동물인플루엔자 인체감염증 너. 신종인플루엔자 더. 디프테리아	마. 장티푸스 바. 파라티푸스 사. 세균성이질 아. 장출혈성대장균감염증 자. A형간염 차. 백일해 카. 유행성이하선염 타. 풍진 파. 폴리오 하. 수막구균 감염증 거. b형헤모필루스인플루엔자 너. 폐렴구균 감염증 더. 한센병 러. 성홍열 머. 반코마이신내성황색포도알균(VRSA) 감염증 버. 카바페넴내성장내세균속균종(CRE) 감염증 서. E형간염	마. 말라리아 바. 레지오넬라증 사. 비브리오패혈증 아. 발진티푸스 자. 발진열 차. 쯔쯔가무시증 카. 렙토스피라증 타. 브루셀라증 파. 공수병 하. 신증후군출혈열 거. 후천성면역결핍증(AIDS) 너. 크로이츠펠트-야콥병(CJD) 및 변종크로이츠펠트-야콥병(vCJD) 더. 황열 러. 뎅기열 머. 큐열 버. 웨스트나일열 서. 라임병 어. 진드기매개뇌염 저. 유비저 처. 치쿤구니야열 커. 중증열성혈소판감소 증후군(SFTS) 터. 지카바이러스 감염증	마. 요충증 바. 간흡충증 사. 폐흡충증 아. 장흡충증 자. 수족구병 차. 임질 카. 클라미디아감염증 타. 연성하감 파. 성기단순포진 하. 첨규콘딜롬 거. 반코마이신내성장알균(VRE) 감염증 너. 메티실린내성황색포도알균(MRSA) 감염증 더. 다제내성녹농균(MRPA)감염증 러. 다제내성아시네토박터바우마니균(MRAB) 감염증 머. 장관감염증 버. 급성호흡기감염증 서. 해외유입기생충감염증 어. 엔테로바이러스감염증 저. 사람유두종바이러스 감염증
감시	전수	전수	전수	표본

2 코로나 바이러스19의 예방법에 대해 알아본다.

3 감염관리 우수병원을 방문하여 운영 실태를 조사 후 관리운영에 참고한다.

4 감염관리실 주관으로 병원의 감염관리 계획을 수립 후 시행한다.

5 병원직원을 대상으로 직종별 감염관리 교육과 캠페인을 실시한다.

II. 감염병 관리 및 예방

학습목표

1. 감염병의 발생 시 신고요령과 신고를 할 수 있다.
2. 감염병을 관리하고 예방대책을 수립할 수 있다.
3. 병원의 감염관리위원회 활동업무를 수행할 수 있다.

1. 감염병 관리

1) 병원의 감염 예방(의료법 제47조)

보건복지부령으로 정하는 일정 규모 이상의 병원급 의료기관의 장은 병원감염 예방을 위하여 감염관리위원회와 감염관리실을 설치 · 운영하고 보건복지부령으로 정하는 바에 따라 감염관리 업무를 수행하는 전담 인력을 두는 등 필요한 조치를 하여야 한다. 감염관리위원회의 구성과 운영, 감염관리실 운영 등에 필요한 사항은 보건복지부령으로 정하도록 되어 있다.

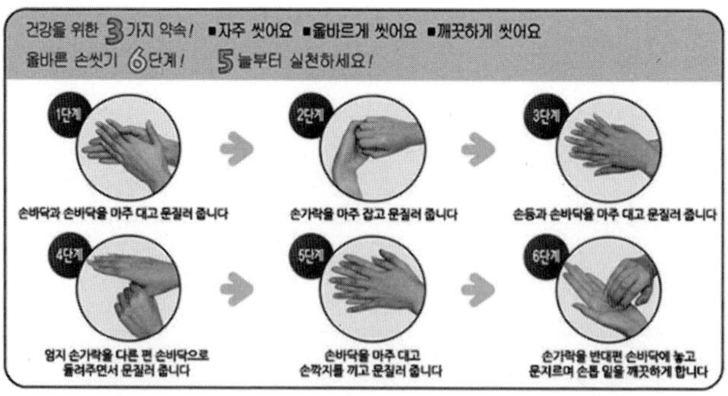

[그림 10-3] 감염병 예방 홍보

(1) 전파예방(Preventing spread)

전파예방은 병원소를 제거하고 병원소로부터 병원체의 탈출이 이루어지지 않도록 하여 감염병의 전파를 막는 것을 말하는데, 환경 위생적 측면에서 관리하는 방법이 가장 효율적이다.

① 병원소 제거(격리)

외래감염병의 경우 근본적으로 병원체의 유입을 차단하는 것이 가장 우선적인 방법이다. 이 방법의 가장 중요한 것은 검역을 철저히 하는 것이다. 국외에서 유입되는 감염병은 최근 해외여행의 자율화와 외국 노동자의 국내 유입 등 국제적 인구의 이동이 활발해짐에 따라 더욱 관리의 중요성이 부각되고 있다. 검역대상은 항공기, 선박, 승무원 및 승객, 화물 및 소지품, 동식물의 위생상태, 쥐나 해충의 유무가 검역대상이다. 또한 격리기간은 검역감염병 환자의 경우는 완치 시까지, 병원체 감염의심자는 병원체를 배출하지 않을 때까지 격리한다. 검역감염병 및 감시기간은 콜레라는 120시간, 페스트 및 황열 144시간, 중증급성호흡기증후군(SARS) 240시간, 조류인플루엔자 인체감염증은 최대 잠복까지이다.

② 병원소 관리

병원소의 종류에 따라 관리방법이 달라진다. 인수공통감염병(우형결핵, 페스트, 탄저, 광견병, 브루셀라병)일 경우, 감염원이 되는 환축을 제거(도살)시키도록 하고 사람이 병원소일 경우는 보균자를 조기에 색출하고 환자일 경우 격리시켜 외과적 수술이나 약물요법으로 환자를 빨리 치료하도록 한다. 그러나 야생동물일 경우는 관리하기가 상당히 어렵게 된다.

③ 감염력의 감소

적절한 치료를 하면 환자가 완전히 치유되기 전부터 감염력이 감소되어 환자로 하여금 감염을 전파시키지 않게 할 수 있다. 비소주사에 의해 매독환자를 비감염으로 하는 것이나 결핵의 개방성 환자에게 항결핵제를 투여함으로써 폐쇄성으로 만드는 방법 등이 좋은 예이다.

④ 환경위생관리

환경적인 요소를 개선함으로써 전파과정을 차단하는 것을 말한다. 식품의 관리, 상하수도관리, 구충 · 구서 등 매개 동물의 관리, 소독 등을 적절히 함으로써 효과를 볼 수 있다. 그러나 환경개선으로 효과를 볼 수 없는 것은 홍역, 인플루엔자 등 호흡기계 감염병이다. 환경위생관리에는 소독과 멸균 등이 있다.

가. 소독(Disinfection)

소독이란 물리적 및 화학적 방법으로 병원 미생물을 파괴 또는 멸살시켜 감염력이나 증식력을 없애는 조작이다. 소독이란 미생물의 영양형을 사멸시킬 수 있으나 아포를 파괴할 수 없는 것도 소독에 속한다.

나. 멸균(Sterilization)

소독과는 달리 강한 살균력을 작용시켜 모든 미생물의 발육과 그 작용을 제거 내지 정지시켜 음식물 등의 부패 및 발효를 방지하는 조작이다. 방부가 소독이 될 수는 없으나 소독은 방부가 될 수가 있다. 따라서 그 작용을 강도 순으로 보면 멸균〉소독〉방부의 순위가 결정된다. 소독법은 그 목적에 따라 즉시소독과 종말소독으로 구분된다.

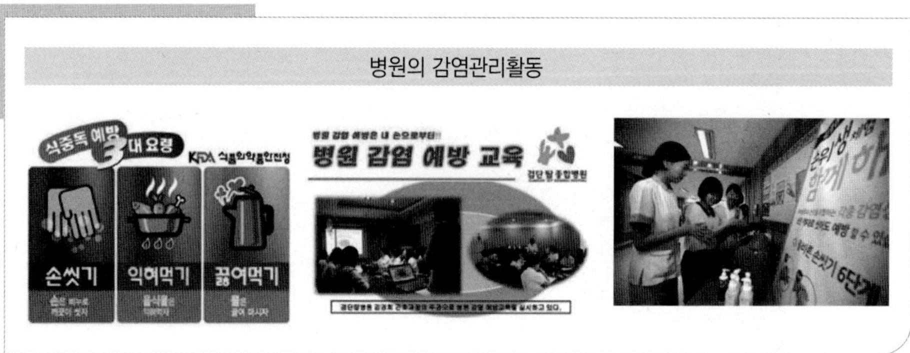

[그림 10-4] 감염관리 예방 및 활동

(2) 면역증강(Increasing immunity)

숙주의 질병에 대한 면역을 증강하기 위해서는 보통 인공능동면역을 사용한다. 드물게 단기효과를 위해서 감마글로빈을 접종하기도 한다. 그 외에 화학적 방법은 말라리아, 결핵, 임질, 매독 등과 같이 사전에 화학약품이나 항생제를 투여하여 예방하는 방법이며, 숙주의 건강자체를 높이는 영양관리, 운동, 휴식 등의 관리가 필요하다.

(3) 예방되지 못한 환자의 조치

감염병 관리에 노력을 하더라도 예방되지 못하고 질병에 이환되는 환자가 발생하게 된다. 의료시설의 확충, 무의지역의 해소, 진단시설의 확충 및 정기진단의 제도화와 계속적인 보건교육의 실시 등 제도적인 관리가 중요하다. 그리고 조기진단과 조기치료로 경과를 가볍게 하며, 2차 전파예방에 관심을 가져야하고 특히 환자 추구관리를 철저하게 관리하여야 한다.

2. 감염병전문병원 지정 및 감염관리위원회 설치

1) 감염병전문병원 및 권역별 감염병전문병원의 지정(감염병의 예방 및 관리에 관한 법률에 의한 감염병 시행령 제1조의 3, 4)

① 감염병전문병원(중앙감염병병원)으로 지정받을 수 있는 의료기관은 「의료법」 제3조의3 또는 제3조의4에 따른 종합병원 또는 상급종합병원으로서 보건복지부장관이 정하여 고시하는 의료기관으로 한다.

② 권역별 감염병전문병원(권역별 감염병병원)으로 지정받을 수 있는 의료기관은 「의료법」 제3조의3 또는 제3조의4에 따른 종합병원 또는 상급종합병원으로서 보건복지부장관이 정하여 고시하는 의료기관으로 한다.

2) 감염관리위원회 및 감염관리실의 설치(의료법 시행규칙 제43조)

① 법 제47조제1항에서 "보건복지부령으로 정하는 일정 규모 이상의 병원급 의료기관"이란 100개 이상의 병상을 갖춘 병원급 의료기관을 말하며, 해당병원은 감염관리위원회 및 감염관리실을 설치운영 해야 한다(시행일 2021.12.30일부터).

② 법 제47조제1항에 따른 감염관리위원회는 다음 각 호의 업무를 심의한다.

1. 병원감염에 대한 대책, 연간 감염예방계획의 수립 및 시행에 관한 사항
2. 감염관리요원의 선정 및 배치에 관한 사항
3. 감염병환자등의 처리에 관한 사항
4. 병원의 전반적인 위생관리에 관한 사항
5. 병원감염관리에 관한 자체 규정의 제정 및 개정에 관한 사항

6. 그 밖에 병원감염관리에 관한 중요한 사항

③ 법 제47조제1항에 따른 감염관리실은 다음 각 호의 업무를 수행한다.

1. 병원감염의 발생 감시
2. 병원감염관리 실적의 분석 및 평가
3. 직원의 감염관리교육 및 감염과 관련된 직원의 건강관리에 관한 사항
4. 그 밖에 감염 관리에 필요한 사항

감염병관리시설 등의 설치 기준(감염병의 예방 및 관리에 관한 법률시행규칙 31조)

① 감염병관리시설, 격리소 · 요양소 또는 진료소의 설치 기준은 다음 각 호와 같으며, 그 밖의 세부 사항은 질병관리본부장이 정한다.
1. 감염병관리시설: 다음 각 목의 구분에 따른다.가. 300개 이상의 병상을 갖춘 감염병관리기관: 기준에 적합한 음압병실을 1개 이상 설치할 것나. 300개 미만의 병상을 갖춘 감염병관리기관: 외부와 격리된 진료실 또는 격리된 병실을 1개 이상 설치할 것
2. 격리소 · 요양소: 의료기관의 시설 기준 중 의원에 해당하는 시설을 갖추거나 임시숙박시설 및 간이진료시설을 갖출 것
3. 진료소: 의료기관의 시설 기준 중 의원에 해당하는 시설을 갖추거나 「지역보건법」제13조에 따른 보건지소일 것

3) 감염관리실 전담 인력의 교육기준(의료법 제46조제3항 관련)

교육내용은 감염관리업무 개요 및 담당 인력의 역할, 감염관리 지침, 감시, 자료 수집 및 분석, 의료관련감염진단, 미생물학, 소독 및 멸균, 환경관리, 병원체별 감염관리, 분야별 감염관리, 역학통계, 임상미생물학, 유행조사, 감염감소 중재전략, 격리, 감염관리사업 기획 · 평가 등 감염관리와 관련된 내용을 하도록 되어 있으며, 교육 이수 시간은 매년 16시간 이상이다.

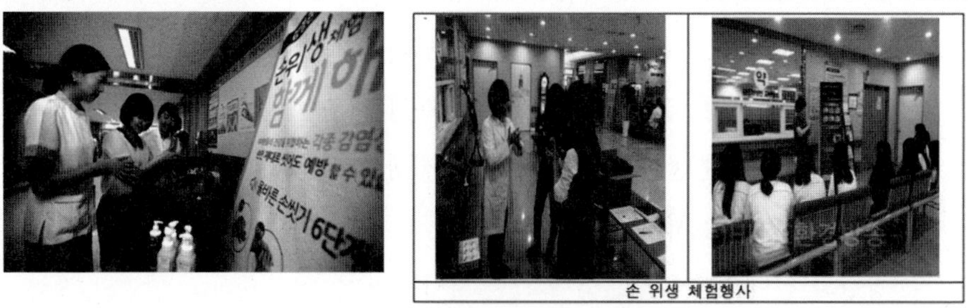

손 위생 체험행사

[그림 10-5] 병원의 감염관리 예방 및 활동

3. 감염병 발생의 신고 및 보고

1) 의사 등의 신고(감염병예방 및 관리에 관한 법률 제11조 및 시행규칙 제6조)

① 의사, 치과의사 또는 한의사는 다음 각 호의 어느 하나에 해당하는 사실(제16조 제6항에 따라 표본감시 대상이 되는 제4급감염병으로 인한 경우는 제외한다)이 있으면 소속 의료기관의 장에게 보고하여야 하고, 해당 환자와 그 동거인에게 질병관리청장이 정하는 감염 방지 방법 등을 지도하여야 한다. 다만, 의료기관에 소속되지 아니한 의사, 치과의사 또는 한의사는 그 사실을 관할 보건소장에게 신고하여야 한다.

1. 감염병환자등을 진단하거나 그 사체를 검안(檢案)한 경우
2. 예방접종 후 이상반응자를 진단하거나 그 사체를 검안한 경우
3. 감염병환자등이 제1급감염병부터 제3급감염병까지에 해당하는 감염병으로 사망한 경우
4. 감염병환자로 의심되는 사람이 감염병병원체 검사를 거부하는 경우

② 감염병병원체 확인기관의 소속 직원은 실험실 검사 등을 통하여 감염병환자 등을 발견한 경우 그 사실을 감염병병원체 확인기관의 장에게 보고하여야 한다.

③ 감염병 발생신고는 의사, 치과의사, 한의사, 의료기관의 장 또는 소속 부대장은 신고서(전자문서 신고서 포함)를 질병관리본부장에게 정보시스템을 이용하여 제출하거나 감염병환자, 감염병의사환자 또는 병원체보유자(감염병환자) 또는 신고인의 소재지를 관할하는 보건소장에게 정보시스템 또는 팩스를 이용하여 제출해야 한다. 다만, 제1급감염병의 경우에는 신고서를 제출하기 전에 질병관리본부장 또는 관할 보건소장에게 구두, 전화 등의 방법으로 알려야 한다.

④ 제1항부터 제5항까지의 규정에 따른 감염병환자등의 진단 기준, 신고의 방법 및 절차 등에 관하여 필요한 사항은 보건복지부령으로 정한다.

▣ 감염병 신고 및 대상

구분	신고기간	신고대상
제1급감염병	즉시	발생, 사망, 병원체검사결과
제2,3급감염병	24시간 이내	
제4급감염병	7일 이내	발생, 사망
예방접종 후 이상반응	즉시	이상반응발생

⑤ 육군, 해군, 공군 또는 국방부 직할 부대에 소속된 군의관은 제1항 각 호의 어느 하나에 해당하는 사실(제16조제5항에 따라 표본감시 대상이 되는 감염병으로 인한 경우는 제외)이 있으면 소속 부대장에게 보고하여야 하고, 보고를 받은 소속 부대장은 관할 보건소장에게 지체 없이 신고하여야 한다.

2) 그 밖의 신고의무자

① 다음 각 호의 어느 하나에 해당하는 사람은 제1급감염병부터 제3급감염병까지에 해당하는 감염병 중 보건복지부령으로 정하는 감염병이 발생한 경우에는 의사, 치과의사 또는 한의사의 진단이나 검안을 요구하거나 해당 주소지를 관할하는 보건소장에게 신고하여야 한다.

3) 고위험병원체의 분리 및 이동 신고(제21조)

① 감염병환자, 식품, 동식물, 그 밖의 환경 등으로부터 고위험병원체를 분리하거나 이미 분리된 고위험병원체를 이동하려는 자는 지체 없이 고위험병원체의 명칭, 분리된 검체명, 분리 일시 또는 이동계획을 보건복지부장관에게 신고하여야 한다.

4) 감염병의 신고방법 및 신고의무

법정감염병이 발생이 확인되면 환자나 시체 소재지 또는 의료기관 소재지의 관할 보건소장에게 서면, 구두(口頭), 전보, 전화 또는 컴퓨터통신의 방법으로 지체없이 신고하거나 알려야 한다.

① 신고인의 성명, 주소와 감염병환자등 또는 사망자와의 관계

② 감염병환자등 또는 사망자의 성명, 주소 및 직업

③ 감염병환자등 또는 사망자의 주요 증상 및 발병일

▣ 신고 절차 및 방법

보건복지부장관이나 관할 시 · 군 · 구 보건소장에게 정보시스템 또는 팩스를 이용해 신고하면 된다. 다만, 심각한 정도와 전파력이 높은 제1급 감염병은 질병관리본부나 관할 시 · 군 · 구 보건소장에게 신고서를 제출하기 전 구두 · 전화 등으로 즉시 신고할 수 있다.

5) 보건소장 등의 보고

보건소장은 그 내용을 관할 특별자치도지사 또는 시장 · 군수 · 구청장에게 보고하여야 하며, 보고를 받은 특별자치도지사 또는 시장 · 군수 · 구청장은 이를 질병관리청장 및 시 · 도지사에게 각각 보고하여야 한다.

4. 병원감염(Hospital-associated infection)

1) 병원감염의 정의

입원당시의 갖고 있거나 잠복하고 있는 감염을 지역사회 획득(Community acquired infection, 원외감염)이라 하며 그 외의 모든 감염으로 퇴원 후 14일 이내에 발생되는 감염도 포함된다. 즉 입원 당시에 없었던 혹은 잠복하고 있지 않았던 감염이 입원기간 중에 발생하는 것을 말한다.

2) 병원감염의 원인

감수성 있는 숙주, 감염미생물, 그리고 전파원의 3가지 요소 : 감염의 사슬(chain of infection)

3) 병원감염의 예방

- 환자의 방어력 상승 : 선행질환을 치료하여 환자의 건강상태를 회복
- 병원균의 원척 제거 : 의료기구인 소독, 주위환경을 개선
- 병원균의 전파 예방 : 병원감염 관리에서 가장 중요, 무균조작 방법 사용, 격리, 환자와 직접 접촉하는 의사, 간호사 철저한 손 씻기

4) 병원감염을 방지를 위한 관리

병원장의 자문기관으로 감염대책관리위원회를 두어 운영한다.

① 입원환자간의 교차 감염 방지

② 병원균의 노출된 직원의 건강 보호

③ 질병의 외부 전파 방지

④ 원인균의 색출

⑤ 감염된 환자에게 지지를 하여 증상을 완화

⑥ 방충망을 하여 병충에 의한 감염을 막고 기태 곤충(바퀴벌레, 파리, 모기 등) 들의 유기물감염은 약을 정기적으로 살포함으로써 오염시키는 수단을 줄여 나간다.

5) 효율적 감염관리의 필수적 구성요소에 대해 이해

감염관리의 목적은 입원기간 동안의 감염위험을 감소시켜서 병원감염을 줄이는 것이다.

6) 감염관리의 체계화

감염관리 사업은 의료진을 비롯하여 병원 내의 모든 직원이 참여함으로써 성공을 기대할 수 있으며 이를 위해서는 감염관리가 체계적으로 이루어져야 한다.

7) 감염병관리시설의 설치 기준(제31조)

① 300개 이상의 병상을 갖춘 감염병관리기관 : 기준에 적합한 음압병실을 1개 이

상 설치해야 한다.

② 300개 미만의 병상을 갖춘 감염병관리기관 : 외부와 격리된 진료실 또는 격리된 병실을 1개 이상 설치해야 한다.

음압병실

전염병 확산 방지 등의 이유로 환자를 외부 및 일반 환자들과 분리하여 수용하고 치료하는 곳을 격리병실(Isolation room)이라 한다. 음압병실은 기압차를 이용하여 병원체가 밖으로 나올 수 없도록 만든 병실을 말하며, 음압(陰壓)은 양압(陽壓)의 반대말로, 주변의 기압보다 기압이 낮음을 의미한다. 바람은 기압이 높은 곳에서부터 기압이 낮은 곳으로 부는데, 그 원리를 이용하여 병실 안의 기압을 낮춰, 병실 내부의 공기가 밖으로 빠져나가지 못하도록 한 것이다.

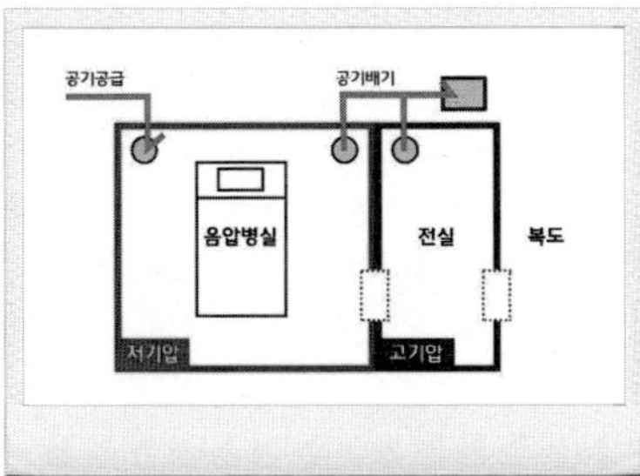

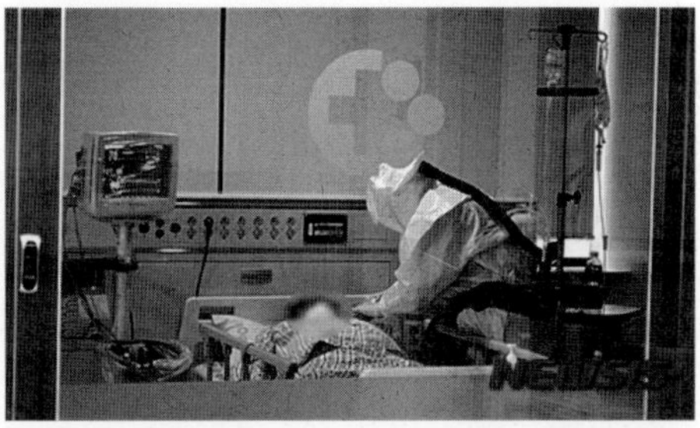

5. 감염관리병실 및 감염예방 · 관리료

1) 격리실 입원료(Isolation Room Patient care)

격리실 입원이란 면역이 저하되어 타인으로부터 감염될 우려가 있거나 전염력이 강한 질환이 있어 타인에게 전염시킬 우려가 있는 환자를 격리할 수 있는 입원실에 입원하는 것을 말한다. 다음 각 호의 1에 해당하는 경우로, 다만 당해 전염성 환자만을 수용하는 요양기관에서는 입원료로 산정한다.

(가) 면역이 억제된 환자를 보호하기 위하여 일반 환자와 격리하여 치료한 경우

(나) 일반 환자를 보호하기 위하여 전염력이 강한 전염성 환자를 일반 환자와 격리하여 치료한 경우

(다) 3도 이상으로 36% 범위 이상의 화상환자를 진료에 반드시 필요하여 격리하여

치료한 경우

㈑ 기타 보건복지부장관이 반드시 격리가 필요하다고 인정하여 고시하는 경우

▣ 격리실 입원료 산정 기준에 대한 세부 산정 기준은 다음과 같다.

* 격리실 입원료는 의료기관 종별(상급종합병원, 종합병원, 병원, 의원)에 따라 산정한다.
* 음압격리실을 설치한 경우에는 음압격리실 입원료를 의료기관 종별(상급종합병원, 종합병원, 병원, 의원)에 따라 산정한다.

격리 입원의 범위(보건복지부 고시 제2016-180호, 9.22)
국민건강보험법시행령 〔별표2〕 제1호가목1) 및 제3호라목2) 표 비고란 제4호에서 "보건복지부장관이 정하여 고시하는 격리 입원"이란 본인일부부담금 산정특례에 관한 기준을 적용받는 사람을 제외한 가입자 및 피부양자의 가-9-1 중환자실 내 격리관리료 및 가-10 격리실 입원료, 응-6 응급실 1인 격리병상 격리관리료의 적용을 받는 경우를 말함.

2) 중환자실 내 격리관리료 및 응급실 1인 병상 격리관리료

① 중환자실 내 격리관리(일반 격리관리료 및 음압 격리관리료)를 실시한 경우 산정한다.

② 응급실에 내원하여 KTAS(한국 응급환자 중증도분류기준)에 따라 중증도분류가 이루어진 환자 중 감염병이 의심되어 진료상 격리가 필요한 경우에 산정하되, 음압격리관리료의 경우 공기감염 예방이 반드시 필요한 감염병이 의심되는 경우에만 산정 가능하다(요양기관의 병실 및 병상 현황신고가 이루어진 응급실 내의 격리병상을 배정받아 진료 받은 경우 1회에 한하여 산정).

3) 감염예방 · 관리료 의료수가(Fee for Infection Prevention and Control/가-25))

병원의 감염관리 강화를 위하여 기본진료료에 [감염예방 · 관리료](① 상급종합병원 및 종합병원:1등급, 2등급 ②병원:1등급 및 2등급)를 2016년 9월 1부 신설하여 산정한다.

① 감염예방 · 관리료는 의료관련 감염 등 효율적인 감염예방 및 관리 프로그램 운영을 위하여 아래와 같은 인력 등 조건을 모두 갖춘 요양기관에서 감염예방 · 관리 활동을 실시하는 경우에 요양급여를 인정하며, 입원환자 입원 1일당 1회 산정한다.

② 감염관리실을 설치하여야 하고, 등급별 인력 수 기준을 모두 충족한 경우 다음 분기에 해당 등급의 수가를 산정한다.

③ 요양급여는 조건을 충족하는 경우 감염예방 · 관리료를 산정할 수 있다.

④ 감염예방 · 관리료를 산정 기간 동안 다음과 같은 감염예방 · 관리 활동을 시행하여야 한다.

감염예방관리 활동
* 감염관리실은 감염관리위원회 운영을 하여야 하며, 위원회의 업무, 구성 및 운영은 의료법 시행규칙 제43조제2항, 제44조 및 제45조를 따름. * 전 직원대상의 감염관리 교육을 연1회 이상 실시하고, 교육내용, 교육시간, 참석자를 포함하여 기록하여야 함. * 감염관리 지침(감염관리실 활동, 감염대책, 연간계획 수립·시행·평가, 실적분석평가 및 경영진 보고, 관련 직원 공유 지침, 부서별 감염관리, 환경관리, 세척·소독 및 멸균과정의 감염관리 등)을 마련하고, 의료기관의 감염관리 현황파악 및 개선활동을 위해 주1회 정기적으로 순회를 실시하고 기록하여야 함.

⑤ 감염예방 · 관리료 인력기준에 있어서 감염예방 · 관리료의 등급은 직전분기 평균 병상수 대비 직전분기 평균 감염관리전담 간호사수에 따라 구분하며, 등급을 적용하기 위한 병상 및 인력기준을 갖추어야 한다.

감염예방 · 관리료 산정을 위한 인력 및 등급신청
* 감염예방·관리료를 산정하고자 하는 요양기관은 별지 제10호 서식에 의한 감염예방·관리료 산정현황을 건강보험심사평가원에 매분기 말 16일부터 20일까지 제출하여야 함. * 기한 내 미제출한 기관은 감염예방·관리료를 산정할 수 없으며, 다만, 기한 내 제출하지 못한 부득이한 사유가 확인되는 경우에는 확인된 현황을 적용함. 통보서 내용 중 간호사 및 의사현황에 변경사항 발생 시에는 즉시 제출하여야함.

4) 의료기관인증평가시 감염관리사항 평가(조사)항목

의료기관인증평가시 감염관리사항 평가(조사)항목의 일부내용은 다음과 같다.

❙ 감염관리

인증기준	
8.1	의료기관차원의 감염예방 및 관리를 위한 운영체계가 있다.
8.2	감염예방 및 관리를 위한 프로그램을 운영한다.
8.3	감염예방을 위해 감염관리 관련교육을 시행한다.
8.4	의료기구와 관련된 환자의 감염관리활동을 수행한다.
8.5	의료기구의 세척, 소독, 멸균과정과 세탁물을 적절히 관리한다.
8.6	환자치료영역의 청소 및 소독을 수행하고, 환경을 관리한다.
8.7	급식서비스와 관련하여 발생할 수 있는 감염을 관리한다.
8.8	감염성질환자 및 면역저하 환자에게 적절한 격리절차를 적용한다.

조사목적 1

의료기관의 감염발생 위험을 감소시키기 위하여 의료기관의 규모와 제공하는 서비스의 난이도에 적합한 감염예방 및 관리를 위한 체계를 운영하고, 부서별로 적절한 감염관리를 수행한다. 또한 적절한 항생제사용을 위해 체계를 수립하여 운영한다.

조사항목

	조사항목	구분	조사결과			병원
1	[필수] 감염예방 및 관리를 위한 규정이 있다.	S	ㅁ상	ㅁ중	ㅁ하	
2	[필수] 의료기관차원의 감염예방 및 관리를 위한 위원회를 운영한다.	P	ㅁ상	ㅁ중	ㅁ하	
3	[필수] 의료기관차원의 감염예방 및 관리활을 수행하는 적격한자가 있다.	S	ㅁ상	ㅁ중	ㅁ하	
4	부서별 감염관리규정이 있다.	S	ㅁ상	ㅁ중	ㅁ하	ㅁ미해당
5	항생제사용을 위한 관리체계가 있다.	S	ㅁ상	ㅁ중	ㅁ하	ㅁ미해당
6	내성균 환자관리체계가 있다.	S	ㅁ상	ㅁ중	ㅁ하	ㅁ미해당

조사목적 2

의료관련 감염발생위험을 감소시키기 위하여 감염문제를 모니터링하고, 감염성질환의 발병을 주기적으로 조사하여 개선활동을 수행한다.

	조사항목	구분	조사결과		
1	감염발생 감시프로그램이 있다.	S	ㅁ상	ㅁ중	ㅁ하
2	감염위험평가를 수행한다.	P	ㅁ상	ㅁ중	ㅁ하
3	감염발생 감시활동 계획을 수립하고 감시활동을 수행한다.	P	ㅁ상	ㅁ중	ㅁ하
4	감시활동결과에 따른 개선활동 계획을 수립하고 개선활동을 수행한다.	P	ㅁ상	ㅁ중	ㅁ하
5	감염발생 감시활동과 개선활동 결과를 경영진에게 보고한다.	P	ㅁ상	ㅁ중	ㅁ하
6	감염발생감시활동과 개선활동 결과를 관련 직원과 공유한다.	P	ㅁ상	ㅁ중	ㅁ하

조사목적 3		
의료기관은 환자 및 보호자, 내원객 및 모든 직원을 의료관련 감염으로부터 보호하기 위하여 감염관리 관련교육을 시행한다.		

	조사항목	구분	조사결과
1	감염관리 관련교육계획이 있다.	S	ㅁ상 ㅁ중 ㅁ하
2	[필수] 직원에게 감염관리 관련교육을 시행한다.	P	ㅁ상 ㅁ중 ㅁ하
3	상시출입자에 대한감염관리 관련교육 시행여부를 확인한다.	P	ㅁ상 ㅁ중 ㅁ하
4	환자, 보호자에게 감염관리 관련교육 또는 정보를 제공한다.	P	ㅁ상 ㅁ중 ㅁ하

조사목적 4

	조사항목	구분	조사결과
1	환경관리에 대한 감염관리 규정이있다.	S	ㅁ상 ㅁ중 ㅁ하
2	환자치료영역의 청소 및 소독을 수행한다.	P	ㅁ상 ㅁ중 ㅁ하
3	청소 및 소독직원은 개인보호구를 착용한다.	P	ㅁ상 ㅁ중 ㅁ하
4	환자 치료영역의 물과 의료기관내 음용수를 적절하게 관리한다.	P	ㅁ상 ㅁ중 ㅁ하
5	환자 치료영역의 공기를 적절하게 관리한다.	P	ㅁ상 ㅁ중 ㅁ하
6	병원건물의 건축, 보수 및 철거시 감염위험도 사전평가를 수행하고 관리한다.	P	ㅁ상 ㅁ중 ㅁ하

❙ 핵심다지기

1. 병원에 감염관리위원회 및 감염관리실의 설치기준에 대하여 알아본다.

의료법 제47조제1항에서 "보건복지부령으로 정하는 일정 규모 이상의 병원급 의료기관"이란 100개 이상의 병상을 갖춘 병원급 의료기관을 말하며, 해당병원은 감염관리위원회 및 감염관리실을 설치운영 해야 한다.

2. 감염병 발생의 신고요령에 대하여 알아본다.

의료기관의 장은 제1급 감염병은 발생즉시 신고하고, 제2급 및 제3급감염병은 발생 24시간 이내, 제4급감염병은 발생 7일 이내에 관할 보건소장에게 신고하여야 한다.

■ 감염병의 예방 및 관리에 관한 법률 시행규칙 [별지 제1호의3서식] 〈개정 2022. 5. 4.〉

감염병 발생 신고서

※ 뒤쪽의 신고방법 및 작성방법에 관한 안내를 읽고 작성하시기 바라며, [ ]에는 해당되는 곳에 √표를 합니다.	(앞쪽)

수신자: [ ]질병관리청장 [ ]_______________보건소장

[환자의 인적사항]	
성명	주민(외국인)등록번호
(만 19세 이하인 경우 보호자 성명)	성별 [ ]남 [ ]여
전화번호	휴대전화번호
주소	
[ ]거주지 불명 [ ]신원 미상	직업

[감염병명]

제1급	[ ]에볼라바이러스병	[ ]마버그열	[ ]라싸열	[ ]크리미안콩고출혈열
	[ ]남아메리카출혈열	[ ]리프트밸리열	[ ]두창	[ ]페스트
	[ ]탄저	[ ]보툴리눔독소증	[ ]야토병	
	[ ]신종감염병증후군(증상 및 징후:)			
	[ ]중증급성호흡기증후군(SARS)		[ ]중동호흡기증후군(MERS)	
	[ ]동물인플루엔자 인체감염증		[ ]신종인플루엔자	[ ]디프테리아
	[ ]그 밖에 질병관리청장이 지정하는 감염병(종류:)			
제2급	[ ]수두(水痘)	[ ]홍역(紅疫)	[ ]콜레라	[ ]장티푸스
	[ ]파라티푸스	[ ]세균성이질	[ ]장출혈성대장균감염증	
	[ ]A형간염	[ ]백일해(百日咳)	[ ]유행성이하선염(流行性耳下腺炎)	
	[ ]풍진(風疹, [ ]선천성 풍진 [ ]후천성 풍진)		[ ]폴리오	[ ]수막구균 감염증
	[ ]b형헤모필루스인플루엔자		[ ]폐렴구균 감염증	[ ]한센병
	[ ]성홍열	[ ]반코마이신내성황색포도알균(VRSA) 감염증		
	[ ]카바페넴내성장내세균속균종(CRE) 감염증		[ ]E형간염	
	[ ]그 밖에 질병관리청장이 지정하는 감염병(종류:)			
제3급	[ ]파상풍(破傷風)	[ ]B형간염	[ ]일본뇌염	[ ]C형간염
	[ ]말라리아	[ ]레지오넬라증	[ ]비브리오패혈증	[ ]발진티푸스
	[ ]발진열(發疹熱)	[ ]쯔쯔가무시증	[ ]렙토스피라증	[ ]브루셀라증
	[ ]공수병(恐水病)	[ ]신증후군출혈열(腎症候群出血熱)		
	[ ]크로이츠펠트-야콥병(CJD) 및 변종크로이츠펠트-야콥병(vCJD)			
	[ ]황열	[ ]뎅기열	[ ]큐열(Q熱)	[ ]웨스트나일열
	[ ]라임병	[ ]진드기매개뇌염	[ ]유비저(類鼻疽)	[ ]치쿤구니야열
	[ ]중증열성혈소판감소증후군(SFTS)		[ ]지카바이러스 감염증	
	[ ]그 밖에 질병관리청장이 지정하는 감염병(종류:)			

[감염병 발생정보]

발병일	년 월 일	진단일	년 월 일	신고일	년 월 일
확진검사결과	[ ]양성 [ ]음성 [ ]검사 진행중 [ ]검사 미실시		입원여부	[ ]외래 [ ]입원 [ ]그 밖의 경우	

<table>
<tr><td colspan="3">환자 등 분류 [ ]환자 [ ]의사환자 [ ]병원체보유자 [ ]검사 거부자 [ ]그 밖의 경우</td></tr>
<tr><td colspan="3">비고(특이사항)</td></tr>
<tr><td colspan="3">사망여부 [ ]생존 [ ]사망</td></tr>
<tr><td colspan="3">[신고의료기관 등]</td></tr>
<tr><td colspan="2">요양기관번호</td><td>요양기관명</td></tr>
<tr><td colspan="2">주소</td><td>전화번호</td></tr>
<tr><td colspan="2">진단 의사 성명 (서명 또는 날인)</td><td>신고기관장 성명</td></tr>
<tr><td colspan="3">[보건소 보고정보]</td></tr>
<tr><td>국적(외국인만 해당합니다)</td><td colspan="2"></td></tr>
<tr><td colspan="2">환자의 소속기관명</td><td>환자의 소속기관 주소</td></tr>
<tr><td colspan="3">추정 감염지역 [ ]국내</td></tr>
<tr><td colspan="3">[ ]국외(국가명: / 체류기간: ~ / 입국일: 년 월 일)</td></tr>
</table>

③ 권역별 감염병전문병원의 지정기준 및 중앙감염병병원 지정기준에 대하여 알아본다.

(1) 권역별 감염병전문병원의 지정기준

① 법 제8조의2제2항에 따른 권역별 감염병전문병원(이하 "권역별 감염병병원"이라 한다.)으로 지정받을 수 있는 의료기관은 「의료법」 제3조의3또는 제3조의4에 따른 종합병원 또는 상급종합병원으로서 보건복지부장관이 정하여 고시하는 의료기관으로 한다.

② 권역별 감염병병원의 지정기준은 별표 1의2와 같다.

권역별 감염병병원의 지정기준(제1조의4제2항 관련)
1. 시설기준 가. 음압격리병동 1) 음압격리병동은 병원 내 다른 구역과 물리적으로 구분하여 설치한다. 2) 음압격리병동에서는 감염병환자, 오염사체, 오염폐기물 등이 이동하는 오염 동선을 일반동선과 분리하여 설치한다. 3) 음압격리병동에서 공기나 배수 등을 통해 병원 내 다른 구역 및 건물외부로 감염병이 전파되지 않도록 적절한 설비를 설치한다. 4) 음압격리병동은 다음의 구분에 따라 음압격리병상을 설치한다.

가) 일반음압격리병상은 감염병환자 등의 진료 및 치료를 목적으로 30개 이상 설치한다. 다만, 감염병 전문인력의 수, 주민의 생활권, 주민의 수, 감염병환자 수 등을 고려하여 보건복지부장관이 인정하는 경우 이를 조정할 수 있다.

나) 중환자음압격리병상은 중한 감염병환자등의 진료 및 치료를 목적으로 일반 음압격리병상 개수의 100분의 20 이상 설치한다.

나. 음압격리병상

1) 일반음압격리병상은 병상 당 18제곱미터 이상의 면적을 확보한다.

2) 중환자음압격리병상은 병상 당 20제곱미터 이상의 면적을 확보한다.

다. 그 밖의 시설

음압설비를 갖춘 수술실을 2개 이상 설치한다.

2. 인력기준

가. 의사

다음의 전문의를 각각 포함하여 4명 이상의 전문의를 둔다.

1) 감염병관련분야 전문의 2명 이상

2) 체외막산소공급기를 다룰 수 있는 전문의 또는 중환자관련분야전문의 1명 이상

나. 간호사

8명 이상의 간호사를 둔다.

3. 장비기준: 다음 각 목의 장비를 각각 1개 이상 갖추어야 한다.

가. 체외순환장치

나. 인공호흡기

다. 체외막산소공급기(Extra Corporeal Membrane Oxygenation)

라. 이동용 영상촬영장치

마. 컴퓨터 단층촬영(Computed Tomography)

바. 미생물 및 바이러스 등 검사장비

4. 운영기준

가. 원인불명, 신종감염병, 감염병환자 또는 감염병병원체 등의 오염원으로부터 다른 환자, 보호자 및 근무자 등에게 전파되지 않도록 관련 시설 · 인력 · 장비 등을 설치 · 운영한다.

나. 전체 음압격리병상 중 보건복지부장관이 정하여 고시하는 병상 수 이상을 감염병 대비를 위한 준비병상으로 운영하여, 감염병환자 등이 발생한 경우 지체 없이 진료 · 치료가 가능하도록 한다.

다. 감염병 위기 시 위기대응 매뉴얼에 따라 병상 및 관련 대응인력을 신속히 확충하되, 보건복지부 및 질병관리본부와 긴밀히 협력하여 대응한다.

라. 전문의 1명으로 구성된 당직체계를 24시간 운영한다.

마. 그 밖에 보건복지부장관이 감염병의 예방 및 관리 등을 위하여 특히 필요하다고 인정하여 고시하는 절차 및 방법에 따라 운영한다.

비 고

1. 위 표 제1호부터 제4호까지의 규정에 따른 시설기준, 인력기준, 장비기준 및 운영기준에 필요한 세부사항은 보건복지부장관이 정하여 고시한다.

2. 보건복지부장관이 법 제8조의2제2항에 따라 권역별 감염병병원을 설립하는 경우 그 설립기준은 위 표의 기준에 따른다.

(2) 감염병전문병원의 지정

① 법 제8조의2제1항에 따른 감염병전문병원(중앙감염병병원)으로 지정받을 수 있는 의료기관(「의료법」 제3조에 따른 의료기관을 말한다. 이하 "의료기관"이라 한다.)은 「의료법」 제3조의3 또는 제3조의4에 따른 종합병원 또는 상급종합병원으로서 보건복지부장관이 정하여 고시하는 의료기관으로 한다.

② 중앙감염병병원의 지정기준은 별표 1과 같다.

중앙감염병병원 지정기준(제1조의3제2항 관련)
1. 시설기준 가. 음압격리병동 1) 음압격리병동은 병원 내 다른 구역과 물리적으로 구분하여 설치한다. 2) 음압격리병동에서는 감염병환자 등, 오염사체, 오염폐기물 등이 이동하는 오염동선을 일반동선과 분리하여 설치한다. 3) 음압격리병동에서 공기나 배수 등을 통하여 병원 내 다른 구역 및 건물외부로 감염병이 전파되지 않도록 적절한 설비를 설치한다. 4) 음압격리병동에는 다음의 구분에 따라 음압격리병상을 설치한다. 가) 일반음압격리병상은 감염병환자등의 진료 및 치료를 목적으로 80개 이상 설치한다. 나) 중환자음압격리병상은 중한 감염병환자등의 진료 및 치료를 목적으로 일반음압격리병상 개수의 100분의 20 이상 설치한다. 다) 고도음압격리병상은 원인불명, 신종감염병 등 감염위험도가 높은 감염병환자등의 진료 및 치료를 목적으로 4개 이상 설치한다. 나. 음압격리병상 1) 일반음압격리병상은 병상 당 18제곱미터 이상의 면적을 확보한다. 2) 중환자음압격리병상은 병상 당 20제곱미터 이상의 면적을 확보한다. 3) 고도음압격리병상은 일반음압격리병상 및 중환자음압격리병상이 있는 구역과 구분하여 독립적으로 설치하고 병상 당 25제곱미터 이상의 면적을 확보한다. 다. 그 밖의 시설 1) 음압설비를 갖춘 수술실을 2개 이상 설치한다. 2) 고도음압격리병상과 같은 구역에 생물안전 3등급(Bio-Safety Level, BSL 3) 이상의 검사실을 설치한다. 2. 인력기준 가. 의사 다음의 전문의를 각각 포함하여 10명 이상의 전문의를 둔다. 1) 감염병 관련 분야 전문의 6명 이상 2) 체외막산소공급기를 다룰 수 있는 전문의 2명 이상 나. 간호사 21명 이상의 간호사를 둔다. 3. 장비기준: 다음 각 목의 장비를 각각 1개 이상 갖추어야 한다. 가. 체외순환장치

나. 인공호흡기
다. 체외막산소공급기(Extra Corporeal Membrane Oxygenation)
라. 이동용 영상촬영장치
마. 컴퓨터 단층촬영(Computed Tomography)
바. 미생물 및 바이러스 등 검사장비

4. 운영기준
가. 원인불명, 신종감염병, 감염병환자 등 또는 감염병병원체 등의 오염원 등으로부터 다른 환자, 보호자 및 근무자 등에게 전파되지 않도록 관련 시설 · 인력 · 장비 등을 설치 · 운영한다.
나. 전체 음압격리병상 중 보건복지부장관이 정하여 고시하는 병상 수 이상을 감염병 대비를 위한 준비병상으로 운영하여, 감염병환자 등이 발생한 경우 지체 없이 진료 · 치료가 가능하도록 한다.
다. 감염병 위기 시 위기대응 매뉴얼에 따라 병상 및 대응인력을 신속히 확충하되, 보건복지부 및 질병관리본부와 긴밀히 협력하여 대응한다.
라. 전문의 2명으로 구성된 당직체계를 24시간 운영한다.
마. 그 밖에 보건복지부장관이 감염병의 예방 및 관리 등을 위하여 특히 필요하다고 인정하여 고시하는 절차 및 방법에 따라 운영한다.

비 고

1. 위 표 제1호부터 제4호까지의 규정에 따른 시설기준, 인력기준, 장비기준 및 운영기준에 필요한 세부사항은 보건복지부장관이 정하여 고시한다.
2. 보건복지부장관이 법 제8조의2제1항에 따라 중앙감염병병원을 설립하는 경우 그 설립기준은 위 표의 기준에 따른다.

④ 병원의 감염관리위원회 규정(조직 및 운영)에 대하여 알아보고 관련 업무를 수행한다.

0000병원 감염관리위원회 규정

제1조(목적) 이 규정은 의료법 제47조 및 동법 시행규칙 제43조부터 제 46조의 규정에 의하여 국립춘천병원의 환자 및 직원과 각종 시설물에 대한 병원 감염예방을 위한 감염관리위원회의 설치 및 운영에 관한 사항을 규정함을 목적으로 한다.

제2조(정의) 이 규정에서 "감염관리"라 함은 환자, 보호자, 직원 및 환경 등을 관리하여 감염병에 노출되는 것을 예방하는 것을 말한다.

제3조(감염관리위원회) 환자 및 직원의 감염예방을 위하여 감염관리의 중요사항에 대하여 원장의 자문기구로서 이를 심의하고 대책을 수립하기 위하여 국립춘천병원 감염관리위원회를 설치한다.

제4조(위원회의 구성)
① 위원회는 위원장 1인을 포함한 12인 이하의 위원으로 구성한다.
② 위원장은 원장이 되고, 위원은 의료부장, 총무과장, 정신건강과장, 노인정신과장, 소아청소년정신과장, 정신재활치료과장, 내과장, 간호과장, 약제과장 및 위원장이 위촉하는 외부 전문가로 한다.
③ 위원회는 사무를 처리하기 위하여 간사 1인을 두며, 간사는 감염관리 담당 간호사로 한다.
④ 위원장은 위원회의 회무를 관장하고 위원회를 대표한다. 또한 위원장 유고 시에는 의료부의 직제순에 의하여 직무를 대행한다.

⑤ 제2항에 해당하는 자는 당연직 위원으로 하되 그 임기는 해당 부서의 재직기간으로 하고 위촉하는 위원의 임기는 2년으로 한다.

제5조(위원회의 기능) 위원회는 다음 각 호의 사항을 관장한다.

① 병원감염에 대한 대책, 연간 감염예방계획의 수립 및 시행에 관한 사항

② 「감염병의 예방 및 관리에 관한 법률」에 의한 감염병환자, 감염병의사환자 또는 병원체보유자의 처리에 관한 사항

③ 병원의 전반적인 위생관리에 관한 사항

④ 병원감염관리에 관한 자체규정의 개정에 관한 사항

⑤ 병원 감염관리실적의 분석 및 평가에 관한 사항

⑥ 그 밖의 병원감염관리에 관한 중요한 사항 등

제6조(위원회의 운영) ① 위원회는 정기회의와 임시회의로 운영한다.

② 정기회의는 연 2회 이상 개최하고, 임시회의는 위원장이 필요하다고 인정하는 때 또는 의원 과반수가 소집을 요구한 때에 개최한다.

③ 회의는 재적위원 과반수의 출석과 출석위원 과반수의 찬성으로 의결한다.

④ 그 밖의 위원회의 운영에 필요한 사항은 위원장이 정한다.

제7조(감염관리 실무협의회 구성) ① 감염관리위원회의 운영을 효율적으로 수행하기 위하여 감염관리실무협의회를 둔다.

② 감염관리 실무협의회의 위원장은 위원회의 위원장이 각 진료과장 중에서 지명한다.

③ 실무협의회의 회원은 각 수간호사, 외래간호사, 진단검사실 주무, 영상검사실 주무, 약제과 주무, 관리주무, 영양사, 세탁물 담당자 및 기타 감염관리 대상 지역의 주무로 구성하며, 협의회 간사는 감염관리위원회 간사가 겸임한다.

제8조(감염관리 실무협의회의 기능) ① 대상 지역 내의 환자, 직원, 주변 환경 등의 감염요인을 수시로 점검하고, 감염관리 활동을 수행 한다.

각 대상 지역은 다음과 같다.

1. 병동 : 병동별 수간호사
2. 검사실 : 각 검사실 주무
3. 약제과 : 약제과 주무
4. 병원환경관리 및 폐기물관리 : 관리주무
5. 환자 및 직원식당 : 영양사
6. 세탁물 관리 : 세탁물 담당자
7. 기타 감염관리 대상 지역 : 담당 주무

② 감염의 의심요인을 담당의사 및 감염관리 담당 간사에게 수시로 보고하며 관련 자료를 제공한다.

제9조(보고) 위원회의 간사는 회의록을 작성하고 회의 결과를 원장에게 보고하여야 한다.

이 규정은 202X년 X월 X일부터 시행한다.

5 병원의 감영관리위원회 사업계획에 대하여 알아보고 사업을 수행한다.

6 직원대상으로 감염관리교육을 실시한다.

(1) 신입직원 교육시 감염관리팀장이 교육을 실시한다.

(2) 재직 중인 직원을 대상으로 감염관리사업계획에 대한 교육을 실시한다.

7 병원의 감염관리사업실시에 대한 평가 및 분석을 한다.

8 신년도 사업계획에 감염관리사업계획을 수립하고 시행한다.

감염관리의 시설, 장비, 인력, 운영방안 등을 사업계획에 반영한다.

제11장
의료분쟁관리

Ⅰ. 의료분쟁의 개요 및 유형
Ⅱ. 의료분쟁관리 및 예방
◈ 핵심다지기

Ⅰ. 의료분쟁의 개요 및 유형

학습목표 | 1. 의료분쟁의 개요 및 유형에 대하여 파악하고 관리할 수 있다.

1. 의료분쟁

1) 의료분쟁의 개요

(1) 개요

의학과 의료기술의 발전으로 양질의 진료가 제공되고 있음에도 국민의 권리신장과 인식의 변화로 의료분쟁은 날로 증가하고 있다. 이렇게 의료분쟁이 증가하는 요인은 의료보장의 확대로 인한 의료서비스 증가, 의료의 상품화로 인한 환자-의사 관계의 비인격화, 변호사의 양적 증가로 인한 법률구조 기회의 증가 등으로 볼 수 있다. 따라서 의료분쟁의 증가는 보건의료 및 국민생활에 여러 가지 좋지 않은 영향을 미치기 때문에 사회문제가 되고 있다. 우리나라는 1970년 대 이후 경제성장을 바탕으로 1989년 전 국민 의료보험 시대를 맞이하게 되면서 의료수요가 급속도로 증가하게 되었고, 각종 정보매체를 통하여 다양한 의료정보가 제공되는 동시에, 의료사고 피해구제 및 의료분쟁 조정 등에 관한 법률이 제정되면서 국민의 권리의식이 신장되는 환경을 배경으로 의료분쟁 건수도 급격히 증가하는 추세를 보이고 있다.

2) 의료분쟁의 종류

(1) 의료분쟁

의료분쟁이라 함은 의사 · 치과의사 · 한의사 · 간호사 등 의료인이나 약사가 환자를 치료하거나 투약하는 과정에서 최선을 다했음에도 불구하고 돌발적으로 발생한 상황에 대한 주의 의무를 다하지 못함으로써 발생된 의료사고에 대하여 그 손해배상 책임 문제를 둘러싸고 의료인과 환자 사이에서 일어나는 다툼을 의미한다. 다시 말하면 의료행위의 결과를 놓고 환자 측이나 다른 의료기관이 의료인의 과오를 주장하면서 손해배상이나 형사처벌을 요구하는 다툼이 제기된 상태를 의료분쟁이라 한다.

■ 의료행위와 의료계약

① 의료행위

의료행위란 "의료인이 행하는 의료, 조산, 간호 등 의료기술의 시행"으로 규정되어 있고, 동법 제25조에는 "의료인이 아니면 누구든지 의료행위를 할 수 없으며 의료인도 면허된 이외의 의료행위를 할 수 없다(의료법 제12조)."고만 명시되어 있고 의료행위를 구체적으로 설명하거나 정의한 내용은 찾아볼 수 없다. 의료행위에 관한 법원의 판례를 보면, "질병의 예방이나 치료행위를 하는 것으로서, 의학의 전문적 지식을 기초로 하는 경험과 기능으로서 진찰, 검사, 처방, 투약 또는 외과 수술 등의 행위(대법원 1974. 11. 26)", "의학적 지식을 기초로 하는 경험과 기능으로 진찰, 검안, 처방, 투약 또는 외과 수술 등 질병의 예방이나 치료 행위를 하는 것(대법원 1978. 9. 26)" 등으로 정의하고 있다.

② 의료계약

의료행위가 시작되면 의사와 환자 사이에 사법상 권리와 의무가 동시에 발생하게 되는데 이러한 법률관계를 일반적으로 '의료계약'이라고 한다. 의료계약은 그 특성상 문서로 작성되는 명시적 체결보다는 구두에 의한 묵시적 형태로 이루어지는 것이 일반적이라고 할 수 있다. 의사에게 적용되는 의료계약의 내용은 의학적 판단에 따라 환자를 진료할 권리를 보장하는 동시에, 의학적 지식과 기술로 환자를 진료해야 하는 의무와 진료 과정과 예후에 대한 설명의 의무, 환자의 개인적 비밀 준수의 의무 및 진료기록의 작성과 보관의 의무를 다해야 하는 것 등이 포함된다. 또한, 환자에게는 진료를 받을 권리가 보장되며, 의사의 지시를 준수하고 진료과정에 협조해야 하는 의무 및 진료비를 지급할 의무 등을 그 내용으로 하게 된다.

(2) 의료사고

의료행위는 인간의 건강을 증진하거나 질환을 치료할 목적으로 수행되지만, 동일한 의료행위라 하더라도 의료서비스를 제공하는 사람과 제공받는 사람에 따라 치료 결과가 매우 다르게 나타나기도 하고, 전혀 예상하지 못한 나쁜 결과가 초래되는 경우도 종종 발생하기도 한다. 이와 같이 의료행위에 의해 나쁜 결과가 발생하는 경우뿐 아니라 의술의 불완전성 및 의료인의 과실 등으로 인해 당초에 기대한 수준에 못 미치거나 상반되는 결과가 나타난 것을 의료사고(medical accident)라고 한다. 즉 의료사고는 의료행위가 개시되어 그 종료에 이르기까지의 과정에서 예기하지 아니한 결과가 발생한 경우를 지칭한다. 또한 의료사고 피해구제 및 의료분쟁 조정 등에 관한 법률에서 의료사고란 보건의료인이 환자에 대하여 실시하는 진단 · 검사 · 치료 · 의약품의 처방 및 조제 등의 행위로 인하여 사람의 생명 · 신체 및 재산에 대하여 피해가 발생한 경우로 규정하고 있다.

(3) 의료과오

의료행위를 수행하는 의료인이 업무과정에서 요구되는 선량한 관리자로서 주의의무를 태만히 하여 환자의 상태를 악화시키거나 사망에 이르게 하는 등의 결과를 야기한 경우를 의료과오라 하며, 의료과오를 일으킨 의료인을 의료과오 사범이라고 한다.

(4) 간호분쟁

간호사의 간호, 처치, 투약 등의 행위가 잘못 수행되는 경우뿐 아니라 환자 이송 과정 또는 침상이나 병원 시설물로부터 낙상, 미끄러짐 등의 바람직하지 못한 결과를 통칭하여 간호사고라고 하며, 이로 인해 환자 측과 의료인 사이에 다툼이 발생한 것을 간호분쟁으로 구분하기도 한다. 이는 의료법에 간호사는 의료인으로 규정되어 있으므로 간호 업무 또한 의료행위라 할 수 있으며, 환자를 치료시설에 수용하는 것도 의료행위를 수행하기 위한 필수적 과정의 하나라 할 때, 간호분쟁도 의료분쟁의 범주에 포함해야 하지만, 의사에 의한 직접적인 의료사고와 구분하여 원인을 규명하고 후속 조치를 마련하기 위해서 구분하는 것이라고 볼 수 있다.

3) 의료분쟁의 원인

의료분쟁은 대부분 의료사고가 직접적인 원인이 되어 발생하지만, 완치를 바라는 환자 측의 과도한 기대감이나 응급 및 의료전달 체계의 미비, 의료에 대한 사회적 인식 등과 같은 간접적 원인에 의해 발생하기도 한다. 이러한 직 · 간접적인 여러 요인에 의해 발생하는 의료분쟁은 의료행위의 목적이 환자의 건강 회복을 추구하기 위한 선의에 기초하기 때문에 원하지 않는 나쁜 결과로 인한 피해자는 있으나 고의성을 지닌 가해자는 없는 기이한 상황이 전개되고, 인간의 생명을 완벽하게 소생시키는데 아직은 미흡한 의술에 의존할 수밖에 없는 현실을 배경으로 한다는 특징을 지니고 있다.

(1) 의료 주체적 요인

의료행위가 적법성을 기반으로 하지 못하거나, 의료과오로 인한 의료사고가 발생하게 될 때 의료분쟁의 직접적인 원인이 된다. 즉, 질병에 대한 오진을 포함하여 예방 또는 치료를 목적이 아닌 연구 또는 실험목적의 의료행위, 진료능력 부족, 객관적 의술의 준칙 위배, 의료인의 주의의무 소홀, 적정 의료설비의 미비, 진료과정에 관한 설명 부족 등으로 야기된 의료사고는 의료분쟁의 가장 큰 원인이 된다.

(2) 의료 본질적 요인

의료행위의 직접 대상이 되는 사람의 신체는 동일한 행위를 제공하여도 전혀 다른 생리적, 병리적 현상을 보이는 경우가 많기 때문에 기대한 치료효과가 나타나지 않거나, 불가항력적으로 환자를 사상에 이르게 하는 결과가 생길 가능성이 상존하고 있다. 또한, 의료는 시간적 긴급성, 지역적 접근성에 의한 한계를 지닌 특성이 있기 때문에 의료 전문성이 없는 일반인의 입장에서는 진료과정에 대하여 오해할 소지가 매우 큰 전문 분야이다.

(3) 사회제도적 요인

의료보장 제도를 도입한 이후로 보편적 진료를 지향하는 우리나라의 의료정책 때문에 의료기관은 일정한 수준 이상의 수익을 확보하기 위해 의사 1인당 많은 환자를 진료할 수밖에 없어 진료 건당 충분한 시간을 갖고 세밀한 진찰을 통하여 가장 적절한 진료 방법을 선택할 수 없게 된 환경도 의료분쟁이 야기하는 주요한 원인의 하나라고 할 수 있다.

(4) 의료 소비자 측 요인

효과적인 진료를 위해 필수적인 자신의 질병에 대한 과거력이나 특이증상을 밝히지 않거나, 의사의 진료지시를 지키지 않는 등과 같은 환자의 비협조적 자세는 진료과정을 어렵게 하며 그로 인한 결과가 의료사고의 원인이 되고 의료분쟁으로 비화되기도 한다. 또한, 의료의 본질을 알지 못하는 환자가 나름대로 믿고 있는 잘못된 의학상식을 바탕으로 엉뚱한 진료방법을 요구하거나 스스로 원하는 수준을 충족하지 못한 결과에 대하여 불만을 제기하고 의료분쟁을 일으키기도 한다.

(5) 의료분쟁의 증가원인

의료분쟁은 수진기회의 증가, 국민권리의식의 향상, 의료의 본질에 대한 이해부족, 의료제공형태의 변화, 의사의 전근대적 의료관, 의사의 직업적 체면의식, 의사의 법규에 대한 이해부족, 의사수의 급증으로 인한 미숙한 의사의 진료가능성, 의료지식의 보급, 확대, 불신풍조만연, 의료심사조정기구의 활동부진, 사회적보상제도 부족 등을 들 수 있다.

4) 병원의 의료분쟁 관리부서

병원의 의료분쟁관리부서는 병원의 조직 중 대형병원은 법무팀을 조직하여 운영하고 있는 반면, 일반적으로는 대부분 원무팀(과)에서 관리하고 있다. 최근에는 변호사를 직원으로 채용하여 역할을 담당하고 있으며, 아울러 병원의 법률 관련업무도 동시에 수행하고 있다.

2. 의료사고 피해구제 및 의료분쟁 조정 등에 관한 법률의 주요사항

1) 의료분쟁조정제도

(1) 의료분쟁조정제도

의료분쟁의 조정 · 중재 등에 관한 사항을 규정함으로써 의료사고로 인한 피해를 신속 · 공정하게 구제하고 의료기관의 안정적인 진료환경을 조성하기 위해 2012년 4월부터 도입된 제도이다.

(2) 목적

이 법은 의료분쟁의 조정 및 중재 등에 관한 사항을 규정함으로써 의료사고로 인한 피해를 신속 · 공정하게 구제하고 보건의료인의 안정적인 진료환경을 조성함을 목적으로 하고 있다. 적용대상은 이 법은 대한민국 국민이 아닌 사람이 보건의료기관에 대하여 의료사고로 인한 손해배상을 구하는 경우에도 적용한다.

(3) 조정위원회의 구성 및 운영

조정위원회는 위원장 및 50명 이상 100명 이내의 조정위원으로 구성하고 비상임으로 한다.

(4) 국가 · 보건의료기관개설자 및 보건의료인의 책무

① 국가는 의료사고를 예방하기 위하여 조사 · 연구, 통계 작성 및 공표, 교육 및 지침 개발 등 법적 · 제도적 기반을 마련하여야 한다.

② 보건의료기관개설자 및 보건의료인은 의료사고 예방을 위하여 시설 · 장비 및 인력에 흠이 없도록 하고, 필요한 관리상의 주의의무를 다하여야 한다.

(5) 의료분쟁의 조정 및 중재

① 의료분쟁의 당사자 또는 그 대리인은 보건복지부령으로 정하는 바에 따라 조정중재원에 분쟁의 조정을 신청할 수 있다.

② 당사자는 다음의 어느 하나에 해당하는 사람을 대리인으로 선임할 수 있다.

1. 당사자의 법정대리인, 배우자, 직계존비속 또는 형제자매

2. 당사자인 법인의 임직원
3. 변호사
4. 당사자로부터 서면으로 대리권을 수여받은 자

(6) 의료사고의 조사

감정부는 필요하다고 인정하는 경우 신청인, 피신청인, 분쟁 관련 이해관계인 또는 참고인으로 하여금 출석하게 하여 진술하게 하거나 조사에 필요한 자료 및 물건 등의 제출을 요구할 수 있다.

(7) 감정서

감정부는 조정신청이 있은 날부터 60일 이내에 감정서를 작성하여 조정부에 송부하여야 한다.

(8) 의견진술 등

조정부는 신청인, 피신청인 또는 분쟁 관련 이해관계인으로 하여금 조정부에 출석하여 발언할 수 있게 하여야 한다.

(9) 중재

당사자는 분쟁에 관하여 조정부의 종국적 결정에 따르기로 서면으로 합의하고 중재를 신청할 수 있다.

(10) 손해배상금 대불

의료사고로 인한 피해자가 그에 따른 금원을 지급받지 못하였을 경우 미지급금에 대하여 조정중재원에 대불을 청구할 수 있다.

2) 한국의료분쟁조정중재원

한국의료분쟁조정중재원(Korea Medical Dispute Mediation &Arbitration Agency)은 의료사고의 신속 · 공정한 피해구제 및 보건의료인의 안정적인 진료환경 조성을 위해 설립된 법인이다. 의료사고 피해구제 및 의료분쟁 조정 등에 관한 법률의 시행령에 명시된 조정중재원의 업무는 다음과 같다.

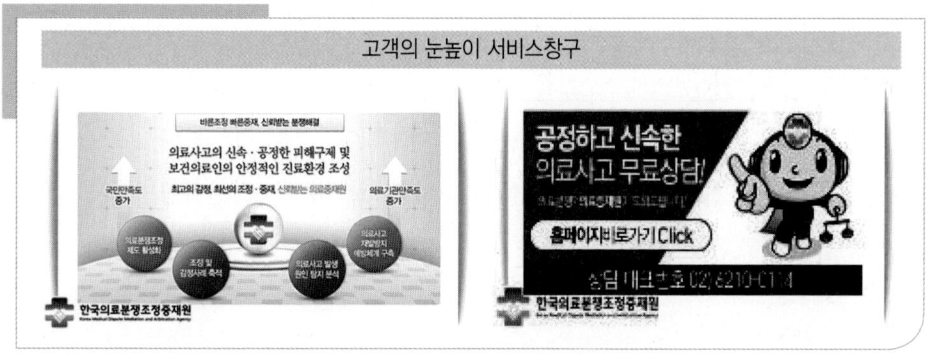

[그림 11-1] 한국의료분쟁조정중재원

한국의료분쟁조정중재원의 업무
1. 의료사고 예방에 관한 업무 2. 불가항력 의료사고 보상 재원(財源) 등 자산의 관리 · 운영 3. 의료분쟁에 관한 국제협력 4. 이 법 또는 다른 법령에 따라 위임받거나 위탁받은 업무 5. 그 밖에 보건복지부장관이 조정중재원에서 수행하는 것이 적절하다고 인정하는 업무

(1) 의료분쟁조정제도 이용절차

의료분쟁조정제도의 이용절차는 다음과 같다.

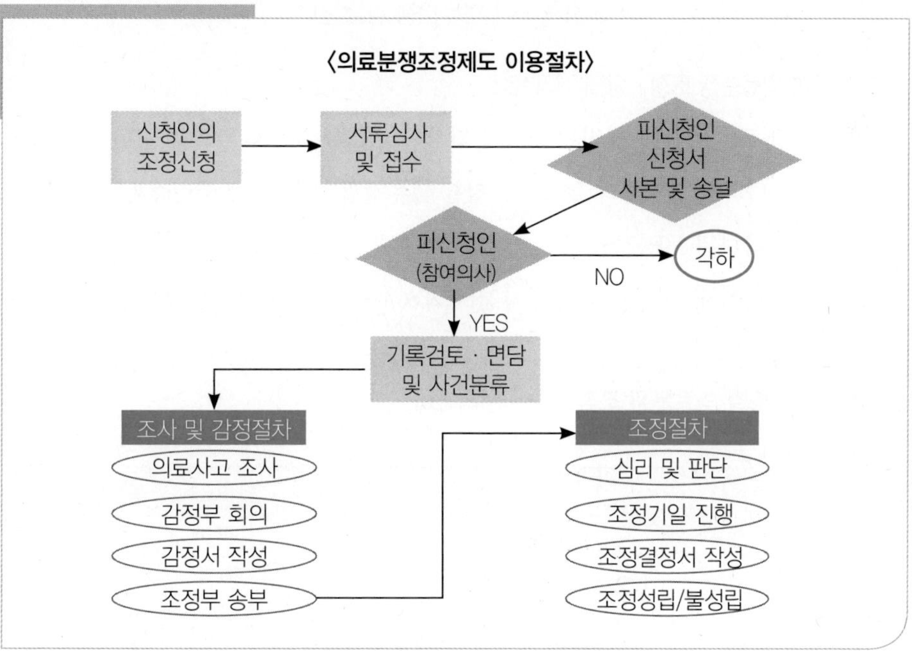

[그림 11-2] 의료분쟁 이용절차

(2) 한국의료분쟁조정중재원 주요통계현황

① 의료분쟁 상담건수

연도별 의료분쟁 상담건수는 2018년까지 지속적으로 상승하였으나, 2019년부터 감소세, 2021년은 전년도대비 17.1%(9,653건)하락, 상담유형 중 전화상담이 가장 높은 비중을 차지하고 있으며, 2021년은 우편상담이 소폭 증가한 특성을 보였다.

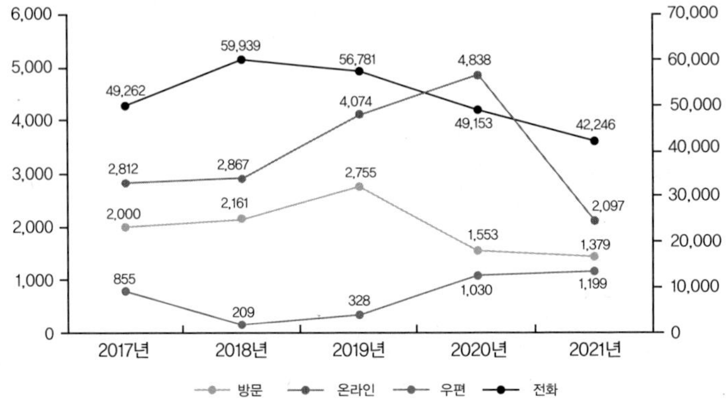

자료출처 : 한국의료분쟁조정중재원 통계연보(2022)

[그림 11-3] 의료분쟁 상담 건수

② 연도별 의료분쟁 조정 · 중재 처리현황

최근 5년간 조정 · 중재 처리된 7,567건의 사건 중 4,660건의 의료분쟁이 원만히 해결된 것으로 나타났으며(합의 3,912건, 조정결정 후 성립 742건, 중재 6건, 중재결정 4건) 이 중 취하 또는 각하된 1,084건을 제외한 6,473건에 대해 조정 · 중재를 시도한 결과 조정절차 중 당사자 간에 합의로 종결된 사건(합의 60.4%)의 비중이 높은 것으로 나타났다.

〈 표 11-1 〉 연도별 의료분쟁 조정 · 중재 처리현황

(사건종결일 기준, 단위 : 건, %)

구분	계	조정							중재			
		합의	조정 결정			부조정 결정	취하	각하	소개	화해 중재	중재 판정	종료 결정
			소계	성립	불성립							
계	7,557	3,912	1,531	742	789	1,024	1,019	65	6	2	4	–
2017년	1,162	611	156	83	73	215	160	16	4	2	2	–

2018년	1,589	767	344	166	178	245	217	14	2	–	2	–
2019년	1,636	849	342	181	161	209	225	11	–	–	–	–
2020년	1,624	824	358	158	200	201	225	16	–	–	–	–
2021년	1,546	861	331	154	177	154	192	8	–	–	–	–

자료출처 : 한국의료분쟁조정중재원 통계연보(2022)

③ 연도별 의료행위별 감정 처리 현황

최근 5년간 감정처리된 사건중에서 의과는 수술(39.2%), 처치(21.2%), 진단(11.9%) 순으로 의료분쟁이 발생하였으며, 2021년도 여전히 수술, 처치, 진단순으로 나타났으나 전년대비 변동폭을 보면 마취(66.7%)와 건강검진(66.7%)이 크게 줄어든 것으로 나타났다. 또한 치과는 임플란트(2.25), 보철(2.15), 발치순으로 으료분쟁이 발생하였다.

〈 표 11-2 〉 연도별 의료행위별 감정 처리 현황

(감정완료일 기준. 단위: 건,%)

구분		계	2017년	2018년	2019년	2020년(A)	2021년(B)	전년대비*
계		7,553 (100.0)	1,202	1,668	1,737	1,573	1,372	△12.8
외과	진 단	898 (11.9)	156	203	227	161	151	△6.2
	검 사	263 (3.5)	74	33	51	52	53	1.9
	투 약	238 (3.2)	41	55	55	40	47	17.5
	주 사	242 (3.2)	42	60	64	43	33	△23.3
	수 혈	9 (0.1)	2	2	1	1	3	200.0
	처 치	1,603 (21.2)	239	409	372	349	234	△33.0
	수 술	2,957 (39.2)	417	625	691	659	565	△14.3
	마 취	30 (0.4)	8	9	5	6	2	△66.7
	분 만	130 (1.7)	28	32	32	23	15	△34.8
	내시경	82 (1.1)	6	15	14	24	23	△4.2
	건강검진	16 (0.2)	1	3	4	6	2	△66.7
	전 원	10 (0.1)	3	3	3	–	1	–
	시 술	54 (0.7)	–	–	–	–	54	–
	기 타	148 (2.0)	38	38	38	14	20	42.9

자료출처 : 한국의료분쟁조정중재원 통계연보(2022)

계	상급종합병원	종합병원	병원	치과 병원	한방 병원	요양 병원	의원	치과 의원	한의원
530 (100.0)	52 (9.8)	75 (14.2)	148 (27.9)	8 (1.5)	5 (0.9)	16 (3.0)	145 (27.4)	67 (12.8)	14 (2.6)

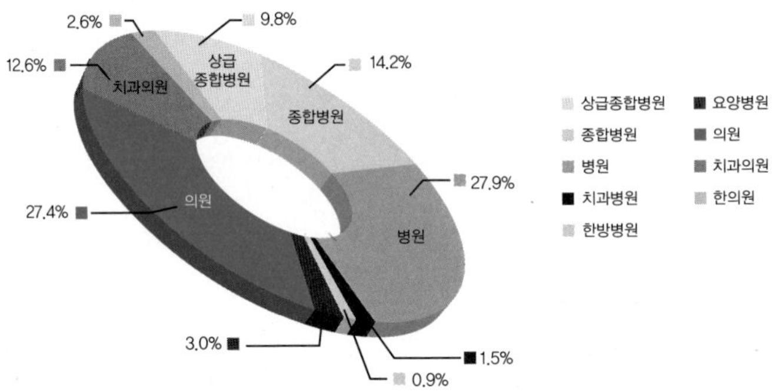

자료출처 : 2019년 한국의료분쟁조정중재원 통계연보

[그림 11-4] 보건의료기관 종별 조정신청현황

3) 의료분쟁 해결 제도

현재, 의료분쟁을 해결하는 방법은 법원에 제소하는 방법 이외에 의료법에 의한 의료심사조정위원회의 조정, 대한의사협회의 공제사업, 소비자보호법상의 소비자분쟁조정위원회 조정 제도 등이 있다.

▌핵심다지기

[1] 의료분쟁관련 용어와 분쟁예방에 대하여 알아보고 전문지식을 습득한다.

(1) "의료사고"란 보건의료인이 환자에 대하여 실시하는 진단 · 검사 · 치료 · 의약품의 처방 및 조제 등의 행위로 인하여 사람의 생명 · 신체 및 재산에 대하여 피해가 발생한 경우를 말한다.

(2) "의료분쟁"이란 의료사고로 인한 다툼을 말한다.

(3) 의료과오는 의료인이 의료행위를 수행하는 과정에서 요구되는 선량한 관리자로 주의의무를 태만히 하여 환자상태를 악화시키거나 사망에 이르게 하는 등의 결과를 야기하는 경우를 말한다.

(4) 간호분쟁은 간호사의 간호, 처치, 투약 등의 행위가 잘못 수행되는 경우뿐만 아니라 환자 이송과정 또는 침상이나 병원시설물로 낙상, 미끄러짐 등 바람직하지 못한 결과를 초래된 경우를 말한다.

(5) 의료분쟁은 의료행위결과에 따라 환자 측이나 다른 의료기관이 의료인의 과오를 주장하면서 손해배상이나 형사처벌을 요구하는 다툼이 제기되는 경우를 말한다.

(6) 의료분쟁예방으로는 ①의료기술의 충실화 ② 진료 및 검사결과 설명의 충실화 ③ 의료윤리의 확립과 환자권리보호 ④ 의료분쟁예방교육 등이 있다.
상기에서 "보건의료인"이란 의료인 · 간호조무사, 의료기사, 응급구조사 및 약사 · 한약사로서 보건의료기관에 종사하는 사람을 말한다.

(7) 조정이란 분쟁의 해결을 위하여 의료분쟁조정위원회가 분쟁 당사자 사이에 개입하여 화해하도록 하거나 서로 타협점을 찾아 합의하도록 이끄는 절차를 말한다.

(8) 중재란 당사자 간의 합의로 사법상의 분쟁을 법원의 재판에 의하지 아니하고 중재인의 판정에 의하여 해결하는 절차를 의미한다.

2 의료분쟁발생시 대처방안에 의한 업무를 수행한다.

조정절차는 의료분쟁 조정 · 중재 신청으로 시작되며, 환자와 의료인 모두 신청을 할 수 있고 피신청인이 참여의사를 밝혀야 조정 · 중재절차가 개시된다. 조정 · 중재절차가 개시되면 의료사고감정단이 인과관계 및 과실유무 등에 대한 전문적이고 객관적인 조사를 통해 감정을 실시하고 의료분쟁 조정위원회가 공정한 심리를 통해 손해배상액 산정 및 조정결정 · 중재판정을 내린다. 의료분쟁 조정 신청대상은 2012년 4월 8일 이후 발생한 의료사고를 대상으로 한다. 보건의료인이 환자에 대해 실시하는 진단 · 검사 · 치료 · 의약품 처방 및 조제 등이 모두 포함된다. 또 내국인뿐만 아니라 외국인도 포함시켜 외국인환자 의료사고에도 적용된다.

3 한국의료분쟁조정중재원에 의한 조정 및 중재에 대하여 알아본다.

(1) 의료분쟁의 당사자 또는 그 대리인은 보건복지부령으로 정하는 바에 따라 조정중재원에 분쟁의 조정을 신청할 수 있으며, 당사자는 당사자의 법정대리인,

배우자, 직계존비속 또는 형제자매 2. 당사자인 법인의 임직원 3. 변호사 4. 당사자로부터 서면으로 대리권을 수여받은 자 중에서 어느 하나에 해당하는 경우 대리인으로 선임하여 신청할 수 있다.

(2) 분쟁 조정신청은 의료사고의 원인이 된 행위가 종료된 날부터 10년이나 피해자나 그 법정대리인이 그 손해 및 가해자를 안 날부터 3년 이내에 신청을 하여야 한다.

(3) 중재의 경우 당사자는 분쟁에 관하여 조정부의 종국적 결정에 따르기로 서면으로 합의하고 중재를 신청할 수 있으며, 중재신청은 조정절차 계속 중에도 할 수 있으며, 당사자는 합의에 따라 대통령령으로 정하는 바에 따라 조정부를 선택할 수 있다.

[별지 제1호서식] **의료분쟁 조정신청서(환자용)**

※ [ ]에는 해당하는 곳에 √표를 하고 ( )에는 해당 내용을 선택하거나 적습니다. 연락처는 지역번호까지 적습니다. (앞쪽)

사건번호		접수일		조정일		처리기간	90일 (120일)

신청인					
신청인	당사자 (환자)	성명		주민등록번호	–
		주소	(우편번호) ※ 서류송달주소가 다른 경우 추가 표기		
		연락처	(휴대전화) (직장) (자택)		
		e-mail		문자메시지 수신	[ ]원함 [ ]원치 않음
	대리인	성명		주민등록번호	–
		당사자와의 관계	[ ] 법정대리인, 배우자, 직계존속, 직계비속, 형제자매 [ ] 변호사 [ ] 그 밖에 당사자로부터 대리권을 받은 자( )		
		주소	(우편번호) ※ 서류송달주소가 다른 경우 추가 표기		
		연락처	(휴대전화) (직장) (자택)		
		e-mail		문자메시지 수신	[ ] 원함 [ ] 원치 않음

<table>
<tr><td rowspan="4">피신청인
(보건의료기관, 보건의료인)</td><td>기관명</td><td></td><td>연락처</td><td></td><td>업무담당자 성명</td><td></td></tr>
<tr><td>주소</td><td colspan="3">(우편번호)
※ 서류송달주소가 다른 경우 추가 표기</td><td>팩스번호</td><td></td></tr>
<tr><td>보건의료인 성명</td><td colspan="2"></td><td>연락처</td><td colspan="2"></td></tr>
<tr><td>보건의료인 진료 과목 및 분야</td><td colspan="5">[ ] 내과(소화기, 심장, 기타) [ ] 외과(일반, 성형, 정형, 신경, 흉부)
[ ] 산부인과/소아청소년과 [ ] 안과/이비인후과 [ ] 피부과/비뇨기과
[ ] 치과 [ ] 한방 병원 · 의원 [ ] 약국 [ ] 기타( )</td></tr>
<tr><td rowspan="2">조정신청 내용</td><td>의료분쟁 내용</td><td colspan="5">※ 자세한 의료사고 경위 등 분쟁 내용은 별지에 적습니다.</td></tr>
<tr><td>조정신청액</td><td></td><td>수수료</td><td colspan="3">※ 신청금액에 따라 정해진 수수료가 부과됩니다.</td></tr>
<tr><td>의료분쟁 해결 시도 내용</td><td colspan="6">위 조정신청 관련 의료분쟁의 해결을 위해 신청 이전에 시도한 내용을 해당 항목에 체크(√)하고, "기타"의 경우에는 그 내용을 적어 주십시오(해당 사항이 없는 경우에는 적지 않음).
[ ] 민사소송의 제기 [ ] 소비자분쟁조정위원회에 조정신청 [ ] 기타( )
* "기타"의 예: 의료기관(의료인)과 합의 시도, 관련 기관(단체)에 구제신청, 법원에 조정신청 등</td></tr>
<tr><td colspan="7">「의료사고 피해구제 및 의료분쟁 조정 등에 관한 법률」 제27조제1항 및 같은 법 시행규칙 제7조에 따라 의료분쟁의 조정을 신청합니다.</td></tr>
<tr><td colspan="7">년 월 일</td></tr>
<tr><td colspan="3"></td><td colspan="4">신청인 (서명 또는 날인)</td></tr>
<tr><td colspan="2">한국의료분쟁조정중재원장</td><td colspan="5">귀하</td></tr>
<tr><td>첨부서류</td><td colspan="6">1. 대리권을 증명하는 서류(대리인이 신청하는 경우에만 제출합니다)
2. 의료사고 경위 등 분쟁 내용을 적은 서류</td></tr>
</table>

<table>
<tr><td colspan="3">[별지 제2호서식]</td><td colspan="5">의료분쟁 조정신청서(의료인 · 의료기관용)</td></tr>
<tr><td colspan="7">※ [ ]에는 해당하는 곳에 √표를 하고 ( )에는 해당 내용을 선택하거나 적습니다.</td><td>(앞쪽)</td></tr>
<tr><td>사건번호</td><td></td><td>접수일</td><td></td><td>조정일</td><td></td><td>처리기간</td><td>90일
(120일)</td></tr>
<tr><td rowspan="16">신청인</td><td rowspan="7">당사자
(보건의료인)</td><td>성명</td><td colspan="2"></td><td>주민등록번호</td><td colspan="2">–</td></tr>
<tr><td>소속 보건
의료기관명</td><td colspan="2"></td><td>직위</td><td colspan="2"></td></tr>
<tr><td>주소</td><td colspan="5">(우편번호)
※ 서류송달주소가 다른 경우 추가 표기</td></tr>
<tr><td>연락처</td><td colspan="5">(휴대전화) (직장) (자택)</td></tr>
<tr><td>진료 과목
및 분야</td><td colspan="5">[ ]내과(소화기, 심장, 기타) [ ]외과(일반, 성형, 정형, 신경, 흉부)
[ ]산부인과/소아청소년과 [ ]안과/이비인후과 [ ]피부과/비뇨기과
[ ]치과 [ ]한방 병원 · 의원 [ ]약국
[ ]기타( )</td></tr>
<tr><td>e-mail</td><td colspan="2"></td><td>문자메시지 수신</td><td colspan="2">[ ]원함 [ ]원치 않음</td></tr>
<tr><td>기관명</td><td></td><td>사업자등록
번호</td><td></td><td>업무담당자
성명</td><td></td></tr>
<tr><td rowspan="4">당사자
(보건의료
기관)</td><td>주소</td><td colspan="3">(우편번호)
※ 서류송달주소가 다른 경우 추가 표기</td><td>의료분쟁 진료 과목 및 분야</td><td></td></tr>
<tr><td>연락처</td><td colspan="3"></td><td>팩스번호</td><td></td></tr>
<tr><td>e-mail</td><td colspan="2"></td><td>문자메시지 수신</td><td colspan="2">[ ]원함 [ ]원치 않음</td></tr>
<tr><td rowspan="5">대리인</td><td>성명</td><td colspan="2"></td><td>주민등록번호</td><td colspan="2">–</td></tr>
<tr><td>관계</td><td colspan="5">[ ]임직원 [ ]변호사 [ ]그 밖에 당사자로부터 대리권을 받은자( )</td></tr>
<tr><td>주소</td><td colspan="5">(우편번호)
※ 서류송달주소가 다른 경우 추가 표기</td></tr>
<tr><td>연락처</td><td colspan="5">(휴대전화) (직장) (자택)</td></tr>
<tr><td>e-mail</td><td colspan="2"></td><td>문자메시지 수신</td><td colspan="2">[ ]원함 [ ]원치 않음</td></tr>
<tr><td colspan="2" rowspan="3">피신청인
(환자)</td><td>성 명</td><td colspan="2"></td><td>주민등록번호</td><td colspan="2">–</td></tr>
<tr><td>주 소</td><td colspan="5">(우편번호)
※ 서류송달주소가 다른 경우 추가 표기</td></tr>
<tr><td>연 락 처</td><td colspan="5">(휴대전화) (직장) (자택)</td></tr>
</table>

<table>
<tr><td rowspan="2">조정신청
내용</td><td>의료분쟁
내용</td><td colspan="3">※ 자세한 의료사고 경위 등 분쟁 내용은 별지에 적습니다.</td></tr>
<tr><td>조정신청액</td><td></td><td>수수료</td><td>※ 신청금액에 따라 정해진 수수료가 부과됩니다.</td></tr>
<tr><td>의료분쟁
해결 시도
내용</td><td colspan="4">위 조정신청 관련 의료분쟁의 해결을 위해 신청 이전에 시도한 내용을 해당 항목에 체크(√)하고, "기타"의 경우에는 그 내용을 적어 주십시오(해당사항이 없는 경우에는 적지 않음).
[ ]민사소송의 제기[ ]소비자분쟁조정위원회에 조정신청[ ]기타( )
* "기타"의 예: 의료기관(의료인)과 합의 시도, 관련 기관(단체)에 구제신청, 법원에 조정신청</td></tr>
<tr><td colspan="5">「의료사고 피해구제 및 의료분쟁 조정 등에 관한 법률」 제27조제1항 및 같은 법 시행규칙 제7조에 따라 의료분쟁의 조정을 신청합니다. 년 월 일
신청인 (서명 또는 날인)</td></tr>
<tr><td colspan="5">한국의료분쟁조정중재원장 귀하</td></tr>
</table>

Ⅱ. 의료분쟁관리 및 예방

학습목표

1. 의료분쟁의 원인을 파악하고 관리할 수 있다.
2. 의료분쟁의 예방대책을 수립하고 교육을 실시할 수 있다.

1. 의료분쟁 관리

의료분쟁을 슬기롭게 해결하고 파생되는 문제를 최소화하기 위해 다음의 내용을 기본으로 하는 실무능력을 지니고 발전시키는 것이라고 할 수 있다.

1) 의료분쟁 발생

의료분쟁(醫療紛爭)은 어느 순간 갑자기 터지는 것이 아니라, 진료 및 간호 과정에서 환자와 보호자가 불만을 제기하거나 공격적인 언행을 드러내기도 하며 건의함이나 홈페이지를 통한 고충 또는 문제점의 제기 및 병원 행정책임자와의 면담을 요구하는 것과 같은 특이 사항이 감지되는 등 여러 경로를 통해 의료분쟁의 전조 증상이 나타나게 된다.

(1) 발생원인 확인

의료분쟁이 발생할 조짐이 뚜렷하거나 실제로 보호자 측의 항의가 발생하게 되면, 담당자는 진료업무가 방해를 받지 않는 범위 내에서 유관부서의 협조를 요청하는 등의 적절한 조치를 취하는 동시에, 주치의 및 협진 의사, 간호사, 의료지원부서 담당자 등과의 면담을 통하여 진료가 진행되어 온 경위를 파악하고, 진료행위 과정에서 의료 적법성뿐 아니라 법률적 차원에서 분쟁을 야기할 수 있는 소지의 유무를 파악하고 정리한다.

(2) 환자 측 면담

강력하게 민원사항을 제기하거나 분쟁단계에 들어선 환자 측은 병원 직원을 만나게 되는 과정을 이미 의료사고가 발생하였다고 단정하고 확신하면서 병원이 자기의 주장을 인정하고 해결책을 제시하기 위한 절차로 인식하기 때문에 상당히 흥분되거나 감정에 치우친 상태에서 자신의 주장만을 반복하는 경우가 많으므로 업무가 합리적으로 진행되기가 결코 쉽지 않은 상태라고 할 수 있다. 담당자는 이러한 일반적 상황을 제대로 알고 처음부터 병원의 입장을 일방적으로 대변한다는 인상을 주지 않도록 하며, 환자 측의 입장을 고려하여 불만이나 요구사항을 경청하고 필요한 경우에는 적합한 설명을 하는 등 상황에 따라 객관적인 입장을 견지하면서 적절히 대처하는 것이 중요하다.

(3) 대책회의 및 지침 수립

제기된 의료분쟁에 관한 전반적인 진료경위 및 상황이 파악되면 병원장에게 보고하는 한편, 의료분쟁조정위원회, 간부회의 등 병원의 공식적 기구를 통하여 대책을 검토하여 적절한 지침을 수립한다. 대책 회의에서 수립된 지침은 해당 의료분쟁 건에 대해 병원이 취하게 되는 공식적 입장이 되는 것이므로, 의료과실의 유무, 환자 상태 등을 감안하여 객관적 사실에 입각한 결론을 내는 것이 필요하지만, 환자 측의 오해를 방지하고 신뢰감을 주어 원만한 해결방안을 이끌어 내기 위한 대화와 협상의 여지를 남기는 게 바람직하다.

2) 합 의

합의(合意)란 의료분쟁 사안을 소송에 의해 시비를 가리는 것이 아니라, 당사자 간에 입장을 조율하여 적정한 선에서 합의금을 결정하고 법적인 문제를 제기하지 않기로 약속하는 것을 말한다.

(1) 합의 유도

의료분쟁 사안을 해결하기 위해 병원이 나름대로 최선의 노력을 다하고 있다는 의지를 보일 때 합의에 이를 수 있다. 즉, 분쟁 담당자가 의료진과의 긴밀한 협조관계를 바탕으로 환자 측의 이해를 도울 수 있도록 충분하고 성실하게 설명하는 자세를 일관성 있게 유지함으로써, 환자 측이 격앙된 감정과 태도를 누그러뜨리고, 의료사고가 의료인의 고의가 아닌 불가항력적인 의료의 특수성에 기인한 것이라는 현실을 객관적으로 바라볼 수 있을 때 합의가 이루어진다.

(2) 합의금 결정

현실적으로 의료분쟁 당사자 모두가 흡족한 수준에서 합의금을 결정하기는 쉽지 않은 문제이나, 일반적으로는 환자의 재산, 직업, 수입, 부양가족 등의 경제 사정과 향후 진료 및 개호 비용, 장애 상태, 환자와 가족의 정신적 충격에 대한 보상(위자료), 유사 분쟁 사례, 변호사 자문 등을 종합적으로 참고하여 산출하게 된다. 산출된 금액을 기초로 의료과오의 정도에 따라 적정금액을 제시하고 합의를 도출하기 위해 진지하게 노력하는 것이 중요하다.

(3) 합의서 작성

합의에 이르게 되면 합의서를 작성하는데, 합의한 뒤에 그 사실을 번복하거나 추가로 보상을 요구하는 등 다툼의 소지를 방지하는 동시에 당사자가 동등한 입장에서 자의에 의해 합의한 사실을 인정받을 수 있는 내용을 담도록 하고, 합의의 법적 효력을 확보하기 위해 공증 절차를 거치는 것이 효율적이다.

합의서 작성 시 참고사항
환자 인적 사항, 의료사고 일시, 합의 금액, 향후 진료비 부담 주체와 범위, 합의금 지급 방식, 합의 일자, 합의 당사자 등의 내용과 함께 합의 뒤에 민사 및 형사상 이의를 제기하지 않겠다는 확인사항이 필수적으로 기재되어야 한다.

3) 소송

의료분쟁과 관련하여 환자 측에서는 민사소송과 형사소송을 제기할 수 있다.

(1) 소송제기 대책 수립

환자 측에서 의료분쟁 사유를 들어 의료인을 고소하거나 고발하면, 해당 의료인은 피의자 신분이 되어 검찰에 출두해야 하며, 민사소송을 제기하면 최초 변론 기일 전까지 답변서를 제출할 수 있도록 준비해야 한다.

(2) 소송 위임장 제출

전반적인 소송 절차를 변호사에게 위임하기로 결정한 경우는 소송위임장을 변호사에게 제출하고 착수금을 지급한다. 지급한 착수금에 대한 증빙 자료는 간이영수증이 아닌 세금계산서를 수령한다.

(3) 소송자료 제출소송(訴訟)에 대비하기 위하여 진료경위, 의학적 문제점 및 참고할 만한 내용이나 자료, 증거 등과 함께 외국어 자료는 번역물을 첨부하여 변호사에게 제출하고 자세하게 설명함으로써 제한적인 의료지식을 지닌 변호사가 의료분쟁이 제기된 된 상황을 정확하게 파악할 수 있게 한다. 특히, 법원에서 제출 요구한 자료나 소송, 주장을 입증하는데 필요한 자료는 담당자, 변호사, 의료진, 병원 경영 책임자 등의 철저한 검토를 거쳐 제출함으로써 일부가 누락되거나 사후 진술 과정에 상반되는 내용이 발생하지 않도록 주의한다.

(4) 소송 진행

소송 진행에 필요한 행정적 지원을 제공하면서 공판 일자 확인, 판결 내용 및 이유나 배경 등을 신속하고 정확하게 파악하여 다음 단계의 대책 마련에 도움이 될 수 있게 한다.

(5) 상소

재판 결과가 병원의 승소로 끝나면 변호사에게 승소 사례금을 지급하고 업무를 종결하면 되지만, 패소할 경우는 변호사와의 협의를 거쳐 항소 여부를 결정한다. 항소기간은 형사소송의 경우 판결 선고일로부터 7일 이내이며, 민사소송은 판결문 송달일로부터 14일 이내이다.

(6) 민사 및 형사소송의 경우 항소기간

민사소송(民事訴訟) 의 항소기간은 판결이 선고되면 판결서가 10일 정도 안에 송달되는데 판결정본 송달받은 날부터 2주일(14일) 내에 패소한 당사자는 항소장을 제출하여야 한다(항소장은 원심법원에 제출). 형사소송의 항소는 제기할 수 있는 기간을 항소기간이라고 하는데 민사소송에서는 판결의 송달이 있는 뒤에 2주일 안에, 형사소송(刑事訴訟)에서는 판결을 선고한 날로부터 7일 안에 항소를 해야 한다.

2. 의료분쟁 예방활동

의료분쟁이 발생하지 않도록 진료에 만전을 기하는 것이 가장 바람직하지만, 의술이 완전하지 않고 다양한 전문직이 의료서비스 과정에 개입하기 때문에 의료사고를 완전히 예방한다는 것은 불가능하다고 할 수 있다. 그러나 의료사고나 과오를 예방하려는 노력의 정도에 따라 분쟁 발생 건수를 상당히 감소시킬 수 있으며, 분쟁 예방은 다음과 같다.

1) 의료사고 예방위원회 설치운영

의료사고 피해구제 및 의료분쟁 조정 등에 관한 법률이 발효됨에 따라 종합병원 개설자는 의료사고 예방위원회를 설치 · 운영해야하며, 예방위원회는 의료사고의 예방과 관련한 다음 사항을 심의한다.

① 의료사고 예방에 관한 보건의료기관의 시책(施策)에 관한 사항
② 의료사고 실태 분석 및 평가에 관한 사항
③ 보건의료기관 소속 직원에 대한 의료사고 예방교육에 관한 사항
④ 의료사고에 관한 통계작성 및 연구에 관한 사항
⑤ 그 밖에 예방위원회의 위원장이 심의에 부치는 사항

2) 최선을 다하는 의료행위

의료분쟁은 진료 결과가 의료진의 기술적 실수나 돌발 상황에 대한 늦장 대처, 최선을 다하지 않는 듯한 태도 등에 의한 의료사고라고 느낄 때 발생하게 된다. 따라서 의료기술이 부족하기 때문에 의료사고로 이어졌다는 오해가 생기지 않도록 수술

이나 특수검사를 시행하는 전 과정에 걸쳐 의료행위에 최선을 다해야 할 뿐 아니라, 수술 전 검사결과의 확인과 필요 의약품의 준비, 예정시간 준수 등과 같은 진료절차를 충실히 수행해야 한다.

3) 충분한 설명

심신이 나약해진 환자는 현재 자신의 상태가 어떠하며 진료결과가 어떻게 나타나게 될 지에 대해 궁금해 하며 불안한 심리를 갖게 된다. 따라서 진료과정과 예후에 대해 충분하게 설명해 주는 것이 환자의 회복에 큰 영향을 미칠 뿐만 아니라, 의료분쟁을 최대한 예방할 수 있는 방법이며 의료진이 환자에게 설명해야 하는 사항은 다음과 같다.

의료진이 환자에게 설명해야 하는 사항
* 환자의 병명과 그의 증상 (병명이 정해지지 않은 상황도 포함) * 필요한 검사의 종류, 목적, 내용, 기술적인 설명, 마취의 필요성 등 * 예상되는 요법의 종류, 약물투여, 주사 및 수액, 시술, 수술, 방사선 요법 등 * 검사에서 얻을 수 있는 결과, 부작용, 안정성, 위험성, 마취의 필요성 * 예상되는 치료방법, 예상되는 부작용. 합병증, 후유증, 위험성 등이 있다.

(1) 친절, 겸손한 자세

예의와 겸손을 갖추고 상대방을 대하는 것은 대화의 기본이 되는 덕목이며 어떤 대화 기법보다 상대방으로 하여금 문제를 쉽게 이해하게하고 성실과 신뢰감을 동반한 친절함을 느끼게 한다. 따라서 진료 과정에서 만나게 되는 환자나 보호자를 업무나 진료의 대상으로 대하지 말고 귀한 인격체로서 존중하고 친절하게 대하는 자세가 중요하다.

(2) 진실하고 성실한 태도

질병의 치료를 위해 필요한 의료의 본질적 내용에 초점을 맞추고 환자의 회복을 위해 어떤 역할을 하는가에 초점을 맞춰 설명을 하는 것이 바람직하다.

(3) 일관성 유지

의료서비스를 제공하기 위해서는 주치의를 포함하여 전공의, 의료기사, 협력진료를 의뢰받은 전문의사 등 다수가 관여하게 되는데 그 과정에 참여하는 의료인마다 진료과정이나 결과, 예후에 대한 예측과 표현이 조금씩 상이할 수도 있으므로 진료에 관한 모든 설명은 주치의가 책임지고 일관성 있게 설명해야 한다.

(4) 필요한 시기 선정

설명하기가 어려운 상황이라도 시간을 늦추거나 회피하지 말아야 하고 아주 사소한 문제라고 해도 무시하지 말고 사유를 알게 된 직후에 환자 측에게 책임감 있게 설명하는 것이 필요하다.

4) 예방 교육

의료진을 포함한 병원직원들에게 적합한 사례를 개발하여 정기적 또는 수시로 분쟁예방 교육을 시행하는 것은 매우 중요하다. 이런 예방교육의 중요성이 강조되는 이유는,

첫째, 의료분쟁이 발생하게 되면 진료에 차질을 빚게 되어 진료수익이 감소될 뿐 아니라, 피해 보상을 위한 비용도 상당한 금액을 지급하게 되므로 기회비용과 경제적 손실을 최소화하기 위해서는 무엇보다도 분쟁예방 활동이 강화되어야 한다.

둘째, 병원에 의료분쟁이 발생된 사실이 지역사회에 알려지게 되면 분쟁과 직접적인 관계가 없는 고객의 만족도도 급격히 저하되어 잠재고객을 상실할 수밖에 없기 때문이다.

셋째, 의료분쟁은 병원의 의료수익을 저하시키고 배상이나 보상으로 인한 손해가 발생할 뿐 아니라, 병원에 대한 소비자의 인지가치(brand value)가 저하되어, 고객뿐 아니라, 잠재고객까지도 잃게 되는 치명적 위협요인이 되기 때문에 철저하게 관리해야 하는 것이다.

따라서 의료분쟁 예방활동은 병원장이나 의료진만이 관심을 기울여야 하는 것이 아니라 병원의 모든 구성원을 대상으로 지속적이고 정책적으로 꾸준히 관심과 노력을 기울이도록 관리해야 하는 위기관리(risk management)요소로 인식하는 것이 중요할 것이다.

5) 바람직한 병원 문화 정립

환자 위주의 진료와 양질의 의료서비스를 제공하는 것을 목표로 하여 병원구성원 모두가 서로 협조하며 창조적으로 업무를 수행하는 자부심이 기반이 되는 바람직한 병원문화를 정립하는 것도 분쟁을 예방하는 중요한 요소이다.

핵심다지기

1. 병원의 빈도 높은 의료분쟁의 발생 및 원인에 대하여 알아본다.
2. 형사소송이 제기된 경우는 변호사를 선임하거나 예상되는 심문 내용과 법률적 문제점에 대해 담당자가 소상히 조언하는 것이 필요하며, 고액의 민사소송의 경우도 변호사를 선임하여 소송에 철저히 대비하고 준비한다.
3. 법무팀이 조직된 병원을 방문하여 의료분쟁관리 및 예방에 대한 관리방법을 알아본다.
4. 의료분쟁합의 시 사용되는 합의서 양식과 작성내용에 대하여 알아보고 전문지식을 습득한다.
5. 담당부서장 또는 외부 전문 강사를 초빙하여 의료분쟁예방에 대한 직종별 교육을 실시한다.

의료의 질관리 모의고사

01 QI(Quality Improvement)의 특성으로 틀린 것은?

① 의료의 질 향상에 초점을 둔다. ② 고객 중심의 사고
③ 업무개선으로 의료의 질이 향상 된다. ④ 전향적인 관점을 가지고 있다.
⑤ 적정진료위원회, QI위원회, 감염관리위원회 등이 있다.

02 QA의 시행절차로 괄호 안에 들어갈 말로 옳은 것은?

문제의 확인 -우선순위 결정 - (　　) - 문제점의 평가 - 문제점의 원인확인과 시정을 위한 목표와 방안 제시 - 문제 해결 상태의 평가와 조절 - 문서화 -QA 프로그램의 평가나 보고

① 목표 설정 ② 활동계획 수립 ③ 대안 관리 ④ 목표수립 ⑤ 대안 실행

03 의료의 질의 지속적이 향상을 계획하고 실행하는데 있어서 조직 전체가 참여하도록 만들어진 과정은?

① MOT ② QA ③ TQM ④ CRM ⑤ PRO

04 B.A. Myers가 주장한 '양질의 의료요소'에 해당되지 않는 것은?

① 질(quality) ② 지속성(continuity ③ 경제성(economic)
④ 효율성(efficiency) ⑤ 접근성(accssibility)

05 도나베디언(Donabedian)의 의료의 질 평가 접근 방법으로 옳게 연결된 것은?

① 결과 평가 - 시설 장비 ② 결과 평가 - 병원 사망률
③ 구조 평가 - 투약 오류 ④ 구조 평가 - 환자 만족도
⑤ 과정 평가 - 자격을 갖춘 의료인의 수

06 다음 설명은 데밍(Deming)의 질 향상 모델 중 어느 단계인가?

중환자실 감염률을 감소시키기 위해 CQI팀은 문제점의 원인을 파악한 후 도출한 개선안 중에서 최우선 개선안을 시행함

① Do ② Act ③ Plan ④ Check ⑤ Attitudes

07 의료감사(Medical audit) 실시 시 보건의료정보관리사의 역할로서 중요한 것은?

① 감사기준 설정 ② 주제 선정 ③ sample size의 제안
④ 평기기준 선정 ⑤ 위험도 관리

08 의료자원이용도심사와 관련이 없는 것은?

① 시설의 규모 ② 시설의 효율성 ③ 재원기간의 적절성
④ 시설의 필요성 ⑤ 입원의 타당성 및 필요성
⑤ 회사에서 일하다 다쳐서 내원

09 환자 안전관리(risk management)를 위해 의료기관에서 사고보고서를 작성해야 하는 대상은?

① 항암치료를 받으러 온 환자 ② 입원 후 48시간 이내 사망자
③ 병동 복도에서 미끄러진 환자 ④ 응급실에 내원한 약물 중독 환자
⑤ 타 병원에서 전원 온 재활치료 환자

10 다음 중 안전관리 개념에 대한 설명 중 잘 못 연결된 것은?

① 근접 오류 : Near miss ② 사고 : Incident
③ 유해 사건 : Adverse event ④ 적신호 사건 : Sentinel event
⑤ 의료 과실 : Medical negligence

11 임상평가지표관리의 구성요소 중 표준(standard)에 관한 설명으로 옳은 것은?

① 평가항목을 의미한다.
② 표준은 역치보다 낮게 설정한다.
③ 진료/서비스 수준을 측정 가능한 형태로 기술한 것이다.
④ 개선활동을 시작할 것인지의 여부를 판단하는 기준점이다.
⑤ 현재 달성 가능한 가장 높은 정도의 질적 수준을 고려하여 설정한다.

12 품질 규격에 합격할 수 있는 제품을 안정적으로 만들고 생산성을 향상시키기 위해 통계적 방법에 의하여 공정을 관리해 나가는 관리 방법은?

① 통계적 공정관리(SPC) ② Six Sigma
③ BSC ④ ERP 지표
⑤ QI

13 6-시그마의 5단계 중 프로세스를 모니터링하고 문서화 · 표준화하는 마지막 단계는?

① define ② control ③ analyze
④ improve ⑤ measure

14 다음 중 표준진료지침(Critical Pathway: CP)의 설명 중 관계가 먼 것은?

① 진단명별로 표준화된 진료과정
② 치료의 일관성 유지
③ 환자의 진료에 있어서 미리예약
④ 적용대상은 건수가 많거나 위험도가 높은 것
⑤ 양질의 진료에 있어 목표를 세우기 위한 환자관리 도구

15 순위를 매긴 막대그림표와 항목별 누적백분율을 동시에 표시하는 도식화기법은?

① 런-차트 ② 히스토그램 ③ 산점도
④ 원인 · 효과 도표 ⑤ 파레토 도표

16 다음에서 설명하는 의료의 질 향상 도구는?

- 문제의 원인 발생 빈도수에 관한 자료를 보여주는 막대그래프
- 누적 빈도를 표시하는 점들을 선으로 연결하여 표시
- 최빈수가 왼쪽에 위치하므로 우선순위 결정에 필요한 정보 제공

① 관리도(control chart) ② 막대그래프(bar chart)
③ 히스토그램(histogram) ④ 어골도(fishbone diagram)
⑤ 파레토 도표(pareto chart)

17 한 시점으로부터 다른 시점에 이르기 까지 일정기간 동안에 관찰인구로부터 어떤 질병이 얼마나 많이 발생하는가를 측정하는 비율은?

① 발생률(incident rate /이환율) ② 발병률(attack rate)
③ 유병률(prevalence rate) ④ 치명률(case fatality rate)
⑤ 수술 후 사망률(postoperative death rate)

18 6-sigma의 수행과정으로 옳지 않은 것은?

① 의료서비스 전달 업무 중 가장 중요한 과정인 핵심과정을 확인하고 주요고객을 정의
② 고객의 자료를 수집하여 고객의 선호 및 needs를 표현하는 비전을 측정지표로 만듦
③ 실패기준을 정하고 실패한 부분을 확인한다.
④ 장기적인 시각으로 평가한다.
⑤ 혁신적인 품질경영 목표를 설정하여 과정과 결과물을 감시한다.

19 의사와 환자간의 의사결정을 돕기 위해서 체계적으로 작성된 지침서는?

① 업무지침서 ② 업무흐름도 ③ 직무기술서
④ 진료지침서 ⑤ 직무지침서

20 질을 향상함에 있어 통계적 방법보다는 조직과 경영이론을 강조하여 무결점(Zero Defects)의 새로운 개념을 도입한 사람은?

① Vuori ② Crosby ③ Myers
④ Hamurabi ⑤ Donabedian

21 우리나라의 DRG 지불제도의 기대효과로 볼 수 없는 것은?

① 의료비절감 ② 재원일수 증가 ③ 진료비청구 단순
④ 진료비청구 및 심사조정 마찰 감소 ⑤ 병원 생산성 증가

22 의료의 질 평가 접근방법 중 과정(process)평가가 아닌 것은?

① Medical audi ② Medical care ③ Clent satisfaction
④ Utilization review ⑤ Peer review

23 의료기관인증평가를 위한 조사방법의 절차는 ① 우선 조사대상 환자 선정 – ②( )–③진료, 치료, 서비스담당직원 면담–④환자가 처한 환경평가– ⑤환자 가족 면담의 과정을 거친다.

① 고객만족도 조사결과 확인 ② 병원의 경영실적 확인
③ 수술환자대상자 확인 결과확인 ④ 환자진료기록검토 및 정보 확인
⑤ 의무기록 확인 및 검토

24 의료기관의 인증평가의 4가지 체계 중 연결이 옳지 않은 것은?

① 기본가치체계 – 안전보장활동, 지속적인 질 향상
② 환자진료체계 – 진료전달체계의 평가, 환자진료, 약물관리, 환자보호
③ 지원체계 – 감염 및 조직운영, 의료정보관리, 안전한 시설관리 및 환경 관리
④ 지원체계 – 임상 질 지표, 감염관리
⑤ 성과관리체계 – 임상 질 지표

25 의료기관인증평가시 보건의료정보관리사가 평가하는 항목이 아닌 것은?

① 질병 및 환지지표에 대한 정보생성
② 응급환자 의무기록 충실성
③ 의료의 질 향상 교육
④ 정규수술 대기시간
⑤ 입 · 퇴원요약지의 충실성

26 수련환경평가의 6개 기본체계에 포함되지 않는 것은?

① 병원운영체계
② 전문의 수련환경
③ 수련지원체계
④ 수련규칙이행평가
⑤ 수련전문과목, 인턴 수련환경

27 환자안전법에 명시된 환자안전위원회 설치 및 운영대상 의료기관은?

① 100병상 이상 모든 병원
② 150병상 이상 병원
③ 종합병원및 200병상 이상병원
④ 종합병원
⑤ 상급종합병원

28 전문병원의 지정기준 및 평가에 대한 설명 중 옳지 않은 것은?

① 병원급 의료기관중에서 특정진료과목이나 특정질환 등에 대하여 난이도가 높은 의료행위를 하는 병원을 전문병원으로 지정할 수 있다.
② 특정질환별 · 진료과목별 환자의 구성비율 등이 기준에 해당하여야 한다.

③ 보건복지부령으로 정하는 수 이상의 진료과목을 갖추고 각 진료과목마다 전속하는 전문의가 있어야 한다.

④ 전문병원으로 지정받은 의료기관에 대하여 2년마다 평가를 실시하여 재지정할 수 있다.

29 의료서비스에 대한 고객의 인식은 짧은 순간에 이루어지며, 따라서 직원과 고객이 대면하는 순간, 상호작용이 이루어지는 순간에 의료의 질이 인식되는 것은?

① CRM(Customer Relation Management: 고객관계관리 활동)

② CS(Customer Satisfaction)

③ MOT(Moments of Truth)

④ 6 Sigma(통계적 기법활용 품질혁신 운동)

⑤ 고객 소리함(VOC)

30 감염병환자 발생시 신고는 제1급감염병의 경우에는 ( ), 제2급감염병 및 제3급감염병의 경우에는 ( )에, 제4급감염병의 경우에는 ( )에 보건복지부장관 또는 관할 보건소장에게 신고하여야 한다.

① 즉시, 12시간 이내, 3일 이내

② 즉시, 24시간 이내, 7일 이내

③ 6시간이내,12시간 이내, 7일 이내

④ 12시간 이내, 1일 이내, 3일 이내

⑤ 3시간 이내, 36시간 이내, 7일 이내

예상문제 정답							
1	2	3	4	5	6	7	8
⑤	②	②	③	②	①	③	①
9	10	11	12	13	14	15	16
③	②	⑤	①	②	③	⑤	⑤
17	18	19	20	21	22	23	24
①	④	④	②	②	②	④	④
25	26	27	28	29	30		
③	②	③	④	③	②		

참고문헌

[서적 및 연구보고서]

1. 직업능력개발원/교육부(2014). NCS 병원경영기획. 직업능력개발원/교육부
2. 직업능력개발원/교육부(2016). NCS 의료정보관리 질 향상. 직업능력개발원/교육부
3. 직업능력개발원/교육부(2016). NCS 의료기관평가지원. 직업능력개발원/교육부
4. 박주희, 홍상진, 장신옥(2002). 의료QI. 홍출판사
5. 오지영, 강정규, 오은환, 황성익(2014). 의료의 질 관리. 보문각
6. 이성란(2010). 적정진료보장. 청구문화사
7. 홍준현(2015). 의무기록정보관리학. 고문사
8. 김성수, 김영량, 김옥남 외 3인(2015). 의료의 질 관리. 대한의무기록협회
9. 이상일(1999). 의료의 질 관리. 울산대학교출판부
10. 박문제(2004). 의료의 질 관리. 고려의학
11. 천자혜(2013). 적정진료보장. 고문사
12. 김상미 외 3인(2015). 적정진료보장. 계축문화사
13. 권현주 외 4인(2015). New 적정진료보장. 메디시언
14. 장효광, 임정도(2014). 의료의 질 관리. 에듀팩토리
15. 김은경 외 4인(2014). 최신 의료질관리론. 군자출판사
16. 의료기관인증원(2021), 의료기관인증평가기준집. 의료기관인증평가원
17. 대한병원협회(2022). 건강보험 요양급여비용. 대한병원협회
18. 김회창(2017). 최신 건강보험관리. 장솔출판사
19. 김회창(2015). NCS 기반을 위한 공중보건학. 보문각
20. 김회창(2020). NCS를 기반으로 한 건강보험심사청구. 보문각
21. 김회창(2020). 병원경영과 기획. 보문각
22. 김회창(2016). NCS 기반 병원경영기획. 장솔출판사
23. 김회창(2021). 병원경영평가. 보문각
24. 김회창(2021). NCS를 기반으로 한 원무관리. 보문각
25. 김회창(2020). NCS를 기반으로 한 건강보험실무. 보문각
26. 김회창(2018). 건강검진관리. 보문각
27. 김회창(2022). 병 · 의원 경영전략. 보문각
28. 임환열, 김회창(2015). 전략적 병원경영. 장솔출판사
29. 김회창 외 28인(2019). 병원행정사/건강보험사. 보문각
30. 김회창, 임배만(2012~2013).병원경영진단 및 컨설팅 보고서. HM & Company
31. 김회창(2004). 종합건강진단을 통한 암발견 수진자의 특성분석(박사논문)
32. 김수배, 이도연(2015). 원무관리론. 에듀팩토리
33. 김영훈 외(2011). 원무관리. 수문사
34. 이정우(2012). 원무관리. 보문각
35, 의료행정연구회(2013). 원무관리. 현문사
36. 이한기 외 7인(2014). 최신병리학. 수문사
37. 보건행정교수협의회(2018). 병원행정사, 의료보험사. 계축문화사
38. 보건복지부(2021). 요양급여의 적용기준 및 방법에 관한 세부사항. 보건복지부
39. 건강보험심사평가원(2021). DRG 제도. 건강보험심사평가원
40. 전국대학보건행정과 교수협의회(2020). 의료관계법규. 현문사

41. 김회창, 임배만(2013). S병원 및 J병원 컨설팅. 교육지원사업보고서
42. 서울아산병원 원무팀(2003), 업무매뉴얼, 서울아산병원 원무팀
43. 건강보험심사평가원(2015~2022). 건강보험 심사기준(지침). 건강보험심사평가원
44. 통계청(2021). 2020년 사망원인 통계. 통계청
45. 한국의료정보교육협회(2013). 보건의료정보학. 현문사
46. 양옥렬 외 4인(2013). NEW 병원정보시스템. 메디시언
47. 건강보험심사평가원(2021). 건강보험 적정성평가 자료. 건강보험심사평가원
48. 국민건강보험공단(2021). 2020 건강보험통계연보. 국민건강보험공단
49. 한국보건산업진흥원(2015). 병원경영분석. 한국보건산업진흥원
50. 김태현 외 6인(2014). 최신의료관계법규. 보문각
51. 김회창(2011). 진료비수익 및 미수금관리와 보험청구. 심사관리. 대한병원협회
52. 김회창, 임배만(2012). B병원 및 G병원 컨설팅 사업보고서. HM&Company
53. 대한병원행정관리자협회(2019). 원무보험관리. 대한병원행정관리자협회
54. 강이철(2012). 교육방법 및 교육공학의 입문. 양서원
55. 통계청,대한보건의료정보관리사협회(2020).한국표준질병.사인분류. 통계청, 대한보건의료정보관리사협회
56. 보건복지부(2021). 2020년 보건복지백서. 보건복지부
57. 보건복지부(2021). 2020년 보건복지통계연보. 보건복지부
58. 보건의료정보관리사국가고시연구회(2016). 보건의료정보관리사 국가시험문제집. 고문사
59. 대한의무기록협회출판부(2016). 의무기록사예상문제집.대한의무기록협회 출판부
60. 애듀팩토리(2020). 보건의료정보관리사/보건의료정보관리관리학. 애듀팩토리

[사이트]

1. 한국산업인력공단 http://www.hrdkorea.or.kr
2. 한국직업능력개발원 http://www.krivet.re.kr
3. 국가직무능력표준 : www.ncs.go.kr
4. 서울대학교병원: http://www.snuh.go.kr
5. 서울아산병원: http://www.amc.seoul.kr
6. 삼성서울병원: http://www.samsunghospital.com
7. 한림대 강동성심병원: http://kangdong.hallym.or.kr
8. 비에비스 나무병원: http://www.vievisnamuh.com
9. 한솔병원: www.hansolh.com
10. 성남 정병원: http://www.chungsh.com
11. 응급의료포털 E-Gen : www.e-gen.or.kr
12. 대한보건의료정보관리사협회
13. 한국보건산업진흥원: http://www.khidi.or.kr
14. 대한병원협회: http://www.kha.or.kr
15. 의료기관평가인증원: http://www.koiha.or.kr
16. 법제처 : http://www.moleg.go.kr
17. 보건복지부: http://www.mw.go.kr
18. 국민건강보험공단 : http://www.nhis.or.kr
19. 건강보험심사평가원: http://www.hira.or.kr
20. 한국의료분쟁조정중재원 http://www.k-medi.or.kr
21. 네이버 지식 IN: www.naver.com
22. 다음 http://www.daum.net

찾아보기

ㅇ

ㅈ